2009
中国卫生统计年鉴

中华人民共和国卫生部　编

中国协和医科大学出版社

图书在版编目（CIP）数据

中国卫生统计年鉴．2009／中华人民共和国卫生部编．北京：中国协和医科大学出版社，2009．7
ISBN 978－7－81136－199－5

Ⅰ．中…　Ⅱ．中…　Ⅲ．卫生统计—中国—2009—年鉴　Ⅳ．R195－54

中国版本图书馆 CIP 数据核字（2009）第 097996 号

2009 **中国卫生统计年鉴**

编　　者：中华人民共和国卫生部
责任编辑：吴桂梅

出版发行：中国协和医科大学出版社
（北京东单三条九号　邮编 100730　电话 65260378）
网　　址：www. pumcp. com
经　　销：新华书店总店北京发行所
印　　刷：北京丽源印刷厂

开　　本：889×1194 毫米　1/16 开
印　　张：27．5
字　　数：800 千字
版　　次：2009 年 8 月第一版　2009 年 8 月第一次印刷
印　　数：1—2000
定　　价：160．00 元

ISBN 978－7－81136－199－5/R·199

（凡购本书，如有缺页、倒页、脱页及其他质量问题，由本社发行部调换）

《中国卫生统计年鉴》编辑委员会

主　　任　陈　竺

副 主 任　刘新明　侯　岩　赵自林　饶克勤

编　　委　秦小明　陈贤义　齐小秋　徐　科　杨　青　王　羽
张宗久　赵同刚　郑　宏　何　维　任明辉　杜治琴
姚晓曦　张　斌　王大方

《中国卫生统计年鉴》编辑部

主　　任　饶克勤

副 主 任　伍晓玲

责任编辑　薛　明　程建鹏　赵素萍

编辑人员　邓海华　李赵城　霍小军　王　辉　李　鑫　何　翔
王　冀　张伶俐　宋　莉　樊　静　高学成　贺青华
刘　霞　崔　刚　王立英　王蓉蓉　李全乐　吴良有
李筱翠　诸宏明　傅　卫　丁一磊　解江林　胡建平
徐　玲　钱军程　蔡　敏　赵郁馨　张毓辉　陈永祥
张　琪　马家奇　王丽萍　安　琳　艾　伟　缪之文

编者说明

一、《中国卫生统计年鉴》是一部反映中国卫生事业发展情况和居民健康状况的资料性年刊。本书收录了全国及31个省、自治区、直辖市卫生事业发展情况和目前居民健康水平的统计数据，以及历史重要年份的全国统计数据。本书为《中国卫生统计年鉴》2009卷，收编的内容截至2008年底。

二、全书分为15个部分，即：卫生机构、卫生人员、卫生设施、卫生经费、医疗服务、农村和社区卫生、妇幼保健、人民健康水平及营养状况、疾病控制与公共卫生、居民病伤死亡原因、卫生监督、医疗保障制度、人口指标，另附主要社会经济指标、世界各国卫生状况。各篇前设简要说明及主要指标解释，简要说明主要介绍本篇的主要内容、资料来源、统计范围、统计方法以及历史变动情况。

三、资料来源

（一）本资料主要来自年度卫生统计报表，一部分来自抽样调查。

（二）人口和社会经济数据摘自《中国统计年鉴》以及公安部、教育部、民政部统计资料，城镇居民基本医疗保险数据来自人力资源与社会保障部，各国卫生状况数据摘自世界卫生组织《世界卫生统计》。

四、统计口径

（一）除行政区划外，书中所涉及的全国性统计数据均未包括香港特别行政区、澳门特别行政区和台湾省数据。

（二）历年卫生机构、卫生人员和诊疗人次等均未包括村卫生室数据，村卫生室单独统计。

（三）卫生部于1995、2001、2006年三次修订《国家卫生统计调查制度》，适当调整了医疗卫生机构和人员的统计口径，导致1996、2002、2007年卫生机构和人员数变动较大。

五、统计分组

（一）东、中、西部地区：东部地区包括北京、天津、辽宁、上海、江苏、浙江、福建、山东、广东、海南、河北11个省、直辖市；中部地区包括山西、吉林、黑龙江、安徽、江西、河南、湖北、湖南8个省；西部地区包括内蒙古、四川、贵州、云南、西藏、陕西、甘肃、青海、宁夏、新疆、重庆、广西12个省、自治区、直辖市。

（二）主办单位：以医疗机构登记注册为依据，分为政府办、社会办和私人办。政府办卫生机构包括卫生行政部门和其他政府机关主办的卫生机构；社会办包括企业、事业单位、社会团体和其他社会组织办卫生机构。

（三）城乡：1949～1984年以前卫生机构及其床位和人员按城市、农村分组，1985年起按市、县分组。市包括直辖市区、地级市辖区和县级市，不包括直辖市和地级市所辖县；县包括自治县和旗。

六、符号使用说明："空格"表示无数字，"…"表示数字不详，"①"表示表下有注解。

卫生部统计信息中心

目　录

一、卫生机构

二、卫生人员

三、卫生设施

四、卫生经费

五、医疗服务

六、农村与社区卫生

七、妇幼保健

八、人民健康水平及营养状况

九、疾病控制与公共卫生

十、居民病伤死亡原因

十一、卫生监督

十二、医疗保障制度

十三、人口指标

附录一　主要社会经济指标

附录二　世界各国卫生状况

一、卫 生 机 构

简要说明

一、本篇主要介绍全国及31个省、自治区、直辖市卫生机构数，主要包括各级各类医疗机构、疾病控制机构和卫生监督机构数，医院等级情况，按床位数分组的医院、乡镇卫生院和社区卫生服务中心数等。

二、本篇数据来源于卫生资源统计年报。

三、卫生机构总数和医疗机构数均不包括村卫生室数字，村卫生室单独统计。

四、大的分类

1. 按市县分，市包括直辖市区、地级市区和县级市，不含直辖市和地级市的辖县。县包括自治县和旗。

2. 按经济类型分为国有、集体、联营、私营和其他。

3. 按主办单位分为政府办、社会办和私人办，政府办包括卫生行政和其他行政部门办的卫生机构，社会办包括企业、事业单位、社会团体和其他社会组织办的卫生机构。

4. 按分类管理分为非营利性和营利性医疗机构。

五、统计口径调整

1. 2002年起，卫生机构系卫生行政部门，或工商、民政部门登记注册数，1949～2001年各类卫生机构数系卫生行政部门或其他行政部门批准成立数。

2. 2002年起，卫生机构总数不再包括国境卫生检疫所、高中等医学院校、药品检验所（室）和由各级计生委批准设立的计划生育指导站（中心）。

3. 1996年起，依据《医疗机构管理条例》将个体开业人员改称私人诊所计入卫生机构，当年卫生机构总数增加较多（包括13万所私人诊所）。

主要指标解释

卫生机构 指从卫生行政部门取得《医疗机构执业许可证》，或从民政、工商行政、机构编制管理部门取得法人单位登记证书，为社会提供医疗保健、疾病控制、卫生监督服务或从事医学科研和医学在职培训等工作的单位。卫生机构包括医院、疗养院、社区卫生服务中心（站）、卫生院、门诊部、诊所（卫生所、医务室）、急救中心（站）、采供血机构、妇幼保健院（所、站）、专科疾病防治院（所、站）、疾病预防控制中心、卫生监督所、卫生监督监测机构、医学科研机构、医学在职培训机构、健康教育所（站）等其他卫生机构，但不包括村卫生室。

医疗机构 指从卫生行政部门取得《医疗机构执业许可证》的机构，包括医院、疗养院、社区卫生服务中心（站）、卫生院、门诊部、诊所（卫生所、医务室）、妇幼保健院（所、站）、专科疾病防治院（所、站）、急救中心（站）和临床检验中心，但不包括村卫生室（单独统计）。

非营利性医疗机构 指为社会公众利益服务而设立运营的医疗机构，不以营利为目的，其收入用于弥补医疗服务成本。

营利性医疗机构 指医疗服务所得收益可用于投资者经济回报的弥补医疗机构。政府不举办营利性医疗机构。

医院 包括综合医院、中医医院、中西医结合医院、民族医院、各类专科医院和护理院，不包括专科疾病防治院、妇幼保健院和疗养院。

中医医院 指中医（综合）医院和中医专科医院，不包括中西医结合医院和民族医院。

专科医院 包括口腔医院、眼科医院、耳鼻喉科医院、肿瘤医院、心血管病医院、胸科医院、血液病医院、妇产（科）医院、儿童医院、精神病医院、传染病医院、皮肤病医院、结核病医院、麻风病医院、职业病医院、骨科医院、康复医院、整形外科医院、美容医院等其他专科医院，不包括中医专科医院、各类专科疾病防治院和妇幼保健院。

医院等级 指由卫生行政部门确定的级别（一、二、三级）和由医疗机构评审委员会评定的等次（甲、乙、丙等），是由卫生行政部门评定的反映医院规模和医疗水平的综合指标。

联合办村卫生室 指由两个或多个乡村医生联合办、执业（助理）医师与乡村医生联合办的村卫生室。

1-1-1 卫生机构数

年份	合计	医院				疗养院	卫生院		门诊部(所)	社区卫生服务中心(站)	妇幼保健院(所/站)	专科疾病防治院(所/站)	疾病预防控制中心	卫生监督所(中心)
			综合医院	中医医院	专科医院			乡镇卫生院						
1949	3670	2600				30			769		9	11		
1950	8915	2803	2692	4	85	60			3356		426	30	61	
1955	67725	3648	3351	67	188	822			51600		3944	287	315	
1960	261195	6020	5173	330	401	1577	24849	24849	213823		4213	683	1866	
1965	224266	5330	4747	131	339	887	36965	36965	170430		2910	822	2499	
1970	149823	5964	5353	117	385	359	56568	56568	79600		1124	607	1714	
1975	151733	7654	6817	160	543	297	54026	54026	80739		2128	683	2912	
1978	169732	9293	7539	447	643	389	55018	55018	94395		2571	887	2989	
1980	180553	9902	7859	678	694	470	55413	55413	102474		2745	1138	3105	
1981	190126	10252	8044	781	718	538	55500	55500	111189		2789	1197	3202	
1982	193438	10471	8146	878	731	593	55496	55496	113916		2827	1272	3271	
1983	196017	10901	8370	1009	772	606	55559	55559	115826		2851	1326	3274	
1984	198256	11381	8545	1218	810	599	55549	55549	117028		2955	1458	3339	
1985	200866	11955	9197	1485	938	640	47387	47387	126604		2996	1566	3410	
1986	203139	12442	9363	1646	1030	638	46967	46967	127575		3059	1635	3475	
1987	204960	12962	9657	1790	1097	652	47177	47177	128459		3082	1697	3512	
1988	205988	13544	9916	1932	1190	652	47529	47529	128422		3103	1727	3532	
1989	206724	14090	10242	2046	1265	651	47523	47523	128112		3112	1747	3591	
1990	208734	14377	10424	2115	1362	650	47749	47749	129332		3148	1781	3618	
1991	209036	14628	10562	2195	1345	642	48140	48140	128665		3187	1818	3652	
1992	204787	14889	10774	2269	1376	639	46117	46117	125873		3187	1845	3673	
1993	193586	15436	11426	2298	1438	600	45024	45024	115161		3115	1872	3729	
1994	191742	15595	11549	2336	1440	587	51929	51929	105984		3190	1905	3711	
1995	190057	15663	11586	2361	1445	582	51797	51797	104406		3179	1895	3729	
1996	322566	15833	11696	2405	1473	528	51723	51277	237153		3172	1887	3737	
1997	315033	15944	11771	2413	1488	506	51535	50981	229474		3180	1893	3747	
1998	314097	16001	11779	2443	1495	503	50613	50071	229349		3191	1889	3746	
1999	300996	16678	11868	2441	1533	485	50257	49694	226588		3180	1877	3763	
2000	324771	16318	11872	2453	1543	471	49777	49229	240934		3163	1839	3741	
2001	330348	16197	11834	2478	1576	461	48643	48090	248061		3132	1783	3813	
2002	306038	17844	12716	2492	2237	365	46014	44992	219907	8211	3067	1839	3580	571
2003	291323	17764	12599	2518	2271	305	45204	44279	204468	10101	3033	1749	3584	838
2004	297540	18393	12900	2611	2492	292	42471	41626	208794	14153	2998	1583	3588	1284
2005	298997	18703	12982	2620	2682	274	41694	40907	207457	17128	3021	1502	3585	1702
2006	308969	19246	13120	2665	3022	264	40791	39975	212243	22656	3003	1402	3548	2097
2007	298408	19852	13372	2720	3282	237	40679	39876	197083	27069	3051	1365	3585	2553
2008	278337	19712	13119	2688	3437	210	39860	39080	180752	24260	3011	1310	3534	2675

注：①卫生机构数不包括村卫生室，2008年村卫生室613143个；②由于江苏省约5000家农村社区卫生服务站回归村卫生室，导致2008年社区卫生服务中心(站)减少；③2002年起，卫生机构数不再包括高中等医学院校本部、药检机构、国境卫生检疫所和非卫生部门举办的计划生育指导站；④1996年以前卫生院指乡镇卫生院，门诊部(所)不包括私人诊所。

1-1-2　2008年各地区卫生机构数

地区	合计	医院							疗养院	卫生院			社区卫生服务中心(站)		
		小计	综合医院	中医医院	中西医结合医院	民族医院	专科医院	护理院		小计	街道卫生院	乡镇卫生院	小计	社区卫生服务中心	社区卫生服务站
总　计	**278337**	**19712**	**13119**	**2688**	**236**	**191**	**3437**	**41**	**210**	**39860**	**780**	**39080**	**24260**	**4036**	**20224**
东　部	108499	7569	4888	953	80	7	1609	32	113	10960	469	10491	14289	2305	11984
中　部	79527	6249	4092	944	84	10	1114	5	44	12335	186	12149	6816	882	5934
西　部	90311	5894	4139	791	72	174	714	4	53	16565	125	16440	3155	849	2306
北　京	6497	529	325	79	3	2	118	2	3	123		123	1282	157	1125
天　津	2784	247	160	27	4		56		3	181	1	180	776	77	699
河　北	15632	1111	733	168	24		186		4	1958		1958	983	168	815
山　西	9431	1025	576	160	18		271		9	1569	42	1527	531	80	451
内蒙古	7162	471	303	56	7	41	63	1	6	1329	5	1324	690	125	565
辽　宁	14627	854	535	106	4	2	207		30	1062	48	1014	796	180	616
吉　林	9659	568	355	78	10	3	121	1	11	802	12	790	2290	20	2270
黑龙江	7928	911	640	126	8	5	132		4	938	19	919	359	59	300
上　海	2822	299	183	17	4		83	12	2				469	267	202
江　苏	13357	1094	715	86	10		270	13	18	1429	33	1396	1846	289	1557
浙　江	15290	635	357	101	12		162	3	15	1871	162	1709	5168	169	4999
安　徽	7837	720	495	87	7		128	3	8	1845	20	1825	917	119	798
福　建	4478	332	215	64	5	2	46		7	871	11	860	251	83	168
江　西	8229	491	331	98	7		55		2	1545	16	1529	628	138	490
山　东	14973	1253	855	147	4	1	245	1	14	1755	119	1636	959	122	837
河　南	11683	1174	798	184	10		182		6	2089	4	2085	533	83	450
湖　北	10305	593	389	86	10	2	106			1203	48	1155	1115	190	925
湖　南	14455	767	508	125	14		119	1	4	2344	25	2319	443	193	250
广　东	15819	1028	666	141	7		213	1	15	1399	93	1306	1695	789	906
广　西	10427	450	299	83	5	4	58	1	8	1258	16	1242	302	94	208
海　南	2220	187	144	17	3		23		2	311	2	309	64	4	60
重　庆	6265	355	253	42	8		52		5	1041	27	1014	116	31	85
四　川	20738	1144	757	165	20	21	180	1	7	4818	14	4804	578	233	345
贵　州	5848	475	350	62	5	4	53	1	2	1459	11	1448	278	78	200
云　南	9249	692	480	102	15	4	91		8	1396	2	1394	165	71	94
西　藏	1326	99	81			18			1	665		665	7		7
陕　西	8812	816	586	141	5		84		6	1733	29	1704	197	65	132
甘　肃	10534	377	262	70	1	10	34		5	1333	7	1326	320	52	268
青　海	1582	126	81	12	1	26	6			406	2	404	157	9	148
宁　夏	1629	148	98	18	2	3	27		1	239		239	81	5	76
新　疆	6739	741	589	40	3	43	66		4	888	12	876	264	86	178

注:本表不包括村卫生室。

1-1-2 续表

门诊部	诊所(卫生所、医务室、护理站)	急救中心(站)	采供血机构	妇幼保健院(所、站)	妇幼保健所(站)	专科疾病防治院(所、站)	专科疾病防治所(站)	疾病预防控制中心	卫生监督所(中心)	医学科研机构	医学在职培训机构	健康教育所(站)	其他
6975	**173777**	**217**	**520**	**3011**	**1228**	**1310**	**1086**	**3534**	**2675**	**228**	**475**	**129**	**1444**
4999	65753	115	181	938	401	560	437	1096	768	111	179	59	809
901	48937	59	152	969	384	545	480	1091	818	55	157	23	376
1075	59087	43	187	1104	443	205	169	1347	1089	62	139	47	259
717	3638	8	8	19	2	26	24	31	20	26	8	1	58
214	1221	2	5	23	11	16	12	24	16	8	16	1	31
154	10835	5	14	185	82	7	6	190	167	3		3	13
29	5825	7	14	132	63	12	7	131	89	8	3	7	40
72	4096	3	19	115	98	49	47	137	100	6	13	18	38
351	10926	12	22	111	75	91	83	133	62	5	2	10	160
349	5315	6	20	70	23	53	50	68	36	6	3	3	59
95	4970	13	26	136	67	111	99	192	132	12	8		21
356	1550	13	9	24	14	19	14	22	20	9	3	2	25
474	7816	21	30	104	88	45	29	168	109	9	37	2	155
630	6359	20	24	87	32	27	22	101	98	9	48	3	195
78	3776	10	23	119	100	44	40	127	102	13	29	2	24
186	2519	6	7	85	31	27	1	87	48	7	23		22
36	4987	7	13	111	52	112	103	137	108	5	1	6	40
111	10203	16	21	149	47	126	107	177	75	14	22	2	76
70	7169	7	20	167	43	21	20	181	128	7	85	3	23
119	6752	7	20	99	11	109	93	110	93	1	26	2	56
125	10143	2	16	135	25	83	68	145	130	3	2		113
1744	9204	9	40	126	6	150	113	136	137	20	20	33	63
78	7907	2	24	103	3	47	32	100	106	14	2	1	25
62	1482	3	1	25	13	26	26	27	16	1		2	11
34	4545		11	40	6	13	11	43	42	2	7	1	10
267	13174	11	25	201	35	37	31	208	204	9	21	8	26
38	3225	3	29	90	63	8	5	105	96	3	17		20
74	6322	15	16	148	2	32	29	152	146	9	8	5	61
	412		1	57	50			81	2		1		
188	5408	2	10	117	39	5	3	123	106	13	50	3	35
82	8058	2	17	100	77	7	7	104	87	5	17	6	14
5	739		9	22	12	1		56	54	1	1	1	4
20	1036	1	5	22	14			25	25		2	4	20
217	4165	4	21	89	44	6	4	213	121				6

1-1-3　2008年各类卫生机构数

卫生机构分类	合计	按市县分			按经济	
		市	县级市	县	国有	集体
总　计	**278337**	**172801**	**43454**	**105536**	**85168**	**40578**
一、医院	19712	13844	3006	5868	12940	1369
综合医院	13119	9268	2100	3851	9041	891
中医医院	2688	1383	383	1305	2160	164
中西医结合医院	236	181	31	55	91	24
民族医院	191	42	18	149	173	2
专科医院	3437	2929	473	508	1462	281
口腔医院	278	269	30	9	130	39
眼科医院	224	194	27	30	36	20
耳鼻喉科医院	41	38	8	3	13	2
肿瘤医院	115	102	13	13	68	6
心血管病医院	52	41	6	11	15	5
胸科医院	21	20		1	18	
血液病医院	10	9	2	1	1	2
妇产(科)医院	257	228	24	29	62	11
儿童医院	68	62	5	6	45	6
精神病医院	598	470	111	128	488	44
传染病医院	154	139	14	15	147	1
皮肤病医院	93	83	19	10	34	5
结核病医院	40	34	4	6	35	1
麻风病医院	40	21	8	19	40	
职业病医院	14	14			13	1
骨科医院	328	232	56	96	53	39
康复医院	265	219	48	46	122	36
整形外科医院	32	32	3		2	1
美容医院	55	55	9			1
其他专科医院	752	667	86	85	140	61
护理院	41	41	1		13	7
二、疗养院	210	177	40	33	200	4
三、社区卫生服务中心(站)	24260	20693	4735	3567	8969	9188
社区卫生服务中心	4036	3684	280	352	2580	1135
社区卫生服务站	20224	17009	4455	3215	6389	8053
四、卫生院	39860	12631	6563	27229	26753	12462
街道卫生院	780	681	226	99	369	383
乡镇卫生院	39080	11950	6337	27130	26384	12079
中心卫生院	10400	3038	1596	7362	8985	1364
乡卫生院	28680	8912	4741	19768	17399	10715
五、门诊部	6975	6207	626	768	1693	941
综合门诊部	4366	3764	444	602	1317	725
中医门诊部	613	578	34	35	83	58
中西医结合门诊部	179	153	9	26	29	26
民族医门诊部	8	8	5		2	1
专科门诊部	1809	1704	134	105	262	131
六、诊所、卫生所、医务室、护理站	173777	112079	26477	61698	21441	16397
诊所	134349	85795	20199	48554	3012	5449
卫生所、医务室	39363	26225	6251	13138	18428	10948
护理站	65	59	27	6	1	

注：①市包括直辖市区、地级市辖区和县级市，不包括直辖市和地级市所辖县；②社会办包括企业、事业单位、社会团体和其他社会组织办的卫生机构。

1-1-3 续表1

类型分			按主办单位分			
联营	私营	其他	政府办		社会办	个人办
				卫生部门		
2248	**138850**	**11493**	**76704**	**73082**	**64674**	**136959**
143	3575	1685	9777	8948	6048	3887
95	2077	1015	5830	5164	5060	2229
10	250	104	2244	2234	158	286
1	82	38	96	92	48	92
1	11	4	170	170	8	13
34	1143	517	1422	1275	763	1252
	72	37	144	143	57	77
6	93	69	46	45	74	104
	17	9	11	11	15	15
2	23	16	65	65	26	24
	24	8	14	14	15	23
	1	2	16	16	2	3
	4	3	1	1	4	5
3	113	68	63	56	64	130
1	11	5	47	47	9	12
1	54	11	480	405	62	56
	4	2	142	142	6	6
1	42	11	35	34	13	45
	2	2	35	35	3	2
			37	36	3	
			9	8	5	
4	169	63	65	60	68	195
5	68	34	87	49	105	73
	20	9	2	2	8	22
1	36	17	1	1	15	39
10	390	151	122	105	209	421
2	12	7	15	13	11	15
	2	4	96	45	113	1
1434	3159	1510	8598	7484	12464	3198
3	182	136	2386	2275	1460	190
1431	2977	1374	6212	5209	11004	3008
29	269	347	38636	38570	920	304
1	14	13	749	739	15	16
28	255	334	37887	37831	905	288
1	16	34	10225	10212	155	20
27	239	300	27662	27619	750	268
45	3319	977	469	410	3074	3432
30	1896	398	370	323	2117	1879
4	314	154	25	24	219	369
2	109	13	6	6	66	107
	3	2	1	1	3	4
9	997	410	67	56	669	1073
591	128486	6862	6373	5120	41315	126089
347	122729	2812	2281	2153	11959	120109
244	5694	4049	4092	2967	29354	5917
	63	1			2	63

1-1-3 续表2

	合计	按市县分			按经济	
		市	县级市	县	国有	集体
七、急救中心(站)	217	187	27	30	204	4
八、采供血机构	520	426	96	94	491	7
九、妇幼保健院(所、站)	3011	1421	395	1590	2982	18
省属	25	25			25	
地级市(地区)属	363	351	23	12	363	
县级市(区)属	974	974	360		958	13
县属	1536	3		1533	1534	1
其他	113	68	12	45	102	4
妇幼保健院	1780	846	277	934	1760	11
妇幼保健所	616	355	73	261	614	1
妇幼保健站	612	217	45	395	605	6
生殖保健中心	3	3			3	
十、专科疾病防治院(所、站)	1310	775	268	535	1218	62
专科疾病防治院	224	161	40	63	201	10
传染病防治院	9	7	3	2	9	
结核病防治院	32	24	5	8	32	
职业病防治院	31	31	2		29	
其他	152	99	30	53	131	10
专科疾病防治所(站、中心)	1086	614	228	472	1017	52
口腔病防治所(站、中心)	112	91	18	21	58	44
精神病防治所(站、中心)	20	15	6	5	18	2
皮肤病与性病防治所(中心)	236	102	54	134	232	3
结核病防治所(站、中心)	357	212	82	145	357	
职业病防治所(站、中心)	34	32	2	2	33	
地方病防治所(站、中心)	35	16	9	19	33	1
血吸虫病防治所(站、中心)	200	94	44	106	199	1
药物戒毒所(中心)	13	12		1	10	1
其他	79	40	13	39	77	
十一、疾病预防控制中心	3534	1790	515	1744	3494	40
省属	31	31			31	
地级市(地区)属	390	371	30	19	389	1
县级市(区)属	1097	1097	387		1090	7
县属	1611	5		1606	1609	2
其他	405	286	98	119	375	30
十二、卫生监督所(中心)	2675	1267	327	1408	2665	6
省属	31	31			31	
地级市(地区)属	362	347	26	15	361	1
县级市(区)属	812	812	286		811	1
县属	1355	5		1350	1348	4
其他	115	72	15	43	114	
十三、医学科学研究机构	228	210	13	18	221	3
十四、医学在职培训机构	475	208	89	267	470	4
十五、健康教育所(站、中心)	129	108	18	21	124	2
十六、其他卫生机构	1444	778	259	666	1303	71
卫生监督检验(监测)机构	52	44	31	8	51	1
临床检验中心(所、站)	43	42		1	18	3
其他	1349	692	228	657	1234	67

1-1-3 续表3

类型分			按主办单位分			
联营	私营	其他	政府办	卫生部门	社会办	个人
	1	8	185	182	30	2
3	1	18	479	473	41	
1	2	8	2912	2901	96	3
			25	25		
			363	363		
1		2	974	974		
		1	1536	1536		
	2	5	14	3	96	3
1	2	6	1745	1741	32	3
		1	601	599	15	
		1	564	560	48	
			2	1	1	
	15	15	1203	1189	87	20
	8	5	194	192	20	10
			9	9		
			30	30	2	
		2	20	20	11	
	8	3	135	133	7	10
	7	10	1009	997	67	10
	5	5	91	91	13	8
			18	16	2	
		1	227	226	9	
			342	341	15	
		1	17	17	17	
		1	34	34	1	
			196	195	4	
		2	8	1	5	
	2		76	76	1	2
			3323	3214	211	
			31	31		
			390	390		
			1097	1097		
			1611	1611		
			194	85	211	
		4	2591	2566	84	
			31	31		
			361	361	1	
			807	804	5	
		3	1342	1339	13	
		1	50	31	65	
	2	2	187	182	38	3
		1	460	457	15	
	1	2	121	118	7	1
2	18	50	1294	1223	131	19
			49	48	3	
2	9	11	9	8	27	7
	9	39	1236	1167	101	12

1-2-1 2008年医疗机构数

医疗机构分类	合计	按分类管理分			按主办单位分		
		非营利性	营利性	不详	政府办	社会办	个人办
总　计	**269375**	**125770**	**141731**	**1874**	**68258**	**64174**	**136943**
医院	19712	15650	4038	24	9777	6048	3887
综合医院	13119	10856	2245	18	5830	5060	2229
中医医院	2688	2403	285	0	2244	158	286
中西医结合医院	236	139	97	0	96	48	92
民族医院	191	175	16	0	170	8	13
专科医院	3437	2048	1383	6	1422	763	1252
护理院	41	29	12	0	15	11	15
疗养院	210	208	2	0	96	113	1
社区卫生服务中心(站)	24260	22392	1167	701	8598	12464	3198
社区卫生服务中心	4036	3393	48	595	2386	1460	190
社区卫生服务站	20224	18999	1119	106	6212	11004	3008
卫生院	39860	39764	43	53	38636	920	304
街道卫生院	780	774	5	1	749	15	16
乡镇卫生院	39080	38990	38	52	37887	905	288
门诊部	6975	2739	4186	50	469	3074	3432
诊所、卫生所、医务室、护理站	173777	40523	132250	1004	6373	41315	126089
诊所	134349	9140	124702	507	2281	11959	120109
卫生所、医务室	39363	31381	7485	497	4092	29354	5917
护理站	65	2	63	0	0	2	63
急救中心(站)	217	183	1	33	185	30	2
妇幼保健院(所、站)	3011	3006	4	1	2912	96	3
内:妇幼保健院	1780	1777	3	0	1745	32	3
妇幼保健所、站	1228	1226	1	1	1165	63	0
专科疾病防治院(所、站)	1310	1288	19	3	1203	87	20
专科疾病防治院	224	213	11	0	194	20	10
专科疾病防治所(站、中心)	1086	1075	8	3	1009	67	10
临床检验中心(所、站)	43	17	21	5	9	27	7

注:本表不包括村卫生室。

1-2-2　2008年各地区医疗机构数(非营利性)

地区	合计	医院	综合医院	中医医院	专科医院	疗养院	卫生院	乡镇卫生院	社区卫生服务中心(站)	门诊部	诊所(卫生所、医务室、护理站)	急救中心(站)	妇幼保健院(所、站)	专科疾病防治院(所、站)	其他
总　计	**125770**	**15650**	**10856**	**2403**	**2048**	**208**	**39764**	**38990**	**22392**	**2739**	**40523**	**183**	**3006**	**1288**	**17**
东　部	55234	5930	4026	829	999	112	10891	10426	13056	1868	21779	99	936	552	11
中　部	37190	5170	3617	845	645	43	12324	12139	6394	314	11393	47	966	536	3
西　部	33346	4550	3213	729	404	53	16549	16425	2942	557	7351	37	1104	200	3
北　京	3928	343	247	39	50	3	123	123	1271	219	1917	7	19	26	
天　津	1852	185	115	23	44	3	181	180	770	17	655	2	23	16	
河　北	6469	873	613	144	105	4	1958	1958	912	79	2447	5	185	6	
山　西	3979	742	483	133	115	9	1564	1522	500	14	1001	7	131	10	1
内蒙古	3115	408	267	54	41	6	1326	1321	621	39	549	2	115	49	
辽　宁	3926	736	471	95	165	30	1047	999	760	121	1021	10	111	88	2
吉　林	4291	449	299	67	73	10	801	789	2285	27	590	6	70	53	
黑龙江	4083	741	551	103	79	4	936	917	317	37	1790	11	135	111	1
上　海	1589	195	115	16	50	2			469	31	837	12	23	19	1
江　苏	8397	878	609	81	173	18	1418	1385	1803	226	3884	17	104	44	5
浙　江	10167	493	303	90	92	14	1851	1690	4809	254	2616	17	86	26	1
安　徽	4267	649	451	85	104	8	1844	1824	863	49	685	6	119	43	1
福　建	1944	254	161	62	27	7	856	845	230	44	436	5	85	27	
江　西	3254	440	306	95	34	2	1543	1528	443	23	578	3	111	111	
山　东	7566	987	707	129	147	14	1752	1636	928	89	3509	13	149	125	
河　南	4801	998	725	162	105	6	2089	2085	499	56	959	7	166	21	
湖　北	5387	504	349	81	69		1203	1155	1098	50	2324	5	99	104	
湖　南	7128	647	453	119	66	4	2344	2319	389	58	3466	2	135	83	
广　东	8650	818	543	134	136	15	1394	1301	1064	759	4316	8	126	149	1
广　西	3399	394	258	80	48	8	1258	1242	284	52	1250	2	103	47	1
海　南	746	168	142	16	10	2	311	309	40	29	141	3	25	26	1
重　庆	2093	280	199	40	38	5	1041	1014	113	19	583		40	12	
四　川	7943	864	568	157	109	7	4812	4798	535	181	1297	9	201	37	
贵　州	2450	331	236	60	28	2	1457	1446	256	4	300	2	90	7	1
云　南	2902	462	320	96	36	8	1396	1394	159	24	662	14	148	29	
西　藏	842	97	80			1	665	665	7		15		57		
陕　西	3852	654	478	123	50	6	1732	1704	185	97	1053	2	117	5	1
甘　肃	2719	337	241	68	17	5	1330	1323	314	45	579	2	100	7	
青　海	873	119	77	12	4		406	404	145	3	177		22	1	
宁　夏	609	91	68	17	6	1	238	238	80	8	168	1	22		
新　疆	2549	513	421	22	27	4	888	876	243	85	718	3	89	6	

注：本表不包括村卫生室。

1-2-3　2008年各地区医疗机构数(营利性)

地区	合计	医院	综合医院	中医医院	专科医院	疗养院	卫生院	乡镇卫生院	社区卫生服务中心(站)	门诊部	诊所(卫生所、医务室、护理站)	急救中心(站)	妇幼保健院(所、站)	专科疾病防治院(所、站)	其他
总　计	**141731**	**4038**	**2245**	**285**	**1383**	**2**	**43**	**38**	**1167**	**4186**	**132250**	**1**	**4**	**19**	**21**
东　部	48981	1634	858	124	609	1	39	35	589	3089	43604		1	6	18
中　部	39165	1067	467	99	465	1	3	2	380	583	37117		3	8	3
西　部	53585	1337	920	62	309		1	1	198	514	51529	1		5	
北　京	2420	186	78	40	68				11	498	1721				4
天　津	809	62	45	4	12				2	197	547				1
河　北	8727	238	120	24	81				67	75	8346			1	
山　西	4997	272	86	27	152		1	1	20	15	4683		1	2	3
内蒙古	3700	62	35	2	22				64	33	3541				
辽　宁	10254	116	63	11	41		7	7	22	230	9878			1	
吉　林	5165	119	56	11	48	1			5	321	4719				
黑龙江	3450	170	89	23	53				42	58	3179		1		
上　海	1147	104	68	1	33					325	713		1		4
江　苏	4402	216	106	5	97		6	6	36	247	3894			1	2
浙　江	4605	142	54	11	70	1	20	19	355	375	3708			1	3
安　徽	3180	71	44	2	24				31	27	3051				
福　建	2300	76	52	2	19				19	139	2066				
江　西	4579	51	25	3	21		2	1	179	12	4334			1	
山　东	6901	265	147	18	98		3		9	21	6602			1	
河　南	6434	176	73	22	77				33	14	6210		1		
湖　北	4579	88	39	5	37				16	69	4401			5	
湖　南	6781	120	55	6	53				54	67	6540				
广　东	5999	210	123	7	77		3	3	44	949	4788			1	4
广　西	6739	56	41	3	10				17	25	6641				
海　南	1417	19	2	1	13				24	33	1341				
重　庆	4033	75	54	2	14				3	15	3939			1	
四　川	12268	277	187	8	70				38	84	11869				
贵　州	3026	142	112	2	25				21	34	2828			1	
云　南	5940	230	160	6	55				6	50	5650	1		3	
西　藏	395	2	1								393				
陕　西	4616	162	108	18	34				12	90	4352				
甘　肃	7560	39	20	2	17				6	37	7478				
青　海	582	7	4		2				11	2	562				
宁　夏	907	57	30	1	21		1	1		12	837				
新　疆	3819	228	168	18	39				20	132	3439				

注：本表不包括村卫生室。

1-3-1 2008年医院、妇幼保健院、专科疾病防治院等级情况

机构分类	医院	综合医院	中医医院	中西医结合医院	民族医院	专科医院	妇幼保健院	专科疾病防治院
总　计	**19712**	**13119**	**2688**	**236**	**191**	**3437**	**1780**	**224**
三级	1192	732	193	20	3	244	43	7
甲等	722	450	124	13	3	132	25	1
乙等	328	223	58	5		42	12	
丙等	12	8				4	1	1
未评等	130	51	11	2		66	5	5
二级	6780	4404	1598	61	73	641	452	46
甲等	3662	2402	937	32	30	261	235	16
乙等	2246	1527	495	19	27	178	134	12
丙等	89	60	12	2	2	12	6	1
未评等	783	415	154	8	14	190	77	17
一级	4989	4064	240	38	28	608	618	21
甲等	2610	2306	81	14	10	194	490	11
乙等	474	388	24	4	4	54	59	4
丙等	98	69	16	2	1	10	3	
未评等	1807	1301	119	18	13	350	66	6
未评级	6751	3919	657	117	87	1944	667	150

1-3-2　2008年各地区医院等级情况

地区	合计	三级				二级				一级				未评级
			甲等	乙等	丙等		甲等	乙等	丙等		甲等	乙等	丙等	
总　计	**19712**	**1192**	**722**	**328**	**12**	**6780**	**3662**	**2246**	**89**	**4989**	**2610**	**474**	**98**	**6751**
东　部	7569	581	349	153	4	2386	1511	571	29	2202	1153	184	39	2400
中　部	6249	319	217	71	1	2199	1186	763	37	1549	919	179	40	2182
西　部	5894	292	156	104	7	2195	965	912	23	1238	538	111	19	2169
北　京	529	50	37	7		92	53	10	2	320	118	22	19	67
天　津	247	36	22	10		72	38	18	0	90	28	4		49
河　北	1111	39	31	2	1	440	349	56	4	334	181	10	4	298
山　西	1025	39	20	17		238	115	100	5	177	129	15	3	571
内蒙古	471	30	14	9	6	212	81	111	8	100	54	14		129
辽　宁	854	86	46	22	1	286	181	66	2	246	127	15	5	236
吉　林	568	21	20	1		217	67	130	16	100	63	27	5	230
黑龙江	911	66	38	16	1	335	93	211	4	313	191	54	14	197
上　海	299	30	27	2		118	51	48	1	24	15			127
江　苏	1094	64	39	11		276	143	80	4	476	218	92	4	278
浙　江	635	76	30	46		238	104	117	9	23	12	3		298
安　徽	720	30	21	7		241	132	77	2	241	124	35	2	208
福　建	332	35	17	17		145	79	62	1	55	36	3	1	97
江　西	491	26	12	14		197	161	25		33	22	3	1	235
山　东	1253	86	38	34	1	402	275	80	5	387	227	30	5	378
河　南	1174	35	29	2		433	264	94	5	380	197	23	3	326
湖　北	593	60	47	8		243	167	65		127	85	6	6	163
湖　南	767	42	30	6		295	187	61	5	178	108	16	6	252
广　东	1028	73	56	2	1	293	222	27	1	223	170	4	1	439
广　西	450	46	33	12	1	171	133	21		71	50	3	1	162
海　南	187	6	6			24	16	7		24	21	1		133
重　庆	355	18	13	2		132	46	73		53	29	4		152
四　川	1144	47	28	19		415	153	242	3	111	61	28	2	571
贵　州	475	21	8	3		175	26	113	1	132	24	8	3	147
云　南	692	37	9	26		264	65	159	3	75	18	9	3	316
西　藏	99	2	2			14	11	2		38	36			45
陕　西	816	34	20	11		289	142	81	1	174	69	26	2	319
甘　肃	377	25	8	15		160	94	45	2	24	12	2		168
青　海	126	7	5	2		79	52	23	2	2			1	38
宁　夏	148	5	3	2		69	27	13		40	4			34
新　疆	741	20	13	3		215	135	29	3	418	181	17	7	88

1-4-1 2008年按床位数分组医院、妇幼保健和专科疾病防治机构数

机构分类	合计	0~49张	50~99张	100~199张	200~299张	300~399张	400~499张	500~799张	800张及以上
医院	**19712**	**8166**	**3559**	**3572**	**1624**	**876**	**520**	**907**	**488**
综合医院	13119	5431	2178	2223	1151	634	368	716	418
中医医院	2688	679	664	832	273	107	48	58	27
中西医结合医院	236	111	46	44	9	6	8	9	3
民族医院	191	122	48	17	4				
专科医院	3437	1813	611	444	185	126	96	123	39
口腔医院	278	251	21	4		1		1	
眼科医院	224	150	45	23	2	3	1		
耳鼻喉科医院	41	25	12	2	1		1		
肿瘤医院	115	20	21	24	10	7	3	13	17
心血管病医院	52	20	12	14	1	3		2	
胸科医院	21	1	1	3	5	1	4	6	
血液病医院	10	6	2	1				1	
妇产(科)医院	257	163	45	26	6	7	5	5	
儿童医院	68	20	9	4	5	6	11	7	6
精神病医院	598	65	135	138	84	58	44	62	12
传染病医院	154	22	21	36	31	17	14	13	
皮肤病医院	93	81	7	4	1				
结核病医院	40	9	3	12	5	2	5	3	1
麻风病医院	40	28	5	4	1	1			1
职业病医院	14	1	1	8	2	1	1		
骨科医院	328	185	78	47	9	5	1	3	
康复医院	265	132	62	40	15	10	3	2	1
整形外科医院	32	27	1	3		1			
美容医院	55	54	1						
其他专科医院	752	553	129	51	7	3	3	5	1
护理院	41	10	12	12	2	3		1	1
妇幼保健院(所、站)	**3011**	**2227**	**495**	**205**	**38**	**31**	**7**	**8**	
专科疾病防治院(所、站)	**1310**	**1150**	**86**	**54**	**8**	**7**	**2**	**2**	**1**

1-4-2　2008年各地区按床位数分组医院数

地区	合计	0~49张	50~99张	100~199张	200~299张	300~399张	400~499张	500~799张	800张及以上
总　计	**19712**	**8166**	**3559**	**3572**	**1624**	**876**	**520**	**907**	**488**
东　部	7569	3159	1217	1265	578	382	255	438	275
中　部	6249	2521	1207	1176	520	275	156	276	118
西　部	5894	2486	1135	1131	526	219	109	193	95
北　京	529	302	69	53	24	11	8	39	23
天　津	247	120	30	39	12	13	9	17	7
河　北	1111	464	195	206	95	62	33	37	19
山　西	1025	525	200	183	55	19	5	29	9
内蒙古	471	197	89	107	26	19	6	21	6
辽　宁	854	287	173	170	57	55	26	63	23
吉　林	568	252	80	105	55	22	17	27	10
黑龙江	911	407	175	184	57	27	8	38	15
上　海	299	109	30	30	37	18	19	35	21
江　苏	1094	573	142	142	63	40	32	61	41
浙　江	635	215	81	147	60	32	27	36	37
安　徽	720	288	156	106	71	26	22	38	13
福　建	332	97	59	66	48	21	10	20	11
江　西	491	169	85	121	55	22	9	27	3
山　东	1253	532	201	196	89	70	40	74	51
河　南	1174	425	262	210	93	65	44	47	28
湖　北	593	200	94	110	52	51	26	40	20
湖　南	767	255	155	157	82	43	25	30	20
广　东	1028	337	209	201	84	55	50	52	40
广　西	450	163	66	90	58	25	11	22	15
海　南	187	123	28	15	9	5	1	4	2
重　庆	355	141	56	69	37	21	15	9	7
四　川	1144	488	213	212	98	53	29	33	18
贵　州	475	186	105	108	41	8	8	12	7
云　南	692	252	160	145	60	22	19	21	13
西　藏	99	77	10	4	6			2	
陕　西	816	374	136	148	83	30	4	32	9
甘　肃	377	106	84	95	50	14	4	21	3
青　海	126	54	29	28	8	2	2		3
宁　夏	148	66	32	26	10	4	3	3	4
新　疆	741	382	155	99	49	21	8	17	10

1-4-3　2008年按床位数分组乡镇卫生院数

类别 地区	合计	无床	1～9张	10～29张	30～49张	50～99张	100张 及以上
乡镇卫生院	**39080**	**1899**	**9366**	**17589**	**6401**	**3215**	**610**
中心卫生院	10400	181	901	4072	2850	2007	389
乡卫生院	28680	1718	8465	13517	3551	1208	221
各地区乡镇卫生院							
东　部	10491	983	1169	4436	2259	1291	353
中　部	12149	382	2047	6025	2426	1122	147
西　部	16440	534	6150	7128	1716	802	110
北　京	123	13	17	58	25	8	2
天　津	180	72	14	58	20	15	1
河　北	1958	25	176	1102	462	181	12
山　西	1527	98	390	819	155	58	7
内蒙古	1324	22	694	539	53	15	1
辽　宁	1014	32	101	598	205	61	17
吉　林	790	22	187	447	91	38	5
黑龙江	919	45	211	543	92	28	
上　海							
江　苏	1396	24	30	538	450	252	102
浙　江	1709	702	442	374	100	74	17
安　徽	1825	89	266	795	428	216	31
福　建	860	38	113	474	145	71	19
江　西	1529	19	469	823	165	49	4
山　东	1636	13	21	476	553	452	121
河　南	2085	12	39	905	748	347	34
湖　北	1155	18	47	476	380	210	24
湖　南	2319	79	438	1217	367	176	42
广　东	1306	55	167	593	264	167	60
广　西	1242	24	136	666	257	143	16
海　南	309	9	88	165	35	10	2
重　庆	1014	21	257	464	144	114	14
四　川	4804	84	2043	1819	513	294	51
贵　州	1448	12	538	743	112	42	1
云　南	1394	26	238	840	198	78	14
西　藏	665	78	554	33			
陕　西	1704	85	616	794	168	34	7
甘　肃	1326	40	524	620	100	38	4
青　海	404	5	318	74	6	1	
宁　夏	239	95	51	75	15	3	
新　疆	876	42	181	461	150	40	2

1-4-4　2008年各地区按床位数分组社区卫生服务中心(站)数

地区	社区卫生服务中心							社区卫生服务站			
	总计	无床	1～9张	10～29张	30～49张	50～99张	100张及以上	总计	无床	1～9张	10张及以上
总　计	**4036**	**2076**	**250**	**745**	**415**	**399**	**151**	**20224**	**17157**	**2387**	**680**
东　部	2305	1365	95	285	209	241	110	11984	10747	931	306
中　部	882	296	83	261	124	92	26	5934	4867	908	159
西　部	849	415	72	199	82	66	15	2306	1543	548	215
北　京	157	109	12	18	9	6	3	1125	1115	8	2
天　津	77	16	0	9	11	38	3	699	654	45	
河　北	168	44	20	55	30	15	4	815	542	170	103
山　西	80	25	5	29	13	5	3	451	357	64	30
内蒙古	125	40	14	47	12	9	3	565	299	206	60
辽　宁	180	128	3	19	9	10	11	616	408	122	86
吉　林	20	10	3	4	2	1		2270	2094	166	10
黑龙江	59	28	1	10	12	4	4	300	221	44	35
上　海	267	66	2	12	39	86	62	202	202		
江　苏	289	91	7	73	52	50	16	1557	1474	64	19
浙　江	169	56	31	41	27	11	3	4999	4911	70	18
安　徽	119	38	11	40	18	12		798	635	151	12
福　建	83	39	8	24	9	3		168	158	6	4
江　西	138	44	30	38	12	8	6	490	224	245	21
山　东	122	67	10	19	9	11	6	837	324	442	71
河　南	83	45	1	13	14	10		450	387	50	13
湖　北	190	46	13	51	34	33	13	925	792	110	23
湖　南	193	60	19	76	19	19		250	157	78	15
广　东	789	747	2	13	14	11	2	906	901	3	2
广　西	94	83	3	5	3			208	196	10	2
海　南	4	2		2				60	58	1	1
重　庆	31	8	2	9	4	5	3	85	61	16	8
四　川	233	113	10	53	24	27	6	345	252	58	35
贵　州	78	18	20	24	10	6		200	109	55	36
云　南	71	25	4	21	12	8	1	94	67	11	16
西　藏								7	7		
陕　西	65	50	5	5	2	3		132	80	34	18
甘　肃	52	16	8	17	8	3		268	188	58	22
青　海	9	1	1	3		3	1	148	72	67	9
宁　夏	5	1		4				76	51	20	5
新　疆	86	60	5	11	7	2	1	178	161	13	4

1-5 村卫生室数

年份 地区	村卫生室(个)						行政村数(个)	设卫生室的村数占行政村数%
	合计	村办	乡卫生院设点	联合办	私人办	其他		
1985	777674	305537	29769	88803	323904	29661	940617	87.4
1990	803956	266137	29963	87149	381844	38863	743278	86.2
1995	804352	297462	36388	90681	354981	22876	740150	88.9
2000	709458	300864	47101	89828	255179	16486	734715	89.8
2004	551600	298418	26964	40231	166533	19454	652718	80.7
2005	583209	313633	32396	38561	180403	18216	629079	85.8
2006	609128	333790	34803	36805	186524	17206	624428	88.1
2007	613855	340082	33633	33649	186841	19650	612712	88.7
2008	613143	342692	40248	31698	180157	18348	604285	89.4
东　部	216943	125356	19496	9666	57719	4706	234341	80.7
中　部	216915	132205	8715	12904	56049	7042	195608	94.8
西　部	179285	85131	12037	9128	66389	6600	174336	94.9
北　京	3123	2659	23	5	403	33	3951	79.0
天　津	1653	873	163	73	200	344	3838	43.1
河　北	58852	23284	1073	692	32926	877	49216	100.0
山　西	22081	14913	291	846	4966	1065	28144	78.5
内蒙古	11556	5018	895	194	5107	342	11271	100.0
辽　宁	19973	10073	193	971	8584	152	11723	100.0
吉　林	8888	4086	312	1043	3283	164	9127	97.4
黑龙江	12797	9198	847	288	1539	925	9057	100.0
上　海	1495	1191	212	75	1	16	1781	83.9
江　苏	16586	10494	3198	2129	116	649	16686	99.4
浙　江	14167	10715	380	215	2524	333	30068	47.1
安　徽	19335	9061	2219	1715	5068	1272	15856	100.0
福　建	17470	13255	152	102	3612	349	15170	100.0
江　西	25772	12275	303	1497	9865	1832	16876	100.0
山　东	54189	30393	12967	5238	4121	1470	79882	67.8
河　南	61899	34807	727	3622	21988	755	47447	100.0
湖　北	21753	13524	3259	2914	1570	486	25551	85.1
湖　南	44390	34341	757	979	7770	543	43550	100.0
广　东	27138	22044	1086	118	3422	468	19472	100.0
广　西	21209	7334	288	815	12252	520	14353	100.0
海　南	2297	375	49	48	1810	15	2554	89.9
重　庆	9770	5962	871	435	2092	410	8967	100.0
四　川	50089	23442	1073	3198	20561	1815	47906	100.0
贵　州	18356	4488	886	502	11812	668	17332	100.0
云　南	12893	8954	1408	1121	823	587	10442	100.0
西　藏	3418	351	3002	38	3	24	5261	65.0
陕　西	24138	17399	294	603	5291	551	27396	88.1
甘　肃	14742	8285	604	629	5091	133	16143	91.3
青　海	4212	1847	341	539	1272	213	4153	100.0
宁　夏	2512	737	116	116	1473	70	2312	100.0
新　疆	6390	1314	2259	938	612	1267	8800	72.6

注:行政村数即村民委员会数。

二、卫 生 人 员

简要说明

一、本篇主要介绍全国及31个省、自治区、直辖市卫生人员数，主要包括各类卫生人员，按性别、年龄、学历、职称、科室分专业卫生人员数，执业（助理）医师执业类别及执业范围等。

二、本篇数据来源于卫生资源统计年报和教育部《教育事业发展情况统计简报》。

三、卫生人员总数不包括乡村医生和卫生员数字，乡村医生和卫生员单独统计。

四、统计口径调整

1. 卫生人员：2002年起卫生人员数不再包括国境卫生检疫所、高中等医学院校、药品检验所（室）和由各级计生委批准设立的计划生育指导站（中心）四类机构人员数。2007年起，卫生人员包括返聘本单位半年以上人员。

2. 2007年起，药剂员和检验员等技能人员从卫生技术人员划归工勤技能人员中，2006年及以前工勤技能人员系工勤人员数。

3. 2002年以前，按实际在岗人员统计医生和护士数。2002年起按执业数统计执业医师、执业助理医师数，执业医师和执业助理医师数不包括未取得医师执业证书的见习医师；按注册数统计注册护士数，不包括护理员和护工。

五、本篇涉及卫生机构的口径变动和主要指标解释与“卫生机构”篇一致。

六、分科执业（助理）医师的科室分类主要依据《诊疗科目》。中医医院和专科医院人员的科室归类原则如下：中医医院全部计入中医科，中西医结合医院全部计入中西医结合科，民族医院全部计入民族医学科，妇幼保健院分别计入妇产科、儿科，儿童医院计入儿科，传染病院、麻风病院全部计入传染科，疗养院、康复医院全部计入康复医学科，肿瘤医院全部计入肿瘤科，其他专科医院计入相关科室。

主要指标解释

卫生人员 指在医疗、预防保健、医学科研和在职教育等卫生机构工作的职工，包括卫生技术人员、其他技术人员、管理人员和工勤人员。一律按支付年底工资的在岗职工统计，包括各类聘任人员及返聘本单位半年以上人员，不包括临时工、离退休人员、退职人员、离开本单位仍保留劳动关系人员和返聘本单位不足半年人员。

卫生技术人员 包括执业医师、执业助理医师、注册护士、药师（士）、检验技师（士）、影像技师（士）、卫生监督员和见习医（药、护、技）师（士）等卫生专业人员。不包括从事管理工作的卫生技术人员（如院长、副院长、党委书记等）。

医生 包括主任医师、副主任医师、主治医师、住院医师和医士。

医师 包括主任医师、副主任医师、主治医师、住院医师。

执业医师 指具有《医师执业证》及其“级别”为“执业医师”且实际从事医疗、预防保健工作的人员，不包括实际从事管理工作的执业医师。执业医师类别分为临床、中医、口腔和公共卫生。

执业助理医师 指具有《医师执业证》以及“级别”为“执业助理医师”且实际从事医疗、预防保健工作的人员，不包括实际从事管理工作的执业助理医师。执业助理医师类别分为临床、中医、口腔和公共卫生四类。

见习医师 指毕业于高中等院校医学专业但尚未取得医师执业证书的医师。

注册护士　指具有注册护士证书且实际从事护理工作的人员，不包括从事管理工作的护士。

药剂师（士）　包括主任药师、副主任药师、主管药师、药师、药士，不包括药剂员。

技师（士）　包括主任技师、副主任技师、主管技师、技师、技士。

检验师（士）　包括主任检验技师、副主任检验技师、主管检验技师、检验技师、检验技士，不包括检验员。

其他卫生技术人员　包括见习医（药、护、技）师（士）等卫生专业人员，不包括药剂员、检验员、护理员等。

其他技术人员　指从事医疗器械修配、卫生宣传、科研、教学等技术工作的非卫生专业人员。

管理人员　指担负领导职责或管理任务的工作人员。包括从事医疗保健、疾病控制、卫生监督、医学科研与教学等业务管理工作的人员；主要从事党政、人事、财务、信息、安全保卫等行政管理工作的人员。

工勤技能人员　指承担技能操作和维护、后勤保障服务等职责的工作人员。工勤技能人员分为技术工和普通工。技术工包括护理员（工）、药剂员（工）、检验员、收费员、挂号员等，但不包括实验员、技术员、研究实习员（计入其他技术人员）、经济员、会计员和统计员等（计入管理人员）。

卫生监督员　指领取卫生监督员证书且实际从事卫生监督工作的人员，不包括从事管理工作的卫生监督员。

每千人口卫生技术人员　即卫生技术人员数/人口数×1000。人口数系公安部户籍人口。

每千人口执业（助理）医师　即执业（助理）医师数/人口数×1000。人口数系公安部户籍人口。

乡村医生　指村卫生室中从当地卫生行政部门获得“乡村医生”证书的人员。

中专学历（水平）　指获得中专文凭或获得当地卫生行政部门认可的中专水平证书的乡村医生。

卫生员　指村卫生室中未获得“乡村医生”证书的人员。

2-1-1　卫生人员数

年份	卫生人员	卫生技术人员	执业（助理）医师	执业医师	注册护士	药剂人员	检验人员	其他技术人员	管理人员	工勤技能人员
1949	541240	505040	363400	314000	32800	3357			11877	24323
1950	611240	555040	380800	327400	37800	8080			21877	34323
1955	1052787	874063	500398	402409	107344	60974	15394		86465	92259
1960	1769205	1504894	596109	427498	170143	119293			132034	132277
1965	1872300	1531600	762804	510091	234546	117314		10996	168845	160899
1970	1792515	1453247	702304	446251	295147	…		10813	156862	171593
1975	2593517	2057068	877716	521617	379545	219904	77506	14122	251420	270907
1978	3105572	2463931	978152	609608	405223	266570	98806	22950	298104	320587
1980	3534707	2798241	1153234	709473	465798	308438	114290	27834	310805	397827
1981	3796121	3011038	1243787	620291	525311	323786	123652	29622	318721	436740
1982	3957804	3142943	1307205	668010	563912	342451	130625	32207	326883	455771
1983	4090030	3252836	1352651	704060	595569	351002	136630	37830	326927	472437
1984	4213646	3343998	1381456	716365	616080	358969	140728	42539	341271	485838
1985	4313011	3410910	1413281	724238	636974	365145	145217	46052	358812	497237
1986	4445919	3506517	1444150	745592	680583	372760	150132	50957	370056	518389
1987	4564122	3608618	1481754	777333	717596	382121	156878	57255	371167	527082
1988	4677512	3723756	1618174	1095926	829261	394287	161615	65063	368227	520466
1989	4786959	3809097	1718018	1257668	921687	401098	166383	73530	384890	519442
1990	4906201	3897921	1763086	1302997	974541	405978	170371	85504	396694	526082
1991	5025134	3984974	1779545	1310933	1011943	409325	176832	91265	408819	540076
1992	5140246	4073986	1808194	1327875	1039674	413598	180754	99177	417670	549413
1993	5215416	4117067	1831665	1372471	1056096	413025	183657	113138	432903	552311
1994	5307009	4199217	1882180	1425375	1093544	417166	186415	116921	438084	552787
1995	5373378	4256923	1917772	1454926	1125661	418520	189488	120782	450013	545660
1996	5419002	4311845	1941235	1475232	1162609	424952	192873	125480	444571	537106
1997	5516176	4397805	1984867	1505342	1198228	428295	198016	133369	448047	536955
1998	5535682	4423721	1999521	1513975	1218836	423644	200846	145060	435507	531394
1999	5570048	4458669	2044672	1561584	1244844	418574	201272	150041	434997	526341
2000	5591026	4490803	2075843	1603266	1266838	414408	200900	157533	426789	515901
2001	5583932	4507700	2099658	1637337	1286938	404087	203378	157961	412757	505514
2002	5238079	4269779	1843995	1463573	1246545	357659	209144	179962	332628	455710
2003	5274786	4306471	1867957	1486029	1265959	357378	209616	199331	318692	450292
2004	5356589	4392908	1906382	1522378	1308433	355451	211553	209422	315595	438664
2005	5426851	4460187	1938272	1555658	1349589	349533	211495	225697	312826	428141
2006	5619515	4624140	1994854	1610781	1426339	353565	218771	235466	323705	436204
2007	5907052	4787610	2012914	1644467	1543257	325212	206487	243460	356569	519413
2008	6169050	5030038	2082258	1714670	1653297	330525	212618	255149	356854	527009

注:①2002年起，卫生人员数不包括高中等医学院校本部、药检机构、国境卫生检疫所和非卫生部门举办的计划生育指导站人员数；②2002年以前，执业(助理)医师系医生数,执业医师系医师数,注册护士系护师(士)数；③2007年起,卫生人员包括返聘本单位半年以上人员，药剂员和检验员等技能人员从卫生技术人员划归工勤技能人员中（2006年及以前工勤技能人员系工勤人员数）。以下各表同。

2-1-2　2008年各类卫生机构人员数

卫生机构分类	合计	卫生技术			
		小计	执业（助理）医师	执业医师	注册护士
总　计	**6169050**	**5030038**	**2082258**	**1714670**	**1653297**
一、医院	3715025	2985087	1130922	1028242	1197603
综合医院	2794201	2260610	850741	779064	930743
中医医院	484804	396383	163285	144573	131668
中西医结合医院	38450	30955	12265	11109	11605
民族医院	10665	8422	4170	3437	1968
专科医院	384618	287322	100069	89709	120983
口腔医院	22943	17699	9034	7999	4848
眼科医院	15752	11036	3998	3586	4430
耳鼻喉科医院	3643	2644	1121	961	969
肿瘤医院	39927	31483	10936	10483	13587
心血管病医院	9396	7119	2236	2044	3345
胸科医院	9182	6955	2017	1955	3491
血液病医院	1377	967	269	261	452
妇产(科)医院	31627	24450	8572	7788	10554
儿童医院	31219	25132	8234	8096	11355
精神病医院	82580	59525	17910	15882	29125
传染病医院	36398	27019	8520	8021	11989
皮肤病医院	3997	2842	1133	965	766
结核病医院	8460	6040	1902	1805	2767
麻风病医院	921	610	300	218	124
职业病医院	2718	2002	788	710	723
骨科医院	22832	17618	6744	5369	6252
康复医院	16506	11273	4168	3442	4132
整形外科医院	1985	1334	475	426	634
美容医院	2654	1656	632	542	672
其他专科医院	40501	29918	11080	9156	10768
护理院	2287	1395	392	350	636
二、疗养院	18809	9844	3334	2871	4159
三、社区卫生服务中心(站)	218929	185080	82424	65514	56293
社区卫生服务中心	149515	123568	54216	43758	37834
社区卫生服务站	69414	61512	28208	21756	18459
四、卫生院	1109293	932949	418437	251044	194897
街道卫生院	34393	29224	13414	8978	7353
乡镇卫生院	1074900	903725	405023	242066	187544
中心卫生院	455841	386705	174409	109943	86692
乡卫生院	619059	517020	230614	132123	100852
五、门诊部	79484	63191	31187	26956	17151
综合门诊部	52082	42011	20169	17591	11349
中医门诊部	7662	5809	3260	2943	954
中西医结合门诊部	1943	1563	755	648	419
民族医门诊部	66	53	24	22	9
专科门诊部	17731	13755	6979	5752	4420
六、诊所、卫生所、医务室、护理站	397174	381540	220659	176754	91613
诊所	296145	284560	164359	133215	69069
卫生所、医务室	100824	96789	56253	43504	22409
护理站	205	191	47	35	135

2-1-2 续表1

人员					其他技术人员	管理人员	工勤技能人员
药师(士)	技师(士)		其他				
		检验师(士)		见习医师			
330525	**305292**	**212618**	**658666**	**112037**	**255149**	**356854**	**527009**
200961	187589	121904	268012	75154	145105	234398	350435
140640	142270	92769	196216	56291	103789	171324	258478
40152	24996	15515	36282	10540	18657	27635	42129
2260	1815	1208	3010	856	1482	2496	3517
1053	456	275	775	168	550	600	1093
16775	17992	12090	31503	7204	20505	32136	44655
459	448	203	2910	505	1281	1859	2104
659	419	314	1530	321	1125	1838	1753
180	134	90	240	79	312	339	348
1485	2052	1063	3423	674	2183	2781	3480
289	392	239	857	194	793	682	802
380	553	348	514	108	551	669	1007
44	133	124	69	5	150	146	114
1352	1783	1272	2189	557	1398	2586	3193
1485	1634	1218	2424	497	1347	2057	2683
3296	2656	1867	6538	1578	3893	6620	12542
2033	2367	1829	2110	493	1591	3129	4659
342	262	229	339	76	220	408	527
382	523	350	466	154	483	666	1271
58	42	37	86	19	65	105	141
112	175	122	204	52	156	322	238
1183	1288	684	2151	694	1003	1947	2264
773	656	418	1544	320	984	1728	2521
49	63	43	113	34	179	262	210
82	80	56	190	80	220	361	417
2132	2332	1584	3606	764	2571	3631	4381
81	60	47	226	95	122	207	563
570	584	404	1197	266	1212	2483	5270
15247	9860	6716	21256	3918	8482	11244	14123
11102	7941	5341	12475	3243	5940	8185	11822
4145	1919	1375	8781	675	2542	3059	2301
75493	49301	32554	194821	20866	51417	49789	75138
2793	1514	1077	4150	589	1423	1426	2320
72700	47787	31477	190671	20277	49994	48363	72818
31711	22493	14582	71400	8142	18399	18933	31804
40989	25294	16895	119271	12135	31595	29430	41014
5543	4930	3319	4380	791	3234	6983	6076
3960	3808	2517	2725	403	1947	4222	3902
806	286	227	503	161	410	775	668
181	110	77	98	7	61	151	168
15	5	5			7	5	1
581	721	493	1054	220	809	1830	1337
16233	3664	3664	49371	3543	4	2	15628
12832	2300	2300	36000	2710			11585
3400	1364	1364	13363	829			4035
1			8	4	4	2	8

2-1-2 续表2

机构类别	合计	卫生技术			
		小计	执业（助理）医师	执业医师	注册护士
七、急救中心(站)	9796	5376	2625	2349	1929
八、采供血机构	24759	16759	3125	2502	6254
九、妇幼保健院(所、站)	219892	179918	80239	68496	59770
省属	10504	8559	3073	3027	3672
地级市(地区)属	59459	48098	19018	17877	19263
县级市(区)属	69119	56948	25856	22040	18064
县属	75844	62222	30307	23891	17469
其他	4966	4091	1985	1661	1302
妇幼保健院	184808	151172	63927	55041	53677
妇幼保健所	19575	16074	9097	7831	3456
妇幼保健站	15445	12640	7201	5613	2628
生殖保健中心	64	32	14	11	9
十、专科疾病防治院(所、站)	47636	35466	16010	13236	9043
专科疾病防治院	17173	12608	5017	4410	4244
传染病防治院	1330	912	271	249	326
结核病防治院	2923	2165	766	693	843
职业病防治院	4799	3376	1297	1214	1180
其他	8121	6155	2683	2254	1895
专科疾病防治所(站、中心)	30463	22858	10993	8826	4799
口腔病防治所(站、中心)	2624	2143	1186	912	359
精神病防治所(站、中心)	376	268	105	76	125
皮肤病与性病防治所(中心)	6184	4668	2305	1906	997
结核病防治所(站、中心)	9336	6931	3186	2614	1464
职业病防治所(站、中心)	1933	1447	649	581	242
地方病防治所(站、中心)	1062	765	476	385	52
血吸虫病防治所(站、中心)	6481	4976	2356	1792	1130
药物戒毒所(中心)	399	131	57	55	46
其他	2068	1529	673	505	384
十一、疾病预防控制中心	197106	148519	81736	67721	10752
省属	11928	7913	3587	3537	161
地级市(地区)属	41787	30968	17610	15872	2031
县级市(区)属	57323	43934	24326	20158	3390
县属	74743	57511	31566	24511	4461
其他	11325	8193	4647	3643	709
十二、卫生监督所(中心)	78893	60559			
省属	2832	2065			
地级市(地区)属	19071	14050			
县级市(区)属	24974	19491			
县属	28552	22297			
其他	3464	2656			
十三、医学科学研究机构	12534	6074	2275	2117	848
十四、医学在职培训机构	17771	7459	3454	2735	1126
十五、健康教育所(站、中心)	1420	686	351	313	64
十六、其他卫生机构	20529	11531	5480	3820	1795
卫生监督检验(监测)机构	995	672	247	154	13
临床检验中心(所、站)	2210	1085	172	163	74
其他	17324	9774	5061	3503	1708

2-1-2　续表3

人员					其他技术人员	管理人员	工勤技能人员
药师(士)	技师(士)		其他				
		检验师(士)		见习医师			
136	131	90	555	288	890	849	2681
403	4837	4809	2140	137	2402	2042	3556
8946	12660	9719	18303	4338	9104	13986	16884
366	572	468	876	338	520	595	830
2348	3329	2667	4140	1517	2170	4147	5044
2926	4303	3244	5799	1342	2996	4255	4920
3121	4176	3113	7149	1068	3190	4624	5808
185	280	227	339	73	228	365	282
7724	10468	7930	15376	3948	7446	11538	14652
750	1353	1116	1418	255	942	1350	1209
471	836	671	1504	135	696	1093	1016
1	3	2	5		20	5	7
2684	3401	2701	4328	521	2932	3984	5254
960	1109	881	1278	311	950	1420	2195
46	62	44	207	59	32	125	261
138	190	139	228	72	100	287	371
214	357	296	328	61	402	385	636
562	500	402	515	119	416	623	927
1724	2292	1820	3050	210	1982	2564	3059
26	18	11	554	42	133	174	174
13	11	10	14	1	29	18	61
606	369	346	391	44	333	497	686
519	869	594	893	47	622	913	870
51	269	221	236	19	139	139	208
28	91	83	118	26	71	88	138
319	513	441	658	18	514	384	607
13	7	6	8		10	157	101
149	145	108	178	13	131	194	214
2779	26423	25087	26829	2011	13346	15081	20160
86	2431	2425	1648	135	1281	1157	1577
446	7343	7087	3538	627	2888	3317	4614
832	7135	6783	8251	643	3393	4265	5731
1279	8486	7818	11719	538	4765	5020	7447
136	1028	974	1673	68	1019	1322	791
			60559		4180	8449	5705
			2065		95	474	198
			14050		1014	2655	1352
			19491		1216	2499	1768
			22297		1635	2547	2073
			2656		220	274	314
422	457	397	2072	53	3396	1601	1463
517	338	201	2024	52	5657	2286	2369
17	9	9	245	3	336	271	127
574	1108	1044	2574	96	3452	3406	2140
7	131	130	274	4	152	105	66
4	656	650	179	16	234	600	291
563	321	264	2121	76	3066	2701	1783

2-1-3 2008年卫生人员数(按市县/经济类型/主办单位分)

分类	合计	卫生技术人员							其他技术人员	管理人员	工勤技能人员
		小计	执业（助理）医师	执业医师	注册护士	药师（士）	技师（士）	其他			
总计	**6169050**	**5030038**	**2082258**	**1714670**	**1653297**	**330525**	**305292**	**658666**	**255149**	**356854**	**527009**
按市县分											
市	4313618	3490185	1425688	1242485	1247694	220842	212466	383495	177125	263589	382719
其中：县级市	954292	791064	334878	264599	242757	54706	46963	111760	38165	46895	78168
县	1855432	1539853	656570	472185	405603	109683	92826	275171	78024	93265	144290
按经济类型分											
国有	4885181	3944493	1567952	1326210	1367152	257897	254764	496728	209933	295350	435405
集体	536990	452469	207451	139724	100901	36895	23060	84162	23567	23160	37794
联营	18183	15063	5874	4746	4371	927	924	2967	613	1024	1483
私营	512962	448783	231004	185413	122061	24391	15793	55534	11704	20473	32002
其他	215734	169230	69977	58577	58812	10415	10751	19275	9332	16847	20325
按主办单位分											
政府办	4789905	3879934	1555146	1278085	1283732	262087	248718	530251	213731	277785	418455
其中：卫生部门	4680557	3799219	1522671	1250953	1254595	257273	243912	520768	207740	267700	405898
社会办	842973	684465	291101	246901	239904	43082	39408	70970	28150	56501	73857
个人办	536172	465639	236011	189684	129661	25356	17166	57445	13268	22568	34697

注：①市包括直辖市区、地级市辖区和县级市，不包括直辖市和地级市所辖县；②社会办包括企业、事业单位、社会团体和其他社会组织办的卫生机构。

2-1-4 2005年卫生人员性别、年龄、学历及职称构成(%)

分类	卫生技术人员							其他技术人员	管理人员
	合计	执业(助理)医师	执业医师	注册护士	药剂人员	检验人员	其他		
总　计	100.0	100.0	100.0	100.0	100.0	100.0	100.0	100.0	100.0
按性别分									
男	35.7	57.1	58.0	1.7	39.6	37.5	46.3	44.7	49.1
女	64.3	42.9	42.0	98.3	60.4	62.5	53.7	55.3	50.9
按年龄分									
25岁以下	7.0	2.6	1.7	10.1	4.9	6.7	14.6	6.8	3.2
25～34岁	37.9	36.6	31.3	40.3	29.7	37.6	40.9	31.3	23.0
35～44岁	31.3	32.9	35.3	31.6	31.9	31.0	25.3	33.4	35.2
45～54岁	19.7	20.8	23.4	17.3	28.6	21.8	16.0	24.1	31.6
55～59岁	3.1	5.0	5.7	0.6	4.0	2.3	2.5	3.8	5.8
60岁及以上	1.1	2.1	2.5	0.1	0.8	0.6	0.7	0.7	1.1
按工作年限分									
5年以下	14.4	12.0	10.3	14.1	8.3	12.8	26.8	13.7	6.9
5～9年	19.1	19.3	16.0	19.4	15.6	18.9	19.6	15.0	10.5
10～19年	32.5	32.5	33.3	35.9	29.5	32.0	26.4	31.1	29.3
20～29年	22.0	20.6	22.5	22.7	31.4	23.8	18.4	27.7	32.7
30年及以上	12.0	15.5	18.0	7.7	15.2	12.6	8.7	12.5	20.6
按学历分									
博士	0.3	0.8	0.9	0.0	0.0	0.1	0.1	0.3	0.1
硕士	1.3	2.8	3.3	0.0	0.2	0.8	0.5	0.9	0.8
大学本科	15.5	29.1	34.3	2.7	6.6	10.3	10.2	10.0	15.3
大专	29.2	32.2	32.1	28.9	22.4	31.1	23.9	26.5	35.3
中专	43.3	29.4	24.3	60.4	44.3	46.4	45.2	26.8	24.9
高中	6.3	3.3	2.8	5.0	16.1	8.0	12.6	21.6	15.9
初中及以下	4.0	2.6	2.2	2.9	10.4	3.4	7.4	13.9	7.7
按专业技术资格分									
正高	1.5	2.8	3.4	0.4	0.8	0.9	1.0	3.1	2.4
副高	5.8	11.7	14.3	1.1	2.3	3.4	1.5	2.3	5.8
中级	27.0	32.4	38.8	27.6	21.5	27.9	11.2	12.1	20.3
师级/助理	37.7	40.0	38.4	40.0	41.1	38.2	23.2	21.0	21.5
士级	21.4	11.2	3.4	28.7	26.9	21.5	32.8	22.1	15.7
不详	6.6	2.0	1.7	2.2	7.5	8.2	30.4	39.5	34.3
按聘任技术职务分									
正高	1.1	2.4	2.9	0.0	0.3	0.3	0.2	0.4	1.3
副高	5.5	11.3	13.8	0.9	2.1	3.1	1.4	2.2	6.5
中级	26.1	31.8	38.2	26.2	20.7	26.7	10.9	12.2	22.2
师级/助理	38.3	40.3	39.1	40.9	41.4	39.7	23.3	24.9	24.8
士级	21.6	11.5	3.7	29.0	27.3	22.2	32.2	22.9	16.6
待聘	7.4	2.7	2.3	3.0	8.2	8.0	32.0	37.4	28.7

注：本表不包括诊所、卫生所、医务室、村卫生室数字。

2-1-5　2008年各地区卫生人员数

地区	合计	卫生技术人员							其他技术人员	管理人员	工勤技能人员
		小计	执业(助理)医师	执业医师	注册护士	药师(士)	技师(士)	其他			
总　计	**6169050**	**5030038**	**2082258**	**1714670**	**1653297**	**330525**	**305292**	**658666**	**255149**	**356854**	**527009**
东　部	2754381	2239598	918165	777489	764436	150381	136717	269899	116668	156522	241593
中　部	1915224	1552799	633224	509643	500017	106625	98098	214835	88195	113657	160573
西　部	1499445	1237641	530869	427538	388844	73519	70477	173932	50286	86675	124843
北　京	194307	150411	59053	55105	55411	9195	8752	18000	9462	14492	19942
天　津	85886	65161	25890	23730	21979	4341	3944	9007	4394	8739	7592
河　北	303232	247451	109968	85932	69038	13533	15700	39212	15196	15396	25189
山　西	191152	159591	72259	60585	48765	9388	8460	20719	9503	9320	12738
内蒙古	131175	109727	49542	41764	31459	7695	6295	14736	5426	6710	9312
辽　宁	274890	217904	90714	79411	80470	13686	13602	19432	10964	17483	28539
吉　林	162303	127905	57523	50468	41066	7824	7275	14217	6688	12251	15459
黑龙江	203528	161939	66771	56839	51353	9956	10549	23310	7120	14023	20446
上　海	162160	127471	51047	48003	48758	7236	8176	12254	8177	10144	16368
江　苏	360845	291125	119461	105767	100736	20042	18128	32758	13540	23036	33144
浙　江	288340	242908	101893	83383	78284	17212	13837	31682	11927	13127	20378
安　徽	227438	187770	73826	56748	60856	10778	12196	30114	10812	11331	17525
福　建	124213	103341	43013	37562	37760	7947	5952	8669	4486	4559	11827
江　西	168472	139764	55187	46059	48241	11676	9392	15268	6949	7786	13973
山　东	438009	375817	159809	131609	122866	26105	22698	44339	19355	18015	24822
河　南	396078	309923	119316	89571	96571	19472	21051	53513	22137	25333	38685
湖　北	284832	233823	92037	77046	80614	17852	15003	28317	12966	16571	21472
湖　南	281421	232084	96305	72327	72551	19679	14172	29377	12020	17042	20275
广　东	479817	384134	144467	116996	135922	29256	23923	50566	18171	28690	48822
广　西	190152	155620	60825	48836	55992	9067	8132	21604	4761	11107	18664
海　南	42682	33875	12850	9991	13212	1828	2005	3980	996	2841	4970
重　庆	109014	88744	39415	29475	26799	5643	4715	12172	3188	7530	9552
四　川	324525	267591	121851	96471	77892	16990	14058	36800	10423	18551	27960
贵　州	106038	89313	38830	30806	28642	4401	5179	12261	3931	6085	6709
云　南	151859	126237	57276	47434	42011	6011	6928	14011	5699	6832	13091
西　藏	11680	9435	4376	3224	1920	394	522	2223	509	634	1102
陕　西	183510	148328	58264	47208	46918	9526	9679	23941	4143	16399	14640
甘　肃	104179	87633	36176	29015	24950	4859	5148	16500	4124	4294	8128
青　海	25568	21745	9414	7869	7280	1378	1351	2322	1125	848	1850
宁　夏	31571	26415	11444	10116	8897	1834	1594	2646	1263	1266	2627
新　疆	130174	106853	43456	35320	36084	5721	6876	14716	5694	6419	11208

2-1-6　2008年各地区卫生人员数(市)

地区	合计	卫生技术人员								其他技术人员	管理人员	工勤技能人员
		小计	执业(助理)医师	执业医师	注册护士	药师(士)	技师(士)	其他				
总　计	**4313618**	**3490185**	**1425688**	**1242485**	**1247694**	**220842**	**212466**	**383495**		**177125**	**263589**	**382719**
东　部	2218648	1795043	728440	639020	644621	116688	109769	195525		92841	131423	199341
中　部	1211020	975143	396710	342885	350275	61430	60182	106546		52847	76929	106101
西　部	883950	719999	300538	260580	252798	42724	42515	81424		31437	55237	77277
北　京	188764	145803	57150	53458	54099	8823	8449	17282		9289	14264	19408
天　津	78047	58520	22922	21193	20688	4100	3678	7132		4302	8153	7072
河　北	180430	146362	64017	54133	48492	7641	9304	16908		8224	9765	16079
山　西	120260	99461	43869	38695	34643	5404	5149	10396		5636	6569	8594
内蒙古	80266	66138	28730	25701	22412	4482	3858	6656		3646	4318	6164
辽　宁	234549	185892	76267	68573	71994	11192	11756	14683		9208	15352	24097
吉　林	126348	100052	44694	40250	33860	5889	5688	9921		4762	9345	12189
黑龙江	152678	120657	48825	43101	41292	6967	7880	15693		5664	10573	15784
上　海	158054	124290	49694	46802	47684	7045	7941	11926		8163	9872	15729
江　苏	300066	242098	98767	89142	85528	16133	14771	26899		11172	19210	27586
浙　江	225963	189617	79271	66320	63164	13057	10895	23230		9219	10587	16540
安　徽	127468	103850	41342	34684	39635	5803	6617	10453		6221	7032	10365
福　建	88561	73239	30107	27117	27683	5162	4353	5934		3459	3704	8159
江　西	89397	73663	28498	25617	27852	5563	4899	6851		3385	4789	7560
山　东	320856	273371	116932	99246	94971	17879	16207	27382		14421	13742	19322
河　南	221803	173602	67949	56813	62739	10226	11148	21540		10442	15029	22730
湖　北	216594	176077	69361	60235	64508	12345	11416	18447		10142	13109	17266
湖　南	156472	127781	52172	43490	45746	9233	7385	13245		6595	10483	11613
广　东	412063	331054	124015	105327	120362	24229	20855	41593		14499	24785	41725
广　西	109132	88741	33982	29411	33454	5028	4645	11632		2850	6901	10640
海　南	31295	24797	9298	7709	9956	1427	1560	2556		885	1989	3624
重　庆	73255	58822	25125	20061	19714	3924	3330	6729		2368	5194	6871
四　川	193517	157284	68749	58290	51644	10008	8442	18441		6548	12237	17448
贵　州	60456	49616	20518	18121	18602	2504	2918	5074		2511	3767	4562
云　南	75874	62286	27730	24942	22231	3089	3622	5614		3126	3775	6687
西　藏	3862	2977	1371	1147	1003	159	202	242		103	274	508
陕　西	105697	84714	32724	28583	30457	4876	5610	11047		2300	9878	8805
甘　肃	59019	48611	20507	17594	16524	2828	3353	5399		2464	2891	5053
青　海	13786	11237	4550	4199	4416	667	743	861		813	589	1147
宁　夏	24520	20281	8337	7615	7365	1347	1250	1982		1036	1134	2069
新　疆	84566	69292	28215	24916	24976	3812	4542	7747		3672	4279	7323

注：市包括直辖市区、地级市辖区、县级市。

2-1-7　2008年各地区卫生人员数(县)

地区	合计	卫生技术人员							其他技术人员	管理人员	工勤技能人员
		小计	执业(助理)医师	执业医师	注册护士	药师(士)	技师(士)	其他			
总计	**1855432**	**1539853**	**656570**	**472185**	**405603**	**109683**	**92826**	**275171**	**78024**	**93265**	**144290**
东部	535733	444555	189725	138469	119815	33693	26948	74374	23827	25099	42252
中部	704204	577656	236514	166758	149742	45195	37916	108289	35348	36728	54472
西部	615495	517642	230331	166958	136046	30795	27962	92508	18849	31438	47566
北京	5543	4608	1903	1647	1312	372	303	718	173	228	534
天津	7839	6641	2968	2537	1291	241	266	1875	92	586	520
河北	122802	101089	45951	31799	20546	5892	6396	22304	6972	5631	9110
山西	70892	60130	28390	21890	14122	3984	3311	10323	3867	2751	4144
内蒙古	50909	43589	20812	16063	9047	3213	2437	8080	1780	2392	3148
辽宁	40341	32012	14447	10838	8476	2494	1846	4749	1756	2131	4442
吉林	35955	27853	12829	10218	7206	1935	1587	4296	1926	2906	3270
黑龙江	50850	41282	17946	13738	10061	2989	2669	7617	1456	3450	4662
上海	4106	3181	1353	1201	1074	191	235	328	14	272	639
江苏	60779	49027	20694	16625	15208	3909	3357	5859	2368	3826	5558
浙江	62377	53291	22622	17063	15120	4155	2942	8452	2708	2540	3838
安徽	99970	83920	32484	22064	21221	4975	5579	19661	4591	4299	7160
福建	35652	30102	12906	10445	10077	2785	1599	2735	1027	855	3668
江西	79075	66101	26689	20442	20389	6113	4493	8417	3564	2997	6413
山东	117153	102446	42877	32363	27895	8226	6491	16957	4934	4273	5500
河南	174275	136321	51367	32758	33832	9246	9903	31973	11695	10304	15955
湖北	68238	57746	22676	16811	16106	5507	3587	9870	2824	3462	4206
湖南	124949	104303	44133	28837	26805	10446	6787	16132	5425	6559	8662
广东	67754	53080	20452	11669	15560	5027	3068	8973	3672	3905	7097
广西	81020	66879	26843	19425	22538	4039	3487	9972	1911	4206	8024
海南	11387	9078	3552	2282	3256	401	445	1424	111	852	1346
重庆	35759	29922	14290	9414	7085	1719	1385	5443	820	2336	2681
四川	131008	110307	53102	38181	26248	6982	5616	18359	3875	6314	10512
贵州	45582	39697	18312	12685	10040	1897	2261	7187	1420	2318	2147
云南	75985	63951	29546	22492	19780	2922	3306	8397	2573	3057	6404
西藏	7818	6458	3005	2077	917	235	320	1981	406	360	594
陕西	77813	63614	25540	18625	16461	4650	4069	12894	1843	6521	5835
甘肃	45160	39022	15669	11421	8426	2031	1795	11101	1660	1403	3075
青海	11782	10508	4864	3670	2864	711	608	1461	312	259	703
宁夏	7051	6134	3107	2501	1532	487	344	664	227	132	558
新疆	45608	37561	15241	10404	11108	1909	2334	6969	2022	2140	3885

2-2-1 高、中级卫生技术人员数

分类	1990	1995	1998	1999	2000	2001	2002	2005
总 计	**729070**	**974678**	**1046774**	**1104418**	**1139664**	**1188721**	**1182449**	**1283060**
主任医、药、护、技师	11792	28516	29506	30753	30938	33153	37748	46412
主任医师	10879	26393	27447	28727	28848	31098	34790	42865
主任护师	116	223	169	207	250	310	889	1101
主任药师	467	1155	1039	974	1008	962	833	1245
主任技师	330	745	851	845	832	783	1236	1201
副主任医、药、护、技师	91778	139432	164055	176284	182726	192827	196063	217133
副主任医师	82339	123206	143740	155012	161063	169917	172061	188556
副主任护师	1640	4698	5877	6119	6449	7212	8791	13138
副主任药师	4174	5847	7635	8190	8205	8179	6407	7136
副主任技师	3625	5681	6803	6963	7009	7519	8804	8303
主治(管)医、药、护、技师	625500	806730	853213	897381	926000	962741	948638	1019515
主治医师	459030	553777	526562	541440	546336	556512	508743	539334
主管护师	91664	145396	197424	220583	240018	260713	282649	339175
主管药师	39689	55154	63182	66305	68263	69559	60888	65386
主管技师	35117	52403	66045	69053	71383	75957	96358	75620

注：本表不包括诊所、卫生所、医务室、社区卫生服务站和村卫生室数字。

2-2-2 每千人口卫生技术人员数

年份	卫生技术人员			执业(助理)医师			其中：执业医师	注册护士		
	合计	市	县	合计	市	县		合计	市	县
1949	0.93	1.87	0.73	0.67	0.70	0.66	0.58	0.06	0.25	0.02
1955	1.42	3.49	1.01	0.81	1.24	0.74	0.70	0.14	0.64	0.04
1960	2.37	5.67	1.85	1.04	1.97	0.90	0.79	0.23	1.04	0.07
1965	2.11	5.37	1.46	1.05	2.22	0.82	0.70	0.32	1.45	0.10
1970	1.76	4.88	1.22	0.85	1.97	0.66	0.43	0.29	1.10	0.14
1975	2.24	6.92	1.41	0.95	2.66	0.65	0.57	0.41	1.74	0.18
1980	2.85	8.03	1.81	1.17	3.22	0.76	0.72	0.47	1.83	0.20
1985	3.28	7.92	2.09	1.36	3.35	0.85	0.70	0.61	1.85	0.30
1990	3.45	6.59	2.15	1.56	2.95	0.98	1.15	0.86	1.91	0.43
1995	3.59	5.36	2.32	1.62	2.39	1.07	1.23	0.95	1.59	0.49
1998	3.64	5.30	2.35	1.65	2.34	1.11	1.25	1.00	1.64	0.51
1999	3.64	5.24	2.38	1.67	2.33	1.14	1.27	1.02	1.64	0.52
2000	3.63	5.17	2.41	1.68	2.31	1.17	1.30	1.02	1.64	0.54
2001	3.62	5.15	2.38	1.69	2.32	1.17	1.32	1.03	1.65	0.54
2002	3.41	…	…	1.47	…	…	1.17	1.00	…	…
2003	3.42	4.84	2.19	1.48	2.08	0.97	1.18	1.00	1.59	0.50
2004	3.46	4.93	2.16	1.50	2.12	0.95	1.20	1.03	1.63	0.50
2005	3.49	4.99	2.15	1.52	2.14	0.96	1.22	1.06	1.66	0.51
2006	3.58	5.14	2.17	1.54	2.20	0.96	1.25	1.10	1.74	0.53
2007	3.66	5.35	2.14	1.54	2.22	0.93	1.26	1.18	1.88	0.55
2008	3.81	5.58	2.21	1.58	2.28	0.94	1.30	1.25	1.99	0.58

注：2002年以前，执业(助理)医师系医生数，执业医师系医师数,注册护士系护师(士)数。

2-2-3 2008年各地区每千人口卫生技术人员数

地区	卫生技术人员			执业(助理)医师			其中:执业医师			注册护士		
	合计	市	县	合计	市	县	合计	市	县	合计	市	县
总 计	**3.81**	**5.58**	**2.21**	**1.58**	**2.28**	**0.94**	**1.30**	**1.99**	**0.68**	**1.25**	**1.99**	**0.58**
东 部	4.57	5.92	2.37	1.87	2.40	1.01	1.58	2.11	0.74	1.56	2.13	0.64
中 部	3.46	5.09	2.25	1.41	2.07	0.92	1.14	1.79	0.65	1.11	1.83	0.58
西 部	3.24	5.49	2.06	1.39	2.29	0.92	1.12	1.99	0.67	1.02	1.93	0.54
北 京	12.21	12.56	6.48	4.79	4.92	2.67	4.47	4.60	2.31	4.50	4.66	1.84
天 津	6.69	7.32	3.79	2.66	2.87	1.69	2.44	2.65	1.45	2.26	2.59	0.74
河 北	3.47	5.61	2.23	1.54	2.45	1.01	1.20	2.08	0.70	0.97	1.86	0.45
山 西	4.65	7.31	2.91	2.11	3.23	1.37	1.77	2.85	1.06	1.42	2.55	0.68
内蒙古	4.50	7.60	2.78	2.03	3.30	1.33	1.71	2.95	1.03	1.29	2.58	0.58
辽 宁	5.13	6.17	2.60	2.14	2.53	1.17	1.87	2.27	0.88	1.90	2.39	0.69
吉 林	4.72	5.36	3.30	2.12	2.40	1.52	1.86	2.16	1.21	1.52	1.82	0.85
黑龙江	4.23	5.27	2.68	1.74	2.13	1.16	1.48	1.88	0.89	1.34	1.80	0.65
上 海	9.16	9.40	4.59	3.67	3.76	1.95	3.45	3.54	1.73	3.51	3.61	1.55
江 苏	3.94	4.85	2.05	1.62	1.98	0.86	1.43	1.79	0.69	1.36	1.71	0.63
浙 江	5.18	6.01	3.47	2.17	2.51	1.47	1.78	2.10	1.11	1.67	2.00	0.99
安 徽	2.79	4.68	1.86	1.10	1.86	0.72	0.84	1.56	0.49	0.90	1.79	0.47
福 建	2.97	4.12	1.77	1.24	1.69	0.76	1.08	1.53	0.61	1.09	1.56	0.59
江 西	3.05	4.81	2.17	1.20	1.86	0.87	1.01	1.67	0.67	1.05	1.82	0.67
山 东	4.00	5.13	2.52	1.70	2.19	1.06	1.40	1.86	0.80	1.31	1.78	0.69
河 南	2.95	4.88	1.96	1.13	1.91	0.74	0.85	1.60	0.47	0.92	1.76	0.49
湖 北	3.83	4.46	2.67	1.51	1.76	1.05	1.26	1.53	0.78	1.32	1.63	0.74
湖 南	3.34	5.38	2.28	1.39	2.20	0.97	1.04	1.83	0.63	1.04	1.93	0.59
广 东	4.65	5.91	1.99	1.75	2.21	0.77	1.42	1.88	0.44	1.64	2.15	0.58
广 西	3.03	4.89	2.01	1.18	1.87	0.81	0.95	1.62	0.58	1.09	1.84	0.68
海 南	3.92	4.66	2.73	1.49	1.75	1.07	1.16	1.45	0.69	1.53	1.87	0.98
重 庆	2.72	3.83	1.74	1.21	1.64	0.83	0.90	1.31	0.55	0.82	1.28	0.41
四 川	3.00	4.75	1.97	1.37	2.08	0.95	1.08	1.76	0.68	0.87	1.56	0.47
贵 州	2.21	4.85	1.32	0.96	2.00	0.61	0.76	1.77	0.42	0.71	1.82	0.33
云 南	2.86	6.09	1.88	1.30	2.71	0.87	1.07	2.44	0.66	0.95	2.17	0.58
西 藏	3.35	9.52	2.58	1.56	4.38	1.20	1.15	3.67	0.83	0.68	3.21	0.37
陕 西	3.89	6.07	2.63	1.53	2.35	1.06	1.24	2.05	0.77	1.23	2.18	0.68
甘 肃	3.27	5.62	2.15	1.35	2.37	0.86	1.08	2.03	0.63	0.93	1.91	0.46
青 海	4.09	10.48	2.48	1.77	4.24	1.15	1.48	3.91	0.86	1.37	4.12	0.67
宁 夏	4.23	6.67	1.91	1.83	2.74	0.97	1.62	2.50	0.78	1.42	2.42	0.48
新 疆	5.13	8.26	3.02	2.09	3.36	1.23	1.70	2.97	0.84	1.73	2.98	0.89

2-3　2008年医疗机构人员数

医疗机构分类	合计	卫生技术人员							其他技术人员	管理人员	工勤技能人员
		小计	执业(助理)医师	执业医师	注册护士	药师(士)	技师(士)	其他			
医疗机构总计	5818248	4779536	1986009	1635625	1632532	325817	272776	562402	222614	324318	491780
医院	3715025	2985087	1130922	1028242	1197603	200961	187589	268012	145105	234398	350435
综合医院	2794201	2260610	850741	779064	930743	140640	142270	196216	103789	171324	258478
中医医院	484804	396383	163285	144573	131668	40152	24996	36282	18657	27635	42129
中西医结合医院	38450	30955	12265	11109	11605	2260	1815	3010	1482	2496	3517
民族医院	10665	8422	4170	3437	1968	1053	456	775	550	600	1093
专科医院	384618	287322	100069	89709	120983	16775	17992	31503	20505	32136	44655
护理院	2287	1395	392	350	636	81	60	226	122	207	563
疗养院	18809	9844	3334	2871	4159	570	584	1197	1212	2483	5270
社区卫生服务中心(站)	218929	185080	82424	65514	56293	15247	9860	21256	8482	11244	14123
社区卫生服务中心	149515	123568	54216	43758	37834	11102	7941	12475	5940	8185	11822
社区卫生服务站	69414	61512	28208	21756	18459	4145	1919	8781	2542	3059	2301
卫生院	1109293	932949	418437	251044	194897	75493	49301	194821	51417	49789	75138
街道卫生院	34393	29224	13414	8978	7353	2793	1514	4150	1423	1426	2320
乡镇卫生院	1074900	903725	405023	242066	187544	72700	47787	190671	49994	48363	72818
门诊部	79484	63191	31187	26956	17151	5543	4930	4380	3234	6983	6076
诊所、医务室、护理站	397174	381540	220659	176754	91613	16233	3664	49371	4	2	15628
急救中心(站)	9796	5376	2625	2349	1929	136	131	555	890	849	2681
妇幼保健院(所、站)	219892	179918	80239	68496	59770	8946	12660	18303	9104	13986	16884
内：妇幼保健院	184808	151172	63927	55041	53677	7724	10468	15376	7446	11538	14652
妇幼保健所(站)	35020	28714	16298	13444	6084	1221	2189	2922	1638	2443	2225
专科疾病防治院(所、站)	47636	35466	16010	13236	9043	2684	3401	4328	2932	3984	5254
专科疾病防治院	17173	12608	5017	4410	4244	960	1109	1278	950	1420	2195
专科疾病防治所(站)	30463	22858	10993	8826	4799	1724	2292	3050	1982	2564	3059
临床检验中心(所、站)	2210	1085	172	163	74	4	656	179	234	600	291
政府办医疗机构	4454599	3639721	1462989	1202370	1264229	257541	217377	437585	183325	246978	384575
医院	2934528	2374677	895646	827077	965348	160807	146232	206644	114220	172228	273403
综合医院	2155745	1754477	654907	609983	735727	107447	108032	148364	81257	122480	197531
中医医院	459114	376375	154947	137588	125582	38415	23632	33799	17333	25624	39782
中西医结合医院	28907	23506	9233	8647	9093	1780	1288	2112	1039	1759	2603
民族医院	9966	7891	3936	3240	1835	1000	422	698	499	539	1037
专科医院	279544	211539	72376	67391	92708	12111	12819	21525	14008	21700	32297
护理院	1252	889	247	228	403	54	39	146	84	126	153
疗养院	9482	5526	1849	1602	2336	313	326	702	641	1022	2293
社区卫生服务中心(站)	136642	113597	50730	40185	33713	10116	6656	12382	5555	7077	10413
社区卫生服务中心	119217	98281	43571	34833	29142	8981	6166	10421	4810	6357	9769
社区卫生服务站	17425	15316	7159	5352	4571	1135	490	1961	745	720	644
卫生院	1081869	910016	407746	243918	190447	73605	47881	190337	50323	48326	73204
街道卫生院	33513	28492	13089	8792	7117	2726	1450	4110	1385	1375	2261
乡镇卫生院	1048356	881524	394657	235126	183330	70879	46431	186227	48938	46951	70943
门诊部	4967	4021	1979	1562	818	371	236	617	247	335	364
诊所、医务室、护理站	19157	18199	9392	6736	3256	925	367	4259	0	0	958
急救中心(站)	9112	4912	2436	2180	1727	113	99	537	842	785	2573
妇幼保健院(所、站)	215435	176258	78491	67027	58581	8779	12405	18002	8889	13659	16629
内：妇幼保健院	181697	148619	62799	54099	52746	7595	10300	15179	7315	11302	14461
妇幼保健所(站)	33701	27612	15678	12917	5826	1183	2102	2823	1574	2354	2161
专科疾病防治院(所、站)	43192	32378	14710	12073	8001	2509	3117	4041	2571	3531	4712
专科疾病防治院	14255	10633	4248	3690	3475	838	965	1107	686	1147	1789
专科疾病防治所(站)	28937	21745	10462	8383	4526	1671	2152	2934	1885	2384	2923
临床检验中心(所、站)	215	137	10	10	2	3	58	64	37	15	26

2-3　续表

医疗机构分类	合计	卫生技术人员							其他技术人员	管理人员	工勤技能人员
		小计	执业(助理)医师	执业医师	注册护士	药师(士)	技师(士)	其他			
非营利性医疗机构	5238901	4282892	1735464	1432297	1492817	298931	253863	501817	207739	297307	450963
医院	3491092	2818688	1066488	976007	1139837	189984	175065	247314	133125	213913	325366
综合医院	2653701	2154707	809094	745098	894392	133824	134196	183201	96919	159014	243061
中医医院	472258	386862	159294	141294	128848	39286	24284	35150	17993	26532	40871
中西医结合医院	33148	26892	10554	9752	10377	1968	1496	2497	1247	2056	2953
民族医院	10235	8098	4035	3332	1886	1016	434	727	522	563	1052
专科医院	319944	240946	83167	76217	103786	13818	14602	25573	16344	25586	37068
护理院	1806	1183	344	314	548	72	53	166	100	162	361
疗养院	18795	9837	3331	2869	4157	569	584	1196	1212	2479	5267
社区卫生服务中心(站)	210507	177759	78953	62775	54057	14716	9518	20515	8206	10772	13770
社区卫生服务中心	147784	122143	53610	43302	37367	10990	7823	12353	5883	8054	11704
社区卫生服务站	62723	55616	25343	19473	16690	3726	1695	8162	2323	2718	2066
卫生院	1107222	931277	417648	250530	194472	75336	49194	194627	51333	49672	74940
街道卫生院	34202	29052	13340	8940	7309	2776	1495	4132	1419	1421	2310
乡镇卫生院	1073020	902225	404308	241590	187163	72560	47699	190495	49914	48251	72630
门诊部	24893	20029	9958	8652	4997	1923	1511	1640	1035	1809	2020
诊所、医务室、护理站	110399	105324	60627	47760	24905	4673	1751	13368	4	2	5069
急救中心(站)	8893	4931	2415	2147	1758	131	124	503	824	731	2407
妇幼保健院(所、站)	219621	179695	80171	68435	59676	8935	12637	18276	9092	13967	16867
内：妇幼保健院	184545	150956	63863	54984	53586	7713	10445	15349	7434	11519	14636
妇幼保健所(站)	35012	28707	16294	13440	6081	1221	2189	2922	1638	2443	2224
专科疾病防治院(所、站)	47132	35130	15844	13095	8952	2661	3368	4305	2853	3931	5218
专科疾病防治院	16887	12413	4924	4330	4185	945	1095	1264	905	1388	2181
专科疾病防治所(站)	30245	22717	10920	8765	4767	1716	2273	3041	1948	2543	3037
临床检验中心(所、站)	347	222	29	27	6	3	111	73	55	31	39
营利性医疗机构	569534	488562	246806	200249	137277	26378	18533	59568	14566	26466	39940
医院	220771	163889	63488	51342	56804	10802	12378	20417	11866	20231	24785
综合医院	137632	103634	40766	33131	35503	6649	7945	12771	6775	12082	15141
中医医院	12546	9521	3991	3279	2820	866	712	1132	664	1103	1258
中西医结合医院	5302	4063	1711	1357	1228	292	319	513	235	440	564
民族医院	430	324	135	105	82	37	22	48	28	37	41
专科医院	64380	46135	16837	13434	17083	2949	3373	5893	4142	6524	7579
护理院	481	212	48	36	88	9	7	60	22	45	202
疗养院	14	7	3	2	2	1	0	1	0	4	3
社区卫生服务中心(站)	7439	6451	3090	2440	1973	455	297	636	249	420	319
社区卫生服务中心	1302	1060	450	331	346	82	91	91	48	98	96
社区卫生服务站	6137	5391	2640	2109	1627	373	206	545	201	322	223
卫生院	852	667	289	189	170	76	55	77	27	68	90
街道卫生院	180	165	68	33	44	16	19	18	1	4	10
乡镇卫生院	672	502	221	156	126	60	36	59	26	64	80
门诊部	53904	42620	20990	18114	12002	3561	3364	2703	2171	5115	3998
诊所、医务室、护理站	284065	273613	158608	127858	66094	11453	1875	35583	0	0	10452
急救中心(站)	7	4	2	2	2	0	0	0	1	2	0
妇幼保健院(所、站)	265	218	66	59	91	11	23	27	12	19	16
内：妇幼保健院	263	216	64	57	91	11	23	27	12	19	16
妇幼保健所(站)	2	2	2	2	0	0	0	0	0	0	0
专科疾病防治院(所、站)	404	266	130	110	75	19	19	23	67	45	26
专科疾病防治院	286	195	93	80	59	15	14	14	45	32	14
专科疾病防治所(站)	118	71	37	30	16	4	5	9	22	13	12
临床检验中心(所、站)	1813	827	140	133	64	0	522	101	173	562	251

2-4-1 2005年执业(助理)医师性别、年龄、学历及职称构成(%)

分类	执业(助理)医师					其中: 执业医师				
	合计	临床	中医	口腔	公共卫生	合计	临床	中医	口腔	公共卫生
总 计	**100.0**	**100.0**	**100.0**	**100.0**	**100.0**	**100.0**	**100.0**	**100.0**	**100.0**	**100.0**
按性别分										
男	57.1	55.3	66.5	56.5	60.5	58.0	56.3	66.4	57.0	61.3
女	42.9	44.7	33.5	43.5	39.5	42.0	43.7	33.6	43.0	38.7
按年龄分										
25岁以下	2.6	2.8	1.5	4.0	1.7	1.7	1.9	0.9	2.2	1.1
25～34岁	36.6	39.0	27.3	37.6	26.9	31.3	33.6	22.9	32.2	21.8
35～44岁	32.9	32.6	31.8	33.1	36.7	35.3	35.2	33.3	36.6	38.5
45～54岁	20.8	18.9	27.7	20.4	28.3	23.4	21.5	30.1	23.0	31.4
55～59岁	5.0	4.6	7.8	3.6	5.4	5.7	5.3	8.5	4.1	6.1
60岁及以上	2.1	2.0	3.9	1.4	0.9	2.5	2.4	4.4	1.8	1.1
按工作年限分										
5年以下	12.0	13.2	8.4	12.7	5.6	10.3	11.4	6.8	10.0	4.6
5～9年	19.3	20.6	15.6	19.0	13.0	16.0	17.2	12.9	15.3	9.5
10～19年	32.5	33.1	28.4	33.8	32.9	33.3	33.9	28.9	36.1	32.7
20～29年	20.6	18.5	26.6	20.7	31.1	22.5	20.5	28.1	22.4	33.2
30年及以上	15.5	14.5	21.0	13.8	17.4	18.0	17.0	23.5	16.2	20.0
按学历分										
博士	0.8	0.9	0.4	1.0	0.1	0.9	1.0	0.5	1.3	0.1
硕士	2.8	3.0	2.3	3.4	0.8	3.3	3.6	2.7	4.2	1.0
大学本科	29.1	30.9	29.6	22.8	14.2	34.3	36.4	34.0	27.7	17.0
大专	32.1	32.2	32.1	30.7	32.2	32.1	32.0	32.2	31.1	33.6
中专	29.4	28.6	24.9	34.0	41.5	24.3	23.1	21.4	28.5	38.9
高中	3.3	2.5	5.3	4.7	6.9	2.8	2.1	4.6	4.3	5.8
初中及以下	2.6	1.9	5.3	3.3	4.4	2.2	1.7	4.6	2.9	3.6
按专业技术资格分										
正高	2.8	2.9	3.0	2.0	1.3	3.4	3.6	3.6	2.5	1.6
副高	11.7	12.1	14.1	8.5	6.0	14.3	14.8	16.7	10.7	7.6
中级	32.4	31.8	35.7	31.1	33.8	38.8	38.2	41.4	38.3	41.5
师级/助理	40.0	40.1	36.6	42.9	42.5	38.4	38.4	34.6	42.7	41.8
士级	11.2	11.1	9.0	13.8	13.5	3.4	3.4	2.4	4.4	4.8
不详	2.0	1.9	1.5	1.6	2.9	1.7	1.7	1.3	1.4	2.7
按聘任技术职务分										
正高	2.4	2.6	2.5	1.7	0.9	2.9	3.1	3.0	2.2	1.1
副高	11.3	11.7	13.6	8.2	5.6	13.8	14.3	16.1	10.3	7.1
中级	31.8	31.2	35.2	30.3	33.2	38.2	37.5	41.0	37.4	40.7
师级/助理	40.3	40.3	37.3	43.3	43.3	39.1	39.0	35.5	43.5	43.0
士级	11.5	11.5	9.4	14.1	13.8	3.7	3.7	2.7	4.7	5.1
待聘	2.7	2.7	2.0	2.4	3.2	2.3	2.4	1.7	2.0	2.9

2-4-2 2005年各地区分科执业(助理)医师数

地区	合计	预防保健科	全科医学科	内科	外科	儿科	妇产科	眼科	耳鼻咽喉科	口腔科	皮肤科	医疗美容科	精神科	传染科
总计	1606336	96759	56663	296070	189640	61747	162423	18013	22516	50504	14876	2521	20053	35552
东部	704833	42209	14717	131345	85908	28149	69414	8757	10342	24602	6848	895	10152	14604
中部	518871	29895	20557	94524	62946	18236	53164	5651	7662	15700	5242	1380	5965	11282
西部	382632	24655	21389	70201	40786	15362	39845	3605	4512	10202	2786	246	3936	9666
北京	44506	2184	1119	8090	5388	1505	3234	753	612	2366	349	109	1042	746
天津	22355	1210	666	3658	2702	832	1971	264	316	865	200	10	339	394
河北	83074	4487	1472	17269	10793	3969	9773	1069	1133	2069	500	70	663	1910
山西	56787	4217	6930	4732	6139	315	5402	112	937	1253	1160	841	1427	861
内蒙古	41430	4070	957	6261	3930	1669	4294	404	445	1180	247	19	298	1307
辽宁	77965	4453	1220	15442	9623	2613	7243	1029	1028	2971	656	128	1227	2270
吉林	49989	3521	1054	8843	5409	1757	5288	562	645	2502	343	95	513	1163
黑龙江	57515	3042	649	10708	7539	2251	6011	845	887	2415	418	105	553	1535
上海	40543	3137	404	8320	4864	1814	2887	696	682	1930	456	61	1021	811
江苏	94106	5721	713	17550	13311	3504	7584	1159	1588	3433	880	110	1875	2453
浙江	75739	3715	1724	13162	9533	3259	7839	930	1115	2408	781	99	1021	1396
安徽	56109	2519	1028	11035	8681	1968	5227	687	868	1736	433	37	726	1450
福建	33979	2083	748	6155	3623	1564	3079	275	617	1081	266	67	195	798
江西	41262	2384	1356	8183	4506	1801	4592	353	537	891	566	23	373	1164
山东	117150	9074	2963	22513	14003	4026	12332	1493	1503	3693	1345	64	1593	2298
河南	101489	6420	1198	19189	13410	4473	11471	1844	1608	3030	902	121	937	1912
湖北	81869	4421	2699	16446	10047	3312	7693	788	1214	2554	912	102	689	1525
湖南	73851	3371	5643	15388	7215	2359	7480	460	966	1319	508	56	747	1672
广东	105639	5319	3361	17102	11251	4644	12457	998	1649	3505	1247	158	1056	1361
广西	45885	3752	4744	6339	4203	2223	5844	409	563	1130	422	42	538	1153
海南	9777	826	327	2084	817	419	1015	91	99	281	168	19	120	167
重庆	30705	1554	821	7327	3351	880	2897	247	325	704	187	30	644	431
四川	90137	4483	2661	18613	10533	2871	8987	640	1274	2309	692	35	1066	2001
贵州	26348	2031	3271	4260	2399	789	2359	165	209	542	326	22	232	732
云南	12948	753	1090	2087	1299	562	1145	134	129	420	106	19	198	315
西藏	3728	296	348	612	344	157	387	43	41	41	18			211
陕西	50368	2343	1322	9092	5988	2576	5684	706	633	1448	343	23	414	1022
甘肃	29239	1465	1788	5130	3235	1340	3065	336	337	924	122	25	180	888
青海	6866	548	750	1031	706	356	643	91	77	194	50	3	31	253
宁夏	9426	623	298	1676	1072	500	1229	115	101	336	65	7	68	262
新疆	35552	2737	3339	7773	3726	1439	3311	315	378	974	208	21	267	1091

注：本表不包括诊所、医务室、卫生所、社区卫生服务站和村卫生室数字。

2-4-2 续表1

结核病科	地方病科	肿瘤科	急诊医学科	康复医学科	运动医学科	职业病科	麻醉科	医学检验科	病理科	医学影像科	中医科	民族医学科	中西医结合科	其他
8216	10146	14298	21903	13365	217	4859	26791	4786	6155	65654	208002	5182	17510	171915
3166	2141	7180	10552	6562	98	2369	13267	2117	2830	34384	92120	388	6592	73125
3540	4955	4390	5833	4209	84	1777	8183	1527	2247	17548	66615	496	7145	58118
1510	3050	2728	5518	2594	35	713	5341	1142	1078	13722	49267	4298	3773	40672
227	11	700	950	256	53	105	1042	139	277	2189	6830	50	293	3887
172	42	286	323	106	2	67	526	67	110	1145	3327	1	421	2333
140	367	531	1442	561	4	119	1371	486	248	3700	10883	46	1068	6931
637	287	581	511	409	4	349	1090	166	912	1572	4992	199	2925	7827
513	521	299	625	255	6	159	481	184	116	1642	3787	1329	306	6126
935	468	923	867	1432	2	493	1145	215	287	3851	8771	147	410	8116
804	243	354	564	552	30	201	557	154	168	2026	6194	80	579	5788
866	274	432	601	432	2	109	1045	230	224	2862	7271	122	354	5733
316	41	310	787	238	13	96	964	86	247	2133	4192	5	737	3295
93	381	1039	660	741	1	246	2070	235	449	6060	11909	36	993	9312
62	142	559	875	368	13	189	1763	214	431	3917	10803	11	709	8701
115	1009	370	591	492	17	316	988	219	206	2423	6918	15	219	5816
142	157	523	490	293	1	106	608	70	143	1555	5152	27	596	3565
247	648	345	364	83	1	25	620	113	91	1329	6576	6	399	3686
677	371	1154	1573	1087	5	479	1892	378	321	5013	14782	50	287	12181
391	509	1195	1737	719	9	314	1911	330	343	3634	15252		553	8077
341	1049	512	637	950	18	237	1102	178	147	1961	8698	60	1083	12494
139	936	601	828	572	3	226	870	137	156	1741	10714	14	1033	8697
333	112	1108	2421	1377	4	450	1760	206	294	4471	14691	14	1010	13280
165	299	500	932	319	1	112	667	59	113	1992	5160	40	702	3462
69	49	47	164	103		19	126	21	23	350	780	1	68	1524
128	36	218	249	189	1	68	458	119	65	1306	5332	77	522	2539
154	847	544	832	542	5	111	1226	282	246	3196	14580	436	1162	9809
72	211	72	234	76	7	58	304	32	37	495	2489	25	254	4645
133	43	202	279	123		27	259	52	37	410	1849	27	153	1097
12	99		38	8		5	50	14	13	126	25	701	16	123
135	293	338	958	459	3	44	749	79	195	1855	7672	17	218	5759
69	245	196	364	200	11	66	331	119	84	705	4434	272	198	3110
6	97	59	144	32		10	98	22	33	215	647	367	95	308
25	95	45	183	130		15	167	21	33	358	1078	13	67	844
98	264	255	680	261	1	38	551	159	106	1422	2214	994	80	2850

2-4-3 2005年分科执业(助理)医师数及构成

分科	执业(助理)医师数			构成(%)		
	合计	执业医师	执业助理医师	合计	执业医师	执业助理医师
总计	**1606336**	**1312330**	**294006**	**100.0**	**100.0**	**100.0**
预防保健科	96759	72578	24181	6.0	5.5	8.2
全科医疗科	56663	38596	18067	3.5	2.9	6.1
内科	296070	234938	61132	18.4	17.9	20.8
外科	189640	162738	26902	11.8	12.4	9.2
儿科	61747	54915	6832	3.8	4.2	2.3
妇产科	162423	128378	34045	10.1	9.8	11.6
眼科	18013	16237	1776	1.1	1.2	0.6
耳鼻咽喉科	22516	19525	2991	1.4	1.5	1.0
口腔科	50504	40652	9852	3.1	3.1	3.4
皮肤科	14876	12602	2274	0.9	1.0	0.8
医疗美容科	2521	2184	337	0.2	0.2	0.1
精神科	20053	17204	2849	1.2	1.3	1.0
传染科	35552	31141	4411	2.2	2.4	1.5
结核病科	8216	7196	1020	0.5	0.5	0.3
地方病科	10146	8331	1815	0.6	0.6	0.6
肿瘤科	14298	13691	607	0.9	1.0	0.2
急诊医学科	21903	20058	1845	1.4	1.5	0.6
康复医学科	13365	11370	1995	0.8	0.9	0.7
运动医学科	217	197	20	0.0	0.0	0.0
职业病科	4859	4340	519	0.3	0.3	0.2
麻醉科	26791	23356	3435	1.7	1.8	1.2
医学检验科	4786	3390	1396	0.3	0.3	0.5
病理科	6155	5428	727	0.4	0.4	0.2
医学影像科	65654	53341	12313	4.1	4.1	4.2
中医科	208002	176287	31715	12.9	13.4	10.8
民族医学科	5182	4227	955	0.3	0.3	0.3
中西医结合科	17510	15066	2444	1.1	1.1	0.8
其他	171915	134364	37551	10.7	10.2	12.8

注：本表不包括诊所、医务室、卫生所、社区卫生服务站和村卫生室数字。

2-4-4 2005年医师执业类别构成

执业类别	执业(助理)医师数			构成(%)		
	合计	执业医师	执业助理医师	合计	执业医师	执业助理医师
总 计	**1606336**	**1312330**	**294006**	**100.0**	**100.0**	**100.0**
临床类别小计	1232494	1008192	224302	76.7	76.8	76.3
内科专业	499072	395526	103546	31.1	30.1	35.2
外科专业	263866	227446	36420	16.4	17.3	12.4
妇产科专业	161708	126790	34918	10.1	9.7	11.9
儿科专业	60380	53892	6488	3.8	4.1	2.2
眼耳鼻咽喉科专业	48860	43214	5646	3.0	3.3	1.9
皮肤病与性病专业	16608	14381	2227	1.0	1.1	0.8
精神卫生专业	14189	12523	1666	0.9	1.0	0.6
职业病专业	1748	1554	194	0.1	0.1	0.1
医学影像和放射治疗专业	75638	61738	13900	4.7	4.7	4.7
医学检验、病理专业	9929	8247	1682	0.6	0.6	0.6
全科医学专业	25277	18042	7235	1.6	1.4	2.5
急救医学专业	11869	10763	1106	0.7	0.8	0.4
康复医学专业	6568	5505	1063	0.4	0.4	0.4
预防保健专业	15917	11417	4500	1.0	0.9	1.5
特种医学与军事医学专业	406	366	40	0.0	0.0	0.0
计划生育技术服务专业	2224	1502	722	0.1	0.1	0.2
其他专业	18235	15286	2949	1.1	1.2	1.0
中医类别小计	192605	161788	30817	12.0	12.3	10.5
中医专业	170624	145035	25589	10.6	11.1	8.7
中西医结合专业	14614	11163	3451	0.9	0.9	1.2
蒙医专业	2215	1881	334	0.1	0.1	0.1
藏医专业	1830	1402	428	0.1	0.1	0.1
维医专业	673	473	200	0.0	0.0	0.1
傣医专业	90	22	68	0.0	0.0	0.0
其他专业	2559	1812	747	0.2	0.1	0.3
口腔类别小计	58803	46489	12314	3.7	3.5	4.2
口腔专业	58570	46335	12235	3.6	3.5	4.2
其他专业	233	154	79	0.0	0.0	0.0
公共卫生类别小计	122412	95845	26567	7.6	7.3	9.0
公共卫生专业	120146	94048	26098	7.5	7.2	8.9
其他专业	2266	1797	469	0.1	0.1	0.2

注：不包括诊所、卫生所、医务室、社区卫生服务站和村卫生室数字。

2-4-5　2005年各地区医师执业类别构成(%)

地区	执业(助理)医师					其中: 执业医师				
	合计	临床	中医	口腔	公共卫生	合计	临床	中医	口腔	公共卫生
总　计	**100.0**	**76.3**	**11.9**	**3.6**	**8.1**	**100.0**	**76.4**	**12.3**	**3.5**	**7.8**
北　京	100.0	75.1	13.7	6.0	5.1	100.0	75.1	13.7	6.0	5.2
天　津	100.0	75.1	15.6	3.4	5.9	100.0	75.5	16.0	3.3	5.2
河　北	100.0	80.3	10.5	2.7	6.5	100.0	79.6	11.4	2.7	6.3
山　西	100.0	75.8	12.4	4.0	7.9	100.0	78.9	12.2	3.4	5.5
内蒙古	100.0	68.1	13.8	3.5	14.5	100.0	67.6	14.3	3.3	14.8
辽　宁	100.0	78.2	8.2	4.3	9.3	100.0	79.2	8.2	4.1	8.5
吉　林	100.0	74.4	9.8	6.0	9.7	100.0	74.1	10.3	6.2	9.4
黑龙江	100.0	77.8	9.4	4.6	8.1	100.0	77.9	9.7	4.5	7.8
上　海	100.0	76.2	10.2	5.4	8.2	100.0	77.8	10.5	5.3	6.4
江　苏	100.0	76.6	9.8	4.1	9.4	100.0	77.3	10.0	3.8	8.9
浙　江	100.0	78.7	10.5	3.7	7.1	100.0	78.9	11.2	3.3	6.5
安　徽	100.0	78.1	10.1	3.5	8.3	100.0	77.3	10.8	3.5	8.5
福　建	100.0	72.9	14.2	3.8	9.0	100.0	72.8	14.8	3.5	8.9
江　西	100.0	74.6	13.8	2.7	8.9	100.0	75.3	14.0	2.4	8.3
山　东	100.0	77.8	9.1	3.5	9.6	100.0	78.2	9.3	3.4	9.2
河　南	100.0	76.8	12.5	3.3	7.4	100.0	76.5	13.4	3.0	7.0
湖　北	100.0	77.7	11.2	3.5	7.6	100.0	77.6	11.7	3.3	7.4
湖　南	100.0	77.4	14.5	1.9	6.2	100.0	76.7	14.8	1.9	6.5
广　东	100.0	77.4	12.7	4.0	5.9	100.0	78.2	13.0	3.7	5.1
广　西	100.0	77.7	9.6	3.0	9.7	100.0	76.3	10.9	2.9	9.8
海　南	100.0	81.0	6.9	3.2	8.9	100.0	80.6	7.8	3.2	8.3
重　庆	100.0	69.4	22.3	2.5	5.8	100.0	69.7	21.9	2.5	5.9
四　川	100.0	71.9	17.6	3.0	7.5	100.0	71.7	17.6	2.9	7.8
贵　州	100.0	75.8	10.3	2.8	11.1	100.0	74.4	11.1	2.9	11.6
云　南	100.0	75.5	12.8	4.3	7.5	100.0	75.7	13.2	4.3	6.8
西　藏	100.0	62.7	20.4	1.1	15.8	100.0	59.4	23.0	1.3	16.3
陕　西	100.0	74.1	14.8	3.5	7.7	100.0	73.5	15.6	3.5	7.4
甘　肃	100.0	69.7	18.4	3.8	8.1	100.0	69.1	18.6	3.8	8.5
青　海	100.0	73.9	11.1	3.1	11.9	100.0	74.1	11.1	3.1	11.6
宁　夏	100.0	75.8	9.5	4.2	10.5	100.0	76.3	9.5	3.9	10.4
新　疆	100.0	80.8	6.8	2.8	9.5	100.0	80.7	7.4	2.9	9.0

2-5-1 2008年各地区医院人员数

地区	合计	卫生技术人员							其他技术人员	管理人员	工勤技能人员
		小计	执业(助理)医师	执业医师	注册护士	药师(士)	技师(士)	其他			
总 计	**3715025**	**2985087**	**1130922**	**1028242**	**1197603**	**200961**	**187589**	**268012**	**145105**	**234398**	**350435**
东 部	1716860	1385156	522854	481524	563261	90691	83882	124468	67545	102709	161450
中 部	1127152	898951	341925	306932	358416	63383	59020	76207	47610	74713	105878
西 部	871013	700980	266143	239786	275926	46887	44687	67337	29950	56976	83107
北 京	137865	107193	38985	37643	44824	6417	6262	10705	5878	10489	14305
天 津	59652	46735	16977	16305	18432	3150	2798	5378	1633	5928	5356
河 北	190074	152252	64211	55548	54926	8697	10272	14146	8680	10850	18292
山 西	121799	99554	41721	37291	37281	6341	5734	8477	5831	6982	9432
内蒙古	75996	61320	25011	22669	22663	4375	3991	5280	3259	4470	6947
辽 宁	182929	143228	54205	50041	60214	9959	9169	9681	7291	11619	20791
吉 林	100789	78268	33423	31070	29796	5310	4679	5060	4136	7847	10538
黑龙江	140945	111013	43610	39295	41458	7139	7515	11291	4656	10166	15110
上 海	108631	85926	30278	29811	37547	4845	5067	8189	5239	6860	10606
江 苏	209730	168938	62655	59416	70364	10775	10111	15033	6782	14132	19878
浙 江	174021	145008	54277	50336	60005	9751	8045	12930	6885	7990	14138
安 徽	132105	108198	39933	35431	45030	6418	6861	9956	5466	7144	11297
福 建	75967	62927	23842	22514	27152	4448	3485	4000	2891	2916	7233
江 西	92405	75778	27513	25472	31939	6173	5240	4913	3510	5014	8103
山 东	261990	220153	88151	79324	86822	14732	13432	17016	12279	12068	17490
河 南	232397	181459	67795	57429	70769	12644	12775	17476	10454	15962	24522
湖 北	153176	122332	44453	42097	51225	9514	8080	9060	7266	10193	13385
湖 南	153536	122349	43477	38847	50918	9844	8136	9974	6291	11405	13491
广 东	291525	233404	82376	75011	94854	16743	14081	25350	9448	18151	30522
广 西	103719	82341	28249	26678	35690	5505	4454	8443	2395	7064	11919
海 南	24476	19392	6897	5575	8121	1174	1160	2040	539	1706	2839
重 庆	60359	47788	17680	15749	19120	3333	2956	4699	1849	5009	5713
四 川	175408	139742	53424	48904	55001	9444	8260	13613	5751	12018	17897
贵 州	61731	50310	19111	17326	20404	3103	3259	4433	2716	3899	4806
云 南	89105	72766	28682	25658	28880	4586	4741	5877	3592	4445	8302
西 藏	6820	5287	2434	1960	1509	339	395	610	306	466	761
陕 西	117833	94386	34565	30367	36044	6279	6713	10785	2321	10897	10229
甘 肃	56197	46226	18711	16459	17491	3272	3236	3516	2090	2649	5232
青 海	16441	13601	5524	4964	5435	950	916	776	847	607	1386
宁 夏	21132	17344	6630	6140	6941	1249	1100	1424	914	895	1979
新 疆	86272	69869	26122	22912	26748	4452	4666	7881	3910	4557	7936

2-5-2 2005年医院人员性别、年龄、学历及职称构成(%)

分类	卫生技术人员							其他技术人员	管理人员
	合计	执业(助理)医师	执业医师	注册护士	药剂人员	检验人员	其他		
总　计	**100.0**	**100.0**	**100.0**	**100.0**	**100.0**	**100.0**	**100.0**	**100.0**	**100.0**
按性别分									
男	31.7	56.8	57.5	1.6	36.7	36.7	44.4	43.9	45.6
女	68.3	43.2	42.5	98.4	63.3	63.3	55.6	56.1	54.4
按年龄分									
25岁以下	7.4	2.6	1.9	10.2	4.7	6.5	18.3	6.4	3.2
25～34岁	36.4	36.2	33.0	38.2	28.9	35.5	36.8	29.1	21.5
35～44岁	32.7	34.8	36.6	32.7	33.5	31.9	24.1	34.9	36.0
45～54岁	19.9	19.9	21.5	18.1	29.0	23.2	17.8	25.4	32.6
55～59岁	2.6	4.4	4.8	0.6	3.4	2.3	2.4	3.6	5.6
60岁及以上	1.0	2.0	2.2	0.1	0.6	0.6	0.6	0.6	1.0
按工作年限分									
5年以下	15.4	14.4	12.8	14.0	8.0	12.6	32.4	12.8	6.8
5～9年	17.2	18.2	16.6	17.5	14.0	16.8	14.3	13.1	9.2
10～19年	33.2	33.2	34.0	36.3	30.6	32.3	23.1	31.1	28.9
20～29年	22.1	18.9	19.9	23.8	31.1	24.5	19.5	29.8	33.5
30年及以上	12.2	15.3	16.7	8.3	16.2	13.8	10.6	13.2	21.6
按学历分									
博士	0.5	1.2	1.4		0.0	0.1	0.1	0.2	0.1
硕士	1.9	4.3	4.8	0.0	0.3	0.8	0.9	0.7	0.9
大学本科	20.3	41.6	45.1	3.2	9.1	11.1	16.0	10.0	17.4
大专	31.4	32.2	30.8	31.8	27.1	34.1	29.2	28.6	36.7
中专	38.3	17.6	15.3	57.7	42.3	43.7	38.3	24.6	22.2
高中	4.9	1.8	1.6	4.7	14.1	7.3	10.1	22.0	15.5
初中及以下	2.7	1.2	1.1	2.7	7.0	2.9	5.2	14.0	7.1
按专业技术资格分									
正高	2.0	4.0	4.5	0.4	0.9	0.9	1.1	3.3	2.7
副高	7.6	16.6	18.5	1.2	3.1	3.7	2.0	1.9	6.6
中级	31.0	36.3	40.0	30.3	26.8	31.0	16.0	13.1	21.5
师级/助理	37.1	35.2	33.1	40.2	42.5	39.2	27.4	22.1	20.5
士级	17.3	6.1	2.2	25.9	21.1	17.8	25.6	20.3	13.8
不详	5.0	1.8	1.6	2.0	5.6	7.4	27.8	39.4	35.0
按聘任技术职务分									
正高	1.5	3.6	4.0	0.0	0.4	0.3	0.2	0.3	1.5
副高	7.3	16.0	17.9	1.1	3.0	3.3	1.9	1.8	7.4
中级	30.0	35.8	39.4	28.7	25.8	29.8	15.5	13.1	23.8
师级/助理	37.8	35.6	33.8	41.2	43.1	41.0	27.5	26.7	24.3
士级	17.5	6.3	2.5	26.1	21.6	18.6	24.9	21.4	14.9
待聘	5.9	2.7	2.4	2.9	6.2	7.1	29.9	36.6	28.0

2-6-1　2008年各地区乡镇卫生院人员数

地区	合计	卫生技术人员							其他技术人员	管理人员	工勤技能人员	每千农业人口乡镇卫生院人员数
		小计	执业(助理)医师	执业医师	注册护士	药剂人员	技师(士)	其他				
总　计	**1074900**	**903725**	**405023**	**242066**	**187544**	**72700**	**47787**	**190671**	**49994**	**48363**	**72818**	**1.22**
东　部	400633	336140	148699	93954	74441	30381	18877	63742	18045	17805	28643	1.44
中　部	394183	327561	141177	82219	65835	28302	19014	73233	22578	17860	26184	1.24
西　部	280084	240024	115147	65893	47268	14017	9896	53696	9371	12698	17991	0.98
北　京	7123	5678	2602	1867	915	488	315	1358	396	378	671	2.55
天　津	4998	4208	2423	1866	645	324	242	574	52	367	371	1.30
河　北	46244	38505	19048	9904	3771	2574	2172	10940	3503	2000	2236	0.94
山　西	28795	25366	12673	8263	3951	1756	1138	5848	1994	648	787	1.24
内蒙古	19264	17088	9067	5581	2178	1120	670	4053	782	701	693	1.33
辽　宁	24830	19203	9171	6021	4547	1550	1189	2746	1363	1562	2702	1.17
吉　林	25229	19407	9122	6286	4724	1395	1014	3152	1279	1837	2706	1.70
黑龙江	21867	17656	7747	4672	3113	1340	762	4694	820	1359	2032	1.10
上　海												
江　苏	78386	64136	28193	21916	16760	6071	4112	9000	2944	4289	7017	2.01
浙　江	46167	40935	18821	11192	6772	3890	2052	9400	1665	1423	2144	1.40
安　徽	57644	48484	20007	10648	8524	3187	3141	13625	3305	2271	3584	1.10
福　建	21165	17948	8301	5854	4937	1875	793	2042	617	554	2046	0.91
江　西	38813	32784	13238	9326	8595	3643	2100	5208	2019	1081	2929	1.16
山　东	88307	79384	34331	21957	17428	7753	4814	15058	2974	2851	3098	1.51
河　南	88264	69310	26940	13472	12875	4715	4506	20274	7114	4990	6850	1.07
湖　北	65878	56074	23586	15402	14481	5124	3357	9526	2642	3151	4011	1.76
湖　南	67693	58480	27864	14150	9572	7142	2996	10906	3405	2523	3285	1.26
广　东	74754	59784	23643	12108	16429	5436	2831	11445	4307	3717	6946	1.88
广　西	40148	34028	13730	8043	9448	2115	1603	7132	1099	1931	3090	0.96
海　南	8659	6359	2166	1269	2237	420	357	1179	224	664	1412	1.63
重　庆	26792	22378	11790	6400	3951	1467	769	4401	812	1299	2303	1.14
四　川	76326	65416	34164	19221	10485	4320	2643	13804	2540	3178	5192	1.14
贵　州	19531	17527	9049	4578	2874	582	685	4337	614	862	528	0.58
云　南	24029	20801	10540	6394	5602	574	687	3398	819	888	1521	0.65
西　藏	2281	2033	583	299	120	20	2	1308	133	58	57	0.98
陕　西	29495	24337	10186	6014	4456	1897	1280	6518	661	2754	1743	1.07
甘　肃	17536	15358	6887	4204	2859	855	643	4114	847	323	1008	0.87
青　海	3020	2890	1402	845	608	154	73	653	51	21	58	0.81
宁　夏	3397	3065	1714	1237	530	289	136	396	107	58	167	0.86
新　疆	18265	15103	6035	3077	4157	624	705	3582	906	625	1631	1.55

2-6-2 2005年乡镇卫生院人员性别、年龄、学历及职称构成(%)

分类	卫生技术人员							其他技术人员	管理人员
	合计	执业(助理)医师	执业医师	注册护士	药剂人员	检验人员	其他		
总　计	**100.0**	**100.0**	**100.0**	**100.0**	**100.0**	**100.0**	**100.0**	**100.0**	**100.0**
按性别分									
男	46.9	64.1	68.3	2.4	49.4	41.3	48.4	49.5	64.2
女	53.1	35.9	31.7	97.6	50.6	58.7	51.6	50.5	35.8
按年龄分									
25岁以下	6.2	2.7	1.2	9.0	4.6	8.2	11.7	7.7	2.8
25～34岁	45.1	42.3	31.9	53.8	32.5	50.0	47.9	39.5	31.6
35～44岁	26.7	28.0	31.0	25.5	28.9	25.5	24.4	28.0	33.2
45～54岁	16.5	18.6	24.2	11.2	27.1	13.7	12.4	19.3	24.4
55～59岁	4.4	6.6	9.0	0.5	5.7	2.2	2.8	4.4	6.5
60岁及以上	1.2	1.9	2.6	0.1	1.3	0.3	0.8	1.2	1.5
按工作年限分									
5年以下	13.0	8.6	4.6	14.3	8.3	13.8	23.2	16.0	7.0
5～9年	26.5	25.1	17.8	31.1	20.0	29.6	27.6	23.0	17.4
10～19年	31.6	32.3	33.4	35.1	27.6	31.9	28.6	31.5	33.3
20～29年	19.6	20.8	25.8	16.1	32.1	18.3	15.1	21.4	28.6
30年及以上	9.3	13.2	18.3	3.3	11.9	6.5	5.6	8.1	13.6
按学历分									
博士									
硕士	0.0	0.0	0.1	0.0	0.0	0.0	0.0	0.0	0.1
大学本科	2.2	3.9	5.6	0.3	0.6	0.9	1.2	1.4	3.2
大专	20.3	28.8	32.2	13.5	9.9	14.8	13.3	13.8	24.0
中专	58.7	54.2	48.7	74.4	48.6	64.7	58.0	39.7	39.5
高中	10.3	6.8	6.8	6.9	21.4	12.8	15.8	24.8	20.5
初中及以下	8.4	6.3	6.6	4.8	19.4	6.8	11.6	20.3	12.8
按专业技术资格分									
正高	0.1	0.2	0.3						1.0
副高	0.7	1.4	2.3	0.1	0.1	0.2	0.1	0.2	1.2
中级	13.0	19.4	30.0	11.8	8.5	9.1	2.5	3.2	12.6
师级/助理	40.6	52.6	58.3	40.7	37.8	36.2	16.4	15.7	28.2
士级	35.0	24.4	7.4	44.2	40.9	41.5	46.2	33.7	28.8
不详	10.7	2.0	1.6	3.3	12.6	13.0	34.9	47.1	28.3
按聘任技术职务分									
正高	0.0	0.0	0.1				0.0	0.0	0.1
副高	0.7	1.3	2.2	0.1	0.1	0.1	0.1	0.2	1.1
中级	12.5	18.9	29.3	11.1	8.1	8.5	2.3	3.0	12.5
师级/助理	40.4	52.2	58.5	40.7	37.6	36.4	16.5	18.3	29.9
士级	35.2	25.1	8.1	44.6	41.2	42.3	45.3	33.2	29.1
待聘	11.2	2.5	1.9	3.5	13.0	12.6	35.8	45.3	27.4

2-7-1 2008年各地区社区卫生服务中心(站)人员数

地区	合计	卫生技术人员							其他技术人员	管理人员	工勤技能人员
		小计	执业(助理)医师	执业医师	注册护士	药师(士)	技师(士)	其他			
总 计	**218929**	**185080**	**82424**	**65514**	**56293**	**15247**	**9860**	**21256**	**8482**	**11244**	**14123**
东 部	129106	107349	48079	37746	31324	9352	5917	12677	5351	6691	9715
中 部	54961	47578	20743	16671	15258	3487	2436	5654	1955	2832	2596
西 部	34862	30153	13602	11097	9711	2408	1507	2925	1176	1721	1812
北 京	12481	10253	4513	3772	2793	901	483	1563	511	635	1082
天 津	6246	5095	1784	1434	1251	492	266	1302	195	597	359
河 北	10647	9142	4467	3328	2602	587	510	976	531	470	504
山 西	5800	5121	2342	1872	1747	324	211	497	219	266	194
内蒙古	6752	5985	2884	2466	1824	555	270	452	250	277	240
辽 宁	10505	8835	3714	3168	3585	697	505	334	332	728	610
吉 林	3479	3136	1048	726	427	74	55	1532	210	80	53
黑龙江	4122	3444	1577	1342	1134	272	195	266	124	263	291
上 海	28157	22623	10850	9023	6816	1844	1482	1631	1223	1330	2981
江 苏	21141	16877	7284	6118	5104	1601	964	1924	1238	1389	1637
浙 江	13217	11826	5655	3790	2470	997	569	2135	338	430	623
安 徽	7667	6703	3259	2286	1945	341	277	881	314	393	257
福 建	4324	3624	1729	1351	978	473	173	271	158	174	368
江 西	7411	6353	2701	2334	2299	543	387	423	226	423	409
山 东	8431	7663	3502	2495	2089	528	315	1229	304	248	216
河 南	5129	4346	2014	1684	1523	256	178	375	183	320	280
湖 北	14383	12350	5044	4319	4423	1095	719	1069	499	727	807
湖 南	6970	6125	2758	2108	1760	582	414	611	180	360	305
广 东	13274	10812	4318	3072	3364	1213	629	1288	508	632	1322
广 西	1513	1327	598	523	495	70	68	96	35	73	78
海 南	683	599	263	195	272	19	21	24	13	58	13
重 庆	2051	1730	774	583	515	168	81	192	47	133	141
四 川	9967	8453	3811	2969	2336	756	448	1102	310	472	732
贵 州	3474	3008	1249	1026	1083	173	164	339	144	189	133
云 南	2438	2029	850	726	727	123	108	221	129	122	158
西 藏	6								2	2	2
陕 西	1377	1168	551	433	347	96	55	119	28	122	59
甘 肃	2977	2687	1259	1020	961	158	131	178	85	108	97
青 海	1341	1160	500	416	426	134	44	56	59	71	51
宁 夏	495	466	192	164	202	38	16	18	10	9	10
新 疆	2471	2140	934	771	795	137	122	152	77	143	111

2-7-2 2005年社区卫生服务中心人员性别、年龄、学历及职称构成(%)

分类	卫生技术人员							其他技术人员	管理人员
	合计	执业(助理)医师	执业医师	注册护士	药剂人员	检验人员	其他		
总　计	**100.0**	**100.0**	**100.0**	**100.0**	**100.0**	**100.0**	**100.0**	**100.0**	**100.0**
按性别分									
男	28.2	43.3	43.5	0.6	32.6	27.7	35.8	33.7	39.9
女	71.8	56.7	56.5	99.4	67.4	72.3	64.2	66.3	60.1
按年龄分									
25岁以下	7.5	3.0	1.5	10.8	9.1	7.2	19.4	8.6	3.9
25～34岁	30.6	29.7	27.1	35.0	22.3	30.2	30.8	23.5	20.0
35～44岁	22.5	20.9	22.1	27.6	20.1	18.8	17.8	25.8	28.1
45～54岁	33.9	37.5	39.4	25.7	43.6	38.8	28.2	36.6	40.7
55～59岁	4.1	6.4	7.0	0.7	4.5	3.7	3.2	5.2	6.7
60岁及以上	1.4	2.5	2.8	0.2	0.5	1.2	0.6	0.3	0.7
按工作年限分									
5年以下	13.7	11.0	8.6	13.7	12.0	12.4	31.2	14.6	8.1
5～9年	14.7	14.8	13.0	15.7	12.1	15.3	12.6	11.6	9.7
10～19年	24.9	22.3	23.5	33.9	18.2	21.0	17.7	20.5	21.5
20～29年	24.2	23.1	23.9	23.9	31.7	24.8	21.9	33.8	34.1
30年及以上	22.6	28.7	31.0	12.7	26.0	26.6	16.6	19.4	26.5
按学历分									
博士	0.0	0.0	0.0						
硕士	0.1	0.2	0.3	0.0	0.0	0.1	0.1		0.5
大学本科	12.0	21.7	24.9	1.1	3.9	5.7	9.4	5.9	13.5
大专	30.6	38.6	39.6	22.6	21.7	27.6	26.2	24.4	38.5
中专	45.9	31.6	28.8	67.0	47.2	53.0	46.8	32.6	25.3
高中	5.8	4.0	3.5	4.7	13.9	7.9	8.7	17.2	13.4
初中及以下	5.5	3.9	2.8	4.6	13.2	5.8	8.7	19.9	8.9
按专业技术资格分									
正高	0.6	1.1	1.3	0.2	0.4	0.1	0.4	0.6	0.8
副高	3.4	6.6	8.1	0.2	0.8	0.9	0.7	0.6	5.0
中级	26.2	34.0	40.1	22.0	16.7	22.4	10.9	7.8	25.4
师级/助理	42.5	43.0	45.4	44.8	45.6	43.6	27.0	22.4	23.0
士级	22.7	13.7	3.8	30.9	30.6	26.4	32.7	37.5	21.9
不详	4.6	1.6	1.3	1.9	5.9	6.8	28.3	31.0	23.9
按聘任技术职务分									
正高	0.4	0.7	0.9		0.1		0.1	0.1	0.5
副高	3.3	6.4	7.8	0.2	0.7	0.8	0.7	0.5	5.4
中级	24.5	32.3	38.2	19.6	15.7	20.0	10.3	7.5	25.0
师级/助理	43.5	44.0	47.2	46.2	45.8	45.1	26.9	23.3	25.2
士级	23.1	14.1	4.0	31.5	31.2	27.1	31.7	38.8	22.5
待聘	5.4	2.4	1.9	2.5	6.5	7.1	30.3	29.9	21.4

2-8-1 2008年各地区妇幼保健院(所、站)人员数

地区	合计	卫生技术人员							其他技术人员	管理人员	工勤技能人员
		小计	执业(助理)医师	执业医师	注册护士	药师(士)	技师(士)	其他			
总　计	**219892**	**179918**	**80239**	**68496**	**59770**	**8946**	**12660**	**18303**	**9104**	**13986**	**16884**
东　部	89854	74073	31454	27402	25369	3924	5510	7816	3957	5313	6511
中　部	71714	57863	26292	21744	18781	2878	4033	5879	3224	4938	5689
西　部	58324	47982	22493	19350	15620	2144	3117	4608	1923	3735	4684
北　京	4291	3466	1448	1380	1300	181	267	270	146	298	381
天　津	2125	1705	787	690	547	84	144	143	77	197	146
河　北	13878	11229	5473	4195	2835	591	830	1500	803	752	1094
山　西	6708	5491	2866	2368	1490	267	355	513	325	464	428
内蒙古	5527	4706	2642	2285	1174	209	292	389	221	284	316
辽　宁	5384	4251	2335	2020	1033	191	406	286	198	553	382
吉　林	5208	4139	2296	2029	1078	195	268	302	169	542	358
黑龙江	6276	5102	2660	2170	1191	242	366	643	278	462	434
上　海	4260	3462	1344	1314	1487	109	272	250	160	263	375
江　苏	5953	4878	2210	2060	1551	202	324	591	247	449	379
浙　江	9209	7808	3284	2988	2781	450	552	741	466	374	561
安　徽	5872	4767	2130	1848	1666	202	378	391	254	410	441
福　建	4767	4024	1692	1537	1534	193	318	287	229	137	377
江　西	7800	6456	2790	2473	2310	408	463	485	251	387	706
山　东	15065	12925	5737	4965	4027	679	969	1513	797	641	702
河　南	18572	14604	5951	4496	5042	622	882	2107	931	1144	1893
湖　北	9931	8291	3562	3091	2973	435	610	711	499	595	546
湖　南	11347	9013	4037	3269	3031	507	711	727	517	934	883
广　东	23262	18998	6690	5851	7693	1186	1332	2097	792	1526	1946
广　西	12492	10271	3727	3362	4136	592	630	1186	370	709	1142
海　南	1660	1327	454	402	581	58	96	138	42	123	168
重　庆	2930	2353	1011	897	826	99	158	259	77	260	240
四　川	11188	9104	4115	3672	3206	366	609	808	443	785	856
贵　州	3322	2802	1597	1391	759	76	201	169	89	245	186
云　南	5638	4684	2656	2290	1384	113	282	249	160	295	499
西　藏	494	386	218	149	95	15	22	36	30	30	48
陕　西	7573	6065	2650	2147	1875	347	396	797	200	662	646
甘　肃	4022	3365	1716	1387	970	138	194	347	146	177	334
青　海	554	460	263	223	115	22	32	28	14	41	39
宁　夏	1427	1191	601	551	398	63	83	46	26	78	132
新　疆	3157	2595	1297	996	682	104	218	294	147	169	246

2-8-2 2005年妇幼保健院(所、站)人员性别、年龄、学历及职称构成(%)

分类	卫生技术人员							其他技术人员	管理人员
	合计	执业(助理)医师	执业医师	注册护士	药剂人员	检验人员	其他		
总　计	**100.0**	**100.0**	**100.0**	**100.0**	**100.0**	**100.0**	**100.0**	**100.0**	**100.0**
按性别分									
男	17.7	23.7	23.7	0.9	25.8	29.9	26.4	34.4	38.3
女	82.3	76.3	76.3	99.1	74.2	70.1	73.6	65.6	61.7
按年龄分									
25岁以下	6.9	2.3	1.7	10.2	5.9	7.1	17.8	8.0	3.0
25～34岁	38.4	35.0	29.1	41.5	33.0	41.6	45.4	33.7	23.1
35～44岁	31.8	34.1	36.7	31.7	33.7	30.9	22.5	33.5	36.6
45～54岁	20.6	25.2	28.6	16.0	25.3	18.8	12.9	22.1	32.3
55～59岁	1.9	2.9	3.3	0.6	1.9	1.5	1.2	2.4	4.3
60岁及以上	0.3	0.5	0.6	0.0	0.1	0.1	0.2	0.3	0.7
按工作年限分									
5年以下	14.1	10.0	8.3	14.8	9.9	14.2	30.7	14.6	6.5
5～9年	19.3	18.1	14.4	20.8	16.5	19.7	21.1	16.2	10.5
10～19年	32.3	32.0	32.4	35.3	30.8	33.7	25.9	32.4	29.3
20～29年	23.5	25.6	28.5	21.7	30.9	23.1	16.0	26.6	34.4
30年及以上	10.9	14.3	16.5	7.5	11.8	9.3	6.3	10.2	19.3
按学历分									
博士	0.0	0.1	0.1	0.0		0.0	0.0	0.0	0.0
硕士	0.5	1.0	1.1	0.0	0.1	0.3	0.3	0.2	0.6
大学本科	13.2	22.2	25.0	2.2	6.1	8.4	9.8	7.4	13.7
大专	33.3	37.9	37.2	28.9	25.7	33.8	28.7	29.6	39.6
中专	46.6	36.1	34.1	62.9	47.6	47.1	47.6	29.4	25.7
高中	4.5	1.8	1.7	4.1	15.3	7.8	9.6	24.0	15.3
初中及以下	1.9	0.9	0.8	1.9	5.2	2.5	4.0	9.4	5.1
按专业技术资格分									
正高	1.1	1.5	1.7	0.6	0.9	0.9	1.0	3.2	2.4
副高	5.0	9.2	10.9	1.0	1.8	1.9	0.9	0.9	6.8
中级	32.1	41.2	47.5	29.1	22.0	25.0	10.7	10.2	23.5
师级/助理	36.8	38.2	35.7	38.0	41.5	41.0	23.7	23.1	21.5
士级	19.3	8.5	2.9	29.1	26.4	22.9	33.3	23.2	14.0
不详	5.8	1.4	1.2	2.2	7.5	8.2	30.5	39.4	31.8
按聘任技术职务分									
正高	0.6	1.2	1.4	0.0	0.1	0.1	0.1	0.0	1.0
副高	4.7	8.9	10.4	0.9	1.6	1.6	0.8	0.8	7.4
中级	30.7	39.9	46.1	27.1	20.9	23.4	10.3	10.3	24.8
师级/助理	37.8	39.2	37.1	39.3	42.3	43.0	23.8	27.3	24.7
士级	19.5	8.8	3.3	29.6	26.8	23.2	32.4	23.7	14.7
待聘	6.6	2.0	1.7	3.0	8.2	8.7	32.6	38.0	27.4

2-9-1　2008年各地区疾病预防控制中心人员数

地区	合计	卫生技术人员							其他技术人员	管理人员	工勤技能人员
		小计	执业(助理)医师	执业医师	注册护士	药师(士)	技师(士)	其他			
总　计	**197106**	**148519**	**81736**	**67721**	**10752**	**2779**	**26423**	**26829**	**13346**	**15081**	**20160**
东　部	71748	54149	29697	24988	3334	904	10795	9419	5199	5477	6923
中　部	66464	49222	25125	20350	4077	1131	8126	10763	5175	5140	6927
西　部	58894	45148	26914	22383	3341	744	7502	6647	2972	4464	6310
北　京	3839	2492	1257	1083	120	9	437	669	420	632	295
天　津	1915	1412	703	590	72	17	280	340	90	232	181
河　北	9694	7177	3679	2829	245	139	1283	1831	763	586	1168
山　西	5814	4468	2495	1984	250	77	619	1027	412	413	521
内蒙古	6301	5119	3376	2854	247	79	623	794	304	424	454
辽　宁	9485	7203	4207	3310	412	93	1412	1079	545	931	806
吉　林	6541	4957	2827	2489	355	101	677	997	352	655	577
黑龙江	7254	5413	2514	2073	265	71	983	1580	486	635	720
上　海	3192	2282	1324	1230	72	5	629	252	315	220	375
江　苏	8990	6679	4016	3640	486	169	1307	701	720	783	808
浙　江	5193	4056	2165	1962	163	47	1128	553	380	358	399
安　徽	5594	4267	2433	2034	297	66	904	567	451	361	515
福　建	4095	3198	1891	1703	179	46	676	406	161	217	519
江　西	5119	3861	2104	1833	486	105	692	474	351	270	637
山　东	13626	11137	6338	5323	596	177	1662	2364	939	672	878
河　南	18137	12680	5613	4118	911	306	1860	3990	1684	1393	2380
湖　北	8490	6597	3344	2819	864	183	1211	995	571	573	749
湖　南	9515	6979	3795	3000	649	222	1180	1133	868	840	828
广　东	10211	7350	3512	2821	843	181	1755	1059	771	751	1339
广　西	6257	4674	2582	2256	566	120	920	486	333	484	766
海　南	1508	1163	605	497	146	21	226	165	95	95	155
重　庆	2402	1713	851	743	65	19	471	307	125	321	243
四　川	10444	7730	4867	4255	397	72	1478	916	633	830	1251
贵　州	4637	3787	2428	2012	169	50	573	567	143	358	349
云　南	7847	6265	4076	3413	500	90	772	827	344	357	881
西　藏	1104	884	574	389	25	6	92	187	33	54	133
陕　西	5612	4038	1894	1474	327	121	695	1001	307	675	592
甘　肃	5003	3737	2095	1673	406	72	636	528	248	390	628
青　海	1784	1424	782	644	227	35	230	150	94	68	198
宁　夏	1141	878	531	498	50	16	191	90	70	85	108
新　疆	6362	4899	2858	2172	362	64	821	794	338	418	707

2-9-2　2005年疾病预防控制中心人员性别、年龄、学历及职称构成(%)

分类	卫生技术人员						其他技术人员	管理人员
	小计	执业(助理)医师	执业医师	药剂人员	检验人员	其他		
总　计	**100.0**	**100.0**	**100.0**	**100.0**	**100.0**	**100.0**	**100.0**	**100.0**
按性别分								
男	51.2	59.0	60.6	33.2	38.4	43.9	49.6	56.9
女	48.8	41.0	39.4	66.8	61.6	56.1	50.4	43.1
按年龄分								
25岁以下	3.8	1.6	1.1	4.6	4.1	8.1	6.4	2.9
25～34岁	29.3	24.9	19.9	31.4	31.7	37.2	31.5	20.3
35～44岁	35.9	37.4	38.5	32.8	35.8	32.8	33.0	34.5
45～54岁	26.2	29.6	32.9	27.8	25.4	19.3	24.3	34.8
55～59岁	4.2	5.6	6.4	2.8	2.6	2.2	4.2	6.6
60岁及以上	0.7	0.9	1.1	0.6	0.4	0.3	0.6	0.9
按工作年限分								
5年以下	8.7	5.8	4.9	7.6	10.3	13.9	11.8	5.5
5～9年	13.8	11.6	8.6	15.8	15.4	17.2	14.7	9.1
10～19年	32.5	32.1	31.1	30.4	32.4	33.6	31.2	27.5
20～29年	29.3	31.7	33.7	32.4	27.8	25.0	28.0	34.3
30年及以上	15.7	18.8	21.6	13.8	14.2	10.3	14.3	23.6
按学历分								
博士	0.1	0.1	0.1		0.1	0.0	0.5	0.1
硕士	0.9	0.9	1.1	0.1	1.5	0.4	1.2	1.0
大学本科	14.5	16.8	19.2	5.4	17.4	8.2	10.5	16.3
大专	34.6	36.1	36.1	27.5	36.5	30.6	32.2	39.3
中专	39.4	38.9	37.3	45.6	36.5	42.0	23.6	23.6
高中	7.8	5.0	4.3	15.4	6.0	14.5	21.8	14.2
初中及以下	2.8	2.2	1.9	6.0	2.0	4.3	10.2	5.5
按专业技术资格分								
正高	1.5	1.6	1.9	1.1	1.5	1.3	2.7	2.6
副高	5.9	7.8	9.3	2.1	6.4	1.8	2.3	6.2
中级	32.9	38.9	45.4	20.2	38.2	17.6	13.5	22.7
师级/助理	36.0	39.1	36.8	41.4	36.2	28.8	21.8	20.4
士级	14.0	9.7	3.7	27.1	11.9	23.8	17.5	10.8
不详	9.7	2.9	2.8	8.0	5.8	26.6	42.1	37.3
按聘任技术职务分								
正高	0.8	1.1	1.3	0.1	0.8	0.2	0.5	1.4
副高	5.5	7.3	8.7	1.8	5.8	1.7	2.4	6.7
中级	32.2	38.2	44.7	20.2	36.8	17.4	14.4	24.5
师级/助理	37.3	40.2	38.3	42.1	38.4	30.2	25.7	23.0
士级	14.4	9.9	3.8	27.6	12.5	24.4	18.9	11.6
待聘	9.7	3.3	3.1	8.3	5.6	26.1	38.2	32.7

2-10-1 2008年各地区卫生监督所(中心)人员数

地区	合计	卫生技术人员			其他技术人员	管理人员	工勤技能人员
		小计	卫生监督员	其他			
总　计	**78893**	**60559**	**53904**	**6655**	**4180**	**8449**	**5705**
东　部	29178	22354	19584	2770	1408	3331	2085
中　部	26500	20536	17906	2630	1775	2333	1856
西　部	23215	17669	16414	1255	997	2785	1764
北　京	1746	1471	1469	2	28	163	84
天　津	885	592	571	21	5	249	39
河　北	5415	4074	3223	851	420	412	509
山　西	3183	2555	2159	396	275	171	182
内蒙古	3229	2696	2504	192	203	205	125
辽　宁	2757	1986	1764	222	105	493	173
吉　林	2362	1776	1540	236	94	325	167
黑龙江	3198	2632	2274	358	172	257	137
上　海	1288	1023	985	38	78	111	76
江　苏	4052	3317	3137	180	141	406	188
浙　江	3747	2904	2592	312	175	465	203
安　徽	2572	2041	1828	213	156	184	191
福　建	1084	830	690	140	40	95	119
江　西	2310	1791	1664	127	104	193	222
山　东	3085	2506	2309	197	170	230	179
河　南	5840	3990	3174	816	654	571	625
湖　北	3466	2732	2383	349	190	347	197
湖　南	3569	3019	2884	135	130	285	135
广　东	4963	3530	2730	800	245	690	498
广　西	2378	1714	1638	76	130	331	203
海　南	156	121	114	7	1	17	17
重　庆	1287	1027	1008	19	9	195	56
四　川	3996	3106	2885	221	102	485	303
贵　州	1702	1333	1242	91	40	221	108
云　南	2208	1629	1556	73	80	284	215
西　藏	41	32	32	0	4	2	3
陕　西	3143	2307	1911	396	100	422	314
甘　肃	2255	1577	1464	113	148	335	195
青　海	606	525	504	21	24	18	39
宁　夏	666	498	474	24	38	64	66
新　疆	1704	1225	1196	29	119	223	137

注：①2008年疾病预防控制中心卫生监督员2806人；②本表不包括各级卫生行政部门中取得卫生监督员证书的人数。

2-10-2 2005年卫生监督机构人员性别、年龄、学历及职称构成(%)

分类	卫生监督所(中心)			卫生监督检验(监测、检测)所(站)		
	卫生技术人员	其他技术人员	管理人员	卫生技术人员	其他技术人员	管理人员
总　计	**100.0**	**100.0**	**100.0**	**100.0**	**100.0**	**100.0**
按性别分						
男	61.5	53.4	61.4	53.3	50.8	62.1
女	38.5	46.6	38.6	46.7	49.2	37.9
按年龄分						
25岁以下	4.6	9.1	4.0	5.3	6.7	3.3
25～34岁	30.9	35.1	24.6	34.4	29.7	19.6
35～44岁	40.4	35.3	39.6	36.1	42.6	40.5
45～54岁	21.4	18.0	28.1	20.8	17.9	31.4
55～59岁	2.5	2.1	3.3	2.7	3.1	4.6
60岁及以上	0.3	0.3	0.3	0.6		0.7
按工作年限分						
5年以下	9.6	16.3	7.8	7.5	10.3	7.2
5～9年	13.9	16.6	11.2	18.4	15.4	9.2
10～19年	36.6	32.7	32.4	37.0	31.8	27.5
20～29年	28.1	25.4	32.7	25.7	33.3	37.3
30年及以上	11.8	9.0	15.8	11.5	9.2	19.0
按学历分						
博士	0.0	0.0	0.0			
硕士	0.7	0.4	1.1	0.5		
大学本科	23.6	17.9	28.9	11.0	14.4	14.4
大专	40.2	37.6	42.7	35.1	26.7	46.4
中专	28.3	18.5	17.7	33.6	25.6	24.2
高中	5.5	19.0	7.2	16.4	26.2	11.8
初中及以下	1.6	6.6	2.2	3.4	7.2	3.3
按专业技术资格分						
正高	1.6	2.3	2.2	0.8	4.1	6.5
副高	6.6	1.8	7.2	4.5	1.0	4.6
中级	33.5	15.1	26.4	21.1	16.4	20.3
助理/师级	32.9	22.0	18.5	32.3	20.0	28.1
员/士	11.6	16.8	9.5	20.8	27.2	11.8
不详	13.8	41.9	36.2	20.7	31.3	28.8
按聘任技术职务分						
正高	0.9	0.2	1.4	0.6		
副高	6.1	1.8	7.6	4.1	1.0	3.9
中级	33.4	15.3	26.8	20.9	17.4	20.9
助理/师级	33.8	25.8	20.4	32.8	23.6	35.3
员/士	12.1	16.4	9.7	25.6	26.7	12.4
待聘	13.7	40.4	34.2	16.1	31.3	27.5

2-10-3 2005年卫生监督员数及构成

分类	卫生监督员数				构成(%)			
	合计	卫生监督所(中心)	卫生监督检验/监测/检测中心	疾病预防控制中心	合计	卫生监督所(中心)	卫生监督检验/监测/检测中心	疾病预防控制中心
总　计	**25798**	**17215**	**560**	**8023**	**100.0**	**100.0**	**100.0**	**100.0**
按年龄分								
25岁以下	1436	991	61	384	5.6	5.8	10.9	4.8
25～34岁	8853	5649	214	2990	34.3	32.8	38.2	37.3
35～44岁	10001	6745	200	3056	38.8	39.2	35.7	38.1
45～54岁	4912	3438	70	1404	19.0	20.0	12.5	17.5
55～59岁	538	362	14	162	2.1	2.1	2.5	2.0
60岁及以上	58	30	1	27	0.2	0.2	0.2	0.3
按工作年限分								
5年以下	2182	1655	54	473	8.5	9.6	9.6	5.9
5～9年	3699	2399	105	1195	14.3	13.9	18.8	14.9
10～19年	9859	6333	233	3293	38.2	36.8	41.6	41.0
20～29年	6938	4629	127	2182	26.9	26.9	22.7	27.2
30年及以上	3120	2199	41	880	12.1	12.8	7.3	11.0
按学历分								
博士	4	4			0.0	0.0		
硕士	160	154	1	5	0.6	0.9	0.2	0.1
学士/大学本科	5055	4430	47	578	19.6	25.7	8.4	7.2
大专	10083	6950	171	2962	39.1	40.4	30.5	36.9
中专	7509	4341	162	3006	29.1	25.2	28.9	37.5
高中及以下	2987	1336	179	1472	11.6	7.8	32.0	18.3
按专业技术资格分								
正高	270	245	2	23	1.0	1.4	0.4	0.3
副高	1203	1046	14	143	4.7	6.1	2.5	1.8
中级	6687	5157	49	1481	25.9	30.0	8.8	18.5
师级/助理	7898	5259	97	2542	30.6	30.5	17.3	31.7
士级	3946	2141	110	1695	15.3	12.4	19.6	21.1
不详	5794	3367	288	2139	22.5	19.6	51.4	26.7
按聘任专业技术职务分								
正高	167	154	2	11	0.6	0.9	0.4	0.1
副高	1105	964	14	127	4.3	5.6	2.5	1.6
中级	6692	5176	48	1468	25.9	30.1	8.6	18.3
师级/助理	8016	5299	97	2620	31.1	30.8	17.3	32.7
士级	4237	2249	204	1784	16.4	13.1	36.4	22.2
待聘	5581	3373	195	2013	21.6	19.6	34.8	25.1

2-10-3　续表1

分科	卫生监督员数				构成(%)			
	合计	卫生监督所(中心)	卫生监督检验/监测/检测中心	疾病预防控制中心	合计	卫生监督所(中心)	卫生监督检验/监测/检测中心	疾病预防控制中心
按科室分	**25798**	**17215**	**560**	**8023**	**100.0**	**100.0**	**100.0**	**100.0**
食品卫生监督科		5066	397			29.4	70.9	
化妆品卫生监督科		240	1			1.4	0.2	
职业卫生监督科		1040	5			6.0	0.9	
公共场所卫生监督科		1910	15			11.1	2.7	
放射卫生监督科		231				1.3		
学校卫生监督科		447	10			2.6	1.8	
检验科		22	5			0.1	0.9	
其他		8259	127			48.0	22.7	
按执业范围分	**25793**	**17210**	**560**	**8023**	**100.0**	**100.0**	**100.0**	**100.0**
综合卫生	8302	6181	104	2017	32.2	35.9	18.6	25.1
食品卫生	6910	3875	293	2742	26.8	22.5	52.3	34.2
生活饮用水卫生	338	202	5	131	1.3	1.2	0.9	1.6
化妆品卫生	272	189	2	81	1.1	1.1	0.4	1.0
职业卫生	870	612		258	3.4	3.6		3.2
公共场所卫生	1847	1149	22	676	7.2	6.7	3.9	8.4
放射防护	249	163	3	83	1.0	0.9	0.5	1.0
学校卫生	538	284	11	243	2.1	1.6	2.0	3.0
传染病管理	776	390	3	383	3.0	2.3	0.5	4.8
其他	5691	4165	117	1409	22.1	24.2	20.9	17.6

2-11-1　乡村医生和卫生员数

年份	乡村医生和卫生员			平均每村乡村医生和卫生员	平均每千农业人口乡村医生和卫生员
	合计	乡村医生	卫生员		
1980	1463406	607879	2357370	2.10	1.79
1985	1293094	643022	650072	1.80	1.55
1990	1231510	776859	454651	1.64	1.38
1991	1253324	794507	458817	1.69	1.39
1992	1269061	816557	452504	1.73	1.41
1993	1325106	910664	414442	1.81	1.47
1994	1323701	933386	390351	1.81	1.47
1995	1331017	955933	375084	1.81	1.48
1996	1316095	954630	361465	1.79	1.46
1997	1317786	972288	345498	1.80	1.45
1998	1327633	990217	337416	1.81	1.46
1999	1324937	1009665	315272	1.82	1.45
2000	1319357	1019845	299512	1.81	1.44
2001	1290595	1021542	269053	1.82	1.41
2003	867778	791956	75822	1.31	0.98
2004	883075	825672	57403	1.37	1.00
2005	916532	864168	52364	1.46	1.05
2006	957459	906320	51139	1.53	1.10
2007	931761	882218	49543	1.52	1.06
2008	938313	893535	44778	1.55	1.06

注：1985年以前的乡村医生系赤脚医生。

2-11-2　2008年村卫生室人员数

按主办单位分	执业（助理）医师	注册护士	乡村医生数				卫生员
				大专及以上学历	中专学历（水平）	在职培训合格者	
总　计	119646	24794	893535	35661	616084	194593	44778
村办	60056	8958	525704	20586	358611	120315	23731
乡卫生院设点	24070	9442	74894	2726	50611	16384	3871
联合办	5874	869	62872	2500	43597	14845	2445
私人办	25396	3909	206172	8751	147890	36959	12321
其他	4250	1616	23893	1098	15375	6090	2410

2-11-3 2008年各地区村卫生室人员数

地区	执业(助理)医师	注册护士	乡村医生和卫生员			平均每村乡村医生和卫生员	平均每千农业人口乡村医生和卫生员
			合计	乡村医生	卫生员		
总　计	**119646**	**24794**	**938313**	**893535**	**44778**	**1.55**	**1.06**
东部	50836	10519	341424	330300	11124	1.46	1.23
中部	41962	10114	339249	325527	13722	1.73	1.07
西部	26848	4161	257640	237708	19932	1.48	0.90
北　京	241	70	3747	3648	99	0.95	1.34
天　津	453	20	3921	3820	101	1.02	1.02
河　北	10901	517	69539	66893	2646	1.41	1.41
山　西	4827	2073	30150	28516	1634	1.07	1.30
内蒙古	2316	613	13652	13068	584	1.21	0.94
辽　宁	4483	898	24229	23368	861	2.07	1.14
吉　林	1665	223	13238	12640	598	1.45	0.89
黑龙江	3513	1030	21772	21403	369	2.40	1.10
上　海	2568	185	1776	1661	115	1.00	1.02
江　苏	3706	1683	50945	49620	1325	3.05	1.31
浙　江	6732	555	10797	10602	195	0.36	0.33
安　徽	6021	872	49383	47441	1942	3.11	0.94
福　建	2003	134	29452	28561	891	1.94	1.27
江　西	4467	1387	38574	38058	516	2.29	1.16
山　东	12124	3148	111672	109524	2148	1.40	1.91
河　南	9566	1952	110973	105315	5658	2.34	1.35
湖　北	5185	1126	37084	36351	733	1.45	0.99
湖　南	6718	1451	38075	35803	2272	0.87	0.71
广　东	7100	3143	32866	30284	2582	1.69	0.83
广　西	3109	453	33428	31024	2404	2.33	0.80
海　南	525	166	2480	2319	161	0.97	0.47
重　庆	2444	186	20762	19508	1254	2.32	0.88
四　川	9906	381	65655	62806	2849	1.37	0.98
贵　州	1559	314	25469	21133	4336	1.47	0.75
云　南	1444	372	33987	31308	2679	3.25	0.92
西　藏	17	8	2220	1257	963	0.42	0.96
陕　西	2333	345	32255	29760	2495	1.18	1.17
甘　肃	1043	473	16278	15007	1271	1.01	0.81
青　海	401	37	5053	4578	475	1.22	1.36
宁　夏	155	38	3176	2913	263	1.37	0.81
新　疆	2121	941	5705	5346	359	0.65	0.48

2-12-1 医学专业招生及在校学生数

年份	普通高等学校				中等职业学校			
	招生总数(人)		在校生总数(人)		招生总数(人)		在校生总数(人)	
		医学专业		医学专业		医学专业		医学专业
1952	79000	6547	191000	24752	351000	28518	636000	59407
1955	98000	9927	288000	36472	190000	22647	537000	57284
1960	323000	31392	962000	116925	54000	120878	2216000	255825
1965	164000	20044	674000	82861	208000	36604	547000	88972
1970	42000	8620	48000	13235	54000	8092	64000	10688
1975	191000	33785	501000	86336	344000	66890	707000	139113
1978	402000	47320	856000	112990	447000	75377	889000	158673
1980	281000	31277	1144000	139569	468000	65719	1243000	244695
1981	279000	29241	1279000	158986	433000	54128	1069000	183230
1982	315000	29486	1154000	164038	419000	50728	1039000	163253
1983	391000	31831	1207000	140051	478000	61684	1143000	163280
1984	475000	35863	1396000	143855	546000	69680	1322000	182283
1985	619000	42919	1703000	157388	668000	87925	1571000	221441
1986	572000	40647	1880000	170317	677000	88259	1757000	250679
1987	617000	43699	1959000	182154	715000	96818	1874000	274575
1988	670000	48135	2066000	191527	776000	109504	2052000	300061
1989	597000	46245	2082000	199305	735000	93142	2177000	306506
1990	608850	46772	2062695	201789	730000	93261	2244000	308394
1991	619874	48943	2043662	202344	780000	95700	2277000	298540
1992	754192	58915	2184376	214285	879000	106215	2408000	311040
1993	923952	66877	2535517	231375	1149000	138168	2820000	355410
1994	899846	66105	2798639	247485	1225000	127874	3198000	364700
1995	925940	65695	2906429	256003	1381000	133357	3722000	402319
1996	965812	68576	3021079	262665	1523000	141868	4228000	432216
1997	1000393	70425	3174362	271137	1621000	152717	4654000	462396
1998	1083627	75188	3408764	283320	1668000	168744	4981000	499117
1999	1548554	108384	4085874	329200	1634000	175854	5155000	534161
2000	2206072	149928	5560900	422869	1325870	179210	4895000	567599
2001	2847987	190956	7190658	529410	1276754	197565	4580000	647800
2002	3407587	227724	9033631	656560	1553062	252455	4563511	678833
2003	4090626	284182	11085642	814741	2268595	359361	6078219	1081853
2004	4799708	332326	13334969	976261	2438462	388142	6578221	1108831
2005	5409412	386905	15617767	1132165	2890805	468960	7423128	1226777
2006	5858455	422283	18493094	1384488	3250420	491784	8334340	1328663
2007	6077806	410229	20044001	1514760	3492925	477527	8946105	1371676
2008	6656404	449365	21867111	1673448	3596158	538974	9379253	1442658

注：①普通高等学校招生和在校生数包括研究生、本科生及大专生，含研究机构和在职研究生，不含成人本专科生；中等职业学校包括普通中专和成人中专，不含职业高中和技工学校学生。下表同；②2008年医学专业成人本专科招生253490人。

2-12-2 医学专业毕业人数

年份	普通高等学校		中等职业学校	
	毕业总数	医学专业	毕业总数	医学专业
1950～1952	69000	6393	200000	31263
1953～1957	269000	25918	842000	96042
1958～1962	606000	60135	1393000	169545
1963～1965	589000	72882	452000	69513
1966～1970	669000	78246	617000	100956
1971～1975	215000	44167	720000	126437
1975	119000	20760	248000	46138
1976～1980	740000	116612	1502000	256473
1978	165000	27459	232000	43884
1979	85000	13483	181000	25220
1980	147000	17656	410000	53523
1981～1985	1535000	152054	2231000	329218
1981	140000	9512	605000	93548
1982	457000	25963	446000	70244
1983	335000	55490	375000	62652
1984	287000	31899	376000	51324
1985	316000	29190	429000	51450
1986～1990	2668000	179431	2922000	392637
1986	393000	27907	496000	61952
1987	532000	32124	578000	70362
1988	553000	38153	596000	83365
1989	576000	38366	591000	82783
1990	614000	42881	661000	94175
1991～1995	3230715	243052	3787000	464913
1991	614000	46028	740000	103515
1992	604000	45664	743000	93883
1993	570715	48559	736000	93813
1994	637000	47090	729000	81718
1995	805000	55711	839000	92369
1996～2000	4295217	305437	6378000	625354
1996	839000	61417	1019000	112608
1997	829000	61239	1157000	121885
1998	829833	61379	1293000	127608
1999	847617	61545	1402000	137255
2000	949767	59857	1507000	129893
2001～2005	10310478	673667	8591583	1277051
2001	1104132	69630	1502867	141989
2002	1418150	88177	1441539	161151
2003	1988583	123563	1884786	302174
2004	2541929	170315	1801330	340554
2005	3257684	221982	1961061	331183
2006～2008	14284679	1021492	7221371	1120451
2006	4030610	279667	2223174	350700
2007	4789746	332842	2403596	360584
2008	5464323	408983	2594601	409167

补充资料：①2008年医学专业成人本专科毕业217406人；②1928～1947年高校医药专业毕业生9499人，解放前中等医药学校毕业生41437人。

2-12-3　医学专业研究生数

年份	研究生总数			其中：医学专业		
	招生数	在校人数	毕业生数	招生数	在校生数	毕业生数
1978	10708	10934	9	1417	1474	…
1979	8110	18830	140	1462	3113	57
1980	3616	21604	476	640	3651	32
1981	9363	18848	11669	591	2442	1512
1982	11080	25847	4058	610	2558	558
1983	15642	37166	4497	1869	3781	966
1984	23181	57566	2756	2243	5608	424
1985	46871	87331	17004	4373	9196	777
1986	41310	110371	16950			
1987	39017	120191	27603	4583	13331	2359
1988	35645	112776	40838			
1989	28569	101339	37232			
1990	29649	93018	35440			
1991	29679	88128	23537			
1992	33439	94164	25692			
1993	42145	106771	28214			
1994	50864	127935	28047			
1995	51053	145443	31877			
1996	59398	163322	39652			
1997	63749	176353	46539	6452	17652	4886
1998	72508	198885	47077	7280	19375	4681
1999	92225	233513	54670	9056	22706	5370
2000	128484	301239	58767	12832	30070	6166
2001	165197	393256	67809	16274	37571	6722
2002	203000	501000	81000	16800	38837	6992
2003	268925	651260	111091	26501	63939	12207
2004	326286	819896	150777	33012	81859	16128
2005	364831	978610	189728	31602	80107	21923
2006	397925	1104653	255902	42200	115901	26415
2007	418612	1195047	311839	44161	128471	32453
2008	446422	1283046	344825	47412	140030	37402

三、卫 生 设 施

简要说明

一、本篇主要介绍全国及31个省、自治区、直辖市卫生机构床位、医用设备和房屋面积情况。主要包括各级各类医疗机构床位数，医院、妇幼保健院、疾病预防控制中心主要医用设备数，各类卫生机构房屋建筑面积等。

二、本篇数据来源于卫生资源统计年报。

三、分科床位数中所列科室主要依据医疗机构《诊疗科目》。中医医院和专科医院床位的科室归类原则如下：中医医院全部计入中医科，中西医结合医院全部计入中西医结合科，民族医院全部计入民族医学科，妇幼保健院分别计入妇产科、儿科，儿童医院全部计入儿科，传染病院、麻风病院全部计入传染科，疗养院、康复医院全部计入康复医学科，肿瘤医院全部计入肿瘤科，其他专科医院计入相关科室。

四、房屋面积统计口径和主要指标解释与《综合医院建设标准》、《妇幼保健院建设标准》、《乡镇卫生院建设标准》、《防疫站建设标准》一致。

主要指标解释

床位数 指年底固定实有床位（非编制床位），包括正规床、简易床、监护床、正在消毒和修理床位、因扩建或大修而停用的床位，不包括产科新生儿床、接产室待产床、库存床、观察床、临时加床和病人家属陪侍床。

每千人口医院和卫生院床位数 即（医院床位 + 卫生院床位）/人口数 × 1000。人口数系公安部户籍人口。

设备台数 指实有设备数，即单位实际拥有的、可供调配的设备，包括安装的和未安装的设备，不包括已经批准报废的设备和已订购尚未运抵单位的设备。

房屋建筑面积 指单位购建且有产权证的房屋建筑面积，不包括租房面积。

租房面积 卫生机构使用的、无产权证的房屋建筑面积，无论其是否缴纳租金，均计入租房面积。

业务用房面积 医院包括门诊部、急诊部、住院部、医技科室、保障系统、行政管理、院内生活用房面积；社区卫生服务中心和卫生院包括临床科室、预防保健科室、医技科室和管理保障用房面积；妇幼保健院（所、站）包括医疗保健、医技、辅助和行政用房面积；专科疾病防治院（所、站）包括医疗、医技、疾病控制、辅助和行政用房面积；疾病预防控制中心（防疫站）包括检验、疾病控制、辅助和行政用房面积。

3-1-1　卫生机构床位数(万张)

年份	合计	医院				疗养院	卫生院		社区卫生服务中心(站)	妇幼保健院(所、站)	专科疾病防治院(所、站)	其他
			综合医院	中医医院	专科医院			乡镇卫生院				
1949	8.46	8.00				0.39						0.07
1950	11.91	9.71	8.46	0.01	0.74	0.60				0.27		1.33
1955	36.28	21.53	17.08	0.14	2.80	5.77				0.57		8.41
1960	97.68	59.14	44.74	1.42	7.95	10.69	4.63	4.63		0.88	1.74	20.60
1965	103.33	61.20	48.04	1.04	7.49	9.84	13.25	13.25		0.92		18.12
1970	126.15	70.50	57.21	1.01	7.79	4.76	36.80	36.80		0.70		13.39
1975	176.43	94.02	76.33	1.37	11.11	3.72	62.03	62.03		0.97	2.88	12.81
1978	204.17	110.00	87.33	3.40	12.10	5.09	74.73	74.73		1.16	2.63	10.56
1980	218.44	119.58	94.11	5.00	12.87	6.79	77.54	77.54		1.64	2.73	10.16
1981	223.38	124.09	96.80	5.79	13.49	8.07	76.31	76.31		1.97	2.71	10.23
1982	228.03	128.52	99.83	6.40	13.90	8.78	75.32	75.32		2.33	2.73	10.35
1983	234.16	134.53	103.99	7.24	14.58	9.15	74.62	74.62		2.75	2.85	10.26
1984	241.24	141.24	108.00	8.65	15.29	9.53	73.14	73.14		3.18	2.96	11.19
1985	248.71	150.86	112.77	11.23	16.56	10.62	72.06	72.06		3.46	2.95	8.76
1986	256.25	155.98	117.52	12.52	17.71	11.08	71.12	71.12		3.67	3.06	11.34
1987	268.50	165.34	123.71	14.21	19.03	11.85	72.30	72.30		4.00	3.07	11.94
1988	279.49	174.70	129.06	15.55	20.23	12.23	72.61	72.61		4.35	3.00	12.60
1989	286.70	181.46	133.60	16.60	20.93	12.30	72.30	72.30		4.50	3.10	13.04
1990	292.54	186.89	136.90	17.57	21.95	12.30	72.29	72.29		4.66	3.10	13.30
1991	299.19	192.61	140.55	18.82	22.26	12.50	72.92	72.92		4.80	3.17	13.19
1992	304.94	197.66	144.10	20.04	22.71	12.50	73.28	73.28		5.00	3.22	13.28
1993	309.90	203.64	156.63	21.35	24.37	11.90	73.08	73.08		4.50	3.03	13.75
1994	313.40	207.04	158.70	22.18	24.85	11.80	73.24	73.24		4.80	2.98	13.54
1995	314.06	206.33	158.72	22.72	24.51	11.60	73.31	73.31		5.13	3.07	14.62
1996	309.96	209.65	159.73	23.75	24.86	10.87	73.75	73.47		5.60	2.83	7.26
1997	313.45	211.92	161.21	24.46	24.97	10.45	74.94	74.24		6.02	3.06	7.06
1998	314.30	213.41	162.00	24.95	25.01	10.18	74.39	73.77		6.30	2.90	7.12
1999	315.90	215.07	163.25	25.33	25.03	9.85	73.99	73.40		6.63	2.93	7.43
2000	317.70	216.67	164.09	25.93	25.08	9.69	74.12	73.48		7.12	2.84	7.26
2001	320.12	215.56	150.50	24.60	25.65	9.45	74.65	74.00		7.40	2.70	10.36
2002	313.61	222.18	168.38	24.67	26.21	6.90	68.54	67.13	1.20	7.98	3.18	3.63
2003	316.40	226.95	171.34	26.02	26.72	4.83	68.57	67.27	1.21	8.09	3.38	3.37
2004	326.84	236.35	177.68	27.55	28.26	5.40	68.24	66.89	1.81	8.70	3.12	3.22
2005	336.75	244.50	183.47	28.77	29.21	5.16	68.99	67.82	2.50	9.41	3.34	2.85
2006	351.18	256.04	190.29	30.32	32.05	4.59	71.03	69.62	4.12	9.93	2.80	2.67
2007	370.11	267.51	197.16	32.16	34.37	4.28	76.32	74.72	7.66	10.62	2.59	1.13
2008	403.87	288.29	211.28	35.03	37.77	3.82	86.54	84.69	9.80	11.73	2.64	1.06

3-1-2　2008年各类医疗机构床位数

医疗机构分类	合计	按市县分			按管理类别分		
		市	县级市	县	非营利性	营利性	不详
总　计	**4036483**	**2750584**	**640295**	**1285899**	**3854429**	**178299**	**3755**
医院	2882862	2191081	413477	691781	2709948	170957	1957
综合医院	2112792	1592168	315435	520624	2009166	101915	1711
中医医院	350257	220367	58006	129890	339151	11106	
中西医结合医院	27990	24465	2046	3525	24212	3778	
民族医院	8694	2897	1671	5797	8303	391	
专科医院	377694	345749	36314	31945	324937	52511	246
护理院	5435	5435	5		4179	1256	
疗养院	38217	33726	9371	4491	38155	62	
社区卫生服务中心(站)	98036	87823	9902	10213	94436	2796	804
社区卫生服务中心	76317	69550	5350	6767	74845	890	582
社区卫生服务站	21719	18273	4552	3446	19591	1906	222
卫生院	865383	340908	183652	524475	863611	801	971
街道卫生院	18527	16881	7219	1646	18160	367	
乡镇卫生院	846856	324027	176433	522829	845451	434	971
门诊部	7490	5193	952	2297	4133	3349	8
诊所、医务室、护理站	93	89		4	80	13	
护理站	93	89		4	80	13	
急救中心(站)	789	556	325	233	770	4	15
妇幼保健院(所、站)	117261	71243	18832	46018	117110	151	
内：妇幼保健院	105293	68095	17398	37198	105143	150	
妇幼保健所(站)	11936	3116	1434	8820	11935	1	
专科疾病防治院(所、站)	26351	19964	3784	6387	26185	166	
专科疾病防治院	14242	12727	1725	1515	14126	116	
专科疾病防治所(中心)	12109	7237	2059	4872	12059	50	
临床检验中心(所、站)	1	1			1		

注：①市包括直辖市区、地级市辖区和县级市，不包括直辖市和地级市所辖县；②社会办包括企业、事业单位、社会团体和其他社会组织办的卫生机构。

3-1-2 续表

按经济类型分					按主办单位分			
国有	集体	联营	私营	其他	政府办	卫生部门	社会办	个人办
3362185	**363646**	**11981**	**164154**	**134517**	**3302475**	**3204420**	**549625**	**184383**
2528934	80702	10751	145068	117407	2234880	2150778	484153	163829
1887356	51007	5672	88107	80650	1594908	1540106	418704	99180
319083	11235	2270	9025	8644	327976	326986	9872	12409
20608	1174	100	3688	2420	20264	19605	3360	4366
8283	20	20	244	127	8088	8088	320	286
291069	16630	2518	42599	24878	280695	253529	51076	45923
2535	636	171	1405	688	2949	2464	821	1665
37363	415		119	320	18570	9578	19548	99
48465	35811	539	7891	5330	66128	64154	23170	8738
41635	28484	15	2981	3202	58956	57960	14175	3186
6830	7327	524	4910	2128	7172	6194	8995	5552
602732	244061	635	7720	10235	842451	841428	14800	8132
10397	7356		462	312	17768	17710	352	407
592335	236705	635	7258	9923	824683	823718	14448	7725
2778	1152	56	3084	420	1644	1371	2694	3152
80			13				80	13
80			13				80	13
766	4		4	15	674	674	111	4
116186	477		45	553	115500	115151	1626	135
104299	398		45	551	103947	103710	1211	135
11855	79			2	11525	11441	411	
24880	1024		210	237	22627	21285	3443	281
13363	643		160	76	11139	11039	2922	181
11517	381		50	161	11488	10246	521	100
1					1	1		

3-1-3　2008年各地区医疗机构床位数

地区	合计	医院							疗养院
		小计	综合医院	中医医院	中西医结合医院	民族医院	专科医院	护理院	
总　计	**4036483**	**2882862**	**2112792**	**350257**	**27990**	**8694**	**377694**	**5435**	**38217**
东　部	1704780	1264730	898805	150389	12228	248	198118	4942	21847
中　部	1250431	873112	648930	112470	7561	428	103375	348	9137
西　部	1081272	745020	565057	87398	8201	8018	76201	145	7233
北　京	86153	79046	52162	9193	629	68	16906	88	412
天　津	46054	38178	22124	4746	714		10594		475
河　北	213965	149103	111803	17437	3117		16746		853
山　西	127263	93430	66525	9958	767		16180		1880
内蒙古	81068	58754	44784	4927	521	1599	6918	5	670
辽　宁	182972	142780	99271	13542	129	110	29728		7802
吉　林	99329	79105	57613	8306	1195	92	11719	180	2424
黑龙江	135600	111014	82416	11930	408	102	16158		1550
上　海	97352	77174	49119	4405	1572		19405	2673	113
江　苏	236541	165734	111483	20361	1999		29963	1928	2581
浙　江	160873	129844	92431	18702	1598		17073	40	2042
安　徽	159724	102723	78437	12020	659		11439	168	1148
福　建	88579	62118	45619	8608	1397	50	6444		1254
江　西	105106	68315	50983	10287	700		6345		810
山　东	319905	218129	164215	28444	212	20	25118	120	3470
河　南	268004	182800	138116	25738	728		18218		985
湖　北	167673	113773	86946	12836	1994	234	11763		
湖　南	187732	121952	87894	21395	1110		11553		340
广　东	250497	187374	138421	23647	781		24432	93	2515
广　西	118365	75722	54727	10562	1813	45	8495	80	976
海　南	21889	15250	12157	1304	80		1709		330
重　庆	81950	53036	37968	6396	783		7889		920
四　川	243746	149183	107128	19893	2176	361	19625		564
贵　州	83103	56907	46068	6421	360	183	3815	60	198
云　南	127560	90391	68971	10817	865	242	9496		1656
西　藏	8720	5585	4817			768			40
陕　西	125189	93867	72548	13050	796		7473		856
甘　肃	76581	53847	41984	8330	92	382	3059		810
青　海	17352	13756	11301	817	60	789	789		
宁　夏	20891	17651	14210	1667	120	105	1549		100
新　疆	96747	76321	60551	4518	615	3544	7093		443

3-1-3 续表

社区卫生服务中心（站）	卫生院			门诊部	妇幼保健院（所、站）		专科疾病防治院(所/站)		急救中心(站)	其他卫生机构
	小计	街道卫生院	乡镇卫生院			妇幼保健所(站)		专科疾病防治所(站)		
98036	**865383**	**18527**	**846856**	**7490**	**117261**	**11936**	**26351**	**12109**	**789**	**94**
55391	303372	11064	292308	2928	44915	2578	10999	4813	518	80
23780	290657	4851	285806	2162	38842	4649	12703	5842	28	10
18865	271354	2612	268742	2400	33504	4709	2649	1454	243	4
1422	2848		2848	81	1418		926	350		
3168	2964		2964	52	819		398	148		
6347	48688		48688	829	7669	1164	377	47	99	
2734	25517	633	24884	161	2888	643	653	110		
4128	14451	51	14400	224	2600	1388	201	201	40	
5343	23721	560	23161	570	1369	144	1282	809	105	
667	14391	200	14191	155	1902	231	676	339		9
2028	14963	159	14804	302	2980	569	2759	224	4	
18082					1833	50	150			
9093	56374	836	55538	30	1992	205	657	375		80
3398	19746	1998	17748	471	4640	85	732	288		
2766	47870	502	47368	261	2986	1072	1965	949	4	1
1034	20184	53	20131	122	2857	70	977	100	33	
3664	25575	541	25034	90	4869	1037	1783	1378		
5594	79216	5030	74186	401	10307	765	2507	1006	281	
1785	69397	90	69307	934	11150	652	933	783	20	
6548	40147	1729	38418	132	5453	59	1620	904		
3588	52797	997	51800	127	6614	386	2314	1155		
1865	44209	2587	41622	318	11244	12	2972	1669		
433	34008	348	33660	137	6723	19	366	173		
45	5422		5422	54	767	83	21	21		
1165	24882	1128	23754	97	1719	37	131	103		
5267	80801	312	80489	670	6390	396	849	512	22	
2002	21222	21	21201	188	2442	1050	144	46		
1828	28620	80	28540	273	4162		461	405	169	
	2759		2759		336	162				
860	24460	416	24044	104	4614	166	428			
1359	18468	82	18386	160	1911	893	14	14	12	
724	2652	6	2646		170	41	50			
256	2099		2099	9	776	352				
843	16932	168	16764	538	1661	205	5			4

3-1-4 每千人口医疗机构床位数

年份 地区	医疗机构床位数（张）	其中：医院和卫生院床位（张）			每千人口医疗机构床位（张）	每千人口医院和卫生院床位（张）			每千农业人口乡镇卫生院床位数（张）
		合计	市	县		合计	市	县	
1980		2184423	903323	1281100		2.02	4.70	1.48	0.95
1985		2229200	962100	1267100		2.14	4.54	1.53	0.86
1990		2624100	1386700	1237400		2.32	4.18	1.55	0.81
1995		2836100	1739600	1096500		2.39	3.50	1.59	0.81
2000		2947900	1914200	1033700		2.38	3.49	1.50	0.80
2003	3144235	2955160	2001267	953893	2.49	2.34	3.42	1.41	0.76
2004	3250938	3045847	2089410	956437	2.56	2.40	1.64	0.75	0.76
2005	3350810	3134930	2167052	967878	2.62	2.45	3.59	1.43	0.78
2006	3496033	3270710	2257503	1013207	2.70	2.53	3.69	1.49	0.80
2007	3701076	3438260	2351415	1086845	2.83	2.63	3.80	1.58	0.85
2008	4036483	3748245	2531989	1216256	3.05	2.84	4.05	1.75	0.96
东部	1704780	1568102	1228753	339349	3.47	3.20	4.06	1.81	1.05
中部	1250431	1163769	736165	427604	2.79	2.59	3.85	1.66	0.90
西部	1081272	1016374	567071	449303	2.83	2.66	4.32	1.79	0.94
北京	86153	81894	80318	1576	6.99	6.65	6.92	2.21	1.02
天津	46054	41142	38169	2973	4.73	4.22	4.78	1.70	0.77
河北	213965	197791	110660	87131	3.00	2.77	4.24	1.92	0.99
山西	127263	118947	73100	45847	3.71	3.47	5.38	2.22	1.07
内蒙古	81068	73205	45006	28199	3.33	3.01	5.17	1.80	0.99
辽宁	182972	166501	141744	24757	4.31	3.92	4.70	2.01	1.09
吉林	99329	93496	76120	17376	3.66	3.45	4.08	2.06	0.96
黑龙江	135600	125977	97139	28838	3.54	3.29	4.24	1.87	0.75
上海	97352	77174	75083	2091	7.00	5.55	5.68	3.02	
江苏	236541	222108	182808	39300	3.20	3.01	3.66	1.64	1.43
浙江	160873	149590	118735	30855	3.43	3.19	3.77	2.01	0.54
安徽	159724	150593	82262	68331	2.37	2.23	3.71	1.51	0.90
福建	88579	82302	54226	28076	2.55	2.37	3.05	1.65	0.87
江西	105106	93890	49309	44581	2.29	2.05	3.22	1.46	0.75
山东	319905	297345	213896	83449	3.41	3.17	4.01	2.06	1.27
河南	268004	252197	144349	107848	2.55	2.40	4.05	1.55	0.84
湖北	167673	153920	118517	35403	2.74	2.52	3.00	1.64	1.03
湖南	187732	174749	95369	79380	2.70	2.52	4.02	1.74	0.96
广东	250497	231583	198329	33254	3.03	2.80	3.54	1.25	1.05
广西	118365	109730	59419	50311	2.30	2.13	3.27	1.51	0.81
海南	21889	20672	14785	5887	2.53	2.39	2.78	1.77	1.02
重庆	81950	77918	50032	27886	2.52	2.39	3.26	1.62	1.01
四川	243746	229984	129291	100693	2.74	2.58	3.90	1.80	1.20
贵州	83103	78129	41420	36709	2.06	1.94	4.05	1.22	0.63
云南	127560	119011	53802	65209	2.89	2.69	5.26	1.92	0.78
西藏	8720	8344	2234	6110	3.10	2.97	7.14	2.44	1.19
陕西	125189	118327	66110	52217	3.28	3.10	4.74	2.16	0.88
甘肃	76581	72315	39584	32731	2.86	2.70	4.58	1.81	0.92
青海	17352	16408	7742	8666	3.26	3.09	7.22	2.04	0.71
宁夏	20891	19750	15189	4561	3.35	3.16	5.00	1.42	0.53
新疆	96747	93253	57242	36011	4.65	4.48	6.82	2.90	1.42

3-1-5　2008年医疗机构分科床位数及构成

分科	医疗机构		其中：医院	
	床位数（张）	构成（%）	床位数（张）	构成（%）
总计	**4036483**	**100.00**	**2882862**	**100.00**
预防保健科	13687	0.34	3025	0.10
全科医疗科	282883	7.01	52336	1.82
内科	996004	24.68	691495	23.99
外科	805647	19.96	629240	21.83
儿科	258224	6.40	155183	5.38
妇产科	456671	11.31	245223	8.51
眼科	58275	1.44	52768	1.83
耳鼻咽喉科	46080	1.14	42882	1.49
口腔科	19577	0.49	17076	0.59
皮肤科	13784	0.34	9244	0.32
医疗美容科	3239	0.08	3033	0.11
精神科	171752	4.25	163580	5.67
传染科	99616	2.47	89391	3.10
结核病科	23422	0.58	17493	0.61
肿瘤科	99735	2.47	99368	3.45
急诊医学科	16038	0.40	12971	0.45
康复医学科	57994	1.44	41266	1.43
职业病科	11667	0.29	6888	0.24
中医科	389446	9.65	374282	12.98
民族医学科	9804	0.24	9782	0.34
中西医结合科	37944	0.94	37028	1.28
ICU病房	9390	0.23	9378	0.33
其他	155604	3.85	119930	4.16

3-1-6 2008年各地区医院分科床位数

地区	总计	预防保健科	全科医疗科	内科	外科	儿科	妇产科	眼科	耳鼻咽喉科	口腔科	皮肤科
总　计	**2882862**	**3025**	**52336**	**691495**	**629240**	**155183**	**245223**	**52768**	**42882**	**17076**	**9244**
北　京	79046	98	876	20078	16118	2592	4728	1669	981	364	270
天　津	38178	20	329	9106	7448	1515	3138	497	696	239	153
河　北	149103	184	2564	39254	33437	9103	15286	3149	1791	925	332
山　西	93430	290	1418	22405	20760	5059	8420	1617	1350	1242	438
内蒙古	58754	303	497	15189	12854	3119	4646	1162	705	441	208
辽　宁	142780	22	1233	37960	30101	5863	10774	2638	1605	830	606
吉　林	79105	56	768	21699	18074	3134	6251	1563	1078	296	202
黑龙江	111014	134	1013	31539	26178	4785	8491	2003	1671	779	325
上　海	77174		1329	19694	14653	2895	4197	995	1142	231	375
江　苏	165734	40	1448	37325	35804	8993	14206	2750	2279	1188	283
浙　江	129844	62	2122	27043	27117	6118	12207	1871	1751	726	457
安　徽	102723	61	1691	24080	22323	5507	7926	1979	1577	586	186
福　建	62118	14	589	12795	13161	3949	6035	1323	1027	286	100
江　西	68315	55	1505	14837	15319	4765	5785	1072	888	252	200
山　东	218129	815	6239	50705	44707	12592	19363	4833	3400	1794	682
河　南	182800	103	3068	47845	39564	11057	13958	3970	2694	1479	302
湖　北	113773	19	1867	25333	26252	5847	9242	2109	2398	665	576
湖　南	121952	169	3046	26741	25410	6604	9364	2020	2444	560	263
广　东	187374	46	1866	37274	45362	10897	20139	2891	2954	801	691
广　西	75722	23	2433	16211	14467	4384	6644	1416	1399	368	181
海　南	15250		1074	3592	2725	767	1663	263	220	71	21
重　庆	53036	2	841	12897	12134	2585	3986	805	863	194	140
四　川	149183	50	2600	35512	33753	7652	10470	2536	2337	699	811
贵　州	56907	18	2217	12988	14843	3177	5165	651	795	365	256
云　南	90391	99	2842	23035	19753	4879	8753	1828	1262	332	264
西　藏	5585	88	551	1130	994	374	606	75	46	22	6
陕　西	93867	46	1497	24062	21555	6081	8368	2330	1157	478	186
甘　肃	53847	66	573	12639	12212	3952	5111	922	787	370	135
青　海	13756	21	497	3520	2777	993	1437	222	162	89	77
宁　夏	17651	50	477	4591	3435	1181	1464	449	218	135	130
新　疆	76321	71	3266	20416	15950	4764	7400	1160	1205	269	388

3-1-6 续表1

医疗美容科	精神科	传染科	结核病科	肿瘤科	康复医学科	职业病科	中医科	民族医学科	中西医结合科	其他
3033	**163580**	**89391**	**17493**	**99368**	**41266**	**6888**	**374282**	**9782**	**37028**	**142279**
221	7789	1394	292	3325	1198	574	10158	68	674	5579
	3331	780	136	1939	173	53	5153		855	2617
60	4079	3822	517	3671	2022	253	18190	114	3549	6801
115	3996	2491	810	2729	1825	370	10915	4	1009	6167
6	2259	2485	290	1831	917	239	4891	2563	755	3394
115	10825	6486	2686	5470	3002	1027	14140	114	255	7028
150	4605	2723	920	2863	1180	148	8696	98	1359	3242
104	5897	4057	902	3525	2053	21	12487	113	605	4332
148	11257	2156	1153	3328	628	30	5364		2100	5499
262	10738	7255	411	7456	3626	385	21222		2125	7938
188	7969	4084	453	4947	1629	127	19108		2276	9589
58	4857	4724	599	4539	1209	172	12669		943	7037
124	2710	1809	667	2772	639	2	9578	50	1479	3009
41	3298	3103	516	2725	296		10774		782	2102
194	11245	5222	1230	7642	2206	948	29659	20	550	14083
130	6113	3923	816	8534	2122	361	27405		1362	7994
176	5461	3723	747	3904	2979	68	14760	234	2600	4813
59	7068	3414	542	3512	1327	107	22534	40	1650	5078
277	12458	5162	751	7159	4240	35	25526	5	1335	7505
125	4584	2558	681	2699	1080	353	11280	69	1973	2794
5	1501	421	85	406	343	15	1460		131	487
28	5494	1124	271	1060	569	271	6764		988	2020
61	11331	3573	254	3902	1702	346	20938	399	3289	6968
133	2000	1450	362	973	816	96	7105	183	522	2792
127	4876	3500	37	1690	651	278	12117	242	1239	2587
	20	262	57	37			32	812	1	472
94	2459	2618	608	2255	1150	258	13798	15	989	3863
11	1272	1856	332	1351	426	184	8919	368	375	1986
	140	302	34	369	179	18	1004	766	85	1064
	460	692	32	297	504	57	1862	88	286	1243
21	3488	2222	302	2458	575	92	5774	3417	887	2196

3-2　2008年卫生机构万元以上设备台数

卫生机构分类	万元以上设备总价值(万元)	万元以上设备台数			
		合计	50万元以下	50～99万元	100万元及以上
总　　计	**32392879**	**2240816**	**2131421**	**69001**	**40394**
一、医院	24658032	1671582	1577817	56938	36827
综合医院	19289529	1291134	1218838	42950	29346
中医医院	2419568	180374	170118	6557	3699
中西医结合医院	231846	18048	17235	503	310
民族医院	48625	3045	2728	289	28
专科医院	2663670	178450	168383	6625	3442
口腔医院	126357	19613	19364	199	50
眼科医院	155721	11947	10834	849	264
耳鼻喉科医院	27401	2150	1990	96	64
肿瘤医院	554476	27146	25116	1029	1001
心血管病医院	71878	5050	4742	153	155
胸科医院	115239	4569	4138	260	171
血液病医院	4249	514	497	10	7
妇产(科)医院	162309	15443	14489	710	244
儿童医院	295941	21552	20505	662	385
精神病医院	159615	15025	14367	492	166
传染病医院	247981	18922	17766	737	419
皮肤病医院	15164	1659	1569	70	20
结核病医院	47808	3923	3758	95	70
麻风病医院	1496	155	152	3	
职业病医院	8410	700	657	30	13
骨科医院	81595	8166	7765	276	125
康复医院	89062	4925	4722	146	57
整形外科医院	9213	1452	1374	69	9
美容医院	7616	997	913	76	8
其他专科医院	482139	14542	13665	663	214
护理院	4794	531	515	14	2
二、疗养院	59865	3620	3354	183	83
三、社区卫生服务中心(站)	602558	49102	47621	1306	175
社区卫生服务中心	317582	42953	41575	1224	154
社区卫生服务站	284976	6149	6046	82	21
四、卫生院	1320878	227371	223452	3181	738
街道卫生院	55794	8998	8753	169	76
乡镇卫生院	1265084	218373	214699	3012	662
中心卫生院	661019	98361	96307	1642	412
乡卫生院	604065	120012	118392	1370	250
五、门诊部	156617	22715	21711	788	216
综合门诊部	102454	12964	12316	494	154
中医门诊部	3616	607	590	15	2
中西医结合门诊部	3726	392	384	7	1
民族医门诊部	49	9	9		
专科门诊部	46772	8743	8412	272	59
六、护理站	5	3	3		
护理站	5	3	3		
七、急救中心(站)	66432	7854	7533	299	22

注：本表不含诊所、卫生所、医务室和村卫生室数字。

3-2 续表

卫生机构分类	万元以上设备总价值（万元）	万元以上设备台数			
		合计	50万元以下	50～99万元	100万元及以上
八、采供血机构	677890	29195	27771	892	532
九、妇幼保健院(所、站)	881210	91844	88493	2305	1046
省属	100087	8321	7953	238	130
地级市(地区)属	330040	31549	30222	862	465
县级市(区)属	276141	27880	26966	619	295
县属	159941	22616	21942	536	138
其他	15001	1478	1410	50	18
妇幼保健院	813288	81233	78100	2121	1012
妇幼保健所	50398	7288	7114	150	24
妇幼保健站	17414	3305	3261	34	10
生殖保健中心	110	18	18		
十、专科疾病防治院(所、站)	157882	11447	10724	597	126
专科疾病防治院	64670	5463	4989	374	100
传染病防治院	3768	379	364	8	7
结核病防治院	9464	667	604	46	17
职业病防治院	28417	2223	1944	232	47
其他	23021	2194	2077	88	29
专科疾病防治所(站、中心)	93212	5984	5735	223	26
口腔病防治所(站、中心)	6354	1455	1424	31	
精神病防治所(站、中心)	901	50	50		
皮肤病与性病防治所(中心)	57213	965	942	21	2
结核病防治所(站、中心)	11449	1628	1579	39	10
职业病防治所(站、中心)	9532	767	640	116	11
地方病防治所(站、中心)	141	121	119	2	
血吸虫病防治所(站、中心)	3789	539	532	7	
药物戒毒所(中心)	291	34	34		
其他	3542	425	415	7	3
十一、疾病预防控制中心	608320	84601	82180	2025	396
省属	154836	16173	15514	487	172
地级市(地区)属	209203	26760	25735	886	139
县级市(区)属	118650	17795	17474	286	35
县属	78465	16532	16337	191	4
其他	47166	7341	7120	175	46
十二、卫生监督所(所)	76301	14612	14612		
省属	13133	2080	2080		
地级市(地区)属	25055	5613	5613		
县级市(区)属	17107	3290	3290		
县属	12272	2351	2351		
其他	8734	1278	1278		
十三、医学科学研究机构	708632	13071	12583	308	180
十四、医学在职培训机构	500271	7963	7884	60	19
十五、健康教育所(站、中心)	4418	673	664	7	2
十六、其他卫生机构	1913568	5163	5019	112	32
卫生监督检验(监测)机构	927	95	91	4	
临床检验中心（所、站）	10174	1244	1185	52	7
其他	1902467	3824	3743	56	25

3-3-1 2008年卫生机构房屋建筑面积(平方米)

卫生机构分类	合计	房屋建筑面积	业务用房面积	危房面积	危房%	租房面积
总计	431436170	410432595	283852590	7996223	2.82	21003575
一、医院	269767644	257964769	186012574	3723309	2.00	11802875
综合医院	205963400	198548960	143094109	2666795	1.86	7414440
中医医院	31291442	30177726	22037353	666740	3.03	1113716
中西医结合医院	2476799	2234567	1558008	35871	2.30	242232
民族医院	1102092	1038274	564629	14987	2.65	63818
专科医院	28703827	25797875	18620399	338916	1.82	2905952
口腔医院	1768307	1652064	1405117			116243
眼科医院	1056523	791871	652583	5820	0.89	264652
耳鼻喉科医院	213067	146466	101309	80	0.08	66601
肿瘤医院	3052142	2896339	2134059	16026	0.75	155803
心血管病医院	581468	521549	418890			59919
胸科医院	614447	611647	475305	4757	1.00	2800
血液病医院	78501	76301	57483			2200
妇产(科)医院	1680143	1208094	1023659	3420	0.33	472049
儿童医院	1769212	1687200	1293148	5856	0.45	82012
精神病医院	7284575	7137080	4376176	184739	4.22	147495
传染病医院	2794680	2751690	2040608	44167	2.16	42990
皮肤病医院	365398	299390	226963	4360	1.92	66008
结核病医院	603428	595368	425374	16101	3.79	8060
麻风病医院	181170	178322	124581	17654	14.17	2848
职业病医院	147682	142713	102345			4969
骨科医院	1789504	1536515	1186851	11048	0.93	252989
康复医院	1710507	1508220	902431	12921	1.43	202287
整形外科医院	152667	118190	70948			34477
美容医院	140057	45647	37491			94410
其他专科医院	2720349	1893209	1565078	11967	0.76	827140
护理院	230084	167367	138076			62717
二、疗养院	5945403	5887842	3111696	18328	0.59	57561
三、社区卫生服务中心(站)	11588311	9309194	7464116	152736	2.05	2279117
社区卫生服务中心	8234739	6917215	5600559	123608	2.21	1317524
社区卫生服务站	3353572	2391979	1863557	29128	1.56	961593
四、卫生院	85953164	84633700	57675341	3566196	6.18	1319464
街道卫生院	2175846	2031392	1486760	38832	2.61	144454
乡镇卫生院	83777318	82602308	56188581	3527364	6.28	1175010
中心卫生院	36044968	35554050	23486425	1491441	6.35	490918
乡卫生院	47732350	47048258	32702156	2035923	6.23	684092
五、门诊部	4000895	2204046	1669882	8220	0.49	1796849
综合门诊部	2732990	1523178	1166788	8220	0.70	1209812
中医门诊部	295755	157584	123180			138171
中西医结合门诊部	86393	42432	38141			43961
民族医门诊部	3857	1514	1514			2343
专科门诊部	881900	479338	340259			402562
六、诊所、卫生所、医务室、护理站	13549238	13546279	5136			2959
诊所	9542908	9542908				
卫生所、医务室	3998197	3998197				
护理站	8133	5174	5136			2959

注：本表不含村卫生室数字。

3-3-1 续表

卫生机构分类	合计	房屋建筑面积	业务用房面积	危房面积	危房%	租房面积
七、急救中心(站)	393454	371422	327455	448	0.14	22032
八、采供血机构	1911901	1856832	1414821	1560	0.11	55069
九、妇幼保健院(所、站)	12089001	11731116	9291179	214607	2.31	357885
省属	572537	565807	458278	3316	0.72	6730
地级市(地区)属	3831128	3745928	2812674	28717	1.02	85200
县级市(区)属	3396293	3213503	2608634	48667	1.87	182790
县属	4115594	4051897	3287349	128585	3.91	63697
其他	173449	153981	124244	5322	4.28	19468
妇幼保健院	10469285	10185001	8046033	169976	2.11	284284
妇幼保健所	934138	886780	749494	17401	2.32	47358
妇幼保健站	682988	656745	493062	27230	5.52	26243
生殖保健中心	2590	2590	2590			
十、专科疾病防治院(所、站)	3350176	3220427	2360044	76126	3.23	129749
专科疾病防治院	1274343	1229862	1043507	10085	0.97	44481
传染病防治院	162347	159847	147996	4770	3.22	2500
结核病防治院	158648	155997	112356	45	0.04	2651
职业病防治院	299653	297107	234193			2546
其他	653695	616911	548962	5270	0.96	36784
专科疾病防治所(站、中心)	2075833	1990565	1316537	66041	5.02	85268
口腔病防治所(站、中心)	184494	167451	134219	29399	21.90	17043
精神病防治所(站、中心)	33919	31519	26077			2400
皮肤病与性病防治所(中心)	546159	528107	301880	12169	4.03	18052
结核病防治所(站、中心)	354251	324766	255136	2377	0.93	29485
职业病防治所(站、中心)	118018	113623	83651	660	0.79	4395
地方病防治所(站、中心)	39099	37559	28154	150	0.53	1540
血吸虫病防治所(站、中心)	589637	587519	332234	19814	5.96	2118
药物戒毒所(中心)	53131	51631	35647			1500
其他	157125	148390	119539	1472	1.23	8735
十一、疾病预防控制中心	12495682	12268840	9181071	128641	1.40	226842
省属	974459	968096	666527	7260	1.09	6363
地级市(地区)属	2943445	2881781	2066669	19066	0.92	61664
县级市(区)属	3310598	3210342	2494558	35535	1.42	100256
县属	4658121	4625899	3500605	64682	1.85	32222
其他	609059	582722	452712	2098	0.46	26337
十二、卫生监督所(中心)	2217396	1559581	1339684	57103	4.26	657815
省属	120712	83879	77405	3605	4.66	36833
地级市(地区)属	656162	503202	441176	19145	4.34	152960
县级市(区)属	664125	487480	414873	11651	2.81	176645
县属	654278	420256	347739	22502	6.47	234022
其他	122119	64764	58491	200	0.34	57355
十三、医学科学研究机构	1077118	1019147	808022	6432	0.80	57971
十四、医学在职培训机构	5712731	3656848	2344918	31628	1.35	2055883
十五、健康教育所(站、中心)	70706	63496	49257	350	0.71	7210
十六、其他卫生机构	1313350	1139056	797394	10539	1.32	174294
卫生监督检验(监测)机构	22096	19185	11264			2911
临床检验中心（所、站）	49748	29082	18578			20666
其他	1241506	1090789	767552	10539	1.37	150717

3-3-2 2008年政府办医疗机构房屋建筑面积(平方米)

医疗机构分类	合计	房屋建筑面积	业务用房	危房%	租房	每床占用建筑面积
总 计	**317679161**	**310969351**	**223816272**	**3.27**	**6709810**	**96.2**
医院	207676534	203844448	147799653	2.24	3832086	92.9
综合医院	154834848	152422349	109956102	2.06	2412499	97.1
中医医院	28871981	28051582	21131667	3.20	820399	88.0
中西医结合医院	1903982	1834034	1292623	2.92	69948	94.0
民族医院	1048643	992595	565912	2.85	56048	129.7
专科医院	20890102	20434783	14751405	2.18	455319	74.4
护理院	126978	109105	101944		17873	43.1
疗养院	2646497	2604025	1140235	1.18	42472	142.5
社区卫生服务中心(站)	7167070	6078878	5855455	2.19	1088192	108.4
社区卫生服务中心	6342266	5478045	5189973	2.10	864221	107.6
社区卫生服务站	824804	600833	665482	3.06	223971	115.0
卫生院	83703041	82442970	56901702	6.26	1260071	99.4
街道卫生院	2105648	1967302	1560037	2.59	138346	118.5
乡镇卫生院	81597393	80475668	55341665	6.36	1121725	98.9
门诊部	260092	233679	202297	2.76	26413	158.2
诊所、卫生所、医务室、护理站	985855	985855				
急救中心(站)	354475	338696	312676	0.15	15779	
妇幼保健院(所、站)	11939726	11601259	9462244	2.30	338467	103.4
内：妇幼保健院	10373483	10105292	8196043	2.10	268191	99.8
妇幼保健所(站)	1563653	1493377	1263611	3.60	70276	135.7
专科疾病防治院(所、站)	2927661	2821531	2133336	2.30	106130	129.4
专科疾病防治院	1073738	1041622	910548	1.15	32116	96.4
专科疾病防治所(站、中心)	1853923	1779909	1222788	3.18	74014	161.4
临床检验中心	18210	18010	8674		200	

四、卫 生 经 费

简要说明

一、本篇主要介绍全国及31个省、自治区、直辖市卫生经费情况，包括卫生总费用、卫生事业费、卫生基本建设投资、卫生机构年收入与支出、门诊和住院病人人均医疗费用等。

二、卫生总费用系测算数。其他卫生经费数据主要来源于卫生资源统计年报，城乡居民医疗保障支出摘自《中国统计年鉴》。

三、非营利性医院各项指标的统计口径和解释与《医院会计制度》一致；营利性医院与《企业会计制度》一致；其他卫生机构与《事业单位会计制度》一致。

四、本篇涉及卫生机构的口径变动和主要指标解释与“卫生机构”篇一致。

主要指标解释

卫生总费用 是反映一个国家或地区在一定时期内（通常为1年）用于医疗卫生保健服务所消耗的资金总量。用筹资来源法测算，分为政府卫生支出、社会卫生支出、个人卫生支出三部分。

政府卫生支出指各级政府用于医疗卫生服务、医疗保障补助、卫生和医疗保险行政管理事务、人口与计划生育对卫生相关支出的各项事业经费，包括中央财政拨款和地方各级财政拨款。

社会卫生支出指政府支出外的社会各界对医疗卫生事业的资金投入。包括社会医疗保障支出、商业健康保险费、社会办医支出、社会捐赠援助、行政事业性收费收入等。

个人卫生支出指城乡居民在接受各类医疗卫生服务时的现金支付，包括在享受各种医疗保险制度时居民就医自付的费用。主要反映城乡居民医疗卫生费用的负担程度。

当年价格 也称现行价格，指报告期内的实际市场价格。按现行价格计算的各种综合指标可反映当年国民经济发展水平及比例关系，但因其变化受食物数量增减和价格升降因素的影响，在不同时期缺乏可比性。当年价格可计算国内生产总值、卫生总费用等。在计算增长速度时，一般都使用“可比价格”来消除价格变动的因素，真实地反映经济发展动态。

人均卫生费用 即某年卫生总费用与同期平均人口数之比。

卫生总费用占GDP% 指某年卫生总费用与同期国内生产总值（GDP）之比。是用来反映一定时期国家对卫生事业的资金投入力度，以及政府和全社会对卫生对居民健康的重视程度。

卫生事业费 是指各级政府用于卫生机构的财政补助，不包括预算内卫生基建投资。

总收入 指单位为开展业务及其他活动依法取得的非偿还性资金。总收入包括财政补助收入、上级补助收入、医疗收入、药品收入和其他收入等。

财政补助收入 指单位从主管部门或主办单位取得的财政性事业经费（包括定额和定项补助）。

业务收入 包括医疗收入、药品收入和其他收入。

医疗收入 指医疗机构在开展医疗业务活动中所取得的收入。包括挂号收入、床位收入、诊察收入、检查收入、治疗收入、手术收入、化验收入、护理收入和其他收入。

药品收入 指医疗机构在开展医疗业务活动中所取得的中药和西药收入。

总支出 指单位在开展业务及其他活动中发生的资金耗费和损失。包括医疗支出、药品支出、其他支出和财政专项支出等。

业务支出 医疗机构“业务支出”包括医疗支出、药品支出和其他支出。其他卫生机构系“事业支出”。

医疗支出 指医疗机构在医疗过程中发生的支出，包括在开展医疗业务活动中的基本工资、补助工资、其他工资、职工福利费、社会保障费、公务费、业务费、卫生材料费、修缮费、设备购置费和其他费用。

药品支出 指医疗机构在药品采购、管理过程中发生的支出。包括在开展医疗业务活动中的基本工资、补助工资、其他工资、职工福利费、社会保障费、公务费、业务费、卫生材料费、修缮费、设备购置费、药品费和其他费用。

人员经费支出 包括人员的基本工资、补助工资、其他工资、职工福利费、社会保障费和助学金等。

门诊病人次均医药费 又称每诊疗人次医药费。即（医疗门诊收入＋药品门诊收入）／总诊疗人次数。

出院病人人均医药费 又称出院者人均医药费。即（医疗住院收入＋药品住院收入）／出院人数。

出院病人日均医药费 即（医疗住院收入＋药品住院收入）／出院者占用总床日数。

每一职工年业务收入 即年业务收入/年平均职工数。

每一医师年业务收入 即年业务收入/年平均医师数。

年内病人欠费率 即年内病人欠费总额/年业务收入×100%。

4-1-1　卫生总费用

年份	卫生总费用(亿元)				卫生总费用构成(%)			城乡卫生费用(亿元)		人均卫生费用(元)			卫生总费用占GDP%
	合计	政府预算卫生支出	社会卫生支出	个人现金卫生支出	政府预算卫生支出	社会卫生支出	个人现金卫生支出	城市	农村	合计	城市	农村	
1978	110.21	35.44	52.25	22.52	32.2	47.4	20.4			11.5			3.02
1979	126.19	40.64	59.88	25.67	32.2	47.5	20.3			12.9			3.11
1980	143.23	51.91	60.97	30.35	36.2	42.6	21.2			14.5			3.15
1981	160.12	59.67	62.43	38.02	37.3	39.0	23.7			16.0			3.27
1982	177.53	68.99	70.11	38.43	38.9	39.5	21.6			17.5			3.33
1983	207.42	77.63	64.55	65.24	37.4	31.1	31.5			20.1			3.48
1984	242.07	89.46	73.61	79.00	37.0	30.4	32.6			23.2			3.36
1985	279.00	107.65	91.96	79.39	38.6	33.0	28.5			26.4			3.09
1986	315.90	122.23	110.35	83.32	38.7	34.9	26.4			29.4			3.07
1987	379.58	127.28	137.25	115.05	33.5	36.2	30.3			34.7			3.15
1988	488.04	145.39	189.99	152.66	29.8	38.9	31.3			44.0			3.24
1989	615.50	167.83	237.84	209.83	27.3	38.6	34.1			54.6			3.62
1990	747.39	187.28	293.10	267.01	25.1	39.2	35.7	396.00	351.39	65.4	158.8	38.8	4.00
1991	893.49	204.05	354.41	335.03	22.8	39.7	37.5	482.60	410.89	77.1	187.6	45.1	4.10
1992	1096.86	228.61	431.55	436.70	20.8	39.3	39.8	597.30	499.56	93.6	222.0	54.7	4.07
1993	1377.78	272.06	524.75	580.97	19.7	38.1	42.2	760.30	617.48	116.3	268.6	67.6	3.90
1994	1761.24	342.28	644.91	774.05	19.4	36.6	43.9	991.50	769.74	146.9	332.6	86.3	3.65
1995	2155.13	387.34	767.81	999.98	18.0	35.6	46.4	1239.50	915.63	177.9	401.3	112.9	3.54
1996	2709.42	461.61	875.66	1372.15	17.0	32.3	50.6	1494.90	1214.52	221.4	467.4	150.7	3.81
1997	3196.71	523.56	984.06	1689.09	16.4	30.8	52.8	1771.40	1425.31	258.6	537.8	177.9	4.05
1998	3678.72	590.06	1071.03	2017.63	16.0	29.1	54.8	1906.92	1771.80	294.9	625.9	194.6	4.36
1999	4047.50	640.96	1145.99	2260.55	15.8	28.3	55.9	2193.12	1854.38	321.8	702.0	203.2	4.51
2000	4586.63	709.52	1171.94	2705.17	15.5	25.6	59.0	2624.24	1962.39	361.9	813.7	214.7	4.62
2001	5025.93	800.61	1211.43	3013.89	15.9	24.1	60.0	2792.95	2232.98	393.8	841.2	244.8	4.58
2002	5790.03	908.51	1539.38	3342.14	15.7	26.6	57.7	3448.24	2341.79	450.7	987.1	259.3	4.81
2003	6584.10	1116.94	1788.50	3678.66	17.0	27.2	55.9	4150.32	2433.78	509.5	1108.9	274.7	4.85
2004	7590.29	1293.58	2225.35	4071.35	17.0	29.3	53.6	4939.21	2651.08	583.9	1261.9	301.6	4.75
2005	8659.91	1552.53	2586.41	4520.98	17.9	29.9	52.2	6305.57	2354.34	662.3	1126.4	315.8	4.73
2006	9843.34	1778.86	3210.92	4853.56	18.1	32.6	49.3	7174.73	2668.61	748.8	1248.3	361.9	4.64
2007	11289.50	2297.10	3893.72	5098.66	20.4	34.5	45.2	8754.53	2534.95	854.4	1480.1	348.5	4.52

注：①本表系测算数；②按当年价格计算；③2001年起卫生总费用不含高等医学教育经费，2006年起包括城乡医疗救助经费。

4-1-2 政府预算卫生支出(亿元)

年份	合计	卫生事业费	中医事业费	食品和药品监督管理费	计划生育事业费	高等医学教育经费	医学科研经费	预算内基本建设经费	卫生行政和医疗保险管理费	政府其他部门卫生经费	行政事业单位医疗经费	基本医疗保险基金补助经费
1978	35.44	21.77				2.0	0.7	3.21		2.7	5.1	
1979	40.64	24.28				2.3	0.9	4.21		3.3	5.7	
1980	51.91	28.34	0.82		3.3	2.5	1.0	5.70		3.6	6.7	
1981	59.67	30.56	1.04		3.9	5.1	1.1	6.25		3.9	7.9	
1982	68.99	35.02	1.36		4.6	5.3	1.3	7.98		4.4	9.1	
1983	77.63	38.80	1.78		5.4	5.5	1.4	9.09		4.8	10.9	
1984	89.46	44.39	2.06		6.3	5.7	1.7	11.20		5.5	12.7	
1985	107.65	50.31	2.88		7.5	5.6	1.6	18.10		6.1	15.6	
1986	122.23	59.55	3.61		8.0	6.1	1.1	18.03		7.1	18.8	
1987	127.28	59.45	4.59		8.5	6.3		19.11		7.1	22.2	
1988	145.39	66.63	5.23		10.0	6.5		20.03		7.8	29.1	
1989	167.83	74.39	6.10		12.8	6.5	1.1	18.06	2.96	7.8	38.1	
1990	187.28	79.47	6.61		15.5	6.1	1.6	7.73	4.55	21.4	44.3	
1991	204.05	86.44	7.31		16.1	7.1	1.8	7.26	5.15	22.5	50.4	
1992	228.61	96.05	8.33		19.4	7.5	1.5	7.68	6.37	23.7	58.1	
1993	272.06	107.87	9.17		22.9	9.3	2.6	11.45	8.04	24.5	76.3	
1994	342.28	146.97	12.06		26.5	12.4	3.2	12.37	10.94	25.9	92.0	
1995	387.34	163.26	13.66		31.9	12.8	2.6	11.55	13.09	26.2	112.3	
1996	461.61	187.57	15.53		37.8	13.2	4.2	21.61	15.61	30.2	136.0	
1997	523.56	209.20	18.14		44.2	13.6	4.7	22.82	17.06	34.2	159.8	
1998	590.06	225.05	18.08		50.4	14.2	29.5	20.10	19.90	36.1	176.8	
1999	640.96	247.89	21.64	3.00	58.4	16.5	1.9	34.67	22.89	42.9	191.3	
2000	709.52	272.17	23.88	3.00	64.5	21.2	12.9	29.34	26.81	44.8	211.0	
2001	800.61	313.52	27.82	7.76	81.8		7.2	48.35	32.96	45.4	235.8	
2002	908.51	350.44	31.22	17.95	114.8		3.8	46.42	44.69	47.4	251.7	
2003	1116.94	439.27	34.51	22.43	141.8		4.1	65.60	51.57	50.1	286.5	21.0
2004	1293.58	474.19	37.52	26.88	181.4		4.8	101.63	60.9	56.6	323.5	26.2
2005	1552.53	593.23	34.92	34.47	221.2		4.2	121.01	72.53	59.5	374.3	37.1
2006	1778.86	753.05	41.21	41.00	256.9		5.2	91.24	84.59	73.2	374.6	21.9

注：①本表按当年价格计算；②2000年起公费医疗经费改称行政事业单位医疗经费，2001年起不含高等医学教育经费。

4-1-3 卫生事业费

	卫生事业费(亿元)	占财政支出%	占科教文卫事业费%	人均卫生事业费(元)
1978	21.77	1.94	19.32	2.26
1979	24.28	1.89	18.38	2.49
1980	29.16	2.37	18.66	2.97
1981	31.60	2.78	18.44	3.17
1982	36.38	2.96	18.47	3.58
1983	40.58	2.88	18.15	3.96
1984	46.45	2.73	17.65	4.49
1985	53.19	2.65	16.80	5.09
1986	63.16	2.86	16.62	5.97
1987	64.04	2.83	15.90	5.97
1988	71.86	2.88	14.78	6.59
1989	80.49	2.85	14.55	7.27
1990	86.08	2.79	13.94	7.6
1991	93.75	2.77	13.24	8.19
1992	104.38	2.79	13.16	9.03
1993	117.04	2.52	12.22	10.17
1994	159.03	2.75	12.44	13.51
1995	176.92	2.59	12.06	14.93
1996	203.10	2.56	11.92	16.99
1997	227.34	2.46	11.94	18.85
1998	243.13	2.25	11.29	20.01
1999	269.52	2.04	11.19	22.00
2000	296.05	1.85	10.82	23.94
2001	341.34	1.81	10.16	27.43
2002	381.66	1.73	9.59	30.48
2003	473.79	1.92	10.52	37.59
2004	511.71	1.80	9.95	40.28
2005	628.14	1.85	10.29	48.04
2006	794.26	1.96	10.70	60.42

注：①本表按当年价格计算；②本表卫生事业费包括中医事业费，不包括预算内卫生基建投资；③2007年卫生机构(含预算内基建投资和卫生行政机关)财政拨款1129.65亿元，占国家财政支出2.28%。

4-1-4 城乡居民医疗保健支出

年份 地区	城镇居民			农村居民		
	人均年消费支出(元)	人均医疗保健支出(元)	医疗保健支出占消费性支出%	人均年生活消费支出(元)	人均医疗保健支出(元)	医疗保健支出占消费性支出%
1990	1278.9	25.7	2.0	374.7	19.0	5.1
1995	3537.6	110.1	3.1	859.4	42.5	4.9
2000	4998.0	318.1	6.4	1670.1	87.6	5.2
2004	7182.1	528.2	7.4	2184.7	130.6	6.0
2005	7942.9	600.9	7.6	2555.4	168.1	6.6
2006	8696.6	620.5	7.1	2829.0	191.5	6.8
2007	9997.5	699.1	7.0	3223.9	210.2	6.5
2008	11242.9	786.2	7.0	3660.7	246.0	6.7
北京	15330.4	1294.1	8.4	6399.3	629.6	9.8
天津	12028.9	1164.0	9.7	3538.3	306.2	8.7
河北	8235.0	833.5	10.1	2786.8	188.1	6.7
山西	8101.8	640.2	7.9	2682.6	170.9	6.4
内蒙古	9281.5	719.1	7.7	3256.2	281.5	8.6
辽宁	9429.7	879.1	9.3	3368.2	265.0	7.9
吉林	8560.3	854.8	10.0	3065.4	311.4	10.2
黑龙江	7519.3	729.6	9.7	3117.4	272.5	8.7
上海	17255.4	857.1	5.0	8844.9	571.1	6.5
江苏	10715.2	689.4	6.4	4786.2	263.9	5.5
浙江	14091.2	859.1	6.1	6801.6	452.4	6.7
安徽	8531.9	554.4	6.5	2754.0	177.0	6.4
福建	11055.1	502.4	4.5	4053.5	174.1	4.3
江西	7810.7	385.9	4.9	2994.5	167.7	5.6
山东	9666.6	708.6	7.3	3621.6	230.8	6.4
河南	7826.7	626.6	8.0	2676.4	173.2	6.5
湖北	8701.2	525.3	6.0	3090.0	178.8	5.8
湖南	8990.7	668.5	7.4	3377.4	220.0	6.5
广东	14336.9	752.5	5.2	4202.3	199.3	4.7
广西	8151.3	542.1	6.7	2747.5	149.0	5.4
海南	8292.9	503.8	6.1	2556.6	95.6	3.7
重庆	9890.3	749.5	7.6	2526.7	168.6	6.7
四川	8692.0	511.8	5.9	2747.3	174.8	6.4
贵州	7758.7	354.5	4.6	1913.7	79.3	4.1
云南	7921.8	631.7	8.0	2637.2	167.9	6.4
西藏	7532.1	272.8	3.6	2217.6	50.0	2.3
陕西	8427.1	678.4	8.1	2559.6	222.5	8.7
甘肃	7875.8	564.3	7.2	2017.2	149.8	7.4
青海	7512.4	613.2	8.2	2446.5	229.3	9.4
宁夏	7817.3	646.0	8.3	2528.8	239.4	9.5
新疆	7874.3	598.8	7.6	2350.6	210.7	9.0

注：①本表按当年价格计算；②分地区系2007年数字。

4-2-1　2008年各类卫生机构资产与负债

卫生机构分类	总资产(万元)	流动资产	固定资产	负债(万元)	净资产(万元)
总　　计	**127515963**	**38938579**	**86791609**	**38504457**	**89011506**
一、医院	101918765	30642861	69786711	32504688	69414077
综合医院	78831676	23117919	54635367	25808476	53023200
中医医院	10294592	3205018	6966844	3590746	6703847
中西医结合医院	1124589	331891	781705	357583	767006
民族医院	186978	51497	127972	46812	140166
专科医院	11433248	3920092	7244040	2690968	8742280
口腔医院	599645	217101	372462	80121	519524
眼科医院	629132	253833	350822	146123	483009
耳鼻喉科医院	110983	41971	65450	18728	92256
肿瘤医院	2171818	805534	1351353	541488	1630329
心血管病医院	451315	137572	305410	124519	326796
胸科医院	352545	120144	227146	105417	247128
血液病医院	51487	17007	29408	17459	34028
妇产(科)医院	909576	338473	550828	190560	719016
儿童医院	1341981	457827	880469	255314	1086667
精神病医院	1376571	487596	873186	365025	1011546
传染病医院	982963	297061	674926	283069	699894
皮肤病医院	85092	26317	56200	15929	69163
结核病医院	206959	77292	127565	44529	162430
麻风病医院	15416	4903	10509	1908	13508
职业病医院	42784	16893	25321	10571	32213
骨科医院	607358	182227	338806	156842	450516
康复医院	538435	122876	410326	71775	466660
整形外科医院	56655	19403	31807	10411	46244
美容医院	31206	12868	15495	17964	13242
其他专科医院	871328	283195	546550	233217	638111
护理院	47682	16444	30784	10104	37578
二、疗养院	556294	138191	403606	132447	423847
三、社区卫生服务中心(站)	2295585	860300	1393189	583705	1711880
社区卫生服务中心	1793099	732579	1041027	492685	1300415
社区卫生服务站	502486	127721	352162	91020	411465
四、卫生院	9449379	2889114	6498725	2566203	6883176
街道卫生院	439499	148597	288244	96693	342806
乡镇卫生院	9009880	2740518	6210481	2469510	6540370
中心卫生院	4043845	1203247	2814369	1107174	2936671
乡卫生院	4966034	1537271	3396111	1362336	3603699
五、门诊部	783480	281405	456705	229917	553564
综合门诊部	500012	166983	306088	120619	379393
中医门诊部	56560	33553	20997	23746	32815
中西医结合门诊部	12810	3535	8446	6966	5844
民族医门诊部	448	150	299	95	354
专科门诊部	213650	77184	120875	78491	135159
六、护理站	938	156	734	97	841
护理站	938	156	734	97	841

注：①本表不含诊所、卫生所、医务室和村卫生室数字；②统计范围：卫生机构87874个。

4-2-1 续表

卫生机构分类	总资产(万元)			负债(万元)	净资产(万元)
		流动资产	固定资产		
七、急救中心(站)	413458	66802	345656	46657	366801
八、采供血机构	1329971	452471	861168	182838	1147133
九、妇幼保健院(所、站)	3834449	1201501	2602642	819640	3014809
省属	473550	196157	271125	65910	407640
地级市(地区)属	1462135	416809	1037826	344198	1117937
县级市(区)属	1068324	335526	726013	231133	837190
县属	778095	236478	532393	167792	610304
其他	52346	16531	35286	10607	41739
妇幼保健院	3525234	1108301	2388584	770125	2755109
妇幼保健所	213682	66113	146261	33671	180010
妇幼保健站	95213	27076	67489	15814	79399
生殖保健中心	321	12	309	30	291
十、专科疾病防治院(所、站)	589053	196417	379617	125019	464033
专科疾病防治院	297497	96556	193381	73797	223700
传染病防治院	16548	5811	10732	6432	10116
结核病防治院	47075	17296	29776	14036	33039
职业病防治院	93568	23694	68911	21312	72256
其他	140307	49756	83963	32017	108290
专科疾病防治所(站、中心)	291555	99861	186236	51222	240333
口腔病防治所(站、中心)	38058	14999	22046	3685	34373
精神病防治所(站、中心)	4529	1844	2685	630	3899
皮肤病与性病防治所(中心)	80019	28604	50060	16117	63902
结核病防治所(站、中心)	62397	23054	39239	13354	49043
职业病防治所(站、中心)	27724	6535	20251	2947	24777
地方病防治所(站、中心)	8864	2885	5930	1145	7719
血吸虫病防治所(站、中心)	44626	14898	29266	8516	36110
药物戒毒所(中心)	6874	843	4762	428	6446
其他	18466	6199	11997	4401	14065
十一、疾病预防控制中心	3666440	1291421	2344982	748511	2917928
省属	627457	292532	334217	133208	494249
地级市(地区)属	962830	302686	657562	198862	763968
县级市(区)属	1013153	330816	677970	176974	836178
县属	703720	206297	494724	131316	572404
其他	359280	159090	180509	108150	251130
十二、卫生监督所(中心)	1062125	232869	828396	142359	919765
省属	69392	21252	48082	5554	63838
地级市(地区)属	315450	36593	278672	13205	302246
县级市(区)属	275340	114505	160701	96314	179026
县属	357867	46638	310749	25555	332313
其他	44075	13882	30192	1732	42343
十三、医学科学研究机构	758387	323861	408190	176769	581618
十四、医学在职培训机构	487965	186779	298881	130397	357568
十五、健康教育所(站、中心)	22929	7600	15244	2403	20527
十六、其他卫生机构	346746	166830	167162	112808	233938
卫生监督检验(监测)机构	4621	1247	3371	465	4156
临床检验中心（所、站）	57365	24707	24215	28638	28727
其他	284760	140876	139576	83706	201054

4-2-2 2008年卫生机构资产与负债(按经济类型/主办单位/地区分)

类别 地区	总资产 (万元)	流动资产	固定资产	负债 (万元)	净资产 (万元)
总 计	**127515963**	**38938579**	**86791609**	**38504457**	**89011506**
按经济类型分					
国有	113010481	34344980	77609025	32889989	80120492
集体	5611953	1889011	3661349	1588586	4023367
私营	3767130	1053003	2467044	1498825	2268305
其他	5126398	1651586	3054191	2527057	2599341
按主办单位分					
政府办	110686011	33698296	76012641	31647918	79038093
其中：卫生部门	108211193	33018985	74243756	30965623	77245570
社会办	12759098	4066095	8224323	5242723	7516375
个人办	4070854	1174188	2554645	1613816	2457038
按地区分					
东 部	71109278	22412876	47781668	20580555	50528722
中 部	30024241	8716712	20868162	10048721	19975520
西 部	26382444	7808991	18141779	7875181	18507264
北 京	7418370	2791598	4541632	1801668	5616702
天 津	2571450	974770	1575881	830021	1741429
河 北	4657547	1337409	3288983	1391485	3266062
山 西	2971571	781139	2131269	739271	2232300
内蒙古	1976091	600993	1357321	690568	1285523
辽 宁	4496834	1223958	3218560	1521647	2975187
吉 林	2344787	692053	1633737	730135	1614652
黑龙江	3369897	882853	2460943	1052926	2316971
上 海	6259206	2259657	3898029	1424588	4834619
江 苏	10021338	3053704	6811644	3266106	6755233
浙 江	9083616	2715601	6258202	2404809	6678806
安 徽	3741571	1185354	2494773	1253325	2488246
福 建	3455562	1160397	2264839	854377	2601184
江 西	2533202	798982	1698896	696577	1836625
山 东	8902887	2636179	6152298	3225734	5677152
河 南	5309386	1545223	3695124	2111621	3197765
湖 北	4855073	1504447	3264787	1531597	3323476
湖 南	4898756	1326661	3488634	1933270	2965485
广 东	13569952	4080591	9286590	3633033	9936920
广 西	3061491	829322	2203506	1047070	2014421
海 南	672516	179011	485010	227088	445429
重 庆	2234704	713836	1491138	649180	1585524
四 川	5468564	1807402	3536031	1431272	4037292
贵 州	1390851	497524	875969	411868	978983
云 南	3458447	1043338	2295884	875405	2583043
西 藏	192598	24027	164149	15562	177036
陕 西	2905578	788493	2072157	907398	1998180
甘 肃	1883732	520614	1355230	511153	1372579
青 海	521201	144189	368061	173047	348154
宁 夏	641269	145458	484215	242406	398863
新 疆	2647920	693798	1938119	920253	1727667

注: 本表不含诊所、卫生所、医务室和村卫生室数字。

4-2-3 2008年医疗机构资产与负债

卫生机构分类	总资产(万元)	流动资产	固定资产	负债(万元)	净资产(万元)	平均每床固定资产(万元)
总 计	**119898766**	**36301454**	**81891801**	**37037010**	**82861756**	**20.4**
医院	101918765	30642861	69786711	32504688	69414077	24.3
综合医院	78831676	23117919	54635367	25808476	53023200	26.0
中医医院	10294592	3205018	6966844	3590746	6703847	19.9
中西医结合医院	1124589	331891	781705	357583	767006	28.2
民族医院	186978	51497	127972	46812	140166	14.7
专科医院	11433248	3920092	7244040	2690968	8742280	19.3
护理院	47682	16444	30784	10104	37578	5.7
疗养院	556294	138191	403606	132447	423847	11.0
社区卫生服务中心(站)	2295585	860300	1393189	583705	1711880	14.7
社区卫生服务中心	1793099	732579	1041027	492685	1300415	13.9
社区卫生服务站	502486	127721	352162	91020	411465	17.7
卫生院	9449379	2889114	6498725	2566203	6883176	7.5
街道卫生院	439499	148597	288244	96693	342806	15.6
乡镇卫生院	9009880	2740518	6210481	2469510	6540370	7.4
门诊部	783480	281405	456705	229917	553564	
护理站	938	156	734	97	841	7.9
急救中心(站)	413458	66802	345656	46657	366801	
妇幼保健院(所、站)	3834449	1201501	2602642	819640	3014809	22.3
内：妇幼保健院	3525234	1108301	2388584	770125	2755109	22.7
妇幼保健所(站)	308894	93188	213750	49485	259409	18.1
专科疾病防治院(所、站)	589053	196417	379617	125019	464033	14.5
专科疾病防治院	297497	96556	193381	73797	223700	13.6
专科疾病防治所(站)	291555	99861	186236	51222	240333	15.7
临床检验中心(所、站)	57365	24707	24215	28638	28727	
政府办	**103606932**	**31220273**	**71461942**	**30278483**	**73328449**	**21.7**
医院	87743786	26207569	60722717	26338942	61404844	27.2
综合医院	67461701	19608068	47219289	20568578	46893123	29.7
中医医院	9854989	3070235	6684257	3399888	6455101	20.4
中西医结合医院	1024688	300443	718733	316982	707706	35.7
民族医院	177114	49102	120900	45130	131984	15.0
专科医院	9186722	3168904	5951912	2001855	7184867	21.2
护理院	38573	10816	27627	6509	32064	9.4
疗养院	281745	82345	195977	59657	222089	11.2
社区卫生服务中心(站)	1670029	689245	965454	441816	1228213	14.9
社区卫生服务中心	1586052	662788	910147	425453	1160598	15.6
社区卫生服务站	83978	26457	55307	16363	67615	8.5
卫生院	9122097	2785162	6285336	2463765	6658332	7.5
街道卫生院	430140	145277	282551	94028	336112	16.0
乡镇卫生院	8691958	2639885	6002785	2369737	6322220	7.3
门诊部	64689	21336	43040	11548	53141	
急救中心(站)	401789	64814	336074	40587	361202	
妇幼保健院(所、站)	3787218	1186678	2570762	809977	2977241	22.3
内：妇幼保健院	3485682	1095156	2362638	761334	2724348	22.8
妇幼保健所(站)	301218	91510	207818	48613	252605	18.2
专科疾病防治院(所、站)	523525	179380	334534	109372	414153	14.9
专科疾病防治院	255294	86903	161908	61730	193564	14.5
专科疾病防治所(站)	268231	92477	172626	47642	220589	15.3
临床检验中心(所、站)	12053	3743	8047	2820	9233	

注：本表不含诊所、卫生所、医务室和村卫生室数字。

4-3-1　2008年各类卫生机构收入与支出

卫生机构分类	总收入(万元)	财政补助收入	上级补助收入	业务收入/事业收入	总支出(万元)	业务支出/事业支出	财政专项支出	总支出中:人员支出(万元)
总　计	**95960692**	**10201421**	**1074243**	**83624628**	**91911902**	**86102167**	**2867447**	**24994337**
一、医院	70031066	5196123	479744	64355199	67979332	66466147	1513185	16973753
综合医院	54068123	3570254	432275	50065594	52547563	51567517	980045	12923763
中医医院	7611716	675086	19554	6917076	7420820	7204492	216328	1932070
中西医结合医院	715735	56402	1000	658333	697912	684923	12989	196238
民族医院	109681	42102	1043	66536	144355	136742	7612	33700
专科医院	7496780	847347	25567	6623866	7140946	6846333	294612	1879140
口腔医院	359637	36053	593	322992	319960	306034	13926	134489
眼科医院	314449	9807	191	304451	278084	273505	4579	68993
耳鼻喉科医院	74317	4971	964	68382	75419	74204	1216	21930
肿瘤医院	1532161	71328	1909	1458924	1458448	1428980	29468	264434
心血管病医院	277508	24717	1489	251302	271960	259335	12625	49393
胸科医院	275255	38985	284	235986	274416	260849	13567	62193
血液病医院	47079	5769	0	41310	45312	43723	1588	6982
妇产(科)医院	572298	39404	433	532461	517740	505245	12495	158066
儿童医院	999202	91212	1053	906937	955714	914981	40733	248590
精神病医院	1045114	269595	9133	766386	1000336	930371	69965	366244
传染病医院	680691	128931	1477	550283	691267	636047	55220	174653
皮肤病医院	60267	7132	164	52972	57142	55094	2048	16282
结核病医院	154368	22394	97	131877	147344	141997	5348	39609
麻风病医院	12584	5601	310	6674	12039	11046	993	4268
职业病医院	34370	6205	212	27953	33155	31051	2103	11013
骨科医院	311779	15746	648	295386	298742	294182	4560	71693
康复医院	162000	38775	4367	118858	148690	139147	9543	45214
整形外科医院	35245	2301	6	32938	32246	31241	1005	11679
美容医院	30892	31	0	30862	31476	31460	16	6057
其他专科医院	517566	28390	2241	486935	491456	477842	13614	117357
护理院	29032	4931	306	23795	27738	26140	1599	8842
二、疗养院	177071	57724	12245	107102	183317	164441	18876	59998
三、社区卫生服务中心(站)	2689724	492345	65404	2131975	2583171	2467235	115936	743271
社区卫生服务中心	2345787	475546	53965	1816277	2267634	2160298	107335	646343
社区卫生服务站	343937	16799	11439	315699	315537	306937	8601	96928
四、卫生院	8404142	1452175	90867	6861100	8052085	7759682	292403	2689709
街道卫生院	363748	54674	4915	304159	347183	335786	11397	117463
乡镇卫生院	8040394	1397502	85952	6556941	7704902	7423896	281006	2572246
中心卫生院	3522236	576348	27702	2918186	3379778	3280880	98899	1153347
乡卫生院	4518158	821154	58250	3638755	4325124	4143017	182107	1418899
五、门诊部	708133	36669	13371	658094	658447	645422	13024	183684
综合门诊部	400245	21966	12497	365782	373440	366754	6686	101387
中医门诊部	103031	1136	290	101605	97783	97383	400	23540
中西医结合门诊部	10517	67	39	10411	10886	10675	211	3025
民族医门诊部	217	0	9	208	389	389	0	59
专科门诊部	194123	13499	536	180088	175948	170221	5727	55673
六、诊所、卫生所、医务室、护理站	5825763	6	281268	4857228	4703954	2280591	1	1847044
诊所	4503521	0	11438	3917845	3559489	1757084	0	1356932
卫生所、医务室	1321700	0	269830	938846	1143962	523005	0	489925
护理站	543	6	0	537	503	502	1	187

注：①本表不包括村卫生室数；②统计范围：卫生机构240340个，其中：社区卫生服务站11665个，诊所、卫生所、医务室148790个。

4-3-1 续表

卫生机构分类	总收入(万元)	财政补助收入	上级补助收入	业务收入/事业收入	总支出(万元)	业务支出/事业支出	财政专项支出	总支出中:人员支出(万元)
七、急救中心(站)	127625	81617	1484	37369	147942	92574	44522	47486
八、采供血机构	538753	74123	2604	430658	498679	436009	20535	120313
九、妇幼保健院(所、站)	3007740	512691	17622	2477427	2786632	2656017	130615	931051
省属	323362	30707	893	291763	281816	269500	12316	85980
地级市(地区)属	1077988	151361	3465	923162	1003259	964739	38520	326835
县级市(区)属	890069	151627	5924	732519	829290	796315	32975	286723
县属	660439	163882	5107	491451	623049	579328	43721	214489
其他	55882	15115	2235	38533	49219	46135	3084	17024
妇幼保健院	2703121	374857	12007	2316257	2503709	2404558	99151	816046
妇幼保健所	204344	85948	2721	115675	191719	172511	19208	76268
妇幼保健站	99846	51551	2894	45402	91198	78942	12256	38734
生殖保健中心	429	336	0	93	7	7	0	3
十、专科疾病防治院(所/站)	516112	185655	13072	317386	502075	447545	54530	179444
专科疾病防治院	230025	62543	7924	159558	226521	210814	15708	77833
传染病防治院	15803	3614	25	12164	16783	16552	231	3823
结核病防治院	41729	8077	1687	31965	39743	39052	691	12212
职业病防治院	58982	19334	1333	38315	57906	53170	4737	24563
其他	113511	31518	4879	77113	112090	102040	10050	37235
专科疾病防治所(站/中心)	286087	123111	5148	157828	275554	236732	38822	101611
口腔病防治所(站/中心)	30421	4647	81	25693	28105	27519	586	14391
精神病防治所(站/中心)	3037	1266	11	1761	2850	2451	399	1125
皮肤病与性病防治站	72897	21854	1334	49709	69302	61751	7551	23327
结核病防治所(站/中心)	80094	39029	865	40200	78691	70267	8424	29027
职业病防治所(站/中心)	23215	10589	957	11669	22996	18494	4502	8936
地方病防治所(站/中心)	7089	6235	108	746	6287	4752	1535	2849
血吸虫病防治所(中心)	46134	31907	1613	12614	44392	30914	13479	15107
药物戒毒所(中心)	1687	981	72	635	1852	1652	200	564
其他	21514	6605	108	14801	21080	18932	2147	6285
十一、疾病预防控制中心	2577442	1271962	68098	1003949	2497110	1757322	428557	711225
省属	386952	226407	3545	55317	367231	168675	130984	60780
地级市(地区)属	701019	370352	10966	282153	677870	528206	104529	200484
县级市(区)属	677625	325473	14269	302895	665823	511624	83156	211219
县属	631299	288377	16618	285774	611529	447599	80820	196473
其他	180546	61354	22701	77810	174657	101217	29068	42269
十二、卫生监督所(中心)	586782	439064	12953	105285	582696	429235	86064	292165
省属	59933	55942	1511	538	57958	22503	34292	14946
地级市(地区)属	178408	153314	3596	11466	181865	138131	27006	94568
县级市(区)属	178782	130795	3437	36160	176053	139492	13338	96126
县属	125241	84518	2197	32151	123421	93272	8224	66883
其他	44419	14496	2211	24970	43400	35836	3204	19641
十三、医学科学研究机构	248126	136296	6880	70029	238795	155926	47197	59469
十四、医学在职培训机构	215743	96853	3457	105337	208092	161974	22961	79558
十五、健康教育所(中心)	15120	11888	420	1709	13884	9491	2297	5614
十六、其他卫生机构	291350	156230	4755	104781	275692	172557	76745	70554
卫生监督检验(监测)机构	3499	1979	189	1033	3627	2683	368	1812
临床检验中心(所、站)	51586	2632	55	48898	42200	41799	401	11430
其他	236265	151618	4511	54849	229865	128075	75976	57312

4-3-2　2008年卫生机构收入与支出(按经济类型/主办单位/地区分)

类别 地区	总收入 (万元)	财政补助收入	上级补助收入	业务收入/事业收入	总支出 (万元)	业务支出/事业支出	财政专项支出	总支出中:人员支出(万元)
总计	**95960692**	**10201421**	**1074243**	**83624628**	**91911902**	**86102167**	**2867447**	**24994337**
按经济类型分								
国有	81316337	9444745	928271	70559178	78757048	75215365	2665937	20953600
集体	5548928	719114	75746	4674633	5151024	4740659	164564	1597251
私营	6124348	6241	46768	5504196	5167646	3407348	23559	1773961
其他	2971080	31320	23458	2886621	2836184	2738795	13386	669526
按主办单位分								
政府办	79381491	9739117	429692	68863876	76627302	73407297	2705020	20429202
内:卫生部门	77962935	9395984	378268	67849356	75280610	72193348	2601613	20039512
社会办	10215345	453260	633254	8976041	9849471	9002520	138222	2763113
个人办	6363856	9044	11297	5784711	5435128	3692350	24205	1802023
按地区分								
东　部	53845901	5215582	484287	47610921	52165629	49256916	1753681	14013326
中　部	22618018	2209696	396682	19911115	21274558	19957151	493800	5708923
西　部	19496774	2776143	193274	16102593	18471715	16888100	619965	5272088
北　京	5934995	1000036	73312	4812725	5772720	5262777	421047	1177724
天　津	1904294	242960	11472	1643062	1869122	1795050	60699	444952
河　北	3440330	272185	30031	3127057	3336988	3209004	86632	910935
山　西	1806992	286429	47031	1460334	1740502	1638524	79680	453478
内蒙古	1329543	271099	12206	1038461	1277531	1210285	40106	368101
辽　宁	3187144	238974	36440	2901575	3125502	3038070	45681	841675
吉　林	2025269	298685	56473	1663325	1966386	1745744	35181	609969
黑龙江	2675432	325597	176122	2157721	2563905	2336590	51497	743872
上　海	5720805	608595	72627	4848947	5583179	5257604	153008	1602032
江　苏	7142077	487780	74730	6535473	6960956	6695689	204133	1800097
浙　江	7679416	624141	56368	6961322	7362680	6790196	231976	2126908
安　徽	2637085	274093	28082	2321022	2494685	2392787	83821	629919
福　建	2279629	214616	7146	2052900	2110687	2034434	62723	575721
江　西	1832642	219794	7391	1598470	1766363	1694743	51092	453295
山　东	6199337	526812	42063	5611465	6049816	5720066	131428	1671468
河　南	3861793	290353	29220	3529650	3706417	3594339	73936	871949
湖　北	4293987	260919	29479	3991306	3703095	3439985	48005	983777
湖　南	3484819	253826	22884	3189287	3333204	3114440	70587	962663
广　东	9875877	922482	69049	8724431	9538675	9025270	335055	2737206
广　西	2170718	217882	12774	1925043	2086085	2017132	41736	609300
海　南	481997	77001	11050	391965	455303	428758	21298	124609
重　庆	2563219	167936	12594	2120045	2416292	1900408	57741	624367
四　川	4070395	522389	30865	3491958	3845196	3622859	164189	1139436
贵　州	1206328	204290	11981	978010	1122058	1075764	25680	338015
云　南	2555285	324384	9639	2154477	2320085	1989433	72078	679926
西　藏	145091	62420	4521	77682	158214	142453	12162	56142
陕　西	1998273	265807	29899	1696067	1898294	1794155	57301	518966
甘　肃	1036024	215922	21131	788218	1005412	937770	46967	285827
青　海	304732	87038	1688	215041	291604	273600	9387	89008
宁　夏	421594	86290	5329	325689	424791	393664	27279	105232
新　疆	1695572	350686	40646	1291903	1626152	1530577	65340	457769

注:本表包括诊所、卫生所、医务室数，不含村卫生室数。

4-3-3 2008年医疗机构收入与支出

医疗机构分类	总收入(万元)	财政补助收入	上级补助收入	业务收入	总支出(万元)	业务支出	财政专项支出	总支出中:人员经费支出(万元)
总　计	**91538962**	**8017637**	**975131**	**81814409**	**87639155**	**82928880**	**2183492**	**23666869**
医院	70031066	5196123	479744	64355199	67979332	66466147	1513185	16973753
综合医院	54068123	3570254	432275	50065594	52547563	51567517	980045	12923763
中医医院	7611716	675086	19554	6917076	7420820	7204492	216328	1932070
中西医结合医院	715735	56402	1000	658333	697912	684923	12989	196238
民族医院	109681	42102	1043	66536	144355	136742	7612	33700
专科医院	7496780	847347	25567	6623866	7140946	6846333	294612	1879140
护理院	29032	4931	306	23795	27738	26140	1599	8842
疗养院	177071	57724	12245	107102	183317	164441	18876	59998
社区卫生服务中心(站)	2689724	492345	65404	2131975	2583171	2467235	115936	743271
社区卫生服务中心	2345787	475546	53965	1816277	2267634	2160298	107335	646343
社区卫生服务站	343937	16799	11439	315699	315537	306937	8601	96928
卫生院	8404142	1452175	90867	6861100	8052085	7759682	292403	2689709
街道卫生院	363748	54674	4915	304159	347183	335786	11397	117463
乡镇卫生院	8040394	1397502	85952	6556941	7704902	7423896	281006	2572246
门诊部	708133	36669	13371	658094	658447	645422	13024	183684
诊所、医务室、护理站	5825763	6	281268	4857228	4703954	2280591	1	1847044
诊所	4503521	0	11438	3917845	3559489	1757084	0	1356932
卫生所、医务室	1321700	0	269830	938846	1143962	523005	0	489925
护理站	543	6	0	537	503	502	1	187
急救中心(站)	127625	81617	1484	0	147942	0	44522	47486
妇幼保健院(所、站)	3007740	512691	17622	2477427	2786632	2656017	130615	931051
内:妇幼保健院	2703121	374857	12007	2316257	2503709	2404558	99151	816046
妇幼保健所(站)	304190	137499	5615	161077	282917	251453	31464	115002
专科疾病防治院(所/站)	516112	185655	13072	317386	502075	447545	54530	179444
专科疾病防治院	230025	62543	7924	159558	226521	210814	15708	77833
专科疾病防治所(中心)	286087	123111	5148	157828	275554	236732	38822	101611
临床检验中心(所、站)	51586	2632	55	48898	42200	41799	401	11430
政府办	**75146994**	**7627260**	**352977**	**67117381**	**72537621**	**70347809**	**2046271**	**19154273**
医院	60902249	4926206	176158	55799885	58953855	57535412	1418443	14705574
综合医院	46534930	3359148	137629	43038153	45038295	44121695	916600	11013547
中医医院	7314617	664618	19296	6630703	7119393	6914261	205132	1869636
中西医结合医院	619158	54829	944	563386	604935	592320	12614	174490
民族医院	103959	41581	943	61435	138371	131194	7177	32340
专科医院	6306710	801123	17222	5488366	6030624	5754731	275893	1608590
护理院	22875	4907	125	17843	22238	21210	1028	6971
疗养院	108632	48164	1584	58885	110711	93436	17275	35800
社区卫生服务中心(站)	2198403	456045	46188	1696170	2116707	2017313	99394	610072
社区卫生服务中心	2115960	448781	44215	1622964	2042195	1945049	97146	585873
社区卫生服务站	82443	7264	1973	73206	74512	72264	2248	24199
卫生院	8181738	1429840	88401	6663497	7838581	7549999	288582	2623261
街道卫生院	357437	54177	4204	299057	341031	329663	11368	115543
乡镇卫生院	7824301	1375663	84198	6364441	7497550	7220336	277214	2507718
门诊部	56261	10931	618	44713	51970	50392	1578	12869
诊所、医务室	144041	0	14546	123480	124472	78755	0	41015
诊所	23872	0	1633	19456	21507	12735	0	7432
卫生所、医务室	120170	0	12913	104025	102965	66020	0	33583
急救中心(站)	123814	79550	902	0	138779	0	40954	45281
妇幼保健院(所、站)	2955924	499006	15611	2441307	2740802	2612869	127933	915187
内:妇幼保健院	2662425	367622	11591	2283211	2464880	2367799	97080	803312
妇幼保健所(站)	293072	131048	4020	158004	275916	245063	30853	111873
专科疾病防治院(所/站)	471308	175294	8913	287101	457232	405522	51710	163644
专科疾病防治院	199068	57327	4714	137027	195945	181175	14771	66833
专科疾病防治所(中心)	272241	117967	4199	150074	261287	224347	36940	96810
临床检验中心(所、站)	4624	2226	55	2343	4513	4112	401	1570

注:本表不含村卫生室数字。

4-3-4 2008年政府办医疗机构收入与支出

指标名称	医院			社区卫生服务中心	乡镇卫生院	妇幼保健院
		综合医院	中医医院			
机构数(个)	9598	5701	2223	2004	37370	1722
总收入(万元)	60902249	46534930	7314617	2115960	7824301	2662425
财政补助收入	4926206	3359148	664618	448781	1375663	367622
上级补助收入	176158	137629	19296	44215	84198	11591
业务收入	55799885	43038153	6630703	1622964	6364441	2283211
医疗收入	29141989	22718628	3161261	480577	2597986	1525263
门诊收入	10013454	7671472	1252816	368897	1335945	755754
内：挂号费	245650	173865	36829			18260
检查收入	3896153	3149105	455865			237898
治疗收入	2328009	1628634	349216			143188
手术收入	456036	341934	43296			58392
住院收入	19128535	15047156	1908445	111680	1262041	769509
内：床位收入	1761091	1313420	202616			85853
检查收入	2263612	1809209	213827			63950
治疗收入	6247868	4868825	632005			187634
手术收入	3225327	2587103	334083			205916
药品收入	25639821	19582971	3333967	1087475	3379503	706131
门诊收入	10792813	7831581	1747714	985793	2067457	466395
西药收入	8283251	6391812	897598			419119
中药收入	2509561	1439770	850116			47276
住院收入	14847009	11751390	1586253	101681	1312046	239736
西药收入	14105905	11346953	1344433			233209
中药收入	741104	404437	241820			6527
其他收入	1018075	736554	135475	54912	386952	51817
总支出(万元)	58953855	45038295	7119393	2042195	7497550	2464880
财政专项支出	1418443	916600	205132	97146	277214	97080
业务支出	57535412	44121695	6914261	1945049	7220336	2367799
医疗支出	32784656	25316427	3695658	907936	4143881	1598441
药品支出	24113386	18347510	3160360	981995	2900556	670221
内：药品费	21348432	16408645	2672449	817568	1994236	558909
西药费	18850515	14989210	1834568			518308
中药费	2497916	1419435	837881			40601
其他支出	637370	457758	58243	55118	175899	99137
总支出中:人员支出(万元)	14705574	11013547	1869636	585873	2507718	803312
离退休费(万元)	1404380	1025089	180107	54821	308523	69701
病人累计欠费总额(万元)	2512466	2007753	280318	23052	117540	11256
内:年内病人欠费(万元)	575841	438486	89166	9768	44006	2855
病人欠费率(%)	1.0	1.0	1.3	0.6	0.7	0.1
职工人均年业务收入(元)	190564.7	200134.2	144597.7	137886.3	60847.9	126007.8
医师人均年业务收入(元)	624497.2	658887.8	428492.2	377205.3	161653.8	364881.8
门诊病人次均医药费(元)	141.4	143.9	113.6	90.8	42.1	103.7
内：挂号费	1.7	1.6	1.4			1.5
药费	73.3	72.7	66.2	66.1	25.6	39.6
检查费	26.5	29.2	17.3			20.2
治疗费	15.8	15.1	13.2			12.1
出院病人人均医药费(元)	5413.6	5413.8	4144.2	2661.7	778.9	2122.5
内：床位费	280.6	265.3	240.3			180.5
药费	2365.7	2374.0	1881.1	1268.5	397.0	504.2
检查费	360.7	365.5	253.6			134.5
治疗费	995.5	983.6	749.5			394.6
手术费	513.9	522.6	396.2			433.0
出院病人日均医药费(元)	507.6	545.3	394.5	188.1	176.0	388.4

4-4-1　综合医院收入与支出

指标名称	2002	2003	2004	2005	2006	2007	2008
机构数	4488	4779	4848	4884	4790	4757	4873
平均每所医院总收入(万元)	3715.1	3969.4	5111.8	5575.6	6163.8	7506.5	9283.1
其中：财政补助收入	273.0	297.5	318.2	333.3	393.6	523.4	646.9
业务收入	3392.9	3661.7	4445.2	5174.9	5712.9	6955.2	8614.7
医疗收入	1684.1	1827.7	2296.0	2685.7	3045.8	3713.9	4545.4
门诊收入	608.5	639.1	796.3	933.5	1065.1	1269.4	1523.7
住院收入	1075.6	1188.7	1499.7	1752.2	1980.7	2444.5	3021.7
药品收入	1616.2	1733.8	2045.7	2383.6	2559.4	3127.6	3924.5
其他收入	92.5	100.2	103.5	105.6	107.7	113.6	144.8
平均每所医院总支出(万元)	3550.9	3842.6	4944.0	5345.7	6124.4	7327.2	8987.7
其中：业务支出	3402.0	3671.6	4438.5	5174.9	5834.9	7190.3	8808.2
医疗支出	1946.1	2129.3	2598.6	3020.0	3456.4	4191.5	5055.3
药品支出	1412.0	1497.3	1792.4	2096.1	2312.5	2930.2	3675.2
内：药品费支出	1219.4	1292.4	1553.6	1831.7	2015.3	2595.1	3289.9
其他支出	43.9	45.0	47.5	58.8	66.0	68.6	77.7
职工人均年业务收入(万元)	10.1	9.7	11.2	9.2	13.8	17.2	20.3
医生人均年业务收入(万元)	32.6	35.0	38.4	44.7	46.8	56.6	66.9
门诊病人次均医药费(元)	99.6	108.2	118.0	126.9	128.7	136.1	146.5
其中：药费	55.2	59.2	62.0	66.0	65.0	68.0	74.0
检查治疗费	27.9	30.8	35.1	37.8	39.9	42.4	45.3
出院病人人均医药费(元)	3597.7	3910.7	4284.8	4661.5	4668.9	4973.8	5463.8
其中：药费	1598.4	1748.3	1872.9	2045.6	1992.0	2148.9	2400.4
检查治疗费	1004.8	1050.3	1153.9	1230.6	1211.8	1231.7	1361.1
手术费	315.9	361.4	412.4	447.5	479.5	502.8	525.9
出院病人日均医药费(元)	370.6	388.2	433.5	469.7	471.1	501.4	550.9

注：本表系卫生部门综合医院数字。

4-4-2 2008年五级综合医院收入与支出

指标名称	合计	中央属	省属	地级市属	县级市属	县属
机构数	4873	26	222	1053	1543	2029
平均每所医院总收入(万元)	9283.1	116818.2	47022.5	15284.8	5510.3	3530.4
财政补助收入	646.9	8132.2	2782.7	1120.0	364.2	286.9
上级补助收入	21.4	18.5	114.9	27.3	22.6	7.3
业务收入	8614.7	108667.5	44125.0	14137.4	5123.5	3236.2
医疗收入	4545.4	56859.9	23024.5	7491.1	2684.5	1739.6
门诊收入	1523.7	18214.4	6982.6	2442.6	1037.7	605.3
内：挂号费	34.7	672.0	195.7	50.1	20.4	11.8
检查收入	629.3	6136.4	2701.1	995.4	429.3	294.2
治疗收入	323.0	3928.7	1514.3	538.8	230.4	104.9
手术收入	67.5	763.1	451.2	100.6	39.2	20.9
住院收入	3021.7	38645.5	16041.9	5048.5	1646.8	1134.3
内：床位收入	263.1	2592.3	1233.7	442.4	168.1	106.3
检查收入	362.7	3716.3	1939.4	651.5	188.0	130.1
治疗收入	979.9	13788.7	5038.4	1713.7	500.2	355.7
手术收入	518.7	6419.3	2926.8	778.9	294.3	215.3
药品收入	3924.5	49586.0	20412.4	6435.4	2334.5	1441.5
门诊收入	1556.9	23161.2	7936.9	2567.2	987.0	491.0
西药收入	1268.2	18893.5	6289.3	2072.2	833.3	406.4
中药收入	288.7	4267.7	1647.6	495.0	153.6	84.6
住院收入	2367.7	26424.9	12475.5	3868.2	1347.5	950.6
西药收入	2285.9	25799.3	12032.6	3710.0	1307.7	923.0
中药收入	81.8	625.5	442.9	158.2	39.8	27.5
其他收入	144.8	2221.5	688.1	210.9	104.5	55.0
平均每所医院总支出(万元)	8987.7	114101.7	45499.2	14888.1	5312.8	3378.3
财政专项支出	179.5	2804.5	882.9	347.8	80.5	56.8
业务支出	8808.2	111297.2	44616.3	14540.3	5232.3	3321.5
医疗支出	5055.3	64625.9	25250.3	8364.9	3011.6	1918.9
药品支出	3675.2	45868.7	19008.2	6062.5	2168.4	1363.7
内：药品费	3289.9	43551.5	17655.8	5443.7	1879.5	1157.0
西药费	3005.3	39536.1	15921.1	4955.0	1739.7	1074.7
中药费	284.6	4015.4	1734.8	488.8	139.8	82.3
其他支出	77.7	802.6	357.7	113.0	52.2	38.9
平均每所医院人员支出(万元)	2184.8	21849.1	9323.4	3724.9	1469.1	896.7
病人累计欠费总额(万元)	1976530.4	94015.3	404520.7	761772.1	400668.1	315554.2
内：年内病人欠费(万元)	427913.2	12856.9	98222.8	170231.3	86287.4	60314.8
病人欠费率(%)	1.0	0.5	1.0	1.1	1.1	0.9
职工人均年业务收入(元)	203165.2	449546.5	341354.2	215820.6	162008.1	121886.1
医师人均年业务收入(元)	669432.5	1679160.2	1160619.0	720651.9	511481.3	398603.8
门诊病人次均医药费(元)	146.5	281.5	219.8	152.6	117.8	98.9
内：挂号费	1.6	4.6	2.9	1.5	1.2	1.1
药　费	74.0	157.6	116.9	78.2	57.4	44.3
检查费	29.9	41.8	39.8	30.3	25.0	26.5
治疗费	15.4	26.7	22.3	16.4	13.4	9.5
出院病人人均医药费(元)	5463.8	13980.7	11084.1	6557.1	4115.3	2712.0
内：床位费	266.7	557.0	479.5	325.3	231.0	138.2
药费	2400.4	5677.5	4849.0	2844.6	1852.0	1236.5
检查费	367.7	798.5	753.8	479.1	258.4	169.2
治疗费	993.4	2962.6	1958.3	1260.2	687.5	462.7
手术费	525.9	1379.2	1137.6	572.8	404.5	280.0

注：①本表系卫生部门综合医院数字；②地级市属含地区和省辖市区属，县级市属包括地级市辖区属。

4-5-1　综合医院门诊和出院病人人均医药费

级别 年份		门诊病人次均医药费(元)			占门诊医药费%		出院病人人均医药费(元)			占住院医药费%	
			药费	检查治疗费	药费	检查治疗费		药费	检查治疗费	药费	检查治疗费
合计	1990	10.9	7.4	2.1	67.9	19.3	473.3	260.6	121.5	55.1	25.7
	1995	39.9	25.6	9.1	64.2	22.8	1667.8	880.3	507.3	52.8	30.4
	2000	85.8	50.3	16.8	58.6	19.6	3083.7	1421.9	978.5	46.1	31.7
	2004	118.0	62.0	35.1	52.5	29.8	4284.8	1872.9	1566.3	43.7	36.6
	2005	126.9	66.0	37.8	52.1	29.8	4661.5	2045.6	1678.1	43.9	36.0
	2006	128.7	65.0	39.9	50.5	31.0	4668.9	1992.0	1691.3	42.7	36.2
	2007	136.1	68.0	42.4	50.0	31.1	4973.8	2148.9	1734.6	43.2	34.9
	2008	146.5	74.0	45.3	50.5	30.9	5463.8	2400.4	1887.0	43.9	34.5
卫生部属	1990	21.6	13.7	3.8	63.4	17.6	1321.6	632.4	369.8	47.9	28.0
	1995	82.7	55.4	14.4	67.0	17.4	5026.5	2787.0	1271.0	55.4	25.3
	2000	140.9	86.3	24.9	61.3	17.7	8584.2	3710.8	2823.9	43.2	32.9
	2004	234.8	129.0	60.8	55.0	25.9	11916.2	4921.4	4350.7	41.3	36.5
	2005	247.1	136.7	61.8	55.3	25.0	12650.9	5089.9	4797.2	40.2	37.9
	2006	251.5	139.0	62.6	55.3	24.9	12434.2	4909.1	4653.9	39.5	37.4
	2007	281.5	159.3	66.5	56.6	23.6	13117.4	5360.8	4728.8	40.9	36.1
	2008	281.5	157.6	68.5	56.0	24.3	13980.7	5677.5	5140.3	40.6	36.8
省属	1990	16.0	10.2	3.3	63.8	20.6	1021.1	528.0	263.5	51.7	25.8
	1995	65.8	43.1	13.5	65.5	20.5	3915.9	2070.1	1224.9	52.9	31.3
	2000	134.5	84.2	26.0	62.6	19.3	6513.8	3043.8	2199.5	46.7	33.8
	2004	175.2	94.7	48.8	54.0	27.8	8925.4	3734.9	3396.0	41.8	38.0
	2005	192.5	102.0	52.9	53.0	27.5	9871.2	4186.1	3573.4	42.4	36.2
	2006	189.7	99.8	53.1	52.6	28.0	9686.0	4059.5	3437.2	41.9	35.5
	2007	200.0	104.4	56.8	52.2	28.4	10200.6	4340.5	3548.4	42.6	34.8
	2008	219.8	116.9	62.1	53.2	28.3	11084.1	4849.0	3849.7	43.7	34.7
地级市属	1990	11.9	8.1	2.5	68.1	21.0	624.0	338.4	167.1	54.2	26.8
	1995	43.3	27.9	10.2	64.4	23.6	2205.8	1136.5	691.1	51.5	31.3
	2000	92.2	54.9	17.6	59.5	19.1	3718.0	1697.5	1207.0	45.7	32.5
	2004	124.1	65.9	37.3	53.1	30.1	5121.9	2212.2	1903.9	43.2	37.2
	2005	130.7	69.3	38.9	53.0	29.8	5452.4	2374.6	1994.3	43.6	36.6
	2006	132.3	67.4	41.7	50.9	31.5	5351.6	2254.2	2007.7	42.1	37.5
	2007	139.2	70.0	43.8	50.3	31.4	5892.5	2515.5	2109.1	42.7	35.8
	2008	152.6	78.2	46.7	51.2	30.6	6557.1	2844.6	2312.1	43.4	35.3
县级市属	1990	10.1	7.3	1.6	72.3	15.8	399.8	223.0	98.5	55.8	24.6
	1995	34.6	22.2	8.2	64.2	23.7	1291.1	687.3	443.3	53.2	34.3
	2000	68.9	38.4	12.7	55.8	18.4	2279.6	1062.6	663.9	46.6	29.1
	2004	97.5	49.9	30.0	51.2	30.8	3082.9	1412.5	1067.3	45.8	34.6
	2005	105.2	53.5	33.3	50.9	31.6	3380.9	1544.6	1187.4	45.7	35.1
	2006	105.8	52.1	34.3	49.2	32.4	3387.4	1523.0	1166.3	45.0	34.4
	2007	112.5	54.6	37.1	48.5	33.0	3774.9	1693.3	1257.6	44.9	33.3
	2008	117.8	57.4	38.4	48.7	32.6	4115.3	1852.0	1350.4	45.0	32.8
县属	1990	8.1	5.5	1.6	67.9	19.8	309.9	180.1	76.2	58.1	24.6
	1995	24.8	15.2	6.3	61.3	25.4	880.6	472.5	261.6	53.7	29.7
	2000	54.9	29.3	12.7	53.4	23.1	1592.3	751.1	473.0	47.2	29.7
	2004	77.3	38.4	24.9	49.7	32.2	2089.5	975.5	726.2	46.7	34.8
	2005	84.2	41.0	27.9	48.7	33.1	2266.5	1057.8	780.9	46.7	34.5
	2006	84.7	38.6	29.9	45.5	35.3	2241.3	993.3	798.9	44.3	35.6
	2007	93.2	42.1	32.7	45.2	35.1	2491.9	1107.6	851.0	44.4	34.2
	2008	98.9	44.3	36.0	44.8	36.4	2712.0	1236.5	911.9	45.6	33.6

注：①本表系卫生部门数字；②按当年价格计算；③出院病人“检查治疗费”含手术费。

4-5-2 2008年各地区综合医院门诊和出院病人人均医药费

地区	门诊病人次均医药费(元)	药费	检查治疗费	出院病人人均医药费(元)	药费	检查治疗费
总 计	**146.5**	**74.0**	**45.3**	**5463.8**	**2400.4**	**1887.0**
北 京	301.9	194.7	62.3	13730.4	5040.3	5441.8
天 津	193.1	107.4	40.7	9702.8	4441.3	2587.8
河 北	137.2	58.4	55.1	4486.2	2069.2	1535.0
山 西	132.4	52.0	54.0	4577.4	1925.6	1605.1
内蒙古	122.9	46.0	52.6	4776.8	2152.6	1721.7
辽 宁	164.6	75.8	60.4	5971.2	2611.4	2076.2
吉 林	133.6	52.7	57.7	5031.4	2344.9	1936.1
黑龙江	150.8	58.1	63.8	5346.2	2677.1	1522.0
上 海	224.5	127.2	45.9	10287.2	4183.5	3422.6
江 苏	157.6	80.9	46.1	7642.7	3597.2	2394.0
浙 江	168.2	98.4	34.9	8188.6	4067.4	1663.4
安 徽	129.8	58.7	48.8	4634.6	2142.6	1579.9
福 建	130.7	67.1	40.1	5654.8	2721.8	1879.9
江 西	117.4	58.8	40.6	3955.1	1832.9	1432.3
山 东	154.4	77.0	52.1	4993.8	2360.4	1824.3
河 南	104.6	45.7	41.3	3888.5	1883.3	1406.3
湖 北	133.3	65.3	47.6	4636.1	1775.4	1961.9
湖 南	158.3	75.0	53.4	5008.2	2244.5	1535.2
广 东	123.9	61.5	38.3	6591.9	2482.1	2698.0
广 西	101.9	48.2	35.4	4150.0	1586.2	1613.7
海 南	134.9	66.0	46.5	5321.3	2246.8	2018.4
重 庆	150.3	74.5	47.8	5147.3	2272.5	1919.7
四 川	112.8	49.8	42.0	4486.5	1779.4	1759.2
贵 州	140.3	57.9	55.0	3795.8	1470.4	1542.3
云 南	106.7	48.8	39.7	4206.7	1807.2	1507.0
西 藏	49.1	21.4	15.5	2830.1	1028.2	524.3
陕 西	124.4	56.9	47.0	4382.3	1885.9	1458.5
甘 肃	80.2	36.5	27.5	3233.6	1404.0	1131.1
青 海	88.8	41.6	31.1	4704.2	2435.4	1239.2
宁 夏	126.6	66.0	40.5	4602.8	2181.8	1760.0
新 疆	122.3	55.3	44.7	3889.1	1620.1	1195.5

注：①本表系卫生部门数字；②出院病人“检查治疗费”含手术费。

4-6-1 2008年30种疾病平均住院医药费

疾病名称 (ICD-10)	出院 人数 (人)	出院者 平 均 住院日	出院者人均 医药费 (元)	床位费	药费	手术费	检查治疗费
内科							
病毒性肝炎	88119	17.0	6054.2	416.5	3841.4		720.2
浸润性肺结核	67411	13.3	4565.1	325.0	2551.0		698.3
急性心肌梗塞	40626	10.1	12566.2	400.9	3982.0		3749.5
充血性心力衰竭	3463	12.7	4511.5	289.7	2530.6		927.0
细菌性肺炎	16705	10.4	4410.3	295.8	2436.8		682.8
慢性肺源性心脏病	32257	11.6	5095.4	267.6	2908.4		1013.6
急性上消化道出血	8846	7.7	5140.7	213.6	2552.4		989.2
原发性肾病综合征	32142	14.0	5161.4	360.6	2729.2		800.0
甲状腺功能亢进	30621	10.1	3689.5	258.6	1436.8		885.9
脑出血	165191	13.9	8488.5	410.3	4520.7		1775.5
脑梗塞	439368	12.6	6046.6	347.0	3706.9		1069.7
再生障碍性贫血	16375	8.9	5709.0	260.7	2758.0		718.9
急性白血病	27206	14.6	9617.2	461.9	5346.3		1067.5
外科							
结节性甲状腺肿	45865	8.4	6252.2	282.1	1888.1	1763.9	1076.3
急性阑尾炎	215037	6.7	3479.8	160.0	1511.1	788.9	523.5
急性胆囊炎	26190	9.0	5199.1	237.4	2733.7	1502.7	838.3
腹股沟疝	144164	7.3	3611.3	185.9	986.2	1010.9	601.3
胃恶性肿瘤	74266	15.1	12718.1	521.4	6046.9	2417.7	2081.4
肺恶性肿瘤	100804	15.1	9402.2	512.8	5103.0	927.3	1840.3
食管恶性肿瘤	46699	16.9	11640.4	511.6	5260.2	2207.6	2480.1
心肌梗塞冠状动脉搭桥	1590	16.1	34818.8	741.0	8788.0	8603.6	8820.1
膀胱恶性肿瘤	16374	15.6	11029.4	538.0	4763.6	2091.5	2003.8
前列腺增生	69837	13.1	7492.4	365.4	2998.8	1710.3	1347.9
颅内损伤	268074	11.7	7034.8	304.2	3784.9	972.6	1344.4
腰椎间盘突出症	68785	11.7	5912.7	314.9	1878.8	2019.7	1436.4
儿科							
支气管肺炎	393304	6.5	1570.6	152.0	815.9	47.4	281.5
感染性腹泻	14187	4.5	1206.4	105.5	562.2	179.9	231.1
妇产科							
子宫平滑肌瘤	117026	9.5	5699.7	284.8	1615.1	1485.3	1036.7
剖宫产	589071	6.9	3891.6	317.4	995.9	990.2	695.4
眼科							
老年性白内障	111644	5.3	4143.2	156.6	501.2	1620.7	850.4

注：本表系卫生部门综合医院数字。

4-6-2　2008年五级医院30种疾病平均住院医药费

疾病名称（ICD-10）	出院者人均医药费(元)					出院者平均住院日(日)				
	中央属	省属	地级市属	县级市属	县属	中央属	省属	地级市属	县级市属	县属
内科										
病毒性肝炎	9901.5	8533.0	6251.7	5925.3	3778.9	15.9	17.4	18.7	19.3	15.5
浸润性肺结核	10005.8	7582.2	5437.9	4745.3	2956.9	12.7	18.6	15.9	13.0	10.9
急性心肌梗塞	21381.1	21721.2	14055.8	7496.5	5031.1	10.7	10.3	11.1	10.2	9.7
充血性心力衰竭	10803.5	4467.6	5338.5	3296.6	3840.9	13.2	11.4	14.9	9.2	11.0
细菌性肺炎	9606.5	8815.1	4081.2	2386.8	1632.3	12.6	13.0	11.1	8.8	7.7
慢性肺源性心脏病	10002.7	10780.1	7652.2	4358.9	3220.7	11.3	15.0	14.4	11.1	9.9
急性上消化道出血	9665.6	7721.4	6066.3	4012.1	3369.5	8.8	8.7	9.0	7.1	7.1
原发性肾病综合征	6711.9	6772.8	5028.8	4201.8	2575.2	13.3	14.6	16.2	13.5	11.5
甲状腺功能亢进	5509.1	4159.8	3737.5	3575.6	2623.6	10.8	10.5	10.9	10.1	9.8
脑出血	14709.3	13413.8	10553.3	7985.6	6036.1	13.5	15.4	16.0	14.0	13.0
脑梗塞	11318.7	9974.2	6890.1	4954.5	3676.6	14.8	13.9	14.3	11.9	11.0
再生障碍性贫血	9717.7	8332.4	6357.3	4207.7	2705.8	9.7	10.6	10.9	8.0	5.9
急性白血病	10752.5	12453.2	9353.9	7571.4	4316.1	13.8	16.2	16.0	14.4	10.3
外科										
结节性甲状腺肿	10218.7	6992.9	5949.4	4729.1	3273.3	8.2	8.6	9.1	8.0	8.0
急性阑尾炎	6479.3	5182.6	4175.8	3258.8	2687.4	5.8	7.1	7.2	6.5	6.9
急性胆囊炎	11656.3	9072.4	6113.0	4265.9	2939.3	9.3	10.8	10.0	8.2	7.9
腹股沟疝	5731.2	5722.5	4415.1	3357.2	2594.8	6.5	7.9	8.3	7.2	7.0
胃恶性肿瘤	19489.5	18023.4	13646.9	10068.6	6359.2	14.2	16.1	16.6	14.9	13.5
肺恶性肿瘤	13821.5	13516.7	9364.7	6720.7	4572.4	14.3	14.8	17.1	15.0	13.3
食管恶性肿瘤	17832.6	16193.7	12961.7	8783.9	6251.5	16.2	17.4	18.7	17.3	15.0
心肌梗塞冠状动脉搭桥	35392.5	37141.7	36038.0	31785.1	41888.8	15.8	21.5	15.8	10.9	27.7
膀胱恶性肿瘤	13484.4	13659.5	10799.2	9160.2	6214.7	12.7	15.6	17.8	17.0	14.1
前列腺增生	10654.0	10831.3	8262.7	6443.9	4820.2	11.8	14.2	14.6	12.8	11.7
颅内损伤	15263.1	12709.0	8656.0	7196.2	4989.0	10.9	14.2	13.7	11.7	10.8
腰椎间盘突出症	14458.5	9434.4	6225.8	4193.9	3170.7	13.3	12.6	13.3	11.4	10.7
儿科										
支气管肺炎	3797.4	3089.0	2023.3	1405.0	1071.2	8.3	8.2	7.4	6.7	5.8
感染性腹泻	3755.4	2028.6	1623.1	1237.5	834.0	6.7	5.4	5.4	4.8	4.1
妇产科										
子宫平滑肌瘤	8012.9	7525.6	6469.3	5028.5	3915.9	8.5	9.8	10.4	9.6	9.3
剖宫产	6658.8	5871.5	4704.3	3504.9	2947.8	7.0	7.3	7.3	6.9	6.8
眼科										
老年性白内障	6826.9	5692.8	4719.7	3289.9	2383.7	5.1	6.1	6.0	4.9	4.6

注：本表系卫生部门综合医院数字。

五、医疗服务

简要说明

一、本篇主要介绍全国及31个省、自治区、直辖市医疗机构门诊、住院和床位利用情况，包括诊疗人次、住院人数、病床使用率、平均住院日、医生人均工作量、住院病人疾病分类、居民两周就诊率、居民住院率等。

二、诊疗人次、住院人数、病床使用率、平均住院日、医生人均工作量、住院病人疾病转归情况数据来源于医疗服务统计年报。居民就诊率、住院率、经常就诊单位和医疗保障方式等数据来源于1993、1998、2003年国家卫生服务调查。

三、本篇涉及医疗机构的口径变动和主要指标解释与“卫生机构”篇一致。

四、总诊疗人次数不包括村卫生室诊疗人次。1993年以前全国诊疗人次和住院人数系推算数字。

五、住院病人疾病转归情况系各级卫生部门所属医院汇总数，采用ICD－10国际疾病分类标准。

六、1993、1998、2003、2008年国家卫生服务调查采取多阶段分层整群随机抽样法。1993年抽取了92个样本县/市（27个城市、65个县）的5.4万户共215163人；1998年抽取了95个样本县/市（28个城市、67个县）的56994户共216101人；2003年抽取了95个样本县/市（28个城市、67个县）的5.7万户共21万人；2008年抽取了94个样本县/市（28个城市、66个县）的5.6万户共18万人。四次调查均按城市、农村分类。城市按人口规模分为三类地区：大城市（100万人口以上）、中城市和小城市（30万人口以下）；农村根据社会经济多个指标分为四类地区：一类农村（富裕县）、二类农村（小康县）、三类农村（温饱县）和四类农村（贫困县）。

主要指标解释

总诊疗人次数 指所有诊疗工作的总人次数。诊疗人次数按挂号数统计，包括：①病人来院就诊的门诊、急诊人次；②出诊人次数；③单项健康检查及健康咨询指导人次；④未挂号就诊、本单位职工就诊及外出诊疗不收取挂号费的，按实际诊疗人次统计。患者一次就诊多次挂号，按实际诊疗次数进行统计，不包括根据医嘱进行的各项检查、治疗、处置工作量。

急诊抢救成功率 即急诊抢救成功人次数/急诊人次数×100%。

急诊病死率 即急诊室死亡人数/急诊人次数×100%。

观察室病死率 即观察室死亡人数/观察室留观人次数×100%。

出院人数 指所有住院后出院的人数。包括治愈、好转、未愈、死亡及其他人数。其他人数指正常分娩、未产出院、住院经检查无病出院、未治出院及健康人进行人工流产或绝育手术后正常出院者。

每百门、急诊入院人数 即入院人数/门急诊人次×100%。

治愈率 即出院人数中（治愈人数＋其他人数）/出院人数×100%。

好转率 即出院人数中的好转人数/出院人数×100%。

住院病死率 即出院人数中的死亡人数/出院人数×100%。其死亡人数包括：①已办住院手续后死亡人数；②虽未办理住院手续但实际已收容入院后的死亡者。不包括门、急诊室及观察室内的死亡人数。

住院病人手术人次数 指有正规手术单和麻醉单施行手术的住院病人总数（包括产科手术病人数）。同一病人本次在院就诊期间患有同一疾病或不同疾病施行多次手术者，按实际施行的手术次数统计。

住院危重病人抢救成功率 即（急诊抢救成功人次数 + 住院危重病人抢救成功人次数）/住院危重病人抢救人次数 ×100%。

实际开放总床日数 指年内医院各科每日夜晚 12 点开放病床数总和，不论该床是否被病人占用，都应计算在内。包括消毒和小修理等暂停使用的病床，超过半年的加床。不包括因病房扩建或大修而停用的病床及临时增设病床。

实际占用总床日数 指医院各科每日夜晚 12 点实际占用病床数（即每日夜晚 12 点住院人数）总和。包括实际占用的临时加床在内。病人入院后于当晚 12 点前死亡或因故出院的病人，作为实际占用床位 1 天进行统计，同时亦应统计“出院者占用总床日数”1 天，入院及出院人数各 1 人。

出院者占用总床日数 指所有出院人数的住院床日之总和。包括正常分娩、未产出院、住院经检查无病出院、未治出院及健康人进行人工流产或绝育手术后正常出院者的住院床日数。

平均开放病床数 即实际开放总床日数/本年日历日数（365）。

出院者占用总床日数 指出院者（包括正常分娩、未产出院、住院经检查无病出院、未治出院及健康人进行人工流产或绝育手术后正常出院者）住院日数的总和。

病床使用率 即实际占用总床日数/实际开放总床日数 ×100%。

病床周转次数 即出院人数/平均开放床位数。

病床工作日 即实际占用总床日数/平均开放病床数。

出院者平均住院日 即出院者占用总床日数/出院人数。

医生人均每日担负诊疗人次 即诊疗人次数/平均医师人数/251。

医生人均每日担负住院床日 即实际占用总床日数/平均医师人数/365。

入院与出院诊断符合率 即入院与出院诊断符合人数/（入院与出院诊断符合人数 + 入院与出院诊断不符合人数）×100%。

住院手术前后诊断符合率 即住院手术前后诊断符合人次数/（住院手术前后诊断符合人次数 + 住院手术前后诊断不符合人次数）×100%。

病理检查与临床诊断符合率 即病理检查与临床诊断符合人数/病理检查人数 ×100%。

医院感染率 即院内感染例数/出院人数 ×100%。

无菌手术感染率 即无菌手术（Ⅰ级切口）丙级愈合例数/无菌手术愈合例数 ×100%。

无菌手术（Ⅰ级切口）甲级愈合率 即无菌手术（Ⅰ级切口）甲级愈合例数/无菌手术愈合例数 ×100%。

急危重症抢救成功率 即（急诊抢救成功人次数 + 住院危重病人抢救成功人次数）/（急诊人次数 + 住院危重病人抢救人次数）×100%。

居民两周就诊率 是指调查前两周内居民因病或身体不适到医疗机构就诊的人次数与调查人口数之比。

居民两周未就诊率 是指调查前两周内居民患病而未就诊的人次数与两周患病人次数之比。

居民住院率 是指调查前一年内居民因病住院人次数与调查人口数之比。

医疗保险 指为公民提供因疾病所需医疗服务费用补偿的一种保险制度，包括社会医疗保险（为主）和商业医疗保险。社会医疗保险可分为社会基本医疗保险和补充医疗保险。社会基本医疗保险由政府承办，带有强制性；补充医疗保险自愿参保。商业医疗保险一般由商业保险公司承办，自愿参加，以赢利为目的。

公费医疗 公费医疗制度实施人群主要是党政机关公务员及其离退休人员；财政全额拨款事业单位工作人员及其离退休人员；二等乙级以上革命残疾军人、国家核准的高等院校在校学生，经费来源于各级财政。

劳保和半劳保　劳保医疗制度是指企业职工其因病或非因工负伤，按规定享受的医药费用补助的社会保障制度，其经费主要来源于企业。实施人群主要是国有企业职工及其离退休人员。区、县、乡的集体企业也可参照劳动保险条例执行。企业职工本人患病时享受免费医疗（即劳保）；企业职工供养的直系亲属可享受部分医疗待遇（即半劳保）。

5-1-1 医疗机构诊疗人次数(万人次)

医疗机构分类	2004	2005	2006	2007	2008
总计	**275733.7**	**286314.3**	**311534.4**	**333236.3**	**353198.5**
其中：医院	130452.7	138653.3	147101.3	163769.6	178167.0
综合医院	99464.6	105774.9	111153.3	123256.7	134102.4
中医医院	20259.5	21429.5	22911.9	25387.0	27540.9
中西医结合医院	1333.4	1513.4	1716.1	2008.5	2120.1
民族医院	504.1	427.2	463.6	513.5	496.6
专科医院	8865.6	9478.8	10822.7	12570.0	13858.2
护理院	25.5	29.6	33.6	33.9	48.7
疗养院	257.5	218.6	204.5	195.9	190.7
社区卫生服务中心(站)	9711.1	12220.0	17664.4	22587.4	25672.4
内:社区卫生服务中心	4615.6	5938.5	8285.5	12712.4	17247.3
卫生院	70273.4	69941.2	72506.1	78738.0	86170.1
街道卫生院	2215.9	2017.8	2417.8	2882.1	3490.0
乡镇卫生院	68057.4	67923.3	70088.3	75855.9	82680.1
门诊部	4334.9	4238.5	4421.8	5076.9	5140.1
诊所、卫生所、医务室	50348.0	49546.4	57430.3	48998.5	42402.8
妇幼保健院(所、站)	8656.2	9674.6	10460.9	12107.8	13622.3
内:妇幼保健院	7108.2	8136.9	8839.3	10303.2	11976.4
专科疾病防治院(所、站)	1700.0	1821.8	1745.1	1750.4	1811.0
内：专科疾病防治院	447.1	610.0	509.9	515.9	636.0

注：为统一口径，本表不包括村卫生室数字，2008年村卫生室诊疗人次为136891.2万人次。

5-1-2　2008年各类医疗机构门诊服务情况

医疗机构分类	诊疗人次数	门急诊	观察室留观病例数	健康检查人数	急诊抢救成功率(%)	急诊病死率(%)	观察室病死率(%)
总　计	**3531985342**	**3416281327**	**59102945**	**196420725**	**92.75**	**0.08**	**0.06**
一、医院	1781669786	1737176334	33996125	100660430	92.83	0.09	0.10
综合医院	1341024292	1306772597	25806284	82577061	92.85	0.10	0.11
中医医院	275409405	268572129	4357661	11400384	92.92	0.09	0.08
中西医结合医院	21200731	20757852	229466	1046577	96.21	0.08	0.20
民族医院	4966276	4799581	31593	79442	68.96	0.06	0.01
专科医院	138582443	135820699	3570835	5552890	92.45	0.04	0.04
口腔医院	15692335	15550737	4401	759663	98.01	0.01	
眼科医院	8646110	8573505	28454	484553	94.20	0.01	
耳鼻喉科医院	2581136	2578637	864	44429	98.61	0.01	0.46
肿瘤医院	5824793	5583192	49754	202050	96.58	0.19	0.35
心血管病医院	1944631	1921673	32281	142065	83.99	0.37	0.97
胸科医院	1455436	1411807	9374	158901	98.98	0.45	2.60
血液病医院	144141	142899	465	1334	59.09	0.05	2.58
妇产(科)医院	15728085	15298817	201242	603448	98.58	0.01	0.03
儿童医院	30989454	30834801	2897649	379331	98.89	0.02	0.01
精神病医院	16305419	15927573	83154	870754	94.34	0.06	0.07
传染病医院	7535091	7233744	58087	536312	64.07	0.02	0.02
皮肤病医院	3770590	3762949	9269	10078	100.00		
结核病医院	1306175	1284565	14497	93911	93.42	0.25	0.41
麻风病医院	496865	493014	131	2571	100.00		
职业病医院	660099	405190	9182	195983	83.53		0.08
骨科医院	7463942	7256458	34277	171157	98.04	0.03	0.03
康复医院	5313770	5155041	28454	259233	60.76	0.19	0.03
整形外科医院	242451	221574	2160	46644	0.37		
美容医院	310042	304673	3276	8478	100.00		
其他专科医院	12171878	11879850	103864	581995	96.22	0.05	0.03
护理院	486639	453476	286	4076	50.62	0.22	
二、疗养院	1906583	1756413	6971	493414	95.85	0.05	0.42
三、社区卫生服务中心(站)	256723915	238259321	7216345	16772284		0.02	0.02
社区卫生服务中心	172473026	162245656	4084930	10561396		0.01	0.00
社区卫生服务站	84250889	76013665	3131415	6210888		0.03	0.05
四、卫生院	861701017	830770426	13917254	55359452		0.03	0.02
街道卫生院	34900346	33789115	785865	2526858		0.01	0.01
乡镇卫生院	826800671	796981311	13131389	52832594		0.04	0.02
中心卫生院	328844740	317134745	5540519	21293697		0.04	0.02
乡卫生院	497955931	479846566	7590870	31538897		0.03	0.02
五、门诊部	51401391	50827195	384539	3913999	37.19	0.00	0.00
六、诊所、卫生所、医务室、护理站	424028262	409938594		310			
七、妇幼保健院(所、站)	136223246	129925208	3474953	16333882	97.99	0.01	0.01
内:妇幼保健院	119764462	115072054	3324092	11751902	98.07	0.01	0.01
八、专科疾病防治院(所、站)	18109871	17421784	106758	2538983	96.45	0.03	0.01
九、临床检验中心	221271	206052		347971			

注：本表不含村卫生室数字。

5-1-3　2008年非营利性医疗机构门诊服务情况

医疗机构分类	诊疗人次数	门急诊	观察室留观病例数	健康检查人数	急诊抢救成功率(%)	急诊病死率(%)	观察室病死率(%)
总　计	**3096848819**	**2996081248**	**57455923**	**187972007**	**93.01**	**0.08**	**0.06**
一、医院	1701963058	1660435178	32847779	94763985	92.94	0.09	0.10
综合医院	1287880703	1255766856	24843721	78103632	92.94	0.10	0.11
中医医院	270554626	263853494	4324334	11171838	93.42	0.09	0.08
中西医结合医院	18893641	18526360	208498	848147	96.24	0.08	0.18
民族医院	4794370	4628515	29437	75802	68.60	0.06	0.01
专科医院	119385967	117239365	3441789	4560490	91.84	0.04	0.04
口腔医院	14289154	14148101	4134	673328	98.01	0.01	
眼科医院	5831089	5805994	1986	105816	92.77	0.01	
耳鼻喉科医院	2287493	2286815	543	11196	99.47	0.01	0.74
肿瘤医院	5586795	5355711	49162	180710	96.60	0.15	0.35
心血管病医院	1653626	1641072	25361	111619	83.81	0.34	1.20
胸科医院	1450191	1406569	9374	153748	98.98	0.45	2.60
血液病医院	105821	105821	465	1206	59.09	0.06	2.58
妇产(科)医院	12926250	12671205	188470	483350	98.44	0.02	0.01
儿童医院	30477837	30323740	2887873	377037	98.89	0.02	0.01
精神病医院	15971228	15616129	82495	867857	94.29	0.06	0.06
传染病医院	7504010	7205563	58087	526831	64.07	0.02	0.02
皮肤病医院	3217560	3216937	971	9633			
结核病医院	1284224	1262614	14497	87732	93.42	0.25	0.41
麻风病医院	496865	493014	131	2571	100.00		
职业病医院	660099	405190	9182	195983	83.53		0.08
骨科医院	5077103	4938958	25226	140116	99.20	0.03	0.04
康复医院	4090444	3975152	16854	224633	48.77	0.23	0.04
整形外科医院	95875	95875	1949	30254			
美容医院	5100	5100					
其他专科医院	6375203	6279805	65029	376870	93.11	0.04	0.04
护理院	453751	420588		4076	50.62	0.23	
二、疗养院	1902072	1751902	6971	493414	95.85	0.05	0.42
三、社区卫生服务中心(站)	247853288	230316974	6950860	16130885		0.02	0.02
社区卫生服务中心	171544145	161414475	4037847	10404032		0.01	0.00
社区卫生服务站	76309143	68902499	2913013	5726853		0.03	0.05
四、卫生院	860064647	829160708	13846270	55297285		0.03	0.02
街道卫生院	34745165	33635789	785655	2518471		0.01	0.01
乡镇卫生院	825319482	795524919	13060615	52778814		0.04	0.02
中心卫生院	328527580	316819244	5531335	21289351		0.04	0.02
乡卫生院	496791902	478705675	7529280	31489463		0.03	0.02
五、门诊部	22587521	22287428	222702	2279015	94.06	0.01	0.00
六、诊所、卫生所、医务室、护理站	108332748	104854848					
七、妇幼保健院(所、站)	136085109	129788071	3474790	16313917	97.98	0.01	0.01
内:妇幼保健院	119633825	114942417	3323929	11739437	98.06	0.01	0.01
八、专科疾病防治院(所、站)	17893878	17319641	106551	2410763	96.56	0.03	0.01
九、临床检验中心	166498	166498		282743			

5-1-4　2008年营利性医疗机构门诊服务情况

医疗机构分类	诊疗人次数	门急诊	观察室留观病例数	健康检查人数	急诊抢救成功率(%)	急诊病死率(%)	观察室病死率(%)
总　计	**429148731**	**414409812**	**1614452**	**8244243**	**83.91**	**0.06**	**0.03**
一、医院	78666009	75751239	1145874	5830961	89.08	0.07	0.04
综合医院	52156094	50064480	960441	4411945	89.48	0.07	0.03
中医医院	4854779	4718635	33327	228546	68.86	0.05	0.06
中西医结合医院	2307090	2231492	20968	198430	95.23	0.04	0.49
民族医院	171906	171066	2156	3640	100.00		
专科医院	19143252	18532678	128696	988400	97.39	0.09	0.05
口腔医院	1403181	1402636	267	86335			
眼科医院	2813021	2765511	26468	378737	99.63		
耳鼻喉科医院	293643	291822	321	33233	92.45		
肿瘤医院	237998	227481	592	21340	96.40	0.59	0.34
心血管病医院	291005	280601	6920	30446	89.62	0.54	0.10
胸科医院	5245	5238		5153			
血液病医院	38320	37078		128			
妇产(科)医院	2801835	2627612	12772	120098	99.64		0.30
儿童医院	511617	511061	9776	2294	100.00		
精神病医院	334191	311444	659	2897	100.00	0.11	1.67
传染病医院	31081	28181		9481	100.00		
皮肤病医院	553030	546012	8298	445	100.00		
结核病医院	21951	21951		6179			
麻风病医院							
职业病医院							
骨科医院	2385039	2316000	8701	30041	95.76	0.06	
康复医院	1212702	1171555	11600	34600	98.29	0.09	0.02
整形外科医院	146576	125699	211	16390	100.00		
美容医院	304942	299573	3276	8478	100.00		
其他专科医院	5757875	5563223	38835	202125	98.34	0.07	0.01
护理院	32888	32888	286				
二、疗养院	4511	4511					
三、社区卫生服务中心(站)	8065956	7207996	244782	576293		0.01	
社区卫生服务中心	770376	705357	41274	119729		0.05	
社区卫生服务站	7295580	6502639	203508	456564		0.01	
四、卫生院	772106	765246	61589	27469			
街道卫生院	153725	151870	210	8387			
乡镇卫生院	618381	613376	61379	19082			
中心卫生院	9092	9092	2000				
乡卫生院	609289	604284	59379	19082			
五、门诊部	28352685	28081590	161837	1610574	17.01		
六、诊所、卫生所、医务室、护理站	312878561	302320396		310			
七、妇幼保健院(所、站)	138137	137137	163	19965	100.00		
内:妇幼保健院	130637	129637	163	12465	100.00		
八、专科疾病防治院(所、站)	215993	102143	207	117420	20.00		
九、临床检验中心	54773	39554		61251			

5-1-5 2008年政府办医疗机构门诊服务情况

医疗机构分类	诊疗人次数	门急诊	观察室留观病例数	健康检查人数	急诊抢救成功率(%)	急诊病死率(%)	观察室病死率(%)
总计	**2666120142**	**2584374445**	**47918100**	**160039303**	**93.13**	**0.08**	**0.07**
一、医院	1475103114	1441095651	26951336	76779951	93.06	0.09	0.11
综合医院	1080318492	1055050219	19080685	61136612	92.97	0.10	0.13
中医医院	264727912	258238616	4302742	10925636	93.38	0.09	0.08
中西医结合医院	17360186	17099573	196926	775749	97.34	0.08	0.18
民族医院	4755439	4590453	29377	75382	68.49	0.06	0.01
专科医院	107559551	105754532	3341606	3865525	94.05	0.03	0.03
口腔医院	12513995	12416545	3576	578502	97.87	0.01	
眼科医院	4608722	4584337	696	93749	99.57	0.01	
耳鼻喉科医院	2116334	2116172	523	10933	99.46	0.01	0.76
肿瘤医院	5429700	5203813	48205	174171	96.51	0.15	0.35
心血管病医院	987149	982381	20205	60463	99.04	0.28	0.44
胸科医院	1376900	1354657	8389	150599	99.00	0.45	2.91
血液病医院	79032	79032	465	1206	59.09	0.06	2.58
妇产(科)医院	12236484	12007698	166159	389063	98.35	0.02	0.02
儿童医院	30248741	30094996	2873835	377007	98.90	0.02	0.01
精神病医院	15521184	15179898	81928	857001	94.31	0.06	0.06
传染病医院	7400570	7105905	58063	524576	63.77	0.02	0.02
皮肤病医院	2887915	2887592	861	9578			
结核病医院	1281624	1260014	14497	86002	93.42	0.25	0.41
麻风病医院	459240	455389	131	2571	100.00		
职业病医院	529935	313046	2352	169210	83.01		0.04
骨科医院	3523933	3434870	16836	89941	99.08	0.02	0.01
康复医院	2141865	2098318	7389	51785	34.91	0.39	0.05
整形外科医院	91975	91975	658	30254			
美容医院	5100	5100					
其他专科医院	4119153	4082794	36838	208914	96.17	0.03	0.07
护理院	381534	362258		1047	40.43	0.17	
二、疗养院	1105444	1063527	739	297019	93.93	0.06	2.98
三、社区卫生服务中心(站)	169441534	159867987	3768254	9752197		0.01	0.00
社区卫生服务中心	149549303	141636053	2927644	8053435		0.01	0.00
社区卫生服务站	19892231	18231934	840610	1698762		0.04	0.01
四、卫生院	844006516	813733174	13592530	54336481		0.03	0.02
街道卫生院	34342670	33255005	728141	2478917		0.01	0.01
乡镇卫生院	809663846	780478169	12864389	51857564		0.04	0.02
中心卫生院	325722464	314170361	5518623	21092825		0.04	0.02
乡卫生院	483941382	466307808	7345766	30764739		0.03	0.02
五、门诊部	5019582	4941840	52449	604395	97.64	0.01	0.01
六、诊所、卫生所、医务室、护理站	20215540	19156807					
七、妇幼保健院(所、站)	133978276	127820027	3459832	15902541	97.97	0.01	0.01
内:妇幼保健院	118147393	113515815	3314323	11487237	98.06	0.01	0.01
八、专科疾病防治院(所、站)	17154417	16599713	92960	2083976	95.71	0.03	0.01
九、临床检验中心	95719	95719		282743			

5-1-6　2008年医疗机构分科门急诊人次及构成

科室分类	门急诊人次数（人次）	医院	构成(%)	医院
总　计	**3006823229**	**1737176334**	**100.00**	**100.00**
预防保健科	42514581	15903244	1.41	0.92
全科医疗科	365878437	58762615	12.17	3.38
内科	766210402	367091906	25.48	21.13
外科	266905305	157986532	8.88	9.09
儿科	275261842	149692361	9.15	8.62
妇产科	303197656	149874666	10.08	8.63
眼科	58600149	51474855	1.95	2.96
耳鼻咽喉科	57084684	50286120	1.90	2.89
口腔科	70508174	52746121	2.34	3.04
皮肤科	60431982	52565755	2.01	3.03
医疗美容科	1860463	1535540	0.06	0.09
精神科	20143534	19733994	0.67	1.14
传染科	21390888	18982721	0.71	1.09
结核病科	5809950	2641148	0.19	0.15
肿瘤科	10769593	10742126	0.36	0.62
急诊医学科	67900501	59852363	2.26	3.45
康复医学科	15953001	12576448	0.53	0.72
职业病科	1822809	1047712	0.06	0.06
中医科	374806739	322093896	12.47	18.54
民族医学科	5225037	5194517	0.17	0.30
中西医结合科	27775150	26212095	0.92	1.51
其他	186772352	150179599	6.21	8.65

注:本表不包括诊所、卫生所、医务室和村卫生室数字。

5-2-1 医院诊疗人次数

年份	诊疗人次（亿次）	卫生部门			诊疗人次中:门急诊(亿次)	卫生部门		
			综合医院	中医医院			综合医院	中医医院
1980	10.53	6.33	4.91	0.47	9.54	6.19	4.79	0.46
1985	12.55	7.21	5.08	0.87	11.37	7.00	4.93	0.83
1986	13.02	7.76	5.36	1.04	12.18	7.54	5.22	0.99
1987	14.80	8.50	5.61	1.38	14.00	8.30	5.49	1.33
1988	14.63	8.38	5.48	1.44	13.76	8.18	5.36	1.41
1989	14.43	8.16	5.25	1.46	13.52	7.96	5.13	1.43
1990	14.94	8.58	5.47	1.60	14.05	8.32	5.30	1.55
1991	15.33	8.88	5.54	1.78	14.40	8.64	5.42	1.70
1992	15.35	8.84	5.50	1.78	14.31	8.60	5.35	1.74
1993	13.07	7.98	4.95	1.61	12.19	7.70	4.77	1.55
1994	12.69	7.75	4.81	1.58	11.86	7.47	4.62	1.53
1995	12.52	7.76	4.78	1.58	11.65	7.49	4.59	1.53
1996	12.81	8.08	4.78	1.70	11.61	7.55	4.54	1.58
1997	12.27	7.95	4.76	1.65	11.38	7.61	4.57	1.56
1998	12.39	8.17	4.88	1.62	11.51	7.84	4.69	1.57
1999	12.31	8.19	4.93	1.56	11.51	7.90	4.73	1.51
2000	12.86	8.76	5.27	1.64	11.83	8.32	5.00	1.54
2001	12.50	8.74	5.18	1.64	11.74	8.39	4.96	1.57
2002	13.08	9.89	6.69	1.79	12.17	8.86	6.35	1.70
2003	12.82	9.99	6.69	1.85	12.13	9.57	6.44	1.78
2004	13.81	11.05	7.44	1.97	13.16	10.64	7.18	1.90
2005	14.74	11.95	8.12	2.06	14.19	11.57	7.86	1.99
2006	15.64	12.74	8.60	2.19	15.12	12.36	8.35	2.14
2007	17.46	14.07	9.55	2.29	16.85	13.65	9.30	2.21
2008	19.08	15.68	10.54	2.64	18.58	15.31	10.30	2.57

注：①1993年以前诊疗人次系推算数字；②为统一口径，本表医院含妇幼保健院、专科疾病防治院数字；③2002年以前综合医院不含高等院校附属医院。

5-2-2　2008年各地区医院门诊服务情况

地区	诊疗人次数	门急诊	观察室留观病例数	健康检查人数	急诊抢救成功率(%)	急诊病死率(%)	观察室病死率(%)
总　计	**1781669786**	**1737176334**	**33996125**	**100660430**	**92.83**	**0.09**	**0.10**
东　部	999648893	978632179	12943677	56541629	93.74	0.09	0.15
中　部	401682105	389422859	8550050	23077929	94.09	0.09	0.07
西　部	380338788	369121296	12502398	21040872	89.50	0.09	0.06
北　京	79531958	79100760	1408216	3427352	96.84	0.10	0.12
天　津	31742320	31405887	1084808	1325286	95.16	0.08	0.07
河　北	66388832	63723578	960539	4056012	91.96	0.33	0.15
山　西	33058385	31434505	304425	2238737	88.86	0.21	0.19
内蒙古	25310529	24643711	213219	1439602	95.91	0.16	0.35
辽　宁	61099923	59777392	2151976	3231646	90.40	0.12	0.06
吉　林	32544201	31774001	358008	1511297	94.52	0.09	0.13
黑龙江	40389090	39367829	384187	2157482	94.21	0.13	0.27
上　海	84787353	84240926	302401	3651076	95.90	0.15	1.73
江　苏	128097092	125261970	478914	6932035	87.97	0.07	0.10
浙　江	130125285	129085203	519235	6201597	96.28	0.06	0.37
安　徽	48878523	47272453	929829	3351634	89.38	0.11	0.03
福　建	50691480	50236487	637051	2717205	93.12	0.05	0.02
江　西	38799008	37839080	1130370	1924282	95.87	0.05	0.02
山　东	107042865	103204228	2591374	7469692	94.80	0.23	0.14
河　南	92374277	89013465	1247587	4579791	98.19	0.14	0.11
湖　北	65025766	63706264	2067213	3496056	95.01	0.06	0.04
湖　南	50612855	49015262	2128431	3818650	91.07	0.04	0.05
广　东	250273451	242930737	2756801	17119066	96.17	0.04	0.09
广　西	54105020	53045259	1436867	2545690	93.01	0.04	0.02
海　南	9868334	9665011	52362	410662	96.28	0.05	0.02
重　庆	30374971	29707685	2383475	1734921	92.94	0.07	0.01
四　川	84065044	82175826	2907231	4900162	95.51	0.08	0.10
贵　州	20543053	19884680	881568	1440656	86.57	0.12	0.07
云　南	47918848	45862435	2458094	2259285	83.46	0.04	0.06
西　藏	3249973	3182089	6818	83852	87.31	0.26	0.48
陕　西	42166786	40993779	289423	2564698	95.71	0.13	0.14
甘　肃	23902480	22790981	867027	1459407	78.68	0.14	0.07
青　海	6382564	6241329	159022	216692	95.47	0.10	0.12
宁　夏	9933881	9334356	309896	451181	96.65	0.19	0.03
新　疆	32385639	31259166	589758	1944726	79.26	0.16	0.09

5-2-3 2008年各地区政府办医院门诊服务情况

地区	诊疗人次数		观察室留观病例数	健康检查人数	急诊抢救成功率(%)	急诊病死率(%)	观察室病死率(%)
		门急诊					
总 计	**1475103114**	**1441095651**	**26951336**	**76779951**	**93.06**	**0.09**	**0.11**
东 部	856088098	839052401	10378950	44446601	93.96	0.10	0.17
中 部	308915079	300101518	6710770	16109001	94.61	0.10	0.08
西 部	310099937	301941732	9861616	16224349	89.29	0.09	0.07
北 京	64682561	64313743	1025842	2347158	96.34	0.10	0.15
天 津	26275806	25967468	1033177	1016885	95.44	0.08	0.07
河 北	52631896	50980410	651352	2908907	91.57	0.35	0.20
山 西	17892874	17031935	159454	1035621	86.66	0.21	0.23
内蒙古	20959625	20496211	193234	1112952	96.07	0.17	0.34
辽 宁	48167220	47367810	1591359	1980082	92.45	0.13	0.07
吉 林	25033337	24402991	280448	866867	95.03	0.09	0.12
黑龙江	27761384	27094994	213117	1312602	94.75	0.15	0.41
上 海	77379014	76941530	298288	2896565	95.91	0.15	1.75
江 苏	102419057	100073690	259373	5031228	86.09	0.07	0.15
浙 江	119724376	118810801	493597	5397484	97.03	0.06	0.38
安 徽	37476221	36231574	710197	2547906	91.50	0.12	0.03
福 建	46481871	46162644	566843	2447730	96.27	0.04	0.02
江 西	32984479	32417886	958263	1674496	95.59	0.05	0.02
山 东	86398113	83233923	1880205	5898380	95.30	0.24	0.18
河 南	71867239	69340627	841909	3185164	98.13	0.15	0.16
湖 北	51497876	50461505	1675565	2423638	94.96	0.06	0.05
湖 南	44401669	43120006	1871817	3062707	92.01	0.04	0.05
广 东	223862479	217262412	2533218	14217338	96.22	0.04	0.09
广 西	49819624	48812781	1218701	2229731	94.00	0.05	0.02
海 南	8065705	7937970	45696	304844	96.41	0.05	0.02
重 庆	24433871	24001137	1747263	1181642	97.40	0.07	0.01
四 川	71127059	69643885	2390553	3967856	96.56	0.08	0.11
贵 州	15885970	15575219	710218	1147380	84.73	0.13	0.08
云 南	39673418	38412676	2051792	1811630	80.61	0.04	0.06
西 藏	2909506	2841712	6633	83852	87.20	0.27	0.50
陕 西	27995240	27175614	102583	1429684	95.51	0.14	0.33
甘 肃	18589169	17702259	705108	1142788	78.88	0.12	0.02
青 海	5888675	5765967	140639	190020	95.46	0.10	0.14
宁 夏	7831142	7287416	246485	376200	96.42	0.22	0.04
新 疆	24986638	24226855	348407	1550614	78.61	0.17	0.15

5-2-4 2008年各地区医院分科门急诊人次数(万人次)

地区	合计	预防保健科	全科医疗科	内科	外科	儿科	妇产科	眼科	耳鼻咽喉科	口腔科
总　计	173717.6	1590.3	5876.3	36709.2	15798.7	14969.2	14987.5	5147.5	5028.6	5274.6
东　部	97863.2	861.3	3260.4	20098.0	8565.4	8776.3	8859.9	2840.9	2869.3	3142.8
中　部	38942.3	396.8	1166.1	8760.0	3919.8	3206.5	3075.3	1257.0	1154.3	1093.9
西　部	36912.1	332.2	1449.8	7851.2	3313.5	2986.4	3052.3	1049.6	1005.0	1038.0
北　京	7910.1	35.2	274.2	1716.0	792.2	709.5	580.1	241.4	179.8	379.2
天　津	3140.6	3.8	23.0	617.9	253.3	263.5	219.7	143.4	68.5	161.3
河　北	6372.4	62.0	165.2	1330.6	739.1	488.0	617.7	266.8	188.3	181.4
山　西	3143.5	41.0	85.9	789.5	296.9	227.9	261.7	115.6	78.3	87.2
内蒙古	2464.4	9.4	26.5	589.8	258.5	146.7	179.6	84.3	63.2	69.1
辽　宁	5977.7	10.4	58.1	1356.1	641.2	517.5	573.0	252.1	170.1	215.9
吉　林	3177.4	28.6	70.1	795.0	367.6	275.5	249.3	103.1	87.7	98.2
黑龙江	3936.8	20.6	87.4	937.3	415.9	301.1	298.8	148.2	131.8	122.2
上　海	8424.1	18.1	99.0	2469.9	879.5	749.2	560.0	211.6	360.3	303.7
江　苏	12526.2	67.3	147.9	2648.7	1193.0	1174.4	1123.6	351.2	347.9	405.7
浙　江	12908.5	53.0	322.0	2500.6	982.7	1241.3	1110.8	368.2	417.7	418.4
安　徽	4727.2	50.2	121.2	1022.4	513.5	364.5	396.6	173.4	142.0	136.1
福　建	5023.6	6.4	26.5	1008.4	389.6	520.9	450.7	158.8	155.0	116.9
江　西	3783.9	32.7	190.2	871.9	364.7	319.7	286.7	92.6	83.1	56.9
山　东	10320.4	108.9	417.0	2038.5	1030.9	931.0	938.9	327.4	287.5	314.9
河　南	8901.3	116.7	253.4	2131.9	898.4	757.0	619.9	288.7	256.0	241.0
湖　北	6370.6	74.5	143.5	1251.7	576.1	559.3	520.9	207.5	215.3	219.7
湖　南	4901.5	32.5	214.4	960.3	486.7	401.6	441.4	128.0	160.2	132.7
广　东	24293.1	494.6	1674.6	4188.2	1589.3	2073.6	2586.0	494.0	666.9	621.0
广　西	5304.5	52.0	206.0	968.7	368.1	418.8	488.5	137.7	173.0	141.2
海　南	966.5	1.6	52.8	223.1	74.5	107.6	99.3	26.0	27.2	24.5
重　庆	2970.8	31.6	80.6	673.1	266.8	294.1	257.4	68.4	77.0	89.6
四　川	8217.6	30.2	211.9	1730.2	656.1	695.6	556.8	215.2	267.3	243.9
贵　州	1988.5	17.9	99.6	436.4	246.8	157.5	178.3	46.7	59.7	50.7
云　南	4586.2	39.3	274.4	962.1	367.3	373.2	391.3	143.8	97.0	121.9
西　藏	318.2	1.0	40.9	50.2	26.7	18.3	21.5	5.8	4.3	4.3
陕　西	4099.4	30.8	140.8	851.5	422.3	373.6	395.5	148.8	95.0	116.2
甘　肃	2279.1	41.8	91.3	534.8	267.9	169.6	178.1	65.6	44.5	54.5
青　海	624.1	2.8	28.6	118.5	61.2	49.0	50.7	22.3	13.8	18.4
宁　夏	933.4	9.2	34.4	172.5	74.6	80.7	82.8	38.7	25.4	40.3
新　疆	3125.9	66.0	214.8	763.3	297.2	209.2	271.8	72.2	84.8	87.8

5-2-4　续表

皮肤科	医疗美容科	精神科	传染科	结核病科	肿瘤科	急诊医学科	康复医学科	职业病科	中医科	民族医学科	中西医结合科	其他
5256.6	153.6	1973.4	1898.3	264.1	1074.2	5985.2	1257.6	104.8	32209.4	519.5	2621.2	15018.0
3244.2	88.2	1192.0	1076.2	177.0	651.5	3310.8	689.9	57.7	17910.8	20.6	1393.0	8777.0
1125.5	44.0	386.6	454.1	46.0	249.2	1100.7	339.4	27.5	7218.2	20.8	531.4	3368.9
886.9	21.3	394.9	367.9	41.1	173.5	1573.8	228.3	19.5	7080.3	478.0	696.7	2872.1
261.1	7.9	94.3	87.1	10.4	90.7	206.5	26.8	1.0	1649.9	2.3	69.6	494.9
70.4	0.4	26.8	29.8	4.0	37.4	28.0	18.2	1.5	651.2	0.0	108.8	409.8
196.8	1.5	40.3	49.1	5.2	37.1	184.7	46.4	1.9	1098.7	2.8	139.3	529.4
84.7	2.9	30.9	25.5	6.1	33.7	84.7	27.4	5.1	480.9	0.0	33.7	343.8
67.9	1.1	28.3	23.9	1.9	18.3	102.4	19.2	1.3	328.7	143.9	57.3	243.1
258.3	2.9	60.8	73.8	17.0	54.3	192.5	45.9	21.6	806.2	2.6	14.7	632.7
107.4	2.6	32.4	39.1	6.2	13.7	135.3	25.0	1.7	483.6	7.2	50.6	197.2
125.0	2.3	22.9	34.6	5.7	24.0	121.8	30.0	3.2	726.8	2.1	26.1	349.2
410.4	7.3	110.6	108.0	57.3	78.9	72.4	28.8	1.6	1231.6	0.0	285.7	380.1
434.9	13.4	242.5	212.6	6.6	72.2	333.6	109.6	18.6	2393.6	0.1	195.7	1033.2
518.0	9.0	220.1	148.7	11.1	84.4	253.0	96.5	1.0	2790.8	2.0	260.1	1099.1
163.4	1.4	51.6	88.7	6.4	27.1	100.0	32.4	2.5	777.0	0.8	33.3	522.8
118.1	6.6	50.5	61.9	25.2	44.2	226.5	31.5	0.8	1070.4	3.0	127.7	424.0
84.1	5.0	26.0	52.7	9.2	27.7	92.7	13.4	0.7	923.2	0.0	61.5	189.0
296.9	13.9	129.5	96.9	12.4	53.6	331.5	50.9	8.5	1604.4	7.6	24.2	1295.3
236.9	9.0	75.1	70.6	1.6	72.9	223.5	66.2	11.0	1943.1	0.2	40.7	587.8
194.4	13.9	84.5	85.5	4.9	25.4	188.6	113.9	0.7	933.7	7.3	226.7	722.6
129.6	6.9	63.1	57.5	5.9	24.7	154.0	31.1	2.5	949.8	3.1	58.9	456.6
661.8	25.1	209.7	202.0	27.6	94.6	1450.4	226.9	1.1	4471.9	0.2	150.6	2382.8
116.8	5.4	55.4	68.0	6.6	32.0	368.1	32.5	2.8	1095.6	7.5	149.9	409.9
17.6	0.3	6.9	6.3	0.0	4.1	31.7	8.3	0.1	142.2	0.0	16.6	95.7
64.7	0.8	67.4	23.3	4.7	17.2	92.6	38.2	2.1	522.3	2.0	78.0	218.8
224.5	3.4	131.0	73.4	4.0	32.3	201.2	48.9	5.9	1968.7	47.3	226.0	643.7
43.9	1.4	9.3	19.2	8.3	5.1	73.8	9.8	0.4	332.6	6.1	15.6	169.2
77.7	3.2	36.0	51.8	0.2	15.2	290.6	8.3	1.4	979.2	14.6	69.6	268.1
2.0	0.0	0.0	0.9	0.4	0.1	13.6	1.0	0.0	4.5	78.9	0.0	44.0
132.2	2.8	28.9	40.4	5.4	12.6	164.8	36.5	2.1	694.8	0.4	50.2	354.0
32.4	0.8	11.2	19.2	2.2	12.6	75.4	7.7	1.9	546.8	20.3	19.1	81.2
13.9	0.2	5.1	4.2	0.1	3.8	23.9	2.9	0.3	47.4	46.0	2.5	108.4
32.7	0.8	2.6	9.8	1.9	5.1	33.9	9.8	0.3	193.8	3.5	7.2	73.4
78.2	1.4	19.7	33.8	5.5	19.2	133.5	13.5	1.0	365.9	107.5	21.3	258.3

5-2-5 综合医院分科门诊人次及构成

年份	合计	内科	外科	妇产科	儿科	中医科
门诊人次						
1997	782435505	235796605	94999169	60458163	55526907	69533551
1998	784373360	240622356	94092850	62351792	55156315	67614259
1999	784783985	239478536	95960972	64414503	54070728	66991833
2000	795444979	245465160	97643483	66494487	54757525	66031516
2001	774877451	240592117	95385439	65891762	55614171	63235612
2002	825879596	263962695	108603504	75538537	62399190	60653298
2003	807949417	258666144	106652995	75292111	60125266	56358813
2004	870322048	267389093	116756273	88612843	65568398	57643032
2005	932489297	286084300	125826467	96554891	75529578	58507467
2006	983738120	300413939	136123648	106273664	81911129	59213476
2007	1087481887	335312344	146613045	122942000	97977346	48859602
2008	1192612235	360758148	153560985	134845052	115895407	52471300
构成(%)						
1997	100.00	30.68	12.00	7.95	7.03	8.62
1998	100.00	30.52	12.23	8.21	6.89	8.54
1999	100.00	30.86	12.28	8.36	6.88	8.30
2000	100.00	31.05	12.31	8.50	7.18	8.16
2001	100.00	31.96	13.15	9.15	7.56	7.34
2002	100.00	31.96	13.15	9.15	7.56	7.34
2003	100.00	32.02	13.20	9.32	7.44	6.98
2004	100.00	30.72	13.42	10.18	7.53	6.62
2005	100.00	30.68	13.49	10.35	8.1	6.27
2006	100.00	30.54	13.84	10.80	8.33	6.02
2007	100.00	30.83	13.48	11.31	9.01	4.49
2008	100.00	30.25	12.88	11.31	9.72	4.40

5-3-1 医疗机构入院人数(万人)

医疗机构分类	2004	2005	2006	2007	2008
总计	**6676**	**7184**	**7906**	**9827**	**11483**
其中：医院	4673	5108	5562	6487	7392
综合医院	3800	4153	4480	5190	5872
中医医院	511	567	634	750	889
中西医结合医院	34	38	43	55	63
民族医院	11	10	12	15	17
专科医院	316	339	392	476	550
护理院	1	1	1	1	1
疗养院	23	28	31	38	36
社区卫生服务中心(站)	15	27	44	107	141
内:社区卫生服务中心	15	27	44	74	103
卫生院	1621	1641	1858	2699	3355
街道卫生院	21	19	22	37	42
乡镇卫生院	1599	1622	1836	2662	3313
门诊部	17	7	9	12	12
妇幼保健院(所、站)	309	349	383	458	520
内:妇幼保健院	275	312	344	414	486
专科疾病防治院(所、站)	18	23	20	26	28
内：专科疾病防治院	7	14	9	11	15

注：①诊所、卫生所、医务室和村卫生室无住院数字；②2007年以前社区卫生服务站无住院数字。

5-3-2　2008年医疗机构住院服务情况

医疗机构分类	入院人数	出院人数	住院病人手术人次	危重病人抢救人次	治愈率(%)	好转率(%)	病死率(%)	危重病人抢救成功率(%)	每百门急诊入院人数
总　计	**114828056**	**115507672**	**23884499**	**5637531**	**67.0**	**30.0**	**0.6**	**89.5**	**3.8**
一、医院	73920221	73733962	22094898	5487304	58.1	38.1	0.9	89.3	4.3
综合医院	58716932	58599611	17668683	4626531	58.3	37.7	0.9	89.7	4.5
中医医院	8886940	8846520	2450195	543444	55.3	41.5	0.7	86.1	3.3
中西医结合医院	631041	630387	201880	64548	60.7	35.9	1.0	91.3	3.0
民族医院	166712	164059	25246	11225	55.9	40.5	0.3	94.6	3.5
专科医院	5504043	5479823	1748878	239995	59.6	36.9	0.6	88.9	4.1
口腔医院	93473	93300	41036	670	89.9	9.0	0.1	91.2	0.6
眼科医院	324688	326272	279723	644	92.7	6.8	0.0	92.7	3.8
耳鼻喉科医院	48107	47952	42630	316	90.5	8.4	0.1	91.8	1.9
肿瘤医院	801218	800997	242622	11760	45.7	47.3	1.1	68.5	14.4
心血管病医院	136468	137071	32271	13458	49.3	47.9	0.8	93.3	7.1
胸科医院	125367	125311	26523	9572	18.8	74.6	1.5	89.6	8.9
血液病医院	17083	16976	428	253	64.8	29.2	0.4	40.7	12.0
妇产(科)医院	628606	628776	299756	23003	88.5	10.6	0.1	98.1	4.1
儿童医院	872221	870670	205768	90303	63.6	33.0	0.3	91.6	2.8
精神病医院	742905	732402	41961	19488	41.2	55.1	0.6	83.9	4.7
传染病医院	439914	437114	29915	33061	30.1	63.7	1.3	86.5	6.1
皮肤病医院	20502	20109	1447	7	69.8	28.8	0.3	71.4	0.5
结核病医院	112766	112236	10480	6269	20.0	72.9	1.2	84.6	8.8
麻风病医院	3927	3860	850	78	91.2	7.5	0.9	100.0	0.8
职业病医院	20421	20450	5289	1599	24.5	69.7	3.6	79.9	5.0
骨科医院	400456	398514	237648	6604	73.5	25.1	0.1	79.3	5.5
康复医院	164686	161010	33067	5895	61.7	35.6	0.8	82.7	3.2
整形外科医院	30326	30537	24223	65	85.1	14.7	0.0	86.2	13.7
美容医院	22721	23069	12585		91.0	9.0			7.5
其他专科医院	498188	493197	180656	16950	69.2	28.8	0.5	91.6	4.2
护理院	14553	13562	16	1561	24.6	57.0	10.6	47.6	3.2
二、疗养院	356023	352471	5978	2668	67.8	31.3	0.1	91.0	20.3
三、社区卫生服务中心(站)	1412801	1782902			74.4	23.3	0.6		0.6
社区卫生服务中心	1032788	1019722			63.6	33.2	1.0		0.6
社区卫生服务站	380013	763180			88.8	10.1	0.2		0.5
四、卫生院	33545745	34006696			82.5	15.9	0.1		4.0
街道卫生院	418519	435652			80.4	18.0	0.1		1.2
乡镇卫生院	33127226	33571044			82.5	15.8	0.1		4.2
中心卫生院	13938271	14154708			81.4	16.9	0.1		4.4
乡卫生院	19188955	19416336			83.4	15.1	0.0		4.0
五、门诊部	118198	147801	14646	1126	87.8	11.3	0.0	75.0	0.2
六、护理站	63	19		15			57.9	26.7	0.0
七、妇幼保健院(所、站)	5195960	5208689	1734869	139921	90.1	9.1	0.1	96.3	4.0
内:妇幼保健院	4856550	4811811	1636960	136130	89.6	9.5	0.1	96.3	4.2
八、专科疾病防治院(所/站)	279045	275132	34108	6497	58.0	39.0	0.6	83.5	1.6

5-3-3　2008年非营利性医疗机构住院服务情况

医疗机构分类	入院人数	出院人数	住院病人手术人次	危重病人抢救人次	治愈率(%)	好转率(%)	病死率(%)	危重病人抢救成功率(%)	每百门急诊入院人数
总　计	**111679738**	**112287279**	**22777873**	**5550222**	**66.7**	**30.3**	**0.6**	**89.5**	**3.9**
一、医院	70940904	70735243	21000580	5400270	57.3	38.9	0.9	89.3	4.3
综合医院	56801357	56656429	17014551	4555932	57.7	38.3	1.0	89.7	4.5
中医医院	8738929	8699693	2399340	539818	55.0	41.8	0.7	86.1	3.3
中西医结合医院	550117	547368	177699	63356	57.3	39.0	1.1	91.4	3.0
民族医院	159365	156726	20613	11042	54.4	42.0	0.3	95.5	3.4
专科医院	4678876	4663576	1388361	228867	55.8	40.4	0.6	89.1	4.0
口腔医院	60221	60065	40088	650	84.6	13.7	0.1	90.9	0.4
眼科医院	218997	218454	194651	623	91.7	7.6	0.0	92.5	3.8
耳鼻喉科医院	39262	39263	36121	290	91.0	7.8	0.1	92.1	1.7
肿瘤医院	780129	778678	239060	10854	45.9	47.1	1.0	67.4	14.6
心血管病医院	108897	109572	29096	11616	47.7	49.6	0.8	93.1	6.6
胸科医院	125285	125233	26445	9572	18.7	74.6	1.5	89.6	8.9
血液病医院	8946	8956	385	229	35.7	53.2	0.6	36.7	8.5
妇产(科)医院	501138	501982	245871	22345	87.3	11.7	0.1	98.3	4.0
儿童医院	864145	862695	204436	90129	63.4	33.2	0.3	91.6	2.8
精神病医院	719283	710907	40917	19312	40.7	55.6	0.6	83.9	4.6
传染病医院	436352	433591	29897	32934	29.9	63.9	1.3	86.5	6.1
皮肤病医院	13536	13192	709	4	61.7	37.0	0.5	50.0	0.4
结核病医院	112316	111815	10210	6149	19.8	73.0	1.2	84.3	8.9
麻风病医院	3927	3860	850	78	91.2	7.5	0.9	100.0	0.8
职业病医院	20421	20450	5289	1599	24.5	69.7	3.6	79.9	5.0
骨科医院	252320	253650	170672	3806	69.4	28.9	0.1	92.7	5.1
康复医院	132312	129311	30455	4561	62.7	35.2	0.9	79.8	3.3
整形外科医院	10513	10505	8134	59	90.2	9.4	0.1	84.7	11.0
美容医院									
其他专科医院	270876	271397	75075	14057	61.9	35.6	0.8	90.9	4.3
护理院	12260	11451	16	1255	24.6	59.2	9.7	51.2	2.9
二、疗养院	355975	352425	5978	2668	67.8	31.3	0.1	91.0	20.3
三、社区卫生服务中心(站)	1345022	1690988			73.9	23.9	0.6		0.6
社区卫生服务中心	1010231	997087			63.1	33.6	1.0		0.6
社区卫生服务站	334791	693901			89.3	10.0	0.0		0.5
四、卫生院	33504285	33965189			82.5	15.9	0.1		4.0
街道卫生院	412266	429445			80.3	18.2	0.1		1.2
乡镇卫生院	33092019	33535744			82.5	15.8	0.1		4.2
中心卫生院	13927971	14144428			81.4	16.9	0.1		4.4
乡卫生院	19164048	19391316			83.4	15.1	0.0		4.0
五、门诊部	64004	65111	4515	871	86.6	12.2	0.0	68.2	0.3
六、护理站	63	19		15			57.9	26.7	0.0
七、妇幼保健院(所、站)	5191790	5204512	1732991	139904	90.1	9.1	0.1	96.3	4.0
内:妇幼保健院	4852380	4807634	1635082	136113	89.6	9.6	0.1	96.3	4.2
八、专科疾病防治院(所、站)	277695	273792	33809	6494	58.0	39.0	0.6	83.5	1.6

5-3-4 2008年营利性医疗机构住院服务情况

医疗机构分类	入院人数	出院人数	住院病人手术人次	危重病人抢救人次	治愈率(%)	好转率(%)	病死率(%)	危重病人抢救成功率(%)	每百门急诊入院人数
总　　计	**3078085**	**3150473**	**1094882**	**82964**	**78.3**	**19.7**	**0.3**	**88.3**	**2.7**
一、医院	2937352	2956937	1082574	82689	77.8	20.2	0.3	88.2	3.9
综合医院	1880220	1907971	644239	66454	76.4	21.4	0.3	89.2	3.8
中医医院	148011	146827	50855	3626	72.8	25.0	0.3	89.9	3.1
中西医结合医院	80924	83019	24181	1192	83.1	15.0	0.1	83.5	3.6
民族医院	7347	7333	4633	183	89.4	10.1	0.0	37.2	4.3
专科医院	818557	809676	358666	10928	81.6	17.1	0.1	84.5	4.4
口腔医院	33252	33235	948	20	99.6	0.4		100.0	2.4
眼科医院	105691	107818	85072	21	94.6	5.2		100.0	3.8
耳鼻喉科医院	8845	8689	6509	26	88.5	10.9	0.0	88.5	3.0
肿瘤医院	21089	22319	3562	906	39.4	52.3	1.9	81.5	9.3
心血管病医院	27571	27499	3175	1842	55.8	40.9	0.7	94.4	9.8
胸科医院	82	78	78		100.0				1.6
血液病医院	8137	8020	43	24	97.4	2.3	0.1	79.2	21.9
妇产(科)医院	127468	126794	53885	658	93.4	6.1	0.0	92.4	4.9
儿童医院	8076	7975	1332	174	82.6	17.3		100.0	1.6
精神病医院	23622	21495	1044	176	57.3	38.8	0.1	77.8	7.6
传染病医院	3562	3523	18	127	59.8	37.5	0.3	91.3	12.6
皮肤病医院	6966	6917	738	3	85.3	13.2		100.0	1.3
结核病医院	450	421	270	120	55.3	42.5	0.2	99.2	2.1
麻风病医院									
职业病医院									
骨科医院	146936	143664	65876	2618	80.8	18.2	0.1	58.4	6.3
康复医院	30084	29420	2239	1334	54.7	39.9	0.6	92.7	2.6
整形外科医院	19813	20032	16089	6	82.5	17.4		100.0	15.8
美容医院	22721	23069	12585		91.0	9.0			7.6
其他专科医院	224192	218708	105203	2873	77.9	20.7	0.1	95.4	4.0
护理院	2293	2111		306	24.8	45.3	15.6	33.0	7.0
二、疗养院	48	46			17.4	82.6			1.1
三、社区卫生服务中心(站)	64734	88871			83.4	11.7	1.4		0.9
社区卫生服务中心	21254	21334			84.9	13.6	0.1		3.0
社区卫生服务站	43480	67537			82.9	11.1	1.8		0.7
四、卫生院	16237	16412			83.0	15.4	0.1		2.1
街道卫生院	6253	6207			89.5	8.7			4.1
乡镇卫生院	9984	10205			79.0	19.4	0.1		1.6
中心卫生院	580	728			91.1	7.4	0.1		6.4
乡卫生院	9404	9477			78.0	20.3	0.1		1.6
五、门诊部	54194	82690	10131	255	88.7	10.6	0.0	98.4	0.2
六、护理站									
七、妇幼保健院(所、站)	4170	4177	1878	17	98.5	1.4	0.0	94.1	3.0
内:妇幼保健院	4170	4177	1878	17	98.5	1.4	0.0	94.1	3.2
八、专科疾病防治院(所、站)	1350	1340	299	3	72.9	26.3		100.0	1.3

5-3-5　2008年政府办医疗机构住院服务情况

医疗机构分类	入院人数	出院人数	住院病人手术人次	危重病人抢救人次	治愈率(%)	好转率(%)	病死率(%)	危重病人抢救成功率(%)	每百门急诊入院人数
总　计	**102676566**	**102974825**	**20637114**	**5051480**	**66.7**	**30.2**	**0.6**	**89.7**	**4.0**
一、医院	63039141	62863988	18889934	4904463	56.4	39.6	0.9	89.5	4.4
综合医院	49708418	49590504	15190770	4093079	57.0	39.0	0.9	89.9	4.7
中医医院	8483255	8445221	2333299	530609	54.5	42.3	0.7	86.0	3.3
中西医结合医院	474734	472545	158220	58079	55.8	40.3	1.3	91.6	2.8
民族医院	158175	155565	20613	11034	54.3	42.0	0.3	95.6	3.4
专科医院	4205044	4191056	1187016	210619	54.3	41.6	0.6	89.3	4.0
口腔医院	52683	52517	35735	566	83.7	14.5	0.1	89.8	0.4
眼科医院	169901	169259	153044	556	91.6	7.9	0.0	97.7	3.7
耳鼻喉科医院	36417	36467	33710	271	90.9	7.9	0.1	94.1	1.7
肿瘤医院	747264	745875	232014	9272	46.5	46.5	1.0	67.1	14.4
心血管病医院	67370	67302	23938	6911	45.1	51.8	0.8	91.9	6.9
胸科医院	118456	118457	23418	8870	16.4	76.8	1.5	89.5	8.7
血液病医院	7199	7199	29	143	25.7	61.2	0.5	9.1	9.1
妇产(科)医院	472312	473209	229245	22291	86.8	12.2	0.1	98.3	3.9
儿童医院	857643	856336	202862	88987	63.2	33.4	0.3	91.5	2.8
精神病医院	685587	678575	39830	17721	40.8	55.7	0.6	84.6	4.5
传染病医院	427946	425371	29145	32304	29.9	63.9	1.4	86.6	6.0
皮肤病医院	13230	12963	599	4	61.1	37.7	0.5	50.0	0.5
结核病医院	111756	111255	10210	6149	19.5	73.3	1.2	84.3	8.9
麻风病医院	3926	3859	850	78	91.2	7.5	0.9	100.0	0.9
职业病医院	16332	16500	3464	1519	16.6	76.6	4.4	79.1	5.2
骨科医院	169161	168530	109492	2204	65.9	32.3	0.2	89.3	4.9
康复医院	76195	74517	13956	1501	59.6	38.6	0.7	74.7	3.6
整形外科医院	9071	9063	6783	53	88.8	10.8	0.1	88.7	9.9
美容医院									
其他专科医院	162595	163802	38692	11219	56.2	41.0	0.8	92.0	4.0
护理院	9515	9097	16	1043	25.3	62.9	8.4	47.8	2.6
二、疗养院	204116	201849	4099	1783	66.2	32.8	0.1	95.9	19.2
三、社区卫生服务中心(站)	957529	987587			66.6	30.2	0.8		0.6
社区卫生服务中心	809279	802535			61.8	34.7	1.0		0.6
社区卫生服务站	148250	185052			87.3	11.0	0.1		0.8
四、卫生院	33052486	33489375			82.5	15.8	0.1		4.1
街道卫生院	408040	417454			80.4	18.0	0.2		1.2
乡镇卫生院	32644446	33071921			82.6	15.8	0.1		4.2
中心卫生院	13859065	14074781			81.4	16.9	0.1		4.4
乡卫生院	18785381	18997140			83.5	15.0	0.0		4.0
五、门诊部	23644	23481	2865	195	84.0	13.6	0.1	67.7	0.5
六、护理站									
七、妇幼保健院(所、站)	5138975	5151704	1709746	139020	90.1	9.1	0.1	96.3	4.0
内:妇幼保健院	4805683	4760909	1614096	135256	89.6	9.6	0.1	96.3	4.2
八、专科疾病防治院(所、站)	260675	256841	30470	6019	58.4	38.7	0.6	85.4	1.6

5-3-6　2008年医疗机构分科出院人数及构成

科室分类	出院人数（人）	医院	构成（%）	医院
总　计	**115507672**	**73733962**	**100.00**	**100.00**
预防保健科	394972	147905	0.34	0.20
全科医疗科	9714494	813191	8.41	1.10
内科	30942004	17856937	26.79	24.22
外科	20761822	15232510	17.97	20.66
儿科	11825230.5	7498235	10.24	10.17
妇产科	18322004.5	10163026	15.86	13.78
眼科	1800976	1649510	1.56	2.24
耳鼻咽喉科	1448911	1372390	1.25	1.86
口腔科	386816	347428	0.33	0.47
皮肤科	185737	156871	0.16	0.21
医疗美容科	68237	62978	0.06	0.09
精神科	918205	899143	0.79	1.22
传染科	1535775	1412355	1.33	1.92
结核病科	302093	225853	0.26	0.31
肿瘤科	2238268	2233998	1.94	3.03
急诊医学科	499806	436728	0.43	0.59
康复医学科	567687	361316	0.49	0.49
职业病科	87592	59716	0.08	0.08
中医科	9611493	9271768	8.32	12.57
民族医学科	188549	188536	0.16	0.26
中西医结合科	824419	820614	0.71	1.11
其他	2882581	2522954	2.50	3.42

5-4-1 医院入院人数

年份	入院人数(万人)	卫生部门医院	综合医院	中医医院	每百门急诊入院人数(人)
1980	2247	1667	1383	41	2.4
1985	2560	1862	1485	79	2.3
1986	2685	1960	1547	96	2.2
1987	2926	2155	1670	133	2.1
1988	3128	2292	1752	157	2.3
1989	3157	2304	1750	174	2.3
1990	3182	2341	1769	195	2.3
1991	3276	2433	1825	223	2.3
1992	3262	2428	1799	232	2.3
1993	3066	2325	1723	231	2.5
1994	3079	2344	1728	241	2.6
1995	3073	2358	1710	251	2.6
1996	3100	2379	1704	267	2.7
1997	3121	2425	1725	274	2.7
1998	3238	2538	1794	287	2.8
1999	3379	2676	1884	298	2.9
2000	3584	2862	1996	321	3.0
2001	3759	3030	2100	349	3.2
2002	4224	3429	2577	394	3.5
2003	4394	3661	2727	438	3.6
2004	4955	4184	3108	498	3.8
2005	5434	4569	3394	544	3.8
2006	5915	4966	3656	610	3.9
2007	6913	5784	4257	693	4.1
2008	7392	6193	4874	847	4.3

注：①1993年以前入院人数系推算数；②本表医院含妇幼保健院、专科疾病防治院数；③2002年以前综合医院不含高校附属医院。

5-4-2 2008年各地区医院住院服务情况

地区	入院人数	出院人数	住院病人手术人次	危重病人抢救人次	危重病人抢救成功率(%)	每百门急诊入院人数
总　计	**73920221**	**73733962**	**22094898**	**5487304**	**89.29**	**4.26**
东　部	32972022	32936791	10897082	1937337	87.65	3.37
中　部	21933813	21850631	6120130	1662162	89.47	5.63
西　部	19014386	18946540	5077686	1887805	90.81	5.15
北　京	1443511	1444103	624840	41949	72.50	1.82
天　津	771024	771921	257790	30045	78.17	2.46
河　北	4132960	4113715	1062724	340144	90.43	6.49
山　西	1750473	1747368	467576	74526	85.06	5.57
内蒙古	1241642	1235171	347651	137450	92.78	5.04
辽　宁	2974218	2975981	761469	220059	86.64	4.98
吉　林	1647048	1641042	417662	98364	81.27	5.18
黑龙江	2189881	2185575	689984	130136	77.12	5.56
上　海	1717955	1715445	624197	66310	77.37	2.04
江　苏	4387057	4385661	1503940	236858	90.50	3.50
浙　江	3589047	3590921	1344178	169187	89.53	2.78
安　徽	2857649	2847619	845782	152927	86.79	6.05
福　建	1938208	1936016	605695	102073	89.85	3.86
江　西	2045171	2042600	536937	98003	90.67	5.40
山　东	5940077	5936624	1634297	361321	88.62	5.76
河　南	4853224	4822462	1280710	423879	94.63	5.45
湖　北	3161548	3151629	902522	359605	92.26	4.96
湖　南	3428819	3412336	978957	324722	88.98	7.00
广　东	5687442	5676848	2386126	349746	85.61	2.34
广　西	2200239	2195757	600699	192278	90.54	4.15
海　南	390523	389556	91826	19645	88.61	4.04
重　庆	1326997	1323945	402866	120154	89.00	4.47
四　川	4089976	4087904	1210026	355092	88.43	4.98
贵　州	1481213	1472904	387599	193465	94.15	7.45
云　南	2407683	2412699	610707	416161	94.28	5.25
西　藏	92763	89523	16730	7538	68.48	2.92
陕　西	2201435	2187388	576909	155641	85.54	5.37
甘　肃	1159367	1147677	293215	90551	89.68	5.09
青　海	335188	330559	78743	45694	93.58	5.37
宁　夏	441461	438368	115712	36735	91.06	4.73
新　疆	2036422	2024645	436829	137046	88.73	6.51

5-4-3 2008年各地区政府办医院住院服务情况

地区	入院人数	出院人数	住院病人手术人次	危重病人抢救人次	危重病人抢救成功率(%)	每百门急诊入院人数
总　计	**63039141**	**62863988**	**18889934**	**4904463**	**89.47**	**4.37**
东　部	28590612	28559627	9491988	1729711	87.75	3.41
中　部	18259773	18186425	5091456	1461631	89.68	6.08
西　部	16188756	16117936	4306490	1713121	91.03	5.36
北　京	1214571	1214150	542721	31249	70.66	1.89
天　津	672285	672368	238447	27928	78.39	2.59
河　北	3517527	3502611	914442	300634	90.32	6.90
山　西	1051583	1048473	286087	49686	85.18	6.17
内蒙古	1075129	1069587	303795	123988	93.06	5.25
辽　宁	2383750	2380485	617919	180486	86.51	5.03
吉　林	1323637	1318374	328043	82200	80.42	5.42
黑龙江	1629408	1626061	540622	101477	75.22	6.01
上　海	1615199	1613823	592700	64773	77.83	2.10
江　苏	3523566	3524990	1176978	199747	90.88	3.52
浙　江	3288741	3289777	1200834	150533	88.93	2.77
安　徽	2366175	2360632	683651	127906	86.75	6.53
福　建	1785733	1783922	551595	98606	90.57	3.87
江　西	1814052	1814196	481477	91275	90.67	5.60
山　东	5196912	5195206	1462148	330774	88.51	6.24
河　南	4242535	4219193	1111216	380729	94.93	6.12
湖　北	2715355	2699641	767682	321847	92.74	5.38
湖　南	3117028	3099855	892678	306511	88.86	7.23
广　东	5055808	5046451	2110683	328225	86.30	2.33
广　西	2107504	2103232	577727	189119	90.71	4.32
海　南	336520	335844	83521	16756	89.54	4.24
重　庆	1103559	1100722	327484	98914	88.57	4.60
四　川	3497887	3493157	1035042	316512	88.51	5.02
贵　州	1185313	1183213	302086	171996	94.28	7.61
云　南	2052797	2043638	521972	396075	94.35	5.34
西　藏	89563	86371	15903	7358	69.29	3.15
陕　西	1640687	1630271	427543	123982	84.56	6.04
甘　肃	955047	943640	235584	78820	90.99	5.40
青　海	303060	298707	74137	44919	93.62	5.26
宁　夏	377175	374728	95013	33886	93.47	5.18
新　疆	1801035	1790670	390204	127552	89.06	7.43

5-4-4 2008年各地区医院分科出院人数

地区	合计	预防保健科	全科医疗科	内科	外科	儿科	妇产科	眼科	耳鼻咽喉科	口腔科	皮肤科
总 计	73733962	147905	813191	17856937	15232510	7498235	10163026	1649510	1372390	347428	156871
东 部	32936791	64071	287253	7671012	6780310	3204007	5055929	772298	585856	180752	59755
中 部	21850631	57025	226265	5417446	4459717	2280660	2654053	473970	435855	104156	48410
西 部	18946540	26809	299673	4768479	3992483	2013568	2453044	403242	350679	62520	48706
北 京	1444103		2780	364549	322394	93763	228587	44684	26379	7253	2149
天 津	771921		578	203734	149252	56038	90542	25484	14370	3737	1306
河 北	4113715	16807	71637	1051683	793449	421974	690950	83107	51186	15888	3595
山 西	1747368	9090	19576	442033	329781	178487	298485	35999	32519	8165	5713
内蒙古	1235171	1797	9187	333995	260216	106670	149040	24727	19955	6148	2466
辽 宁	2975981	1719	13847	958650	607385	236717	313991	73334	43735	13926	15020
吉 林	1641042	8807	5489	509308	362611	117763	180436	41697	28735	5038	3061
黑龙江	2185575	7124	9505	698388	475034	151541	233646	48354	43791	11040	4947
上 海	1715445		20419	413844	426982	120822	221535	43006	47974	7291	5061
江 苏	4385661	931	15290	958051	941811	407741	575236	91412	90081	26398	4675
浙 江	3590921	361	31466	689462	732614	316741	562058	74773	65585	44293	8181
安 徽	2847619	4601	16309	670771	604343	275694	314027	58887	54961	12387	2980
福 建	1936016	221	7187	369227	392074	264730	326569	52465	33809	5559	1242
江 西	2042600	11052	53677	420805	389831	257260	269788	37668	27076	4752	4551
山 东	5936624	43442	66378	1351209	1149195	615040	857211	156272	102758	37254	8788
河 南	4822462	8965	39744	1170661	928010	568058	621303	109198	84193	33004	5209
湖 北	3151629	1109	21514	731668	715710	347303	356632	71913	83853	16754	16389
湖 南	3412336	6277	60451	773812	654397	384554	379736	70254	80727	13016	5560
广 东	5676848	590	44807	1209096	1194792	636019	1119547	119015	103540	18031	9222
广 西	2195757	563	21401	486126	413119	237229	360851	49712	54564	6859	2631
海 南	389556		12864	101507	70362	34422	69703	8746	6439	1122	516
重 庆	1323945	412	13944	348375	289369	149733	146958	27172	31279	3623	1904
四 川	4087904	1545	51492	1033012	924253	447468	395686	89123	91108	10613	17206
贵 州	1472904	459	36272	346216	371315	164755	190442	22277	23044	7101	2910
云 南	2412699	721	41261	606199	533980	252276	333942	60520	39458	8622	5139
西 藏	89523	743	11396	22793	17433	7182	12252	698	324	209	44
陕 西	2187388	3395	16880	578356	422614	236213	304133	56635	31832	5447	2509
甘 肃	1147677	15182	12384	262086	239545	121558	156804	20781	14714	4474	1125
青 海	330559	247	7861	70499	57208	39082	55097	5967	4146	1980	1466
宁 夏	438368		6730	103694	84683	58335	61495	11136	5573	2144	1173
新 疆	2024645	1745	70865	577128	378748	193067	286344	34494	34682	5300	10133

5-4-4 续表

医疗美容科	精神科	传染科	结核病科	肿瘤科	急诊医学科	康复医学科	职业病科	中医科	民族医学科	中西医结合科	其他
62978	899143	1412355	225853	2233998	436728	361316	59716	9271768	188536	820614	2522954
39848	406663	584147	108157	1179885	185091	153051	25932	3952634	3848	350340	1285952
12218	272653	470795	73668	687250	109751	131077	12496	2953331	8203	203246	758386
10912	219827	357413	44028	366863	141886	77188	21288	2365803	176485	267028	478616
3015	12277	20805	2354	71946	2588	3983	1939	156504	271	9788	66095
	8941	12900	2363	47881		2616	98	86175		15763	50143
1026	23906	50886	6364	82192	35557	9188	1750	494502	1388	87373	119307
895	19269	30148	5516	48671	5309	13117	3554	172333	122	13669	74917
28	17730	22088	2505	35500	12321	8278	1286	99511	47096	25126	49501
1778	46630	60065	27989	144698	3144	17758	13502	253013	1155	4197	123728
2234	26619	36854	7932	63908	7790	8413	1317	158895	1017	16213	46905
1457	29777	45273	13458	73534	12952	9851	920	238707	1626	7881	66769
5781	11581	25707	23409	79450	6460	3783	158	130678		41167	80337
10824	93838	107587	5438	189500	16598	35728	1251	618948	155	58742	135426
3871	47542	80896	5938	140120	11264	18092	1040	466944	0	54492	235188
931	42094	93772	12352	106040	31505	19965	3896	348279	1	20400	153424
2314	12661	28409	9516	61852	7508	5210	834	250889	651	38072	65017
554	18625	45967	8859	71539	10124	3784	9	355886		14643	36150
3787	90738	95822	16840	170279	89815	16599	4909	813723	156	5177	241232
1694	53003	67957	7974	158395	35648	24244	2350	716080		27159	159613
2618	38407	72652	9108	91388	1340	38452	266	365003	5004	65976	98570
1835	44859	78172	8469	73775	5083	13251	184	598148	433	37305	122038
7392	52343	93092	7895	181832	8879	33941	451	642788	72	34239	159265
1258	27843	46324	9222	54219	6449	8108	3392	309476	1048	42559	52804
60	6206	7978	51	10135	3278	6153		38470		1330	10214
598	30594	15990	3429	22985	5475	4587	696	173593		21070	32159
1189	66136	69961	2949	73416	5901	17350	3496	594681	5437	81530	104352
2528	9595	25787	7118	13094	11902	7207	1862	171593	4637	10639	42151
2602	24515	54546	105	35738	26694	7577	3309	300987	5202	30953	38353
		2053	429	520	3	760		197	11694		793
2127	19212	30149	7035	44482	18357	12965	3533	307175	157	28507	55675
104	7701	19649	2110	24096	9470	2398	1646	188962	5500	6736	30652
	884	4152	545	6258	20738	265	390	23616	13361	371	16426
	2267	9913	675	5732	5417	1409	707	49184	4498	5198	18405
478	13350	56801	7906	50823	19159	6284	971	146828	77855	14339	37345

5-5-1　2008年医疗机构床位利用情况

医疗机构分类	实际开放总床日数（日）	平均开放病床（张）	实际占用总床日数（日）	出院者占用总床日数（日）	病床周转次数（次）	病床工作日（日）	病床使用率（%）	出院者平均住院日
总　计	**1410932326**	**3865568**	**1053228829**	**994614622**	**29.9**	**272.5**	**74.6**	**8.6**
一、医院	1017179397	2786793	828525553	790508951	26.5	297.3	81.5	10.7
综合医院	746367510	2044842	612670341	591564594	28.7	299.6	82.1	10.1
中医医院	123926779	339525	95840140	92514641	26.1	282.3	77.3	10.5
中西医结合医院	9536069	26126	7650442	7091945	24.1	292.8	80.2	11.3
民族医院	2943984	8066	1809369	1716196	20.3	224.3	61.5	10.5
专科医院	132614675	363328	109033003	96407247	15.1	300.1	82.2	17.6
口腔医院	1404201	3847	686751	658865	24.3	178.5	48.9	7.1
眼科医院	4170343	11426	2294566	2114608	28.6	200.8	55.0	6.5
耳鼻喉科医院	762460	2089	350188	337321	23.0	167.6	45.9	7.0
肿瘤医院	13847413	37938	14408834	14859040	21.1	379.8	104.1	18.6
心血管病医院	2273383	6228	1744852	1491131	22.0	280.1	76.8	10.9
胸科医院	2672066	7321	2508350	2617028	17.1	342.6	93.9	20.9
血液病医院	313326	858	245308	247142	19.8	285.8	78.3	14.6
妇产（科）医院	6339806	17369	4245375	4049314	36.2	244.4	67.0	6.4
儿童医院	6678670	18298	7069040	6977268	47.6	386.3	105.8	8.0
精神病医院	50030253	137069	45499821	35877233	5.3	331.9	90.9	49.0
传染病医院	11608475	31804	9128624	9000944	13.7	287.0	78.6	20.6
皮肤病医院	845417	2316	379021	486171	8.7	163.6	44.8	24.2
结核病医院	3084787	8451	2526952	2501094	13.3	299.0	81.9	22.3
麻风病医院	491527	1347	308779	47430	2.9	229.3	62.8	12.3
职业病医院	902316	2472	849268	801004	8.3	343.5	94.1	39.2
骨科医院	7763960	21271	5374217	5024095	18.7	252.7	69.2	12.6
康复医院	7048916	19312	4595611	3232411	8.3	238.0	65.2	20.1
整形外科医院	473917	1298	303446	289191	23.5	233.7	64.0	9.5
美容医院	365340	1001	64072	62601	23.0	64.0	17.5	2.7
其他专科医院	11538099	31611	6449928	5733356	15.6	204.0	55.9	11.6
护理院	1790380	4905	1522258	1214328	2.8	310.3	85.0	89.5
二、疗养院	11336217	31058	5630265	3989933	11.3	181.3	49.7	11.3
三、社区卫生服务中心（站）	31345976	85879	18041700	15184389	20.8	210.1	57.6	8.5
社区卫生服务中心	25399314	69587	14901202	13679143	14.7	214.1	58.7	13.4
社区卫生服务站	5946662	16292	3140498	1505246	46.8	192.8	52.8	2.0
四、卫生院	298251098	817126	166422692	151932712	41.6	203.7	55.8	4.5
街道卫生院	6232082	17074	3425074	3027045	25.5	200.6	55.0	6.9
乡镇卫生院	292019016	800052	162997618	148905667	42.0	203.7	55.8	4.4
中心卫生院	124879423	342135	71833804	65878053	41.4	210.0	57.5	4.7
乡卫生院	167139593	457917	91163814	83027614	42.4	199.1	54.5	4.3
五、门诊部	2214235	6066	627646	549912	24.4	103.5	28.3	3.7
六、护理站	29930	82	23725	3240	0.2	289.3	79.3	170.5
七、妇幼保健院（所、站）	41544039	113819	28661895	27955255	45.8	251.8	69.0	5.4
内：妇幼保健院	37604576	103026	26965099	26292487	46.7	261.7	71.7	5.5
八、专科疾病防治院（所、站）	9031234	24743	5295353	4490230	11.1	214.0	58.6	16.3

5-5-2 2008年非营利性医疗机构床位利用情况

医疗机构分类	实际开放总床日数(日)	平均开放病床(张)	实际占用总床日数(日)	出院者占用总床日数(日)	病床周转次数(次)	病床工作日(日)	病床使用率(%)	出院者平均住院日
总　计	**1350931127**	**3701181**	**1024185242**	**969215637**	**30.3**	**276.7**	**75.8**	**8.6**
一、医院	959585249	2629001	800595419	765968474	26.9	304.5	83.4	10.8
综合医院	711550071	1949452	596035598	576577129	29.1	305.7	83.8	10.2
中医医院	120342438	329705	94144546	90960039	26.4	285.5	78.2	10.5
中西医结合医院	8321465	22799	7015894	6521031	24.0	307.7	84.3	11.9
民族医院	2822573	7733	1759204	1669507	20.3	227.5	62.3	10.7
专科医院	115189018	315586	100418317	89255429	14.8	318.2	87.2	19.1
口腔医院	1191700	3265	642607	629086	18.4	196.8	53.9	10.5
眼科医院	2347589	6432	1567898	1465110	34.0	243.8	66.8	6.7
耳鼻喉科医院	545726	1495	275919	267549	26.3	184.5	50.6	6.8
肿瘤医院	12998532	35612	13890639	14346080	21.9	390.1	106.9	18.4
心血管病医院	1768989	4847	1449843	1229594	22.6	299.1	82.0	11.2
胸科医院	2671290	7319	2507629	2616307	17.1	342.6	93.9	20.9
血液病医院	251276	688	216393	221650	13.0	314.3	86.1	24.7
妇产(科)医院	4536418	12429	3561662	3442186	40.4	286.6	78.5	6.9
儿童医院	6551427	17949	7028212	6943408	48.1	391.6	107.3	8.0
精神病医院	48850897	133838	44590164	35220653	5.3	333.2	91.3	49.5
传染病医院	11536525	31607	9073752	8942258	13.7	287.1	78.7	20.6
皮肤病医院	451402	1237	292289	404378	10.7	236.3	64.8	30.7
结核病医院	3073577	8421	2516997	2491414	13.3	298.9	81.9	22.3
麻风病医院	491527	1347	308779	47430	2.9	229.3	62.8	12.3
职业病医院	902316	2472	849268	801004	8.3	343.5	94.1	39.2
骨科医院	4661291	12771	3649305	3606705	19.9	285.8	78.3	14.2
康复医院	5734635	15711	3746740	2685791	8.2	238.5	65.3	20.8
整形外科医院	196134	537	147774	145971	19.5	275.0	75.3	13.9
美容医院								
其他专科医院	6427767	17610	4102447	3748855	15.4	233.0	63.8	13.8
护理院	1359684	3725	1221860	985339	3.1	328.0	89.9	86.0
二、疗养院	11327384	31034	5629685	3989365	11.4	181.4	49.7	11.3
三、社区卫生服务中心(站)	30409900	83315	17448656	14773973	20.3	209.4	57.4	8.7
社区卫生服务中心	24968934	68408	14570187	13399628	14.6	213.0	58.4	13.4
社区卫生服务站	5440966	14907	2878469	1374345	46.5	193.1	52.9	2.0
四、卫生院	297713358	815653	166157713	151702426	41.6	203.7	55.8	4.5
街道卫生院	6147467	16842	3374536	2993257	25.5	200.4	54.9	7.0
乡镇卫生院	291565891	798811	162783177	148709169	42.0	203.8	55.8	4.4
中心卫生院	124753696	341791	71767126	65816036	41.4	210.0	57.5	4.7
乡卫生院	166812195	457020	91016051	82893133	42.4	199.2	54.6	4.3
五、门诊部	1377039	3773	410568	369654	17.3	108.8	29.8	5.7
六、护理站	29200	80	23725	3240	0.2	296.6	81.3	170.5
七、妇幼保健院(所、站)	41499853	113698	28634558	27927874	45.8	251.8	69.0	5.4
内:妇幼保健院	37560756	102906	26937762	26265106	46.7	261.8	71.7	5.5
八、专科疾病防治院(所、站)	8988944	24627	5284918	4480631	11.1	214.6	58.8	16.4

5-5-3 2008年营利性医疗机构床位利用情况

医疗机构分类	实际开放总床日数(日)	平均开放病床(张)	实际占用总床日数(日)	出院者占用总床日数(日)	病床周转次数(次)	病床工作日(日)	病床使用率(%)	出院者平均住院日
总计	**58776077**	**161030**	**28160246**	**24592082**	**19.6**	**174.9**	**47.9**	**7.8**
一、医院	56915047	155932	27387767	24042012	19.0	175.6	48.1	8.1
综合医院	34209353	93724	16141440	14522049	20.4	172.2	47.2	7.6
中医医院	3584341	9820	1695594	1554602	15.0	172.7	47.3	10.6
中西医结合医院	1214604	3328	634548	570914	24.9	190.7	52.2	6.9
民族医院	121411	333	50165	46689	22.0	150.8	41.3	6.4
专科医院	17354642	47547	8565622	7118769	17.0	180.2	49.4	8.8
口腔医院	212501	582	44144	29779	57.1	75.8	20.8	0.9
眼科医院	1822754	4994	726668	649498	21.6	145.5	39.9	6.0
耳鼻喉科医院	216734	594	74269	69772	14.6	125.1	34.3	8.0
肿瘤医院	848881	2326	518195	512960	9.6	222.8	61.0	23.0
心血管病医院	504394	1382	295009	261537	19.9	213.5	58.5	9.5
胸科医院	776	2	721	721	36.7	339.1	92.9	9.2
血液病医院	62050	170	28915	25492	47.2	170.1	46.6	3.2
妇产(科)医院	1803388	4941	683713	607128	25.7	138.4	37.9	4.8
儿童医院	127243	349	40828	33860	22.9	117.1	32.1	4.2
精神病医院	1179356	3231	909657	656580	6.7	281.5	77.1	30.5
传染病医院	71950	197	54872	58686	17.9	278.4	76.3	16.7
皮肤病医院	394015	1079	86732	81793	6.4	80.3	22.0	11.8
结核病医院	11210	31	9955	9680	13.7	324.1	88.8	23.0
麻风病医院								
职业病医院								
骨科医院	3096729	8484	1719012	1411490	16.9	202.6	55.5	9.8
康复医院	1290556	3536	828107	529871	8.3	234.2	64.2	18.0
整形外科医院	277783	761	155672	143220	26.3	204.5	56.0	7.1
美容医院	365340	1001	64072	62601	23.0	64.0	17.5	2.7
其他专科医院	5068982	13888	2325081	1974101	15.7	167.4	45.9	9.0
护理院	430696	1180	300398	228989	1.8	254.6	69.7	108.5
二、疗养院	8833	24	580	568	1.9	24.0	6.6	12.3
三、社区卫生服务中心(站)	695552	1906	392571	236684	46.6	206.0	56.4	2.7
社区卫生服务中心	231908	635	156293	117059	33.6	246.0	67.4	5.5
社区卫生服务站	463644	1270	236278	119625	53.2	186.0	51.0	1.8
四、卫生院	234643	643	124478	95580	25.5	193.6	53.0	5.8
街道卫生院	84615	232	50538	33788	26.8	218.0	59.7	5.4
乡镇卫生院	150028	411	73940	61792	24.8	179.9	49.3	6.1
中心卫生院	7300	20	6125	5538	36.4	306.3	83.9	7.6
乡卫生院	142728	391	67815	56254	24.2	173.4	47.5	5.9
五、门诊部	834796	2287	217078	180258	36.2	94.9	26.0	2.2
六、护理站	730	2						
七、妇幼保健院(所、站)	44186	121	27337	27381	34.5	225.8	61.9	6.6
内:妇幼保健院	43820	120	27337	27381	34.8	227.7	62.4	6.6
八、专科疾病防治院(所、站)	42290	116	10435	9599	11.6	90.1	24.7	7.2

5-5-4　2008年政府办医疗机构床位利用情况

医疗机构分类	实际开放总床日数（日）	平均开放病床（张）	实际占用总床日数（日）	出院者占用总床日数（日）	病床周转次数（次）	病床工作日（日）	病床使用率（%）	出院者平均住院日
总　计	**1161653541**	**3182612**	**907221624**	**865012414**	**32.4**	**285.1**	**78.1**	**8.4**
一、医院	794136478	2175716	694845617	670169970	28.9	319.4	87.5	10.7
综合医院	567658772	1555230	503858340	492230755	31.9	324.0	88.8	9.9
中医医院	116640135	319562	91712115	88687857	26.4	287.0	78.6	10.5
中西医结合医院	7005116	19192	6088789	5770774	24.6	317.3	86.9	12.2
民族医院	2761889	7567	1742834	1654260	20.6	230.3	63.1	10.6
专科医院	99073414	271434	90496025	81050904	15.4	333.4	91.3	19.3
口腔医院	1027573	2815	585580	582244	18.7	208.0	57.0	11.1
眼科医院	1604258	4395	1212374	1158457	38.5	275.8	75.6	6.8
耳鼻喉科医院	414506	1136	244755	239841	32.1	215.5	59.0	6.6
肿瘤医院	12105248	33165	13189456	13761184	22.5	397.7	109.0	18.4
心血管病医院	992226	2718	891343	706152	24.8	327.9	89.8	10.5
胸科医院	2412497	6610	2360220	2273692	17.9	357.1	97.8	19.2
血液病医院	191812	526	173402	178863	13.7	330.0	90.4	24.8
妇产(科)医院	4064315	11135	3410379	3302674	42.5	306.3	83.9	7.0
儿童医院	6472120	17732	6985057	6901793	48.3	393.9	107.9	8.1
精神病医院	43916136	120318	41082751	32753381	5.6	341.5	93.5	48.3
传染病医院	11271525	30881	8844140	8733002	13.8	286.4	78.5	20.5
皮肤病医院	345617	947	257683	401360	13.7	272.1	74.6	31.0
结核病医院	3070577	8413	2514497	2488914	13.2	298.9	81.9	22.4
麻风病医院	456487	1251	308771	47422	3.1	246.9	67.6	12.3
职业病医院	597350	1637	579072	560867	10.1	353.8	96.9	34.0
骨科医院	3060490	8385	2599572	2626378	20.1	310.0	84.9	15.6
康复医院	3578055	9803	2565178	1801149	7.6	261.7	71.7	24.2
整形外科医院	180804	495	137687	135977	18.3	278.0	76.2	15.0
美容医院								
其他专科医院	3311818	9073	2554108	2397554	18.1	281.5	77.1	14.6
护理院	997152	2732	947514	775420	3.3	346.8	95.0	85.2
二、疗养院	5730357	15700	3091189	2299086	12.9	196.9	53.9	11.4
三、社区卫生服务中心(站)	21678957	59394	13053964	11897885	16.6	219.8	60.2	12.0
社区卫生服务中心	19696973	53964	12005873	11355109	14.9	222.5	61.0	14.1
社区卫生服务站	1981984	5430	1048091	542776	34.1	193.0	52.9	2.9
四、卫生院	290671382	796360	163222325	149226383	42.1	205.0	56.2	4.5
街道卫生院	5987096	16403	3293114	2950312	25.4	200.8	55.0	7.1
乡镇卫生院	284684286	779957	159929211	146276071	42.4	205.0	56.2	4.4
中心卫生院	123396863	338074	71265639	65440201	41.6	210.8	57.8	4.6
乡卫生院	161287423	441883	88663572	80835870	43.0	200.6	55.0	4.3
五、门诊部	552339	1513	197498	177425	15.5	130.5	35.8	7.6
六、护理站								
七、妇幼保健院(所、站)	40954226	112203	28296020	27542623	45.9	252.2	69.1	5.3
内:妇幼保健院	37135327	101741	26651366	26009556	46.8	262.0	71.8	5.5
八、专科疾病防治院(所、站)	7929602	21725	4515011	3699042	11.8	207.8	56.9	14.4

5-6-1　医院病床使用情况

年份	病床使用率(%)	卫生部门	综合医院	中医医院	出院者平均住院日(日)	卫生部门	综合医院	中医医院
1980	82.5	85.7	84.2	86.9	14.0	13.7	11.7	23.7
1985	82.7	87.9	87.0	83.9	15.8	15.4	13.3	23.3
1986	82.7	87.8	87.3	82.3	15.9	15.6	13.4	23.3
1987	84.3	89.8	89.5	81.9	16.0	15.6	13.4	21.9
1988	84.4	89.9	89.7	79.6	15.8	15.6	13.5	20.2
1989	81.5	86.2	86.1	73.7	15.8	15.4	13.4	19.0
1990	80.7	85.6	85.7	73.6	15.9	15.5	13.5	18.0
1991	81.2	85.8	86.2	74.0	16.0	15.5	13.4	17.4
1992	78.4	83.1	83.7	69.2	16.2	15.8	13.7	17.5
1993	70.9	75.7	76.3	62.5	15.6	15.2	13.3	15.4
1994	68.8	72.1	72.6	58.9	15.0	14.5	12.9	14.4
1995	66.9	70.2	70.8	57.4	14.8	14.2	12.6	13.9
1996	64.4	67.9	69.1	54.5	14.3	13.7	12.3	13.4
1997	61.5	65.0	65.4	52.1	13.8	13.3	11.9	13.1
1998	60.0	63.1	63.3	49.8	13.1	12.6	11.3	12.4
1999	59.6	63.1	63.2	50.5	12.7	12.1	11.0	12.0
2000	60.6	64.5	65.0	50.7	12.2	11.6	10.5	11.4
2001	61.1	65.3	65.6	51.5	11.8	11.3	10.3	10.9
2002	64.6	68.6	70.5	57.7	10.9	10.6	9.6	10.8
2003	65.3	69.3	70.6	59.4	11.0	10.8	10.0	10.9
2004	68.4	73.2	74.4	63.0	10.8	10.5	9.8	10.4
2005	70.3	75.3	76.6	65.7	10.9	10.6	9.8	10.8
2006	72.4	77.9	79.2	67.7	10.9	10.5	9.8	10.4
2007	78.2	84.3	85.6	73.2	10.8	10.5	9.8	10.4
2008	81.5	88.1	89.6	78.6	10.7	10.6	9.9	10.5

注：2002年以前医院含妇幼保健院、专科疾病防治院数，综合医院不含高校附属医院。

5-6-2　2008年各地区医院床位利用情况

地区	医院合计				其中：政府办医院			
	病床周转次数	病床工作日	病床使用率(%)	出院者平均住院日	病床周转次数	病床工作日	病床使用率(%)	出院者平均住院日
总　计	**26.5**	**297.3**	**81.5**	**10.7**	**28.9**	**319.4**	**87.5**	**10.7**
东　部	26.9	305.2	83.6	10.9	29.0	327.4	89.7	10.9
中　部	26.1	289.3	79.3	10.6	29.1	311.6	85.4	10.4
西　部	26.2	293.1	80.3	10.6	28.5	313.9	86.0	10.5
北　京	18.8	302.9	83.0	15.0	21.3	325.3	89.1	14.3
天　津	20.2	275.7	75.5	13.2	23.1	308.1	84.4	13.1
河　北	28.4	278.9	76.4	9.0	32.1	302.9	83.0	8.8
山　西	20.8	254.3	69.7	11.3	23.5	270.3	74.1	11.0
内蒙古	22.2	260.5	71.4	11.0	23.5	266.8	73.1	10.8
辽　宁	21.5	279.2	76.5	12.0	22.8	294.4	80.7	12.0
吉　林	21.3	246.5	67.5	10.7	23.2	266.3	73.0	10.5
黑龙江	20.6	251.1	68.8	11.3	22.9	271.1	74.3	10.9
上　海	22.6	363.2	99.5	15.5	23.9	376.2	103.1	15.3
江　苏	27.6	324.7	89.0	11.4	29.8	361.7	99.1	11.9
浙　江	28.3	327.7	89.8	11.3	29.3	341.9	93.7	11.5
安　徽	28.9	304.0	83.3	11.3	32.1	324.4	88.9	11.2
福　建	31.9	338.2	92.7	10.4	32.6	352.9	96.7	10.7
江　西	30.9	294.0	80.6	9.1	33.2	314.9	86.3	9.1
山　东	28.4	287.8	78.8	9.8	31.0	308.9	84.6	9.6
河　南	27.3	301.4	82.6	10.5	30.1	320.1	87.7	10.2
湖　北	28.8	318.5	87.3	10.7	32.0	343.4	94.1	10.4
湖　南	28.8	316.4	86.7	10.4	31.1	334.9	91.8	10.3
广　东	31.1	308.7	84.6	9.5	32.8	325.0	89.0	9.6
广　西	29.6	299.1	81.9	9.8	31.1	312.0	85.5	9.8
海　南	25.7	266.0	72.9	9.7	30.9	318.0	87.1	9.9
重　庆	25.7	300.1	82.2	11.4	28.3	322.5	88.4	11.4
四　川	28.3	319.2	87.5	10.6	30.8	341.5	93.6	10.5
贵　州	26.9	289.3	79.3	9.8	29.7	311.7	85.4	9.8
云　南	26.6	299.0	81.9	10.8	28.6	320.4	87.8	10.8
西　藏	17.1	261.9	71.7	14.3	16.9	262.5	71.9	14.4
陕　西	24.0	272.1	74.6	10.7	27.1	308.0	84.4	10.9
甘　肃	22.5	265.7	72.8	10.5	24.5	270.4	74.1	10.1
青　海	24.6	268.3	73.5	10.0	25.5	283.8	77.7	10.4
宁　夏	25.5	301.4	82.6	11.2	28.0	330.7	90.6	11.3
新　疆	27.5	300.9	82.4	10.4	30.1	328.0	89.9	10.5

5-7-1　2008年医疗机构服务质量与效率

医疗机构分类	诊断符合率(%)			医院感染率(%)	无菌手术(I级切口)		急危重症抢救成功率(%)	医师日均担负	
	入院与出院	住院手术前后	病理检查与临床诊断		感染率(%)	甲级愈合率(%)		诊疗人次	住院床日
总　计	**98.3**	**99.2**	**91.4**	**0.8**	**0.7**	**95.8**	**91.2**	**7.2**	**1.5**
一、医院	98.3	99.2	92.2	1.2	0.7	95.8	91.2	6.3	2.0
综合医院	98.2	99.2	92.4	1.3	0.7	96.0	91.3	6.3	2.0
中医医院	98.3	99.1	89.3	0.8	0.8	94.1	90.0	6.7	1.6
中西医结合医院	98.6	99.3	93.3	1.5	1.3	94.0	93.6	6.9	1.7
民族医院	98.7	99.7	98.6	0.5	1.9	89.7	82.3	4.8	1.2
专科医院	98.7	99.4	93.3	1.2	0.7	96.5	90.7	5.6	3.0
口腔医院	98.8	98.9	92.8	0.5	0.7	93.7	95.3	7.0	0.2
眼科医院	99.3	99.5	95.1	0.0	0.2	98.8	94.1	8.7	1.6
耳鼻喉科医院	99.9	99.9	95.8	0.1	0.7	95.2	95.7	9.2	0.9
肿瘤医院	98.8	98.9	97.2	1.6	0.2	98.4	79.6	2.1	3.6
心血管病医院	98.1	99.7	55.1	0.5	0.0	98.6	87.1	3.5	2.1
胸科医院	98.4	97.6	80.0	1.8	3.1	91.7	94.2	2.9	3.4
血液病医院	96.7	100.0	90.0	3.9	0.3	99.1	42.2	2.1	2.5
妇产(科)医院	99.5	99.5	98.2	0.5	0.4	96.5	98.2	7.3	1.4
儿童医院	99.3	99.8	76.1	2.7	0.1	99.0	95.6	15.0	2.4
精神病医院	97.1	99.0	87.7	1.5	0.3	98.5	88.0	3.6	7.0
传染病医院	98.5	99.5	89.4	1.5	0.6	93.6	80.6	3.5	2.9
皮肤病医院	99.1	99.4	87.2	0.3	0.0	98.9	80.0	13.4	0.9
结核病医院	99.0	99.0	78.4	1.4	0.3	98.2	85.6	2.8	3.7
麻风病医院								8.1	3.5
职业病医院	98.9	99.1	97.0	2.4	6.1	68.9	82.8	3.3	3.0
骨科医院	99.0	99.6	98.4	0.5	1.2	93.8	93.9	4.4	2.2
康复医院	98.6	99.8	94.9	0.4	2.5	90.8	68.8	5.1	3.1
整形外科医院	97.4	99.9	99.7	0.1	0.1	99.7	3.7	2.0	1.8
美容医院				0.0	0.2	97.9		2.0	0.3
其他专科医院	98.2	99.3	97.4	0.4	3.9	89.0	94.2	4.5	1.6
护理院	97.3	100.0	99.8	1.7	0.0	100.0	47.7	5.1	11.0
二、疗养院	99.0	99.0	98.1	0.1	1.4	92.3	92.9	2.3	4.7
三、社区卫生服务中心(站)								12.7	0.6
社区卫生服务中心								12.9	0.8
社区卫生服务站								12.5	0.3
四、卫生院								8.3	1.1
街道卫生院								10.5	0.7
乡镇卫生院								8.2	1.1
中心卫生院								7.5	1.1
乡卫生院								8.7	1.1
五、妇幼保健院(所、站)	98.2	99.4	74.5	0.6	0.2	95.3	96.9	6.9	1.0
内:妇幼保健院	98.1	99.4	74.9	0.6	0.1	95.6	96.9	7.5	1.2
六、专科疾病防治院(所、站)	97.1	98.4	97.0	0.3	3.3	88.7	90.0	5.0	1.0

5-7-2 2008年非营利性医疗机构服务质量与效率

医疗机构分类	诊断符合率(%)			医院感染率(%)	无菌手术(I级切口)		急危重症抢救成功率(%)	医师日均担负	
	入院与出院	住院手术前后	病理检查与临床诊断		感染率(%)	甲级愈合率(%)		诊疗人次	住院床日
总　计	**98.3**	**99.2**	**91.5**	**0.8**	**0.6**	**96.0**	**91.3**	**7.2**	**1.6**
一、医院	98.3	99.2	92.3	1.3	0.7	96.1	91.2	6.4	2.1
综合医院	98.2	99.2	92.5	1.3	0.7	96.2	91.4	6.4	2.0
中医医院	98.4	99.1	89.3	0.8	0.8	94.3	90.2	6.8	1.6
中西医结合医院	98.6	99.3	93.2	1.7	0.9	94.5	93.7	7.2	1.8
民族医院	98.6	99.6	98.6	0.5	1.9	89.7	82.6	4.7	1.2
专科医院	98.8	99.4	93.2	1.4	0.4	97.5	90.5	5.7	3.3
口腔医院	98.8	98.9	92.8	0.8	0.5	94.0	95.2	7.3	0.2
眼科医院	99.4	99.4	94.6	0.0	0.2	98.5	92.7	9.0	1.7
耳鼻喉科医院	100.0	100.0	97.4	0.1	0.2	96.2	96.3	10.7	0.9
肿瘤医院	98.8	98.9	97.4	1.6	0.1	98.5	79.0	2.2	3.7
心血管病医院	98.4	99.6	93.7	0.5	0.0	98.5	86.7	3.5	2.1
胸科医院	98.4	97.5	79.9	1.8	3.1	91.7	94.2	2.9	3.4
血液病医院	99.8	100.0	90.0	7.3	0.0	100.0	38.6	1.9	2.7
妇产(科)医院	99.5	99.5	98.4	0.7	0.1	98.5	98.3	8.4	1.6
儿童医院	99.4	99.8	76.0	2.7	0.1	99.1	95.6	15.0	2.4
精神病医院	97.1	99.0	87.3	1.5	0.3	98.5	88.0	3.7	7.0
传染病医院	98.8	99.5	89.4	1.5	0.6	93.6	80.5	3.6	3.0
皮肤病医院	98.8	98.7	88.3	0.5	0.0	99.3	50.0	17.2	1.1
结核病医院	99.0	99.0	78.3	1.4	0.3	98.0	85.4	2.8	3.7
麻风病医院								8.1	3.5
职业病医院	98.9	99.1	97.0	2.4	6.1	68.9	82.8	3.3	3.0
骨科医院	99.5	99.9	98.3	0.5	1.0	94.4	97.9	4.4	2.2
康复医院	98.9	99.9	95.3	0.3	2.5	90.8	60.3	5.0	3.2
整形外科医院	100.0	100.0	100.0	0.4	0.0	99.7	3.0	2.5	2.7
美容医院									
其他专科医院	98.0	99.2	97.2	0.7	0.3	97.9	91.7	4.6	2.0
护理院	97.3	100.0	99.8	2.0	0.0	100.0	51.1	5.4	10.0
二、疗养院	99.0	99.0	98.1	0.1	1.4	92.3	92.9	2.3	4.7
三、社区卫生服务中心(站)								12.8	0.6
社区卫生服务中心								13.0	0.8
社区卫生服务站								12.5	0.3
四、卫生院								8.2	1.1
街道卫生院								10.5	0.7
乡镇卫生院								8.2	1.1
中心卫生院								7.5	1.1
乡卫生院								8.7	1.1
五、妇幼保健院(所、站)	98.2	99.4	74.5	0.6	0.2	95.3	96.9	6.9	1.0
内:妇幼保健院	98.2	99.4	74.9	0.6	0.1	95.6	96.9	7.5	1.2
六、专科疾病防治院(所、站)	97.1	98.4	97.0	0.3	3.3	88.6	90.0	5.0	1.0

5-7-3　2008年营利性医疗机构服务质量与效率

医疗机构分类	诊断符合率(%)			医院感染率(%)	无菌手术(I级切口)		急危重症抢救成功率(%)	医师日均担负	
	入院与出院	住院手术前后	病理检查与临床诊断		感染率(%)	甲级愈合率(%)		诊疗人次	住院床日
总　计	**98.1**	**99.0**	**89.1**	**0.2**	**2.2**	**91.4**	**85.3**	**7.5**	**0.3**
一、医院	98.1	99.0	88.8	0.3	2.3	91.3	88.8	5.0	1.2
综合医院	98.0	98.7	85.7	0.3	2.3	90.8	89.4	5.1	1.1
中医医院	97.6	99.2	87.2	0.4	3.1	86.0	73.1	4.9	1.2
中西医结合医院	98.1	99.2	95.6	0.2	4.9	89.8	90.3	5.4	1.0
民族医院	99.9	99.9	100.0				61.9	6.2	1.2
专科医院	98.2	99.5	94.0	0.2	2.0	92.9	93.7	4.6	1.4
口腔医院	100.0	100.0	95.2		15.4	63.4	100.0	5.2	0.1
眼科医院	99.1	99.8	96.8		0.0	99.7	99.6	8.1	1.4
耳鼻喉科医院	99.4	99.8	88.9	0.1	4.1	89.2	91.1	4.5	0.8
肿瘤医院	98.9	99.4	87.8	1.4	0.6	93.6	86.4	1.4	2.1
心血管病医院	96.9	99.9	10.9	0.4	0.0	98.8	92.9	3.3	2.3
胸科医院	100.0	100.0	100.0			100.0		2.6	0.2
血液病医院	96.4	100.0	100.0	0.1	2.3	93.0	79.2	3.1	1.6
妇产(科)医院	99.6	99.8	96.8		1.3	91.0	96.4	4.6	0.8
儿童医院	92.5	95.1	99.6	0.2	0.7	87.4	100.0	12.4	0.7
精神病医院	97.6	100.0	100.0			99.0	86.6	2.7	5.1
传染病医院	39.6	100.0					91.5	1.6	1.9
皮肤病医院	99.9	100.0	75.0			97.0	100.0	5.8	0.6
结核病医院	98.6	98.1	96.6			100.0	99.2	2.7	0.9
麻风病医院									
职业病医院									
骨科医院	98.0	99.0	98.1	0.3	1.4	92.3	86.5	4.5	2.2
康复医院	97.5	99.2	92.7	0.8	1.6	90.8	96.3	5.6	2.6
整形外科医院	95.7	99.9	99.6		0.1	99.6	100.0	1.8	1.3
美容医院				0.0	0.2	97.9		2.0	0.3
其他专科医院	98.3	99.4	97.5	0.1	6.5	82.5	97.8	4.3	1.2
护理院	97.6						33.0	3.0	18.7
二、疗养院								6.0	0.5
三、社区卫生服务中心(站)								11.0	0.4
社区卫生服务中心								7.2	1.0
社区卫生服务站								11.6	0.3
四、卫生院								10.6	1.2
街道卫生院								9.0	2.0
乡镇卫生院								11.1	0.9
中心卫生院								7.2	3.4
乡卫生院								11.2	0.9
五、妇幼保健院(所、站)	91.2	99.0	96.1	1.3		100.0	99.6	8.3	1.1
内:妇幼保健院	91.2	99.0	96.1	1.3		100.0	99.6	8.1	1.2
六、专科疾病防治院(所、站)	99.1	100.0	100.0			95.7	38.5	7.3	0.2

5-7-4　2008年政府办医疗机构服务质量与效率

医疗机构分类	诊断符合率(%)			医院感染率(%)	无菌手术(I级切口)		急危重症抢救成功率(%)	医师日均担负	
	入院与出院	住院手术前后	病理检查与临床诊断		感染率(%)	甲级愈合率(%)		诊疗人次	住院床日
总　计	**98.3**	**99.2**	**91.4**	**0.8**	**0.6**	**95.8**	**91.5**	**7.3**	**1.7**
一、医院	98.3	99.2	92.3	1.3	0.6	95.9	91.3	6.6	2.1
综合医院	98.2	99.2	92.5	1.4	0.7	96.0	91.5	6.6	2.1
中医医院	98.4	99.1	89.4	0.8	0.8	94.3	90.1	6.8	1.6
中西医结合医院	98.7	99.3	93.1	1.8	0.9	94.5	94.3	7.6	1.8
民族医院	98.6	99.6	98.6	0.5	1.9	89.7	82.6	4.8	1.2
专科医院	98.8	99.4	93.0	1.5	0.2	98.2	91.6	5.9	3.4
口腔医院	98.6	98.8	94.2	0.8	0.1	96.9	94.6	7.3	0.2
眼科医院	99.3	99.3	93.2	0.0	0.2	98.5	99.4	9.7	1.7
耳鼻喉科医院	100.0	100.0	96.9	0.1	0.2	99.5	97.2	12.2	1.0
肿瘤医院	98.8	99.0	97.4	1.6	0.1	98.5	79.8	2.2	3.7
心血管病医院	98.8	99.6	94.3	0.8	0.0	98.5	97.0	3.4	2.1
胸科医院	98.4	97.3	79.3	1.9	3.9	89.5	94.3	3.0	3.5
血液病医院		100.0	90.0	3.1	0.0	100.0	15.8	1.8	2.7
妇产(科)医院	99.5	99.5	98.4	0.7	0.1	99.1	98.3	8.8	1.7
儿童医院	99.4	99.8	76.0	2.7	0.1	99.1	95.6	15.1	2.4
精神病医院	97.1	99.0	87.0	1.6	0.3	98.5	88.6	3.8	6.9
传染病医院	98.8	99.5	89.4	1.5	0.6	93.3	80.5	3.6	3.0
皮肤病医院	98.8	98.5	87.9	0.5	0.0	99.2	50.0	18.1	1.1
结核病医院	99.0	99.0	78.3	1.4	0.3	98.0	85.4	2.8	3.7
麻风病医院								8.0	3.7
职业病医院	98.9	98.3	93.5	2.5	0.0	99.2	82.3	3.4	2.6
骨科医院	99.4	99.9	97.5	0.7	0.4	95.6	97.1	4.3	2.2
康复医院	99.0	99.8	93.6	0.2	0.1	98.3	42.9	4.7	3.8
整形外科医院	100.0	100.0	100.0	0.4	0.0	99.7	88.7	2.7	2.8
美容医院									
其他专科医院	97.7	98.7	97.8	0.9	0.3	98.2	93.5	5.1	2.2
护理院	97.1	100.0	99.8	2.6	0.0	100.0	47.5	6.2	10.5
二、疗养院	99.1	98.6	97.1	0.1	1.7	92.2	95.2	2.4	4.6
三、社区卫生服务中心(站)								13.6	0.7
社区卫生服务中心								13.9	0.8
社区卫生服务站								11.7	0.4
四、卫生院								8.3	1.1
街道卫生院								10.6	0.7
乡镇卫生院								8.2	1.1
中心卫生院								7.6	1.1
乡卫生院								8.7	1.1
五、妇幼保健院(所、站)	98.2	99.4	74.5	0.6	0.1	95.3	96.9	7.0	1.0
内:妇幼保健院	98.2	99.4	74.9	0.6	0.1	95.5	96.9	7.6	1.2
六、专科疾病防治院(所、站)	96.9	98.2	96.5	0.3	3.7	87.4	90.1	5.1	0.9

5-8-1　2008年各地区医院服务质量与效率

地区	诊断符合率(%)			医院感染率(%)	无菌手术(I级切口)		急危重症抢救成功率(%)	医师日均担负	
	入院与出院	住院手术前后	病理检查与临床诊断		感染率(%)	甲级愈合率(%)		诊疗人次	住院床日
总　计	**98.3**	**99.2**	**92.2**	**1.2**	**0.7**	**95.8**	**91.2**	**6.3**	**2.0**
北　京	99.5	99.6	98.5	1.7	0.2	99.0	93.0	8.1	1.6
天　津	99.4	99.6	87.3	0.8	0.5	98.6	90.3	7.5	1.7
河　北	98.6	99.0	95.3	0.8	1.4	92.9	91.2	4.1	1.7
山　西	99.0	99.5	85.1	1.3	0.7	96.4	86.7	3.2	1.4
内蒙古	97.9	98.3	89.7	0.8	5.0	85.2	94.0	4.0	1.6
辽　宁	98.8	99.2	91.3	1.0	1.5	93.8	88.4	4.5	2.0
吉　林	99.0	98.9	94.2	1.1	0.6	96.5	86.9	3.9	1.6
黑龙江	98.7	99.2	94.3	0.8	0.2	96.6	85.9	3.7	1.7
上　海	99.2	99.5	94.5	2.2	0.0	99.5	92.5	11.2	2.5
江　苏	99.2	99.2	97.1	1.9	0.9	96.6	88.8	8.1	2.3
浙　江	97.6	99.6	89.5	2.2	0.6	96.9	94.5	9.6	2.1
安　徽	98.6	99.0	91.7	1.0	1.2	92.5	88.4	4.9	2.1
福　建	98.0	99.1	86.5	1.6	0.2	97.8	91.6	8.5	2.4
江　西	98.7	98.8	92.8	1.0	0.2	98.8	92.9	5.6	1.9
山　东	98.9	99.1	91.4	0.9	0.8	94.4	92.4	4.8	1.9
河　南	93.8	98.7	93.0	1.2	0.6	96.0	96.4	5.4	2.2
湖　北	98.1	99.5	89.6	1.0	0.2	97.6	93.4	5.8	2.2
湖　南	98.4	99.2	91.9	1.0	1.4	94.2	89.8	4.7	2.4
广　东	99.1	99.5	94.3	1.4	0.2	97.9	91.3	12.1	1.9
广　西	98.5	99.2	93.8	1.6	0.2	98.4	91.5	7.6	2.2
海　南	98.3	98.7	95.8	1.6	0.2	93.0	92.4	5.7	1.6
重　庆	98.7	99.4	93.4	0.8	1.1	95.0	90.7	6.9	2.4
四　川	98.6	99.2	94.3	1.2	0.4	95.5	91.7	6.3	2.4
贵　州	98.0	99.2	91.4	1.7	1.1	92.9	91.0	4.3	2.3
云　南	97.4	99.1	85.7	0.8	1.5	90.1	90.4	6.7	2.6
西　藏	97.4	98.4	76.7	2.4	1.8	93.7	79.0	5.4	1.6
陕　西	98.6	98.9	92.8	1.0	0.2	96.9	90.2	4.9	2.0
甘　肃	98.2	98.3	86.0	0.7	1.1	92.8	83.7	5.1	2.0
青　海	97.3	98.1	96.1	0.7	0.5	96.9	94.1	4.6	1.8
宁　夏	99.2	99.7	95.3	1.3	1.0	96.2	93.8	6.0	2.1
新　疆	98.7	98.8	88.8	1.6	1.7	91.7	84.0	4.9	2.3

5-8-2　2008年各地区政府办医院服务质量与效率

地区	诊断符合率(%)			医　院感染率(%)	无菌手术(I级切口)		急危重症抢救成功率(%)	医师日均担负	
	入院与出　院	住院手术前后	病理检查与临床诊断		感染率(%)	甲　级愈合率(%)		诊疗人次	住院床日
总　计	**98.3**	**99.2**	**92.3**	**1.3**	**0.6**	**95.9**	**91.3**	**6.6**	**2.1**
北　京	99.6	99.6	98.6	1.7	0.2	99.2	92.4	8.7	1.7
天　津	99.4	99.7	86.6	0.9	0.1	99.2	90.6	7.6	1.8
河　北	98.6	99.1	95.2	0.8	1.3	93.3	90.9	4.2	1.8
山　西	99.1	99.5	85.2	1.5	0.5	97.0	85.8	3.3	1.5
内蒙古	97.8	98.2	89.0	0.8	5.5	83.9	94.2	4.2	1.7
辽　宁	99.0	99.5	91.4	1.2	1.1	94.5	89.3	4.5	2.0
吉　林	99.1	99.0	94.5	1.2	0.5	96.8	86.8	3.8	1.6
黑龙江	98.6	99.1	93.5	0.7	0.1	97.3	86.0	3.7	1.8
上　海	99.2	99.5	94.8	2.3	0.0	99.6	92.6	11.5	2.6
江　苏	99.2	99.5	98.0	2.1	0.4	98.0	87.6	8.5	2.5
浙　江	97.5	99.6	89.3	2.4	0.6	97.4	95.0	9.9	2.2
安　徽	98.5	99.0	92.3	1.0	0.9	92.8	89.6	4.8	2.1
福　建	98.0	99.1	86.5	1.7	0.2	97.9	93.6	8.8	2.5
江　西	98.7	98.7	92.3	1.1	1.0	94.2	92.7	5.6	2.0
山　东	98.8	99.1	92.7	0.9	0.7	94.5	92.6	4.8	2.0
河　南	94.2	98.6	92.2	1.2	0.5	96.1	96.5	5.3	2.3
湖　北	98.0	99.5	89.7	1.0	0.3	97.3	93.7	5.8	2.2
湖　南	98.4	99.2	92.1	1.0	0.8	94.9	90.1	4.7	2.5
广　东	99.1	99.6	94.5	1.5	0.1	98.1	91.6	12.7	1.9
广　西	98.6	99.2	93.9	1.6	0.2	98.6	92.0	7.7	2.2
海　南	98.5	98.6	95.8	1.8	0.1	92.6	93.0	7.0	2.1
重　庆	98.8	99.5	92.7	0.9	0.5	97.2	92.0	7.2	2.5
四　川	98.8	99.2	94.2	1.2	0.3	95.9	92.2	6.8	2.5
贵　州	98.1	99.3	90.3	2.0	0.8	94.8	90.5	4.5	2.4
云　南	97.2	99.1	85.1	0.9	0.8	91.9	89.9	7.0	2.8
西　藏	97.3	98.3	82.7	2.4	1.8	93.7	79.3	4.9	1.5
陕　西	98.5	98.8	92.1	1.1	0.2	97.1	89.4	4.7	2.2
甘　肃	98.2	98.2	84.9	0.7	0.9	94.0	84.4	5.4	2.1
青　海	97.2	98.1	97.3	0.8	0.4	96.9	94.1	4.8	1.8
宁　夏	99.1	99.7	94.1	1.4	0.1	97.2	94.9	5.9	2.3
新　疆	98.8	98.9	89.6	1.7	1.6	91.8	83.9	4.7	2.5

5-9-1　2008年各地区医院医师工作负荷

地区	医师日均担负诊疗人次						医师日均担负住院床日					
	合计	卫生部属	省属	地级市属	县级市属	县属	合计	卫生部属	省属	地级市属	县级市属	县属
总　计	**6.5**	**9.0**	**7.1**	**6.7**	**6.8**	**5.4**	**2.1**	**2.4**	**2.4**	**2.3**	**1.8**	**2.1**
东　部	7.9	10.0	8.1	8.2	8.5	5.8	2.0	1.8	2.2	2.2	1.8	2.0
中　部	4.8	7.3	5.4	5.0	4.2	4.6	2.1	3.0	2.6	2.3	1.7	1.9
西　部	5.9	8.7	6.7	5.7	5.1	6.1	2.4	3.6	2.7	2.4	2.0	2.4
北　京	8.3	8.7	7.4	8.8		6.6	1.5	1.6	1.4	1.6		1.2
天　津	6.9		6.5	8.0		5.1	1.7		1.9	1.4		1.8
河　北	4.2		4.3	4.2	3.9	4.4	1.9		2.3	2.1	1.5	1.8
山　西	3.2		4.7	4.0	2.5	2.5	1.5		1.6	1.9	1.3	1.2
内蒙古	4.3		5.7	4.5	3.4	4.5	1.8		3.0	2.1	1.4	1.5
辽　宁	4.7		6.9	5.0	3.9	3.1	1.9		2.4	2.1	1.6	1.5
吉　林	4.0	6.3	5.1	4.4	3.4	2.9	1.6	2.8	2.3	1.9	1.2	1.0
黑龙江	3.6		5.0	4.0	2.9	2.6	1.7		2.8	1.9	1.2	1.1
上　海	11.2	11.4	11.2	11.3		7.8	2.1	1.7	2.1	2.1		3.1
江　苏	8.5		11.8	8.7	8.3	6.6	2.5		2.7	2.6	2.2	2.7
浙　江	9.8		9.2	9.8	10.5	8.9	2.2		2.5	2.4	2.0	2.0
安　徽	4.9		6.8	4.7	4.4	4.6	2.2		2.4	2.2	2.0	2.1
福　建	8.7		8.7	8.7	9.0	8.4	2.5		2.5	2.6	2.3	2.6
江　西	5.4		5.0	4.6	4.9	6.4	2.0		2.2	2.1	2.0	2.0
山　东	4.9	7.9	6.0	5.8	4.4	4.2	2.0	2.3	2.1	2.3	1.7	1.9
河　南	5.2		5.0	5.3	4.9	5.4	2.3		3.1	2.6	2.1	2.1
湖　北	5.7	9.9	5.9	5.9	4.9	5.6	2.3	3.2	2.3	2.6	2.0	2.3
湖　南	5.0	6.9	5.3	5.3	4.9	4.3	2.5	3.1	3.1	2.7	2.1	2.2
广　东	12.2	12.3	9.4	11.0	14.1	9.1	1.9	2.2	2.4	2.3	1.6	1.7
广　西	7.8		7.7	7.7	7.4	8.1	2.3		2.6	2.1	2.1	2.4
海　南	7.2		7.6	6.9	6.4	7.8	1.9		2.1	2.1	1.7	1.8
重　庆	7.3		7.4	7.1		7.6	2.6		2.6	2.4		3.0
四　川	6.8	11.4	9.3	6.1	6.3	6.9	2.6	4.6	3.2	2.7	2.3	2.4
贵　州	4.4		5.0	3.9	4.1	4.6	2.5		2.9	2.6	1.8	2.4
云　南	6.8		8.5	5.7	6.3	7.1	2.8		2.6	2.8	2.7	2.9
西　藏	4.5		3.8	4.6	9.7	4.5	1.6		1.9	1.6	1.2	1.6
陕　西	4.8	6.7	5.7	4.7	4.4	4.5	2.2	2.9	2.6	2.3	1.9	2.1
甘　肃	5.3		4.5	4.3	5.3	6.1	2.2		1.8	2.3	2.2	2.1
青　海	4.8		6.0	3.4	1.0	5.1	2.0		2.4	1.6	0.4	2.0
宁　夏	5.5		5.2	5.6	5.7	5.7	2.5		2.7	2.4	2.7	2.2
新　疆	4.9		5.7	5.4	4.1	4.6	2.6		2.8	2.5	2.2	2.9

注：本表系卫生部门综合医院数字。

5-9-2 综合医院工作效率

医院级别	年份	医师日均担负		医师人均年业务收入（万元）	病床使用率（%）	平均住院日（日）
		诊疗人次	住院床日			
医院合计	1990	5.5	2.1	4.7	88.2	14.1
	1995	4.4	1.5	12.7	72.7	13.3
	2000	4.8	1.4	27.1	67.3	11.0
	2005	5.3	1.6	44.7	76.9	9.9
	2007	6.0	2.0	56.6	85.6	9.8
	2008	6.5	2.1	66.9	89.8	9.9
卫生部属	1990	6.4	2.0	9.8	100.3	22.1
	1995	5.2	1.6	29.0	94.6	20.4
	2000	8.5	1.8	72.8	95.5	14.6
	2005	7.8	2.3	129.7	100.2	13.1
	2007	8.4	2.4	151.8	106.2	12.4
	2008	9.0	2.4	167.9	104.3	11.9
省属	1990	5.4	2.0	6.5	97.2	21.5
	1995	4.5	1.6	20.5	87.3	21.5
	2000	6.2	1.8	54.0	84.9	15.8
	2005	6.6	2.1	90.1	91.3	12.8
	2007	6.9	2.2	99.7	98.6	12.9
	2008	7.1	2.4	116.1	101.2	12.6
地级市属	1990	5.5	2.2	5.2	94.7	17.4
	1995	4.7	1.7	14.6	80.2	16.5
	2000	5.0	1.5	30.4	74.0	13.1
	2005	5.7	1.9	49.7	84.1	11.9
	2007	6.4	2.2	61.2	91.0	11.7
	2008	6.7	2.3	72.1	95.2	12.0
县级市属	1990	6.2	1.8	4.2	82.1	13.6
	1995	4.5	1.4	10.6	68.3	11.4
	2000	4.7	1.2	20.6	61.3	9.6
	2005	5.0	1.4	32.6	70.3	8.8
	2007	6.0	1.7	43.0	80.2	8.9
	2008	6.8	1.8	51.1	82.9	8.8
县属	1990	5.2	2.1	3.7	83.0	11.2
	1995	4.1	1.5	7.8	63.4	10.1
	2000	3.9	1.2	15.2	56.3	8.4
	2005	4.3	1.4	23.9	65.3	7.5
	2007	5.1	1.8	33.4	76.1	7.7
	2008	5.4	2.1	39.9	82.0	7.6

注：本表系卫生部门综合医院数字。

5-10-1 2008年医院出院病人疾病转归情况

疾病名称 (ICD-10)	出院人数 (人)	疾病构 成(%)	治愈率 (%)	好转率 (%)	未愈率 (%)	病死率 (%)	出院者 平均 住院日	出院者平 均医药费 (元)
总计	**14988743**	**100.0**	**54.6**	**41.2**	**3.2**	**1.0**	**9.3**	**4931.8**
1.传染病和寄生虫病小计	508196	3.4	39.2	55.6	4.4	0.7	10.4	3670.1
其中：肠道传染病	47425	0.3	60.3	37.9	1.6	0.2	5.2	1472.6
内：霍乱	168	0.0	68.1	26.0	4.6	1.3	12.2	7358.1
伤寒和副伤寒	2820	0.0	46.2	49.5	4.1	0.1	8.6	2730.1
志贺菌病	12264	0.1	56.9	40.7	2.0	0.3	4.9	1255.9
结核病	119378	0.8	13.4	79.1	6.8	0.7	13.8	5071.3
内：肺结核	68353	0.5	8.2	83.5	7.4	0.9	13.2	4542.3
白喉								
百日咳	414	0.0	23.7	70.5	5.6	0.2	6.9	1665.7
猩红热	1536	0.0	68.8	29.8	1.4	0.1	5.9	1495.9
性传播疾病	4724	0.0	59.1	35.8	4.9	0.2	8.9	3214.3
内：梅毒	1747	0.0	35.9	55.3	8.4	0.5	10.8	3815.8
淋球菌感染	274	0.0	64.2	33.6	2.2	0.0	6.5	1724.8
乙型脑炎	1336	0.0	37.7	47.2	11.1	4.0	11.4	5282.9
斑疹伤寒	2249	0.0	59.2	38.7	1.8	0.3	6.9	2414.4
病毒性肝炎	88119	0.6	16.8	76.6	5.7	0.8	17.0	6054.2
人类免疫缺陷病(HIV)	4963	0.0	5.7	54.7	32.5	7.0	15.6	4345.1
血吸虫病	1780	0.0	36.1	62.1	1.6	0.1	12.3	3442.3
丝虫病								
钩虫病	585	0.0	29.7	65.8	4.3	0.2	6.8	2849.4
2.肿瘤小计	1121405	7.5	50.9	36.8	9.6	2.7	13.5	9306.7
恶性肿瘤计	723299	4.8	32.1	50.7	13.1	4.1	15.6	10788.0
其中：鼻咽恶性肿瘤	13120	0.1	19.2	66.9	11.5	2.5	24.2	10657.2
食管恶性肿瘤	46699	0.3	36.2	49.0	11.8	3.1	16.9	11640.4
胃恶性肿瘤	12	0.0	25.0	66.7	8.3	0.0	17.7	17022.6
小肠恶性肿瘤	2810	0.0	40.5	43.2	11.9	4.3	17.9	16587.2
结肠恶性肿瘤	29974	0.2	46.0	41.5	8.8	3.6	17.5	15324.4
直肠乙状结肠连接处、直肠、肛门和肛管恶性肿瘤	35193	0.2	45.8	42.3	9.4	2.6	17.2	14132.6
肝和肝内胆管恶性肿瘤	62194	0.4	16.8	54.3	21.2	7.8	13.1	9696.5
喉恶性肿瘤	5903	0.0	51.2	34.0	12.4	2.4	19.8	11945.8
气管、支气管、肺恶性肿瘤	120085	0.8	18.4	57.1	17.8	6.7	15.1	9295.3
骨、关节软骨恶性肿瘤	4880	0.0	35.9	43.3	18.0	2.8	15.9	10721.7
乳房恶性肿瘤	50441	0.3	51.6	43.6	3.6	1.2	16.6	10191.7
女性生殖器官恶性肿瘤	44167	0.3	38.2	51.2	9.2	1.4	16.0	9255.9
男性生殖器官恶性肿瘤	11237	0.1	35.6	53.2	8.9	2.3	16.2	10296.7
泌尿道恶性肿瘤	28338	0.2	59.3	30.8	7.8	2.0	16.3	12168.9
脑恶性肿瘤	10894	0.1	41.6	43.2	11.5	3.7	16.6	18139.1
白血病	42483	0.3	16.3	65.9	13.3	4.4	14.2	8962.4
原位癌计	7958	0.1	56.2	30.3	11.8	1.7	11.2	6138.4
其中：子宫颈原位癌	3705	0.0	78.2	18.0	3.6	0.2	8.7	6097.0
良性肿瘤计	364536	2.4	89.0	8.4	2.6	0.1	9.4	6499.6
其中：皮肤良性肿瘤	8452	0.1	86.2	11.5	2.3	0.0	8.3	3892.0

注：本表系卫生部门综合医院数字。

5-10-1 续表1

疾病名称 (ICD-10)	出院人数 (人)	疾病构 成(%)	治愈率 (%)	好转率 (%)	未愈率 (%)	病死率 (%)	出院者 平均 住院日	出院者平 均医药费 (元)
乳房良性肿瘤	**33463**	**0.2**	**94.7**	**4.7**	**0.7**	**0.0**	**6.0**	**3657.9**
子宫平滑肌瘤	117026	0.8	94.6	3.6	1.8	0.0	9.5	5699.7
卵巢良性肿瘤	33079	0.2	95.1	3.9	0.9	0.0	8.9	6026.2
前列腺良性肿瘤	71	0.0	42.3	50.7	7.0	0.0	13.8	7290.5
甲状腺良性肿瘤	34594	0.2	92.8	5.1	2.1	0.0	8.0	4699.9
交界恶性肿瘤计								
动态未知的肿瘤计	25600	0.2	38.0	48.8	11.6	1.5	12.3	8410.9
3.血液、造血器官及免疫疾病小计	124533	0.8	23.4	70.1	5.7	0.7	8.9	4234.7
其中：贫血	64582	0.4	13.6	79.0	6.6	0.9	7.7	3910.7
4.内分泌、营养和代谢疾病小计	417105	2.8	28.3	68.6	2.3	0.7	11.4	5377.4
其中：甲状腺功能亢进	30621	0.2	26.2	70.4	2.8	0.5	10.1	3689.5
糖尿病	273277	1.8	13.9	83.6	1.6	0.8	12.8	5741.9
5.精神和行为障碍小计	93586	0.6	33.6	62.6	3.5	0.2	11.2	3166.9
其中：使用精神活性物质的精神和行为障碍	2160	0.0	68.8	29.4	1.3	0.4	7.3	2336.5
精神分裂症、分裂型障碍和妄想型障碍	13608	0.1	31.2	63.5	5.1	0.1	27.4	4110.0
心境（情感）障碍	8354	0.1	29.4	66.8	3.7	0.0	19.3	4775.8
6.神经系统疾病小计	336798	2.2	31.4	63.5	4.3	0.8	9.7	5143.8
其中：中枢神经系统炎性疾病	16742	0.1	32.6	51.8	12.7	2.9	10.4	6323.1
帕金森病	8469	0.1	10.2	86.4	2.8	0.6	13.9	6649.3
癫痫	39835	0.3	22.2	69.2	7.9	0.7	6.3	3351.0
7.眼和附器疾病小计	338430	2.3	82.3	15.6	2.1	0.0	7.6	3815.9
其中：晶状体疾患	153450	1.0	93.3	5.1	1.5	0.0	5.8	4246.3
内：老年性白内障	111644	0.7	93.5	5.1	1.4	0.0	5.3	4143.2
视网膜脱离和断裂	17941	0.1	86.0	11.2	2.8	0.0	10.5	6603.3
青光眼	41654	0.3	76.5	22.0	1.5	0.0	9.9	3453.3
8.耳和乳突疾病小计	76772	0.5	49.7	47.2	3.2	0.0	9.3	3631.5
其中：中耳和乳突疾病	26006	0.2	74.6	23.2	2.1	0.0	10.0	4562.0
9.循环系统疾病小计	2002417	13.4	23.0	71.1	3.7	2.3	11.2	6330.7
其中：急性风湿热	3987	0.0	16.3	80.4	2.9	0.4	10.0	2696.7
内：急性风湿性关节炎	3146	0.0	17.3	79.7	2.8	0.2	10.1	2728.8
慢性风湿性心脏病	44029	0.3	17.7	75.6	4.3	2.4	10.6	6972.5
高血压	271349	1.8	14.6	83.9	1.0	0.5	10.5	4626.3
内：高血压性心脏、肾脏病	18500	0.1	9.4	87.9	1.3	1.4	11.2	5141.2
缺血性心脏病	528139	3.5	17.0	78.8	1.9	2.2	10.5	6873.7
内：心绞痛	54764	0.4	25.0	73.3	0.9	0.7	10.8	8994.2
急性心肌梗死	40787	0.3	21.9	62.7	5.3	10.1	10.1	12560.1
其他缺血性心脏病	432588	2.9	15.6	81.0	1.8	1.6	10.5	6069.1
肺栓塞	3074	0.0	22.0	59.3	6.1	12.7	13.5	10343.3
心脏传导疾患和心律失常	75355	0.5	33.0	64.4	2.1	0.5	7.9	7594.4
心力衰竭	25471	0.2	28.7	61.6	3.7	6.0	10.3	4978.0
脑血管病	779952	5.2	21.6	69.4	5.9	3.1	12.8	6677.0
内：颅内出血	198893	1.3	25.6	53.5	13.3	7.7	13.5	8637.7
脑梗死	439368	2.9	19.8	75.3	3.4	1.5	12.6	6046.6

5-10-1 续表2

疾病名称 (ICD-10)	出院人数 (人)	疾病构成(%)	治愈率 (%)	好转率 (%)	未愈率 (%)	病死率 (%)	出院者平均住院日	出院者平均医药费 (元)
大脑动脉闭塞和狭窄	**31287**	**0.2**	**22.6**	**69.7**	**5.1**	**2.5**	**12.7**	**5707.7**
静脉炎和血栓性静脉炎、静脉栓塞和血栓形成	18015	0.1	37.6	58.6	3.3	0.4	12.8	8474.0
下肢静脉曲张	25387	0.2	83.8	13.5	2.6	0.1	10.2	5419.4
10.呼吸系统疾病小计	2032271	13.6	53.5	43.7	2.0	0.9	7.6	3027.8
其中：急性上呼吸道感染	402252	2.7	63.6	35.4	1.0	0.0	4.5	1160.4
流行性感冒	425	0.0	57.2	41.2	1.2	0.5	4.3	953.8
肺炎	595732	4.0	55.2	42.3	1.8	0.7	7.5	2420.9
慢性扁桃体和腺样体疾病	47115	0.3	92.4	6.2	1.5	0.0	6.4	3136.6
支气管炎、肺气肿和其他慢性阻塞性肺病	337781	2.3	26.2	69.9	2.4	1.5	10.2	4805.7
哮喘	53763	0.4	32.1	66.2	1.2	0.5	7.6	3193.0
外部物质引起的肺病	8845	0.1	28.6	62.3	5.1	4.0	20.0	8521.1
11.消化系统疾病小计	1757820	11.7	62.2	34.7	2.5	0.5	8.2	4528.5
其中：口腔、涎腺和颌疾病	39247	0.3	75.2	22.6	2.2	0.0	7.5	3571.6
内：牙齿及牙周病	6435	0.0	79.9	18.6	1.4	0.0	7.6	4850.0
胃及十二指肠溃疡	101676	0.7	40.0	58.0	1.6	0.4	8.8	4979.7
阑尾疾病	236581	1.6	87.1	12.1	0.8	0.0	6.7	3464.3
疝	154433	1.0	92.6	5.1	2.2	0.1	7.5	3785.1
内：腹股沟疝	144164	1.0	93.2	4.7	2.1	0.0	7.3	3611.3
肠梗阻	83864	0.6	64.7	30.3	4.3	0.7	7.2	4344.8
肝疾病	131339	0.9	16.3	73.3	7.7	2.7	13.9	7131.5
胆石病和胆囊炎	297366	2.0	75.0	22.9	1.9	0.1	9.4	6446.0
急性胰腺炎	52434	0.3	54.5	41.0	3.5	1.1	10.7	8784.9
12.皮肤和皮下组织疾病小计	107732	0.7	60.1	37.6	2.2	0.2	10.4	3748.3
其中：皮炎及湿疹	18841	0.1	52.1	46.4	1.4	0.1	9.1	2824.4
牛皮癣	4060	0.0	27.5	70.9	1.5	0.1	18.3	5879.6
荨麻疹	10250	0.1	63.4	35.3	1.2	0.0	5.5	1425.1
13.肌肉骨骼系统和结缔组织疾病小计	344672	2.3	36.5	60.6	2.7	0.2	12.0	6721.0
其中：类风湿性关节炎和其他炎性多关节病	40811	0.3	19.8	78.2	1.8	0.2	13.2	5857.7
关节病	11600	0.1	43.7	54.3	2.0	0.0	13.2	11697.2
系统性结缔组织病	41158	0.3	14.0	81.5	3.4	1.1	12.7	6125.2
内：系统性红斑狼疮	25027	0.2	11.8	83.9	3.1	1.2	11.9	5653.6
脊椎关节强硬	33856	0.2	24.6	73.9	1.5	0.0	11.1	6619.0
椎间盘疾患	102122	0.7	37.6	60.1	2.3	0.0	11.5	5777.3
骨病和软骨病	34887	0.2	51.0	44.5	4.4	0.1	14.1	10119.5
内：骨密度和结构的疾患	16236	0.1	47.5	48.6	3.7	0.2	13.7	8284.7
骨髓炎	5115	0.0	49.4	46.7	3.8	0.1	17.5	6939.4
14.泌尿生殖系统疾病小计	878549	5.9	60.9	35.2	3.6	0.4	9.7	4808.6
其中：肾小球疾病	79298	0.5	16.2	79.2	4.1	0.5	13.0	5156.3
肾小管-间质疾病	49936	0.3	58.1	37.3	4.4	0.2	11.4	5743.9
肾衰竭	78504	0.5	10.7	78.8	7.4	3.1	15.0	7128.8
尿石病	170047	1.1	60.7	35.6	3.6	0.0	8.1	4168.7
膀胱炎	8318	0.1	65.6	32.8	1.5	0.1	9.7	4744.6

5-10-1 续表3

疾病名称 (ICD-10)	出院人数 (人)	疾病构 成(%)	治愈率 (%)	好转率 (%)	未愈率 (%)	病死率 (%)	出院者 平均 住院日	出院者平 均医药费 (元)
尿道狭窄	5418	0.0	65.2	30.3	4.5	0.0	12.8	6071.0
男性生殖器官疾病	131601	0.9	72.2	25.2	2.5	0.0	10.5	5273.8
内：前列腺增生	69837	0.5	64.1	32.9	3.0	0.1	13.1	7492.4
乳房疾患	37916	0.3	84.4	12.9	2.7	0.0	7.1	3863.0
女性盆腔器官炎性疾病	72202	0.5	75.0	23.5	1.5	0.0	7.1	2982.9
子宫内膜异位	42672	0.3	91.9	6.4	1.7	0.0	9.1	6046.4
女性生殖器脱垂	14766	0.1	91.2	5.3	3.5	0.0	10.4	5667.5
15.妊娠、分娩和产褥期小计	1672539	11.2	95.6	3.7	0.6	0.1	5.1	2438.7
其中：异位妊娠	97299	0.6	88.1	10.3	1.5	0.0	7.4	4217.9
医疗性流产	77304	0.5	99.3	0.6	0.1	0.0	3.9	986.0
妊娠、分娩和产褥期的水肿、蛋白尿和高血压疾患	32545	0.2	77.3	20.6	2.0	0.1	7.0	4003.4
梗阻性分娩	97611	0.7	99.3	0.6	0.1	0.0	6.6	3579.0
分娩时会阴、阴道裂伤	14282	0.1	98.9	0.9	0.3	0.0	3.3	1587.6
产后出血	11007	0.1	90.5	8.0	0.8	0.7	5.5	3826.5
顺产	528279	3.5	99.4	0.4	0.0	0.2	3.2	1271.6
16.起源于围生期的某些情况小计	315902	2.1	51.1	43.5	4.2	1.1	6.3	2707.1
其中：产伤	2164	0.0	44.8	50.2	4.6	0.4	6.9	3297.5
出生窒息	64656	0.4	43.6	49.9	4.8	1.7	7.0	2989.7
新生儿吸入综合征	21820	0.1	56.4	39.2	3.5	0.9	6.5	2899.4
特发于围生期的感染	14226	0.1	52.0	42.5	4.3	1.2	6.2	2555.8
胎儿和新生儿的溶血性疾病	3238	0.0	62.5	34.0	3.3	0.2	5.9	2783.4
新生儿硬化病	1415	0.0	61.2	31.9	4.9	2.0	6.6	2641.2
17.先天性畸形、变形和染色体异常小计	126143	0.8	76.3	17.0	6.0	0.7	10.7	8798.5
其中：脊柱裂	547	0.0	64.9	21.6	13.2	0.4	14.9	8347.9
神经系统其他先天性畸形	2568	0.0	35.9	54.4	9.4	0.3	11.4	7409.2
循环系统先天性畸形	38851	0.3	66.2	23.0	8.9	1.8	12.6	17019.1
消化系统其他先天性畸形	7028	0.0	67.2	21.8	10.2	0.7	10.9	6726.9
泌尿系统其他先天性畸形	9799	0.1	85.6	9.5	4.9	0.0	10.7	5519.5
肌肉骨骼系统其他先天性畸形	8247	0.1	77.0	17.7	5.1	0.2	9.1	5915.3
18.症状、体征和临床与实验异常所见小计	194103	1.3	42.9	44.7	9.7	2.8	6.6	3324.7
19.损伤、中毒小计	1797566	12.0	51.5	44.4	3.0	1.1	11.0	5635.4
其中：骨折	264189	1.8	53.6	41.9	3.4	1.1	12.0	6787.3
内：颅骨和面骨骨折	58780	0.4	49.9	45.7	4.0	0.4	10.8	5449.4
股骨骨折	87797	0.6	54.6	39.4	5.7	0.3	17.0	12597.9
多部位骨折	6153	0.0	48.8	45.8	3.7	1.7	20.5	11727.2
颅内损伤	268074	1.8	46.2	45.3	3.9	4.5	11.7	7034.8
烧伤和腐蚀伤	56759	0.4	49.0	47.2	3.0	0.7	11.3	4795.6
药物、药剂和生物制品中毒	28261	0.2	42.7	52.7	3.2	1.3	3.0	2057.1
非药用物质的毒性效应	76337	0.5	39.1	53.8	4.8	2.3	4.8	2892.0
手术和医疗的并发症计	28384	0.2	68.3	29.2	2.2	0.4	11.8	5289.1
内：操作并发症	15538	0.1	66.3	30.9	2.3	0.4	14.7	5349.4
假体装置、植入物和移植物并发症	6875	0.0	85.1	12.7	2.1	0.1	9.2	6310.1
20.影响健康状态和与保健机构接触因素小计	742204	5.0	78.0	20.9	1.0	0.2	9.7	6327.1

5-10-2　2008年城市医院出院病人疾病转归情况

疾病名称 (ICD-10)	出院人数(人)	疾病构成(%)	治愈率(%)	好转率(%)	未愈率(%)	病死率(%)	出院者平均住院日
总　计	**10812670**	**100.0**	**55.1**	**40.7**	**3.2**	**1.1**	**10.1**
1.传染病和寄生虫病小计	343492	3.2	39.8	55.1	4.3	0.8	11.4
其中：肠道传染病	26161	0.2	63.8	34.3	1.6	0.3	5.8
内：霍乱	150	0.0	68.2	25.9	4.6	1.3	12.4
伤寒和副伤寒	1440	0.0	48.5	47.4	4.0	0.2	9.3
志贺菌病	6199	0.1	61.7	35.9	2.1	0.3	5.2
结核病	81042	0.7	16.3	76.2	6.8	0.7	15.2
内：肺结核	43080	0.4	10.0	81.5	7.5	1.0	14.9
白喉							
百日咳	228	0.0	22.8	71.1	5.7	0.4	7.8
猩红热	1169	0.0	71.6	26.7	1.6	0.1	5.9
性传播疾病	3854	0.0	60.1	35.0	4.8	0.1	9.2
内：梅毒	1429	0.0	34.8	56.1	8.8	0.3	11.2
淋球菌感染	148	0.0	68.2	30.4	1.4		7.0
乙型脑炎	959	0.0	40.6	46.1	8.9	4.5	12.3
斑疹伤寒	1225	0.0	61.5	36.2	1.9	0.4	7.3
病毒性肝炎	66299	0.6	18.5	75.3	5.3	0.9	17.6
人类免疫缺陷病（HIV）	2383	0.0	7.3	57.9	26.1	8.8	13.0
血吸虫病	1654	0.0	38.3	60.4	1.2	0.1	12.4
丝虫病							
钩虫病	287	0.0	38.0	57.1	4.5	0.3	7.4
2.肿瘤小计	950676	8.8	51.7	36.8	8.7	2.8	13.9
恶性肿瘤计	625165	5.8	34.2	50.0	11.7	4.1	15.9
其中：鼻咽恶性肿瘤	11712	0.1	20.4	67.1	10.2	2.4	25.3
食管恶性肿瘤	38487	0.4	39.5	46.8	10.5	3.1	17.4
胃恶性肿瘤	11	0.0	18.2	72.7	9.1		17.4
小肠恶性肿瘤	2517	0.0	41.6	42.9	11.0	4.6	18.1
结肠恶性肿瘤	25939	0.2	48.0	40.2	8.0	3.8	17.8
直肠乙状结肠连接处、直肠、肛门和肛管恶性肿瘤	29866	0.3	48.5	40.5	8.3	2.6	17.6
肝和肝内胆管恶性肿瘤	50356	0.5	19.1	54.9	18.1	7.9	13.4
喉恶性肿瘤	5509	0.1	53.7	32.5	11.6	2.2	20.1
气管、支气管、肺恶性肿瘤	101683	0.9	20.4	56.5	16.0	7.0	15.4
骨、关节软骨恶性肿瘤	4302	0.0	38.0	42.8	16.7	2.6	16.3
乳房恶性肿瘤	44830	0.4	53.9	41.8	3.1	1.2	16.8
女性生殖器官恶性肿瘤	39050	0.4	38.9	51.5	8.1	1.5	16.6
男性生殖器官恶性肿瘤	10031	0.1	36.4	53.3	8.1	2.2	16.3
泌尿道恶性肿瘤	25581	0.2	61.8	29.3	6.9	2.0	16.4
脑恶性肿瘤	9920	0.1	44.1	42.7	9.7	3.5	16.9
白血病	38235	0.4	17.4	66.7	11.6	4.3	14.7
原位癌计	6084	0.1	65.3	26.3	7.2	1.2	11.1
其中：子宫颈原位癌	3451	0.0	80.4	16.5	2.9	0.2	8.7
良性肿瘤计	297474	2.8	89.1	8.4	2.4	0.1	9.7
其中：皮肤良性肿瘤	7096	0.1	87.8	10.1	2.1	0.0	8.6

注：本表系卫生部门综合医院数字。

5-10-2 续表1

疾病名称 (ICD-10)	出院人数（人）	疾病构成 (%)	治愈率 (%)	好转率 (%)	未愈率 (%)	病死率 (%)	出院者平均住院日
乳房良性肿瘤	31260	0.3	95.1	4.3	0.6		6.1
子宫平滑肌瘤	88790	0.8	94.5	3.8	1.7	0.0	9.7
卵巢良性肿瘤	26931	0.2	95.5	3.7	0.8	0.0	9.1
前列腺良性肿瘤	44	0.0	38.6	52.3	9.1		15.4
甲状腺良性肿瘤	25693	0.2	93.5	4.7	1.7	0.0	8.1
交界恶性肿瘤计							
动态未知的肿瘤计	21941	0.2	39.4	48.3	10.7	1.5	12.9
3.血液、造血器官及免疫疾病小计	97219	0.9	24.5	69.5	5.2	0.8	9.6
其中：贫血	46628	0.4	13.9	79.0	6.1	1.0	8.7
4.内分泌、营养和代谢疾病小计	352982	3.3	28.9	68.3	2.2	0.7	11.8
其中：甲状腺功能亢进	26242	0.2	25.4	71.5	2.6	0.5	10.2
糖尿病	233694	2.2	14.9	82.9	1.5	0.8	13.2
5.精神和行为障碍小计	70848	0.7	32.9	63.5	3.4	0.2	13.4
其中:使用精神活性物质的精神和行为障碍	2045	0.0	71.7	26.7	1.4	0.3	7.6
精神分裂症、分裂型障碍和妄想型障碍	12466	0.1	32.5	63.2	4.3	0.1	28.9
心境(情感)障碍	7729	0.1	30.5	66.1	3.4	0.1	20.2
6.神经系统疾病小计	271267	2.5	32.4	62.6	4.3	0.8	10.4
其中：中枢神经系统炎性疾病	12062	0.1	29.6	55.4	12.0	3.1	11.9
帕金森病	7314	0.1	10.9	86.1	2.4	0.6	14.3
癫痫	31075	0.3	24.1	66.6	8.5	0.8	6.8
7.眼和附器疾病小计	267962	2.5	82.6	15.4	2.0	0.0	7.9
其中：晶状体疾患	116463	1.1	93.5	5.2	1.3	0.0	6.0
内：老年性白内障	83212	0.8	93.6	5.2	1.2	0.0	5.6
视网膜脱离和断裂	17742	0.2	86.2	11.1	2.7	0.0	10.5
青光眼	34226	0.3	78.2	20.5	1.3	0.0	10.2
8.耳和乳突疾病小计	58236	0.5	53.0	43.5	3.5	0.0	10.1
其中：中耳和乳突疾病	21152	0.2	78.6	19.3	2.1	0.0	10.5
9.循环系统疾病小计	1505849	13.9	25.0	69.4	3.2	2.4	11.8
其中：急性风湿热	2155	0.0	19.8	77.2	2.6	0.3	11.1
内：急性风湿性关节炎	1793	0.0	20.0	77.4	2.6	0.1	11.2
慢性风湿性心脏病	31305	0.3	22.9	70.5	4.0	2.6	11.8
高血压	208418	1.9	16.2	82.4	0.8	0.5	11.1
内：高血压性心脏、肾脏病	13768	0.1	10.4	86.9	1.1	1.6	12.2
缺血性心脏病	411811	3.8	18.4	77.5	1.7	2.3	11.0
内：心绞痛	49408	0.5	24.7	73.7	0.8	0.7	10.9
急性心肌梗死	32733	0.3	23.7	61.7	4.4	10.2	10.4
其他缺血性心脏病	329670	3.0	17.0	79.7	1.6	1.7	11.1
肺栓塞	2753	0.0	22.4	60.0	4.9	12.6	13.9
心脏传导疾患和心律失常	62788	0.6	34.8	62.8	2.0	0.5	8.3
心力衰竭	18002	0.2	30.6	60.2	3.0	6.2	11.2
脑血管病	562551	5.2	23.6	67.9	5.1	3.4	13.6
内：颅内出血	134290	1.2	28.8	50.6	11.8	8.8	14.2
脑梗死	322220	3.0	21.4	73.8	3.1	1.7	13.3

5-10-2 续表2

疾病名称 (ICD-10)	出院人数(人)	疾病构成(%)	治愈率(%)	好转率(%)	未愈率(%)	病死率(%)	出院者平均住院日
大脑动脉闭塞和狭窄	23555	0.2	25.2	67.4	4.6	2.8	13.5
静脉炎和血栓性静脉炎、静脉栓塞和血栓形成	15704	0.1	39.1	57.6	2.9	0.4	13.0
下肢静脉曲张	19962	0.2	84.9	12.6	2.4	0.1	10.4
10.呼吸系统疾病小计	1339947	12.4	55.6	41.4	2.0	1.1	8.4
其中:急性上呼吸道感染	237490	2.2	66.4	32.7	0.9	0.0	4.9
流行性感冒	53	0.0	47.2	43.4	7.5	1.9	5.7
肺炎	383345	3.5	56.3	40.9	1.8	1.0	8.3
慢性扁桃体和腺样体疾病	37641	0.3	93.0	5.5	1.4		6.7
支气管炎、肺气肿和其他慢性阻塞性肺病	222830	2.1	29.0	66.8	2.3	1.8	11.2
哮喘	40545	0.4	34.4	64.0	1.0	0.5	8.0
外部物质引起的肺病	6777	0.1	30.7	59.8	4.7	4.7	22.6
11.消化系统疾病小计	1210801	11.2	63.3	33.5	2.5	0.6	8.8
其中：口腔、涎腺和颌疾病	28834	0.3	79.4	18.3	2.2	0.0	8.3
内：牙齿及牙周病	5192	0.0	83.9	14.7	1.3	0.0	8.1
胃及十二指肠溃疡	71742	0.7	42.0	56.0	1.5	0.5	9.2
阑尾疾病	150780	1.4	88.0	11.2	0.8	0.0	6.8
疝	99455	0.9	93.3	4.4	2.2	0.1	7.8
内：腹股沟疝	92498	0.9	94.0	3.9	2.1	0.1	7.6
肠梗阻	59345	0.5	66.2	29.1	3.9	0.8	7.7
肝疾病	100862	0.9	18.1	71.9	7.1	2.9	14.6
胆石病和胆囊炎	218159	2.0	77.2	21.0	1.8	0.1	9.7
急性胰腺炎	40573	0.4	56.6	39.1	3.1	1.2	11.1
12.皮肤和皮下组织疾病小计	85167	0.8	62.2	35.7	2.0	0.2	11.1
其中：皮炎及湿疹	15623	0.1	53.2	45.5	1.2	0.1	9.7
牛皮癣	3912	0.0	27.7	70.9	1.4	0.1	18.5
荨麻疹	7776	0.1	66.5	32.7	0.9		6.0
13.肌肉骨骼系统和结缔组织疾病小计	280913	2.6	38.3	58.9	2.6	0.2	12.5
其中：类风湿性关节炎和其他炎性多关节病	34403	0.3	20.9	77.2	1.7	0.2	13.8
关节病	10324	0.1	45.7	52.3	2.0	0.0	13.5
系统性结缔组织病	38943	0.4	14.1	81.9	3.0	1.1	12.9
内：系统性红斑狼疮	23651	0.2	12.2	84.0	2.8	1.1	12.1
脊椎关节强硬	26317	0.2	28.7	69.8	1.6	0.0	11.8
椎间盘疾患	77962	0.7	41.7	56.0	2.2	0.0	12.0
骨病和软骨病	28162	0.3	52.5	43.2	4.1	0.1	14.7
内：骨密度和结构的疾患	13229	0.1	47.1	49.1	3.6	0.2	14.5
骨髓炎	3736	0.0	54.1	42.5	3.3	0.1	18.6
14.泌尿生殖系统疾病小计	676637	6.3	62.1	34.2	3.3	0.4	10.3
其中：肾小球疾病	66747	0.6	16.8	79.3	3.4	0.5	13.6
肾小管-间质疾病	41725	0.4	61.1	34.7	4.0	0.2	12.0
肾衰竭	65616	0.6	11.7	79.1	6.0	3.1	15.7
尿石病	113835	1.1	66.1	30.6	3.3	0.0	8.9
膀胱炎	6768	0.1	68.3	30.3	1.3	0.1	10.1
尿道狭窄	4689	0.0	67.1	28.8	4.1		13.1

5-10-2 续表3

疾病名称 (ICD-10)	出院人数 (人)	疾病构成 (%)	治愈率 (%)	好转率 (%)	未愈率 (%)	病死率 (%)	出院者平均住院日
男性生殖器官疾病	95918	0.9	74.4	23.1	2.4	0.0	11.0
内：前列腺增生	52630	0.5	67.1	30.0	2.8	0.1	13.6
乳房疾患	33528	0.3	86.1	11.3	2.6	0.0	7.2
女性盆腔器官炎性疾病	55080	0.5	76.0	22.4	1.5	0.0	7.2
子宫内膜异位	34258	0.3	91.5	6.8	1.7	0.0	9.2
女性生殖器脱垂	10993	0.1	91.2	5.4	3.4		10.8
15.妊娠、分娩和产褥期小计	1013892	9.4	94.6	4.7	0.7	0.0	5.5
其中：异位妊娠	72524	0.7	87.2	11.3	1.4	0.0	7.6
医疗性流产	56977	0.5	99.3	0.6	0.1	0.0	3.9
妊娠、分娩和产褥期的水肿、蛋白尿和高血压疾患	22424	0.2	76.3	21.8	1.8	0.1	7.4
前置胎盘、胎盘早剥和产前出血	9311	0.1	83.9	13.5	2.5	0.1	8.9
梗阻性分娩	51944	0.5	99.0	0.9	0.1	0.0	6.8
分娩时会阴、阴道裂伤	10199	0.1	98.9	0.9	0.2		3.3
产后出血	7142	0.1	90.7	7.9	0.7	0.8	5.9
顺产	247341	2.3	99.1	0.7	0.0	0.1	3.6
16.起源于围生期的某些情况小计	207400	1.9	53.8	41.3	3.9	1.0	6.9
其中：产伤	1329	0.0	39.2	56.1	4.1	0.5	7.6
出生窒息	38288	0.4	44.3	49.6	4.6	1.5	7.7
新生儿吸入综合征	13500	0.1	62.0	33.8	3.5	0.7	7.1
特发于围生期的感染	9169	0.1	57.0	37.9	3.8	1.2	7.1
胎儿和新生儿的溶血性疾病	2873	0.0	65.1	32.2	2.5	0.2	6.0
新生儿硬化病	914	0.0	66.6	27.1	4.2	2.1	7.4
17.先天性畸形、变形和染色体异常小计	113349	1.0	77.8	15.9	5.7	0.7	11.0
其中：脊柱裂	498	0.0	66.3	19.9	13.5	0.4	15.0
神经系统其他先天性畸形	2102	0.0	37.2	53.3	9.3	0.2	12.1
循环系统先天性畸形	36629	0.3	69.1	21.0	8.3	1.7	12.9
消化系统其他先天性畸形	6456	0.1	68.7	21.1	9.5	0.7	11.2
泌尿系统其他先天性畸形	9074	0.1	86.1	9.2	4.7		10.9
肌肉骨骼系统其他先天性畸形	6949	0.1	79.5	15.1	5.1	0.2	9.6
18.症状、体征和临床与实验异常所见小计	138950	1.3	42.6	44.4	10.0	2.9	7.1
19.损伤、中毒小计	1160466	10.7	54.9	41.0	2.9	1.2	11.8
其中：骨折	177290	1.6	57.3	38.3	3.2	1.2	12.7
内：颅骨和面骨骨折	39933	0.4	56.0	40.0	3.7	0.4	11.3
股骨骨折	59587	0.6	59.3	35.3	5.1	0.4	17.7
多部位骨折	4925	0.0	52.4	43.0	3.1	1.5	21.4
颅内损伤	169520	1.6	48.2	43.0	3.8	5.0	12.5
烧伤和腐蚀伤	42154	0.4	53.3	43.2	2.7	0.8	12.1
药物、药剂和生物制品中毒	18462	0.2	43.8	51.7	3.0	1.6	3.2
非药用物质的毒性效应	44486	0.4	39.3	53.4	4.9	2.4	5.5
手术和医疗的并发症计	23569	0.2	70.0	27.4	2.1	0.4	12.5
内：操作并发症	13002	0.1	67.8	29.7	2.1	0.4	15.2
假体装置、植入物和移植物的并发症	6256	0.1	87.0	10.7	2.1	0.1	9.2
20.影响健康状态和与保健机构接触因素小计	666617	6.2	77.2	21.7	1.0	0.2	9.9

5-10-3 2008年县医院出院病人疾病转归情况

疾病名称 (ICD-10)	出院人数 (人)	疾病构成 (%)	治愈率 (%)	好转率 (%)	未愈率 (%)	病死率 (%)	出院者平均住院日
总　　计	**4176073**	**100.0**	**53.3**	**42.6**	**3.4**	**0.7**	**7.4**
1.传染病和寄生虫病小计	164704	3.9	38.0	56.7	4.7	0.6	8.2
其中：肠道传染病	21264	0.5	56.0	42.3	1.5	0.2	4.6
内：霍乱	18	0.0	66.7	27.8	5.6	0.0	6.9
伤寒和副伤寒	1380	0.0	43.8	51.8	4.3	0.1	8.0
志贺菌病	6065	0.1	52.1	45.7	1.9	0.3	4.5
结核病	38336	0.9	7.3	85.1	6.9	0.7	10.9
内：肺结核	25273	0.6	5.0	86.8	7.3	0.9	10.4
白喉							
百日咳	186	0.0	24.7	69.9	5.4	0.0	5.7
猩红热	367	0.0	59.7	39.8	0.5	0.0	5.8
性传播疾病	870	0.0	54.8	39.3	5.4	0.5	7.7
内：梅毒	318	0.0	40.6	51.9	6.3	1.3	9.1
淋球菌感染	126	0.0	59.5	37.3	3.2	0.0	5.9
乙型脑炎	377	0.0	30.5	49.9	16.7	2.9	9.3
斑疹伤寒	1024	0.0	56.7	41.5	1.6	0.2	6.3
病毒性肝炎	21820	0.5	11.7	80.7	6.9	0.6	15.0
人类免疫缺陷病（HIV）	2580	0.1	4.3	51.8	38.5	5.4	18.1
血吸虫病	126	0.0	7.1	84.9	7.1	0.8	10.4
丝虫病							
钩虫病	298	0.0	21.8	74.2	4.0	0.0	6.3
2.肿瘤小计	170729	4.1	46.4	36.6	14.8	2.2	11.2
恶性肿瘤计	98134	2.3	18.9	55.0	22.4	3.7	13.2
其中：鼻咽恶性肿瘤	1408	0.0	9.4	65.1	22.2	3.4	15.3
食管恶性肿瘤	8212	0.2	20.3	59.0	17.8	2.9	14.7
胃恶性肿瘤	1	0.0	100.0	0.0	0.0	0.0	21.0
小肠恶性肿瘤	293	0.0	31.4	46.4	19.8	2.4	16.0
结肠恶性肿瘤	4035	0.1	33.5	50.3	13.9	2.3	15.4
直肠乙状结肠连接处、直肠、肛门和肛管恶性肿瘤	5327	0.1	30.2	52.6	15.0	2.1	15.1
肝和肝内胆管恶性肿瘤	11838	0.3	6.9	51.6	34.4	7.1	11.6
喉恶性肿瘤	394	0.0	15.5	54.3	24.4	5.8	16.9
气管、支气管、肺恶性肿瘤	18402	0.4	7.1	60.2	27.8	5.0	13.1
骨、关节软骨恶性肿瘤	578	0.0	20.6	47.4	27.7	4.3	13.1
乳房恶性肿瘤	5611	0.1	33.5	58.0	7.4	1.1	14.8
女性生殖器官恶性肿瘤	5117	0.1	32.6	48.6	17.7	1.1	11.4
男性生殖器官恶性肿瘤	1206	0.0	28.9	52.1	16.2	2.9	15.1
泌尿道恶性肿瘤	2757	0.1	35.8	45.4	16.9	1.9	14.6
脑恶性肿瘤	974	0.0	15.6	48.6	30.2	5.6	13.3
白血病	4248	0.1	7.0	58.8	28.9	5.3	9.3
原位癌计	1874	0.0	26.7	43.2	26.6	3.5	11.7
其中：子宫颈原位癌	254	0.0	48.4	38.2	12.6	0.8	8.4
良性肿瘤计	67062	1.6	88.2	8.5	3.2	0.1	8.3
其中：皮肤良性肿瘤	1356	0.0	77.7	19.0	3.2	0.1	6.8

注：本表系卫生部门综合医院数字。

5-10-3 续表1

疾病名称 (ICD-10)	出院人数(人)	疾病构成(%)	治愈率(%)	好转率(%)	未愈率(%)	病死率(%)	出院者平均住院日
乳房良性肿瘤	2203	0.1	88.9	9.6	1.5	0.0	5.5
子宫平滑肌瘤	28236	0.7	94.7	3.1	2.2	0.0	8.9
卵巢良性肿瘤	6148	0.1	93.7	4.8	1.5	0.0	8.1
前列腺良性肿瘤	27	0.0	48.1	48.1	3.7	0.0	11.4
甲状腺良性肿瘤	8901	0.2	90.7	6.4	2.9	0.0	7.7
交界恶性肿瘤计							
动态未知的肿瘤计	3659.0	0.1	29.6	52.0	17.1	1.3	9.1
3.血液、造血器官及免疫疾病小计	27314	0.7	19.6	72.4	7.5	0.6	6.1
其中：贫血	17954	0.4	12.7	78.8	7.8	0.6	5.2
4.内分泌、营养和代谢疾病小计	64123	1.5	25.3	70.7	3.1	0.9	9.2
其中：甲状腺功能亢进	4379	0.1	31.3	63.9	4.2	0.6	9.3
糖尿病	39583	0.9	8.3	88.0	2.6	1.0	10.6
5.精神和行为障碍小计	22738	0.5	35.9	59.9	3.9	0.3	4.4
其中:使用精神活性物质的精神和行为障碍	115	0.0	18.3	79.1	0.9	1.7	2.5
精神分裂症、分裂型障碍和妄想型障碍	1142	0.0	17.6	67.2	14.9	0.4	10.2
心境（情感）障碍	625	0.0	16.5	76.0	7.5	0.0	7.1
6.神经系统疾病小计	65531	1.6	27.2	67.6	4.5	0.8	7.0
其中：中枢神经系统炎性疾病	4680	0.1	40.6	42.6	14.3	2.5	6.5
帕金森病	1155	0.0	5.8	88.3	5.5	0.4	11.7
癫痫	8760	0.2	15.4	78.4	5.6	0.5	4.4
7.眼和附器疾病小计	70468	1.7	81.0	16.6	2.4	0.0	6.4
其中：晶状体疾患	36987	0.9	93.0	4.8	2.2	0.0	5.4
内：老年性白内障	28432	0.7	93.2	4.6	2.2	0.0	4.6
视网膜脱离和断裂	199	0.0	67.8	19.6	12.6	0.0	10.8
青光眼	7428	0.2	68.7	29.1	2.2	0.0	8.3
8.耳和乳突疾病小计	18536	0.4	39.3	58.7	2.0	0.0	6.7
其中：中耳和乳突疾病	4854	0.1	57.1	40.3	2.5	0.0	7.7
9.循环系统疾病小计	496568	11.9	16.8	76.2	5.1	1.9	9.6
其中：急性风湿热	1832	0.0	12.2	84.1	3.2	0.5	8.6
内：急性风湿性关节炎	1353	0.0	13.8	82.8	3.1	0.3	8.7
慢性风湿性心脏病	12724	0.3	4.7	88.1	5.1	2.1	7.7
高血压	62931	1.5	9.0	88.7	1.7	0.5	8.4
内：高血压性心脏、肾脏病	4732	0.1	6.4	90.8	1.9	0.8	8.2
缺血性心脏病	116328	2.8	12.1	83.3	2.7	1.9	8.9
内：心绞痛	5356	0.1	27.7	69.9	1.6	0.7	9.2
急性心肌梗死	8054	0.2	14.6	66.7	9.0	9.7	9.1
其他缺血性心脏病	102918	2.5	11.1	85.3	2.3	1.3	8.9
肺栓塞	321	0.0	17.8	53.0	15.9	13.4	10.3
心脏传导疾患和心律失常	12567	0.3	24.0	72.3	2.9	0.8	6.2
心力衰竭	7469	0.2	24.1	65.0	5.4	5.4	8.0
脑血管病	217401	5.2	16.4	73.4	7.9	2.2	10.9
内：颅内出血	64603	1.5	18.9	59.4	16.4	5.2	12.3
脑梗死	117148	2.8	15.4	79.4	4.4	0.8	10.8

5-10-3　续表2

疾病名称 (ICD-10)	出院人数 (人)	疾病构成 (%)	治愈率 (%)	好转率 (%)	未愈率 (%)	病死率 (%)	出院者平均住院日
大脑动脉闭塞和狭窄	7732	0.2	14.8	76.8	6.7	1.7	10.1
静脉炎和血栓性静脉炎、静脉栓塞和血栓形成	2311	0.1	27.9	65.5	6.3	0.3	11.2
下肢静脉曲张	5425	0.1	79.7	16.9	3.3	0.1	9.6
10.呼吸系统疾病小计	692324	16.6	49.4	48.2	2.0	0.5	6.1
其中：急性上呼吸道感染	164762	3.9	59.6	39.2	1.2	0.0	4.0
流行性感冒	372	0.0	58.6	40.9	0.3	0.3	4.1
肺炎	212387	5.1	53.0	44.8	1.9	0.3	6.1
慢性扁桃体和腺样体疾病	9474	0.2	89.8	8.7	1.5	0.0	5.3
支气管炎、肺气肿和其他慢性阻塞性肺病	114951	2.8	20.8	75.9	2.4	0.9	8.2
哮喘	13218	0.3	24.8	73.0	1.8	0.3	6.2
外部物质引起的肺病	2068	0.0	21.8	70.2	6.2	1.7	11.4
11.消化系统疾病小计	547019	13.1	59.7	37.4	2.6	0.4	6.8
其中：口腔、涎腺和颌疾病	10413	0.2	63.5	34.3	2.1	0.0	5.5
内：牙齿及牙周病	1243	0.0	62.8	35.1	2.0	0.1	5.6
胃及十二指肠溃疡	29934	0.7	35.1	62.5	2.0	0.3	8.0
阑尾疾病	85801	2.1	85.7	13.6	0.7	0.0	6.7
疝	54978	1.3	91.5	6.3	2.2	0.0	6.9
内：腹股沟疝	51666	1.2	91.7	6.1	2.1	0.0	6.8
肠梗阻	24519	0.6	61.0	33.1	5.3	0.5	6.1
肝疾病	30477	0.7	10.4	78.0	9.6	2.0	11.6
胆石病和胆囊炎	79207	1.9	69.2	28.5	2.3	0.1	8.5
急性胰腺炎	11861	0.3	47.0	47.3	4.9	0.8	9.2
12.皮肤和皮下组织疾病小计	22565	0.5	52.1	44.7	3.1	0.1	7.7
其中：皮炎及湿疹	3218	0.1	46.6	50.7	2.5	0.1	5.8
牛皮癣	148	0.0	23.6	73.0	3.4	0.0	11.7
荨麻疹	2474	0.1	53.9	43.7	2.3	0.0	3.9
13.肌肉骨骼系统和结缔组织疾病小计	63759	1.5	28.8	68.0	3.1	0.1	9.6
其中：类风湿性关节炎和其他炎性多关节病	6408	0.2	13.9	83.1	2.7	0.3	10.0
关节病	1276	0.0	27.0	70.8	2.1	0.0	10.3
系统性结缔组织病	2215	0.1	12.2	75.4	10.2	2.2	8.4
内：系统性红斑狼疮	1376	0.0	5.8	82.3	9.2	2.8	8.4
脊椎关节强硬	7539	0.2	10.3	88.4	1.3	0.0	8.7
椎间盘疾患	24160	0.6	24.2	73.4	2.4	0.0	9.8
骨病和软骨病	6725	0.2	44.8	49.9	5.2	0.1	11.7
内：骨密度和结构的疾患	3007	0.1	49.5	46.2	4.2	0.2	10.2
骨髓炎	1379	0.0	36.7	58.2	5.1	0.0	14.7
14.泌尿生殖系统疾病小计	201912	4.8	56.8	38.7	4.3	0.3	7.9
其中：肾小球疾病	12551	0.3	12.8	79.2	7.6	0.4	10.0
肾小管-间质疾病	8211	0.2	42.8	50.5	6.6	0.1	8.7
肾衰竭	12888	0.3	5.9	76.9	14.2	3.0	11.5
尿石病	56212	1.3	49.8	45.9	4.2	0.0	6.5
膀胱炎	1550	0.0	53.9	43.4	2.6	0.1	7.9
尿道狭窄	729	0.0	52.5	39.8	7.5	0.1	10.9

5-10-3 续表3

疾病名称 (ICD-10)	出院人数 （人）	疾病构成 (%)	治愈率 (%)	好转率 (%)	未愈率 (%)	病死率 (%)	出院者平均住院日
男性生殖器官疾病	35683	0.9	66.4	30.8	2.9	0.0	9.1
内：前列腺增生	17207	0.4	54.8	41.5	3.6	0.1	11.4
乳房疾患	4388	0.1	71.8	24.7	3.5	0.0	6.6
女性盆腔器官炎性疾病	17122	0.4	71.5	26.9	1.6	0.0	6.6
子宫内膜异位	8414	0.2	93.4	4.7	1.9	0.0	8.8
女性生殖器脱垂	3773	0.1	91.1	4.9	4.0	0.0	9.1
15.妊娠、分娩和产褥期小计	658647	15.8	97.3	2.2	0.4	0.1	4.4
其中：异位妊娠	24775	0.6	90.9	7.4	1.7	0.0	6.8
医疗性流产	20327	0.5	99.3	0.4	0.2	0.0	3.9
妊娠、分娩和产褥期的水肿、蛋白尿和高血压疾患	10121	0.2	79.5	17.8	2.5	0.1	6.2
前置胎盘、胎盘早剥和产前出血	4141	0.1	81.0	15.4	3.5	0.2	7.4
梗阻性分娩	45667	1.1	99.6	0.4	0.1	0.0	6.3
分娩时会阴、阴道裂伤	4083	0.1	98.8	0.8	0.3	0.0	3.2
产后出血	3865	0.1	90.2	8.2	1.0	0.6	4.7
顺产	280938	6.7	99.6	0.2	0.0	0.2	2.9
16.起源于围生期的某些情况小计	108502	2.6	46.1	47.8	4.7	1.3	5.1
其中：产伤	835	0.0	53.7	40.8	5.3	0.2	5.9
出生窒息	26368	0.6	42.7	50.4	5.1	1.9	6.0
新生儿吸入综合征	8320	0.2	47.2	48.0	3.5	1.2	5.5
特发于围生期的感染	5057	0.1	43.0	50.8	5.2	1.0	4.5
胎儿和新生儿的溶血性疾病	365	0.0	42.2	48.2	9.0	0.5	4.4
新生儿硬化病	501	0.0	51.3	40.5	6.2	2.0	5.1
17.先天性畸形、变形和染色体异常小计	12794	0.3	63.6	27.1	8.4	0.9	7.6
其中：脊柱裂	49	0.0	51.0	38.8	10.2	0.0	14.1
神经系统其他先天性畸形	466	0.0	30.5	59.2	9.9	0.4	8.2
循环系统先天性畸形	2222	0.1	18.8	56.7	20.2	4.3	7.9
消化系统其他先天性畸形	572	0.0	51.2	29.7	18.4	0.7	7.4
泌尿系统其他先天性畸形	725	0.0	79.3	13.2	7.4	0.0	8.9
肌肉骨骼系统其他先天性畸形	1298	0.0	63.6	31.4	4.9	0.1	6.5
18.症状、体征和临床与实验异常所见小计	55153	1.3	43.5	45.2	8.9	2.4	5.2
19.损伤、中毒小计	637100	15.3	45.1	50.7	3.3	0.9	9.5
其中：骨折	86899	2.1	46.0	49.3	3.7	1.0	10.5
内：颅骨和面骨骨折	18847	0.5	37.1	57.7	4.8	0.4	9.7
股骨骨折	28210	0.7	44.6	48.0	7.2	0.2	15.6
多部位骨折	1228	0.0	34.2	57.2	6.4	2.2	16.7
颅内损伤	98554	2.4	42.8	49.3	4.1	3.7	10.3
烧伤和腐蚀伤	14605	0.3	36.7	58.9	3.8	0.6	8.7
药物、药剂和生物制品中毒	9799	0.2	40.8	54.6	3.8	0.9	2.7
非药用物质的毒性效应	31851	0.8	38.7	54.5	4.6	2.2	3.9
手术和医疗的并发症计	4815	0.1	59.7	37.7	2.5	0.2	8.6
内：操作并发症	2536	0.1	59.0	37.4	3.3	0.4	11.7
假体装置、植入物和移植物的并发症	619	0.0	65.6	32.1	2.3	0.0	9.8
20.影响健康状态和与保健机构接触因素小计	75587	1.8	85.0	13.7	1.1	0.2	8.0

5-11-1　2008年医院出院病人年龄别疾病构成(%)(合计)

疾病名称 (ICD-10)	5岁以下	5～14岁	15～44岁	45～59岁	60岁及以上
总　　计	**11.9**	**4.5**	**35.3**	**19.9**	**28.5**
1.传染病和寄生虫病小计	27.2	12.3	31.5	14.3	14.7
其中：肠道传染病	54.5	9.5	16.0	8.8	11.2
内：霍乱	7.4	7.8	38.6	23.6	22.6
伤寒和副伤寒	6.1	11.8	48.5	20.0	13.6
志贺菌病	41.3	12.9	18.8	10.8	16.3
结核病	0.9	1.9	46.2	21.6	29.4
内：肺结核	0.4	1.0	37.9	23.3	37.3
白喉					
百日咳	80.9	18.1	0.2	0.7	0.0
猩红热	23.3	67.3	8.7	0.4	0.3
性传播疾病	14.5	1.2	52.5	18.6	13.2
内：梅毒	33.7	0.5	39.4	15.6	10.8
淋球菌感染	23.7	4.0	44.2	17.2	10.9
乙型脑炎	51.3	41.3	4.3	2.2	0.9
斑疹伤寒	7.0	10.0	26.4	28.7	28.0
病毒性肝炎	1.0	3.4	59.7	24.9	11.0
人类免疫缺陷病(HIV)	0.6	1.4	64.2	22.6	11.2
血吸虫病	0.4	1.7	32.9	37.2	27.7
丝虫病					
钩虫病	0.5	1.0	12.3	32.1	54.0
2.肿瘤小计	1.0	1.5	29.1	34.1	34.3
恶性肿瘤计	0.5	1.1	18.1	33.9	46.4
其中：鼻咽恶性肿瘤	0.1	0.3	34.0	43.1	22.4
食管恶性肿瘤	0.1	0.0	3.4	34.1	62.3
胃恶性肿瘤				50.0	50.0
小肠恶性肿瘤	0.2	0.1	13.3	36.3	50.0
结肠恶性肿瘤	0.1	0.1	13.9	29.7	56.2
直肠乙状结肠连接处、直肠、肛门和肛管恶性肿瘤	0.1	0.0	13.8	32.5	53.6
肝和肝内胆管恶性肿瘤	0.2	0.1	19.6	39.2	40.8
喉恶性肿瘤	0.1	0.2	5.4	35.8	58.5
气管、支气管、肺恶性肿瘤	0.1	0.0	7.5	32.0	60.5
骨、关节软骨恶性肿瘤	1.0	6.5	37.4	24.1	31.0
乳房恶性肿瘤	0.1	0.0	30.9	48.8	20.3
女性生殖器官恶性肿瘤	0.1	0.2	32.3	46.3	21.2
男性生殖器官恶性肿瘤	0.6	0.2	9.5	11.5	78.3
泌尿道恶性肿瘤	1.2	0.5	9.8	27.9	60.7
脑恶性肿瘤	1.8	6.9	40.6	28.9	21.9
白血病	4.4	11.4	41.5	22.4	20.3
原位癌计	0.3	0.2	41.0	32.0	26.5
其中：子宫颈原位癌	0.1	0.1	68.8	26.6	4.5
良性肿瘤计	1.9	2.3	50.3	35.0	10.5
其中：皮肤良性肿瘤	9.1	9.3	39.5	21.8	20.3

注：本表系卫生部门综合医院数字。

5-11-1　续表1

疾病名称 (ICD-10)	5岁以下	5～14岁	15～44岁	45～59岁	60岁及以上
乳房良性肿瘤	0.1	1.1	75.3	20.4	3.2
子宫平滑肌瘤		0.1	52.3	46.1	1.6
卵巢良性肿瘤		1.1	72.5	18.0	8.3
前列腺良性肿瘤			5.6	9.9	84.5
甲状腺良性肿瘤	0.1	0.7	43.3	40.1	15.8
交界恶性肿瘤计					
动态未知的肿瘤计	1.3	3.7	34.3	26.0	34.7
3. 血液、造血器官及免疫疾病小计	12.1	19.8	30.6	15.7	21.8
其中：贫血	12.6	8.4	30.7	17.7	30.6
4. 内分泌、营养和代谢疾病小计	2.1	0.9	22.0	34.4	40.6
其中：甲状腺功能亢进	0.2	1.2	52.2	31.0	15.5
糖尿病	0.1	0.5	14.6	34.9	49.8
5. 精神和行为障碍小计	2.6	3.1	56.3	23.0	14.9
其中:使用精神活性物质的精神和行为障碍	0.3	0.5	90.6	5.8	2.7
精神分裂症、分裂型障碍和妄想型障碍	0.1	1.9	78.8	14.1	5.2
心境（情感）障碍	0.2	1.3	57.0	24.3	17.2
6. 神经系统疾病小计	6.0	4.8	23.4	25.9	40.0
其中：中枢神经系统炎性疾病	19.3	22.9	31.4	15.1	11.3
帕金森病	0.1	0.0	3.0	16.8	80.1
癫痫	15.6	14.5	33.2	15.6	21.2
7. 眼和附器疾病小计	1.5	3.3	17.9	21.8	55.5
其中：晶状体疾患	0.4	0.9	5.0	14.3	79.4
内：老年性白内障			1.2	11.2	87.7
视网膜脱离和断裂	0.4	2.2	40.1	33.0	24.3
青光眼	0.3	0.7	9.7	25.5	63.9
8. 耳和乳突疾病小计	2.9	6.6	40.7	27.7	22.1
其中：中耳和乳突疾病	5.7	12.3	53.2	19.8	9.1
9. 循环系统疾病小计	0.6	0.8	10.3	24.6	63.6
其中：急性风湿热	0.9	10.1	32.3	26.5	30.2
内：急性风湿性关节炎	1.0	11.7	35.3	24.7	27.2
慢性风湿性心脏病	0.1	0.3	20.5	38.2	40.9
高血压	0.1	0.0	8.2	26.1	65.5
内：高血压性心脏、肾脏病	0.1	0.0	5.1	17.4	77.5
缺血性心脏病	0.1	0.0	3.8	20.9	75.1
内：心绞痛		0.0	4.1	25.4	70.5
急性心肌梗死		0.0	7.0	25.2	67.7
其他缺血性心脏病	0.1	0.0	3.5	20.0	76.4
肺栓塞	0.1	0.1	14.0	25.9	60.0
心脏传导疾患和心律失常	0.7	2.0	23.4	28.0	45.9
心力衰竭	1.3	0.4	6.3	15.3	76.8
脑血管病	0.6	0.2	6.7	25.9	66.6
内：颅内出血	1.1	0.5	11.2	33.2	54.0
脑梗死	0.1	0.1	4.2	23.0	72.6

5-11-1 续表2

疾病名称 (ICD-10)	5岁以下	5～14岁	15～44岁	45～59岁	60岁及以上
大脑动脉闭塞和狭窄		0.1	5.2	23.9	70.8
静脉炎和血栓性静脉炎、静脉栓塞和血栓形成	0.1	0.4	26.4	30.2	42.9
下肢静脉曲张	0.1	0.1	23.5	44.8	31.5
10. 呼吸系统疾病小计	42.4	10.1	14.1	9.3	24.1
其中：急性上呼吸道感染	56.1	20.8	12.2	5.0	5.9
流行性感冒	51.8	21.9	11.5	6.1	8.7
肺炎	69.7	9.0	4.8	4.3	12.2
慢性扁桃体和腺样体疾病	8.3	43.1	41.1	6.1	1.4
支气管炎、肺气肿和其他慢性阻塞性肺病	13.6	2.3	3.2	10.3	70.5
哮喘	28.2	9.8	20.2	20.6	21.2
外部物质引起的肺病	22.9	1.2	8.1	17.3	50.5
11. 消化系统疾病小计	12.2	5.1	29.8	24.1	28.9
其中：口腔、涎腺和颌疾病	23.2	12.5	32.9	16.2	15.2
内：牙齿及牙周病	2.5	13.7	42.5	18.3	23.1
胃及十二指肠溃疡	0.3	0.8	31.3	30.3	37.3
阑尾疾病	1.2	12.8	55.2	17.8	12.9
疝	26.8	12.8	14.2	14.8	31.4
内：腹股沟疝	28.0	13.5	14.2	14.2	30.1
肠梗阻	12.1	4.5	24.7	21.7	37.0
肝疾病	1.7	0.6	27.5	37.8	32.4
胆石病和胆囊炎	0.1	0.4	30.0	33.7	35.7
急性胰腺炎	0.2	1.8	39.0	29.0	30.0
12. 皮肤和皮下组织疾病小计	14.9	10.9	35.9	17.7	20.6
其中：皮炎及湿疹	15.0	6.3	30.5	19.9	28.3
牛皮癣	1.2	4.7	47.9	27.6	18.6
荨麻疹	21.4	25.8	35.3	11.2	6.3
13. 肌肉骨骼系统和结缔组织疾病小计	1.6	3.2	33.5	30.9	30.9
其中：类风湿性关节炎和其他炎性多关节病	0.6	2.6	22.4	33.4	41.0
关节病	0.3	1.3	11.6	30.5	56.2
系统性结缔组织病	6.5	4.7	57.6	21.1	10.0
内：系统性红斑狼疮	0.1	4.5	73.7	17.2	4.6
脊椎关节强硬		0.2	19.2	36.7	43.9
椎间盘疾患	0.1	0.1	34.6	36.4	28.8
骨病和软骨病	1.0	4.9	29.5	23.4	41.2
内：骨密度和结构的疾患	0.8	4.2	21.3	17.1	56.5
骨髓炎	2.2	9.7	43.1	24.3	20.7
14. 泌尿生殖系统疾病小计	3.7	3.9	44.5	23.8	24.2
其中：肾小球疾病	4.5	11.6	48.0	20.3	15.6
肾小管-间质疾病	6.4	3.4	40.4	27.6	22.2
肾衰竭	0.4	0.5	29.8	28.3	41.0
尿石病	5.7	1.4	42.0	31.2	19.7
膀胱炎	0.7	1.1	31.4	30.7	36.1

5-11-1 续表3

疾病名称 (ICD-10)	5岁以下	5～14岁	15～44岁	45～59岁	60岁及以上
尿道狭窄	1.8	3.8	33.2	24.0	37.2
男性生殖器官疾病	9.2	12.0	13.5	10.1	55.2
内：前列腺增生			0.8	7.3	91.9
乳房疾患	0.3	0.4	65.5	28.5	5.2
女性盆腔器官炎性疾病	0.2	0.3	78.6	17.1	3.8
子宫内膜异位			70.0	29.3	0.6
女性生殖器脱垂			14.8	31.2	54.0
15. 妊娠、分娩和产褥期小计			99.7	0.3	
其中：异位妊娠			99.2	0.8	
医疗性流产			99.4	0.6	
妊娠、分娩和产褥期的水肿、蛋白尿和高血压疾患			99.7	0.3	
前置胎盘、胎盘早剥和产前出血			99.7	0.3	
梗阻性分娩			99.7	0.3	
分娩时会阴、阴道裂伤			99.7	0.3	
产后出血			99.7	0.3	
顺产			99.8	0.2	
16. 起源于围生期的某些情况小计	100.0				
其中：产伤	100.0				
出生窒息	100.0				
新生儿吸入综合征	100.0				
特发于围生期的感染	100.0				
胎儿和新生儿的溶血性疾病	100.0				
新生儿硬化病	100.0				
17. 先天性畸形、变形和染色体异常小计	32.1	23.2	31.9	8.4	4.4
其中：脊柱裂	65.3	10.2	21.0	2.9	0.5
神经系统其他先天性畸形	57.3	10.8	21.9	8.3	1.7
循环系统先天性畸形	25.3	21.7	36.6	9.9	6.5
消化系统其他先天性畸形	68.4	10.3	11.3	5.2	4.8
泌尿系统其他先天性畸形	20.2	34.6	40.2	3.8	1.2
肌肉骨骼系统其他先天性畸形	41.0	27.4	23.5	5.5	2.6
18. 症状、体征和临床与实验异常所见计	9.8	5.5	29.5	23.0	32.1
19. 损伤、中毒小计	4.4	6.5	52.6	21.8	14.6
其中：骨折	3.6	8.4	51.6	20.6	15.8
内：颅骨和面骨骨折	6.3	8.5	61.0	17.7	6.5
股骨骨折	2.9	4.9	26.1	15.9	50.3
多部位骨折	0.8	3.0	53.0	26.3	16.9
颅内损伤	3.9	6.5	49.5	23.5	16.6
烧伤和腐蚀伤	33.2	8.5	38.6	13.1	6.5
药物、药剂和生物制品中毒	12.3	4.1	54.6	14.6	14.3
非药用物质的毒性效应	5.7	7.0	50.2	20.6	16.4
手术和医疗的并发症计	2.2	3.8	44.1	26.9	23.0
内：操作并发症	1.8	4.2	43.3	26.3	24.4
假体装置、植入物和移植物并发症	0.5	2.9	43.9	29.7	23.0
20. 影响健康状态和与保健机构接触因素小计	1.7	2.1	33.9	34.8	27.5

5-11-2　2008年医院出院病人年龄别疾病构成(%)(男)

疾病名称 (ICD-10)	5岁以下	5～14岁	15～44岁	45～59岁	60岁及以上
总　　计	**15.5**	**5.9**	**26.3**	**20.3**	**32.0**
1.某些传染病和寄生虫病小计	27.0	12.4	31.8	14.0	14.8
其中：肠道传染病	60.0	9.9	14.0	6.9	9.2
内：霍乱	7.9	9.2	32.8	25.3	24.9
伤寒和副伤寒	7.5	14.1	48.2	17.0	13.1
志贺菌病	47.9	14.2	16.6	8.4	12.9
结核病	0.9	1.7	42.7	22.1	32.5
内：肺结核	0.4	0.7	35.0	23.8	40.0
白喉					
百日咳	82.9	15.7	0.5	0.9	0.0
猩红热	22.7	67.8	8.9	0.2	0.3
性传播疾病	17.8	1.3	43.4	19.8	17.7
内：梅毒	40.3	0.4	27.4	19.5	12.5
淋球菌感染	31.0	2.6	41.4	15.5	9.5
乙型脑炎	49.9	43.9	4.2	1.6	0.4
斑疹伤寒	9.3	13.4	30.4	23.0	23.8
病毒性肝炎	0.9	3.0	62.5	23.4	10.1
人类免疫缺陷病(HIV)	0.6	1.4	63.9	21.8	12.4
血吸虫病	0.5	1.7	34.9	36.1	26.8
丝虫病					
钩虫病	0.8	1.6	12.1	28.7	56.7
2.肿瘤小计	1.2	1.9	17.6	31.2	48.1
恶性肿瘤计	0.6	1.1	14.2	31.6	52.5
其中：鼻咽恶性肿瘤	0.1	0.3	32.4	43.6	23.5
食管恶性肿瘤	0.1	0.0	3.5	35.7	60.6
胃恶性肿瘤				37.5	62.5
小肠恶性肿瘤	0.3	0.2	12.8	34.3	52.4
结肠恶性肿瘤	0.1	0.0	13.8	28.8	57.3
直肠乙状结肠连接处、直肠、肛门和肛管恶性肿瘤	0.1	0.0	12.4	31.1	56.3
肝和肝内胆管恶性肿瘤	0.2	0.1	21.0	40.1	38.6
喉恶性肿瘤	0.1	0.1	5.2	36.7	57.9
气管、支气管、肺恶性肿瘤	0.1	0.0	6.3	31.2	62.4
骨、关节软骨恶性肿瘤	1.1	6.5	37.8	23.7	30.9
乳房恶性肿瘤	0.5	0.0	18.8	39.9	40.8
女性生殖器官恶性肿瘤					
男性生殖器官恶性肿瘤	0.6	0.2	9.5	11.5	78.2
泌尿道恶性肿瘤	0.9	0.3	9.1	27.7	61.9
脑恶性肿瘤	1.8	7.0	39.3	28.7	23.3
白血病	4.9	12.1	40.8	21.2	21.1
原位癌计	0.6	0.2	9.9	32.6	56.7
其中：子宫颈原位癌					
良性肿瘤计	4.9	6.2	36.8	29.6	22.5
其中：皮肤良性肿瘤	9.0	9.7	36.5	21.3	23.5

注：本表系卫生部门综合医院数字。

5-11-2　续表1

疾病名称 (ICD-10)	5岁以下	5～14岁	15～44岁	45～59岁	60岁及以上
乳房良性肿瘤	1.4	3.2	56.5	23.2	15.8
子宫平滑肌瘤					
卵巢良性肿瘤					
前列腺良性肿瘤			5.8	10.1	84.1
甲状腺良性肿瘤	0.3	1.0	33.8	42.8	22.0
交界恶性肿瘤计					
动态未知的肿瘤计	1.6	4.7	27.1	25.8	40.8
3. 血液、造血器官及免疫疾病小计	16.6	23.4	25.6	12.5	21.8
其中：贫血	18.7	10.4	23.3	15.0	32.7
4. 内分泌、营养和代谢疾病小计	2.9	1.0	22.6	33.5	40.0
其中：甲状腺功能亢进	0.2	0.9	54.7	28.4	15.8
糖尿病	0.1	0.4	18.6	35.8	45.1
5. 精神和行为障碍小计	3.4	3.6	57.6	20.5	14.8
其中：使用精神活性物质的精神和行为障碍	0.1	0.3	91.9	5.8	1.9
精神分裂症、分裂型障碍和妄想型障碍	0.1	1.9	82.3	11.0	4.7
心境（情感）障碍	0.3	1.7	60.3	21.2	16.5
6. 神经系统疾病小计	7.0	5.7	24.7	23.2	39.4
其中：中枢神经系统炎性疾病	19.8	25.1	30.1	13.8	11.2
帕金森病			2.7	14.6	82.7
癫痫	14.6	14.4	32.7	16.3	22.0
7. 眼和附器疾病小计	1.9	4.4	21.7	21.0	51.1
其中：白内障和晶状体的其他疾患	0.6	1.4	7.1	15.3	75.6
内：老年性白内障			1.1	11.7	87.2
视网膜脱离和断裂	0.4	3.0	46.3	29.4	20.9
青光眼	0.4	1.1	15.3	24.5	58.7
8. 耳和乳突疾病小计	3.6	8.5	42.2	24.5	21.2
其中：中耳和乳突疾病	6.3	14.6	53.5	17.0	8.5
9. 循环系统疾病小计	0.7	0.8	11.1	24.5	62.8
其中：急性风湿热	1.2	16.3	31.1	21.1	30.3
内：急性风湿性关节炎	1.5	17.7	32.1	19.6	29.1
慢性风湿性心脏病	0.1	0.5	20.6	36.9	41.9
高血压	0.1	0.1	10.2	24.7	64.9
内：高血压性心脏、肾脏病			6.2	17.9	75.8
缺血性心脏病	0.1		5.1	22.5	72.3
内：心绞痛			5.5	27.7	66.7
急性心肌梗死			9.1	30.5	60.4
其他缺血性心脏病	0.1	0.0	4.5	20.8	74.5
肺栓塞	0.1	0.1	16.1	24.9	58.9
心脏传导疾患和心律失常	1.0	2.3	23.6	26.2	46.9
心力衰竭	1.5	0.4	5.7	16.3	76.0
脑血管病	0.7	0.2	7.1	25.8	66.2
内：颅内出血	1.2	0.5	12.1	32.2	54.0

5-11-2 续表2

疾病名称 (ICD-10)	5岁以下	5～14岁	15～44岁	45～59岁	60岁及以上
脑梗死	0.1	0.1	4.7	24.0	71.1
大脑动脉闭塞和狭窄	0.1	0.1	5.4	25.7	68.8
静脉炎和血栓性静脉炎、静脉栓塞和血栓形成	0.2	0.4	24.1	29.7	45.6
下肢静脉曲张	0.1	0.2	23.9	41.9	34.0
10. 呼吸系统疾病小计	44.1	10.2	13.1	8.1	24.5
其中：急性上呼吸道感染	58.8	22.4	9.7	3.9	5.2
流行性感冒	58.9	20.9	11.0	3.5	5.7
肺炎	72.0	8.5	4.3	3.8	11.4
慢性扁桃体和腺样体疾病	9.7	50.2	35.5	3.6	0.9
支气管炎、肺气肿和其他慢性阻塞性肺病	13.7	2.2	2.7	9.1	72.4
哮喘	38.2	12.2	14.8	15.5	19.3
外部物质引起的肺病	17.5	1.0	8.0	18.6	54.9
11. 消化系统疾病小计	14.8	5.9	29.3	22.5	27.6
其中：口腔、涎腺和颌疾病	25.4	13.8	31.3	14.8	14.7
内：牙齿及牙周病	3.1	17.1	40.7	15.8	23.2
胃及十二指肠溃疡	0.3	0.9	34.1	29.8	35.0
阑尾疾病	1.5	14.6	54.8	17.1	12.0
疝	28.3	12.1	14.0	14.4	31.1
内：腹股沟疝	28.6	12.4	13.9	14.3	30.8
肠梗阻	13.0	5.1	23.8	21.3	36.9
肝疾病	1.6	0.6	30.6	38.7	28.5
胆石病和胆囊炎	0.1	0.5	30.4	32.0	36.9
急性胰腺炎	0.3	1.9	45.2	28.5	24.2
12. 皮肤和皮下组织疾病小计	16.0	11.7	32.9	17.1	22.3
其中：皮炎及湿疹	16.8	6.6	24.0	18.5	34.2
牛皮癣	1.0	3.7	47.1	28.8	19.4
荨麻疹	27.5	32.7	26.7	7.6	5.5
13. 肌肉骨骼系统和结缔组织疾病小计	2.1	4.1	34.1	28.2	31.4
其中：类风湿性关节炎和其他炎性多关节病	0.7	3.5	21.3	29.3	45.2
关节病	0.6	2.8	18.1	24.0	54.6
系统性结缔组织病	22.3	8.2	37.7	16.5	15.3
内：系统性红斑狼疮	0.4	6.8	69.4	15.5	7.9
脊椎关节强硬	0.0	0.3	18.7	33.5	47.5
椎间盘疾患	0.1	0.2	37.6	33.4	28.7
骨病和软骨病	1.2	6.6	36.0	24.7	31.5
内：骨密度和结构的疾患	1.2	7.1	33.0	18.4	40.4
骨髓炎	1.9	10.0	43.6	23.9	20.6
14. 泌尿生殖系统疾病小计	6.4	6.9	30.5	20.4	35.8
其中：肾小球疾病	5.8	14.3	47.1	17.5	15.3
肾小管-间质疾病	10.6	5.5	38.9	24.7	20.3
肾衰竭	0.4	0.5	31.3	27.0	40.8

5-11-2　续表3

疾病名称 (ICD-10)	5岁以下	5～14岁	15～44岁	45～59岁	60岁及以上
尿石病	5.5	1.4	43.5	29.7	19.8
膀胱炎	1.4	2.2	28.7	27.6	40.1
尿道狭窄	1.6	3.7	33.7	23.7	37.2
男性生殖器官疾病	9.2	11.9	13.4	10.1	55.4
内：前列腺增生			0.8	7.3	91.9
乳房疾患	1.4	1.8	57.3	20.5	19.0
15. 妊娠、分娩和产褥期小计					
16. 起源于围生期的某些情况小计	100.0				
其中：产伤	100.0				
出生窒息	100.0				
新生儿吸入综合征	100.0				
特发于围生期的感染	100.0				
胎儿和新生儿的溶血性疾病	100.0				
新生儿硬化病	100.0				
17. 先天性畸形、变形和染色体异常小计	38.5	27.7	24.7	5.5	3.5
其中：脊柱裂	68.1	11.7	16.4	3.7	0.0
神经系统其他先天性畸形	67.6	10.7	16.5	4.3	0.8
循环系统先天性畸形	28.8	23.3	33.0	8.8	6.1
消化系统其他先天性畸形	76.0	9.7	7.7	3.2	3.5
泌尿系统其他先天性畸形	31.6	52.6	15.1	0.4	0.3
肌肉骨骼系统其他先天性畸形	44.5	29.3	21.4	3.2	1.7
18. 症状、体征和临床与实验异常所见小计	11.3	6.2	27.2	21.8	33.6
19. 损伤、中毒小计	4.1	6.7	56.2	21.5	11.5
其中：骨折	3.3	8.7	56.8	20.2	11.0
内：颅骨和面骨骨折	5.3	7.6	63.4	17.9	5.8
股骨骨折	3.3	5.9	37.2	17.6	36.0
多部位骨折	0.7	2.9	58.0	26.5	11.9
颅内损伤	3.5	6.2	52.0	23.4	14.9
烧伤和腐蚀伤	30.3	8.2	42.5	13.7	5.4
药物、药剂和生物制品中毒	18.5	6.0	45.6	14.3	15.6
非药用物质的毒性效应	7.5	8.7	45.0	21.4	17.3
手术和医疗的并发症计	2.5	4.9	42.2	25.2	25.2
内：操作并发症	2.1	5.1	40.0	24.7	28.1
假体装置、植入物和移植物的并发症	0.5	4.2	44.8	27.5	23.0
20. 影响健康状态和与保健机构接触的因素小计	2.1	3.0	26.5	33.2	35.2

5-11-3 2008年医院出院病人年龄别疾病构成(%)(女)

疾病名称 (ICD-10)	5岁以下	5～14岁	15～44岁	45～59岁	60岁及以上
总　　计	**8.3**	**3.1**	**44.3**	**19.4**	**24.9**
1.某些传染病和寄生虫病小计	27.6	12.2	31.0	14.6	14.5
其中：肠道传染病	46.6	8.5	19.1	11.7	14.2
内：霍乱	7.1	6.3	44.1	21.4	21.0
伤寒和副伤寒	4.6	9.2	48.8	23.3	14.1
志贺菌病	33.2	11.3	21.3	13.7	20.5
结核病	0.9	2.4	52.7	20.4	23.6
内：肺结核	0.5	1.6	44.9	22.0	31.0
白喉					
百日咳	78.7	20.8	0.0	0.5	0.0
猩红热	23.7	67.2	8.2	0.5	0.3
性传播疾病	11.9	1.2	62.2	17.1	7.6
内：梅毒	30.2	0.6	54.7	10.2	4.4
淋球菌感染	18.7	5.2	45.8	18.7	11.6
乙型脑炎	53.5	38.0	4.2	2.8	1.4
斑疹伤寒	4.9	7.1	22.8	33.7	31.5
病毒性肝炎	1.5	4.5	52.6	28.2	13.1
人类免疫缺陷病(HIV)	0.6	1.4	65.0	24.5	8.6
血吸虫病	0.3	1.3	25.7	41.6	31.2
丝虫病					
钩虫病	0.3	0.6	12.4	34.6	52.1
2.肿瘤小计	0.9	1.2	38.6	36.3	23.0
恶性肿瘤计	0.5	1.0	23.5	37.0	38.0
其中：鼻咽恶性肿瘤	0.2	0.3	38.1	41.9	19.6
食管恶性肿瘤	0.1	0.1	2.9	29.3	67.7
胃恶性肿瘤				75.0	25.0
小肠恶性肿瘤	0.1	0.0	13.9	38.5	47.5
结肠恶性肿瘤	0.1	0.1	14.0	30.8	55.0
直肠乙状结肠连接处、直肠、肛门和肛管恶性肿瘤	0.1	0.0	15.8	34.4	49.7
肝和肝内胆管恶性肿瘤	0.2	0.2	14.6	34.8	50.3
喉恶性肿瘤	0.2	0.8	7.3	26.3	65.3
气管、支气管、肺恶性肿瘤	0.1	0.0	10.3	33.3	56.3
骨、关节软骨恶性肿瘤	1.0	6.2	36.5	25.0	31.3
乳房恶性肿瘤			31.0	48.9	20.0
女性生殖器官恶性肿瘤	0.1	0.2	32.3	46.3	21.1
泌尿道恶性肿瘤	1.7	0.6	11.7	28.2	57.8
脑恶性肿瘤	1.9	7.0	41.5	29.2	20.3
白血病	3.9	10.2	42.5	24.1	19.3
原位癌计	0.1	0.2	53.4	31.7	14.6
其中：子宫颈原位癌	0.1	0.1	68.9	26.4	4.5
良性肿瘤计	1.3	1.3	53.4	36.2	7.7
其中：皮肤良性肿瘤	9.1	8.8	42.5	22.6	17.0
乳房良性肿瘤	0.1	1.1	75.3	20.4	3.1

注：本表系卫生部门综合医院数字。

5-11-3 续表1

疾病名称 (ICD-10)	5岁以下	5～14岁	15～44岁	45～59岁	60岁及以上
子宫平滑肌瘤		0.0	52.4	45.9	1.6
卵巢良性肿瘤		1.1	72.6	18.0	8.3
甲状腺良性肿瘤	0.1	0.6	45.6	39.4	14.3
交界恶性肿瘤计					
动态未知的肿瘤计	1.0	2.7	41.1	26.2	28.9
3. 血液、造血器官及免疫疾病小计	8.0	16.2	35.2	18.7	21.9
其中：贫血	7.5	6.7	36.9	20.0	28.9
4. 内分泌、营养和代谢疾病小计	1.5	0.9	21.5	35.1	41.0
其中：甲状腺功能亢进	0.1	1.3	51.1	32.2	15.4
糖尿病	0.1	0.5	10.5	34.1	54.8
5. 精神和行为障碍小计	1.9	2.7	55.1	25.5	14.8
其中：使用精神活性物质的精神和行为障碍	0.5	1.3	86.7	5.8	5.8
精神分裂症、分裂型障碍和妄想型障碍	0.0	1.8	75.3	17.0	5.8
心境（情感）障碍	0.2	1.2	54.5	26.4	17.7
6. 神经系统疾病小计	4.9	3.8	21.8	28.9	40.5
其中：中枢神经系统炎性疾病	18.7	19.7	33.5	16.8	11.3
帕金森病			3.3	19.9	76.8
癫痫	17.2	14.5	34.3	14.3	19.7
7. 眼和附器疾病小计	1.1	2.4	14.5	22.5	59.4
其中：白内障和晶状体的其他疾患	0.3	0.5	3.2	13.5	82.5
内：老年性白内障			0.8	10.7	88.5
视网膜脱离和断裂	0.4	1.1	31.5	38.1	29.0
青光眼	0.2	0.3	6.1	26.1	67.3
8. 耳和乳突疾病小计	2.2	4.7	39.3	30.7	23.1
其中：中耳和乳突疾病	4.7	9.6	53.1	22.9	9.7
9. 循环系统疾病小计	0.5	0.7	9.3	24.7	64.8
其中：急性风湿热	0.6	5.8	33.1	30.2	30.3
内：急性风湿性关节炎	0.7	7.1	37.6	28.7	25.9
慢性风湿性心脏病	0.1	0.1	20.7	38.7	40.5
高血压		0.0	6.3	27.3	66.4
内：高血压性心脏、肾脏病	0.1	0.0	3.7	16.4	79.8
缺血性心脏病	0.1		2.3	18.9	78.6
内：心绞痛			2.3	22.7	75.0
急性心肌梗死		0.1	2.4	13.9	83.7
其他缺血性心脏病	0.1	0.0	2.3	18.8	78.8
肺栓塞	0.0	0.0	11.7	27.0	61.3
心脏传导疾患和心律失常	0.5	1.7	23.3	29.5	44.9
心力衰竭	0.9	0.3	6.8	14.0	77.9
脑血管病	0.5	0.2	6.0	25.9	67.3
内：颅内出血	0.9	0.5	9.9	34.6	54.2
脑梗死	0.1	0.0	3.5	21.5	74.9
大脑动脉闭塞和狭窄			4.7	21.5	73.7

5-11-3 续表2

疾病名称 (ICD-10)	5岁以下	5～14岁	15～44岁	45～59岁	60岁及以上
静脉炎和血栓性静脉炎、静脉栓塞和血栓形成	0.1	0.3	28.9	30.5	40.2
下肢静脉曲张			22.8	48.8	28.3
10. 呼吸系统疾病小计	39.4	9.8	15.9	11.3	23.5
其中：急性上呼吸道感染	52.0	18.4	16.0	6.6	7.0
流行性感冒	39.1	24.6	13.0	10.9	12.3
肺炎	65.7	9.9	5.7	5.3	13.5
慢性扁桃体和腺样体疾病	6.3	33.2	48.9	9.5	2.0
支气管炎、肺气肿和其他慢性阻塞性肺病	13.2	2.6	4.3	12.7	67.3
哮喘	17.0	7.0	26.4	26.2	23.4
外部物质引起的肺病	45.9	2.1	8.3	11.9	31.9
11. 消化系统疾病小计	8.5	3.9	30.4	26.3	30.8
其中：口腔、涎腺和颌疾病	20.6	10.9	34.8	17.8	15.9
内：牙齿及牙周病	1.9	10.2	44.6	20.6	22.7
胃及十二指肠溃疡	0.3	0.7	23.0	31.7	44.2
阑尾疾病	1.0	10.8	55.7	18.6	14.0
疝	13.9	18.0	15.6	17.9	34.6
内：腹股沟疝	19.6	26.5	17.4	13.2	23.3
肠梗阻	10.3	3.6	26.2	22.5	37.4
肝疾病	1.8	0.7	20.7	35.7	41.0
胆石病和胆囊炎	0.1	0.3	29.9	34.7	35.0
急性胰腺炎	0.2	1.7	31.0	29.7	37.4
12. 皮肤和皮下组织疾病小计	13.4	9.9	39.7	18.6	18.3
其中：皮炎及湿疹	12.6	6.0	39.1	22.0	20.3
牛皮癣	1.7	6.8	49.7	24.9	16.8
荨麻疹	15.4	19.2	43.7	14.7	7.1
13. 肌肉骨骼系统和结缔组织疾病小计	1.1	2.3	32.9	33.1	30.6
其中：类风湿性关节炎和其他炎性多关节病	0.5	1.9	23.2	36.8	37.5
关节病	0.2	0.6	8.1	33.6	57.5
系统性结缔组织病	2.9	3.9	62.3	22.1	8.8
内：系统性红斑狼疮	0.1	4.2	74.2	17.3	4.2
脊椎关节强硬	0.0	0.1	19.6	39.1	41.1
椎间盘疾患	0.1	0.1	31.1	39.8	29.0
骨病和软骨病	0.8	3.1	22.4	21.8	51.8
内：骨密度和结构的疾患	0.5	2.1	12.8	16.1	68.4
骨髓炎	2.8	9.0	41.6	25.4	21.1
14. 泌尿生殖系统疾病小计	1.5	1.5	55.5	26.5	15.0
其中：肾小球疾病	2.9	8.1	49.1	23.8	16.1
肾小管-间质疾病	3.0	1.6	41.6	30.1	23.8
肾衰竭	0.3	0.5	27.8	30.0	41.4
尿石病	6.1	1.4	39.0	33.8	19.7
膀胱炎	0.3	0.6	32.9	32.0	34.2
尿道狭窄	3.2	5.0	18.9	28.4	44.6

5-11-3　续表3

疾病名称 (ICD-10)	5岁以下	5～14岁	15～44岁	45～59岁	60岁及以上
乳房疾患	0.2	0.3	66.0	29.1	4.4
女性盆腔器官炎性疾病	0.1	0.3	78.7	17.1	3.7
子宫内膜异位			70.1	29.3	0.6
女性生殖器脱垂	0.1	0.1	14.9	31.2	53.8
15. 妊娠、分娩和产褥期小计			99.7	0.3	
其中：异位妊娠			99.2	0.8	
医疗性流产			99.4	0.6	
妊娠、分娩和产褥期的水肿、蛋白尿和高血压疾患			99.7	0.3	
前置胎盘、胎盘早剥和产前出血			99.7	0.3	
梗阻性分娩			99.7	0.3	
分娩时会阴、阴道裂伤			99.7	0.3	
产后出血			99.7	0.3	
顺产			99.8	0.2	
16. 起源于围生期的某些情况小计	100.0				
其中：产伤	100.0				
出生窒息	100.0				
新生儿吸入综合征	100.0				
特发于围生期的感染	100.0				
胎儿和新生儿的溶血性疾病	100.0				
新生儿硬化病	100.0				
17. 先天性畸形、变形和染色体异常小计	24.0	17.7	40.9	11.8	5.5
其中：脊柱裂	62.8	8.7	25.2	2.1	1.2
神经系统其他先天性畸形	43.8	9.6	29.4	14.2	3.0
循环系统先天性畸形	21.2	20.4	40.2	11.1	7.0
消化系统其他先天性畸形	56.6	11.3	17.0	8.3	6.8
泌尿系统其他先天性畸形	4.5	9.8	74.9	8.3	2.5
肌肉骨骼系统其他先天性畸形	36.4	25.0	26.2	8.6	3.8
18. 症状、体征和临床与实验异常所见小计	8.0	4.7	32.4	24.6	30.3
19. 损伤、中毒小计	5.1	6.2	44.7	22.4	21.6
其中：骨折	4.2	7.6	39.7	21.5	27.0
内：颅骨和面骨骨折	10.5	12.2	51.3	16.8	9.3
股骨骨折	2.3	3.5	11.6	13.6	69.0
多部位骨折	0.8	3.3	40.0	26.1	29.8
颅内损伤	4.8	7.3	43.6	23.6	20.6
烧伤和腐蚀伤	40.3	9.3	29.4	11.7	9.2
药物、药剂和生物制品中毒	8.2	3.0	60.6	14.8	13.4
非药用物质的毒性效应	4.2	5.4	55.0	19.8	15.6
手术和医疗的并发症计	1.9	2.5	46.2	29.0	20.5
内：操作并发症	1.5	2.8	47.8	28.6	19.4
假体装置、植入物和移植物的并发症	0.5	1.4	42.5	32.3	23.3
20. 影响健康状态和与保健机构接触的因素小计	1.4	1.3	40.9	36.2	20.2

5-12-1 1993年调查地区居民两周就诊率(‰)

	合计	城市				农村				
		小计	大	中	小	小计	一类	二类	三类	四类
两周就诊率	169.5	198.8	209.0	186.1	201.9	159.7	152.7	177.0	149.4	156.5
男性	154.4	179.4	190.2	157.0	191.4	146.3	139.6	165.3	135.9	138.9
女性	184.9	217.7	227.0	214.0	212.4	173.6	166.2	189.1	163.5	174.4
年龄别两周就诊率										
0～4岁	309.6	343.6	342.5	306.5	378.9	302.9	312.7	383.6	258.5	222.9
5～14岁	155.9	206.0	204.6	191.1	220.1	144.8	162.6	166.0	134.2	98.6
15～24岁	83.4	103.3	104.3	98.5	107.1	78.8	85.9	84.6	70.2	74.8
25～34岁	97.3	101.7	85.4	118.8	96.1	96.0	90.9	102.1	86.4	112.7
35～44岁	149.1	134.6	118.7	139.1	147.9	155.5	131.6	166.2	163.9	158.0
45～54岁	194.7	215.8	202.7	213.0	231.6	186.6	163.4	195.1	189.1	208.5
55～64岁	249.9	288.6	324.5	255.6	288.6	230.2	215.6	244.0	214.6	263.1
65岁及以上	279.5	330.1	354.7	288.9	337.1	250.6	231.5	264.1	235.5	299.3
疾病别两周就诊率										
传染病计	8.0	6.8	4.7	8.1	7.5	8.4	5.4	8.2	8.4	14.0
寄生虫病计	0.4	0.4	0.5	0.3	0.5	0.4	0.3	0.5	0.2	0.6
恶性肿瘤计	0.8	1.8	2.0	2.1	1.3	0.4	0.5	0.6	0.3	0.1
良性肿瘤计	0.6	1.6	2.6	1.4	0.8	0.3	0.4	0.2	0.4	0.3
内分泌营养代谢病	1.4	3.1	4.3	3.1	2.0	0.8	0.8	0.9	0.7	0.7
其中：糖尿病	0.7	2.3	3.2	2.2	1.4	0.2	0.2	0.0	0.3	0.2
血液造血器官疾病	2.3	1.5	1.2	1.0	2.4	2.6	2.0	3.5	2.1	2.6
精神病小计	0.7	0.8	0.9	0.2	1.3	0.7	1.1	0.7	0.6	0.5
神经系病计	3.7	3.6	3.0	4.7	3.0	3.7	4.0	3.7	4.3	2.1
眼及附器疾病	1.9	2.8	4.2	2.3	2.0	1.6	1.8	1.4	1.4	2.1
耳和乳突疾病	1.0	1.6	1.6	1.7	1.5	0.8	0.6	1.2	0.7	0.7
循环系统疾病	11.7	24.1	30.6	22.4	19.6	7.5	6.6	7.4	7.2	10.0
其中：心脏病	5.4	12.2	15.0	11.9	9.7	3.1	2.9	2.7	2.7	5.6
高血压	3.7	7.9	10.6	7.0	6.3	2.3	2.0	2.6	2.0	3.2
脑血管病	1.4	2.7	3.4	2.4	2.3	1.0	0.8	1.1	1.3	0.4
呼吸系统疾病	79.0	81.6	83.4	65.7	96.0	78.1	82.2	91.2	68.2	64.5
其中:急上呼感染	66.0	68.0	67.9	55.9	80.1	65.4	71.9	77.2	55.8	50.3
肺炎	3.6	2.6	1.3	2.7	3.9	3.9	3.0	4.0	3.2	6.7
老慢支	5.5	5.5	7.6	3.0	6.1	5.5	3.9	6.6	6.0	4.3
消化系统疾病	27.3	28.6	29.4	30.5	26.1	26.8	22.6	28.9	27.5	27.7
其中：急性胃炎	13.1	10.5	9.7	10.6	11.1	14.0	10.4	15.8	16.1	11.0
肝硬化	0.8	0.7	0.8	0.6	0.7	0.8	0.9	0.6	1.1	0.7
胆囊疾病	2.6	4.1	4.0	6.1	2.1	2.0	2.3	1.6	2.0	2.9
泌尿生殖系病	6.2	7.3	6.5	9.2	6.3	5.8	5.0	6.5	5.3	6.5
妊娠、分娩病及产褥期并发症	0.3	0.4	0.2	0.4	0.5	0.3	0.3	0.1	0.4	0.5
皮肤皮下组织	5.0	7.1	6.5	9.1	5.6	4.2	3.9	4.1	4.2	5.3
肌肉骨骼结缔组织	9.9	14.5	15.1	14.1	14.2	8.4	6.7	8.3	8.9	10.3
其中：类关节炎	4.4	4.7	2.8	6.5	4.8	4.2	2.1	3.9	4.8	7.4
先天异常	0.1	0.1	0.1	0.1		0.1		0.1	0.1	0.2
围产期疾病	0.1					0.1	0.1	0.0	0.1	0.0
损伤和中毒	6.8	8.2	9.9	8.2	6.7	6.4	6.6	6.4	6.3	6.0
其他	0.2	0.2	0.3	0.1	0.3	0.2	0.1	0.2	0.2	0.4
不详	2.7	3.4	3.0	1.9	5.2	2.4	2.0	3.4	2.1	1.8

5-12-2　1998年调查地区居民两周就诊及未就诊率

	合计	城市				农村				
		小计	大	中	小	小计	一类	二类	三类	四类
调查人数	216101	54549	20775	15581	18193	161552	35983	47938	53815	23816
就诊人次数	35417	8831	3684	1942	3205	26586	5418	8209	9882	3077
两周就诊率(‰)	163.9	161.9	177.3	124.6	176.2	164.6	150.6	171.2	183.6	129.2
分性别两周就诊率(‰)										
男性	149.5	148.5	161.7	115.7	161.6	149.8	150.4	151.4	165.5	110.2
女性	179.1	175.1	192.6	133.6	190.4	180.5	163.2	184.1	202.8	149.1
年龄别两周就诊率 (‰)										
0～4岁	307.4	311.7	284.0	295.8	344.3	306.5	337.5	351.3	332.3	181.2
5～14岁	122.7	113.3	108.4	86.1	136.6	124.6	136.9	136.7	125.8	85.5
15～24岁	66.1	55.2	36.2	66.1	63.1	68.9	70.1	68.4	72.8	61.4
25～34岁	115.5	85.4	65.6	62.8	124.7	124.7	109.6	128.6	140.5	103.5
35～44岁	162.0	118.4	115.0	79.2	157.9	180.9	157.7	172.7	202.3	190.3
45～54岁	201.1	179.2	172.5	155.5	209.3	209.7	164.9	200.0	254.9	203.4
55～64岁	266.3	271.2	321.2	214.6	261.9	263.6	233.1	272.7	294.1	225.0
65岁及以上	299.3	320.5	383.2	202.7	327.5	286.4	265.5	272.7	342.3	210.3
文化程度别两周就诊率(‰)										
文盲半文盲	237.1	250.1	323.9	151.9	261.6	234.9	213.0	242.0	290.9	181.1
小学	174.8	224.8	299.1	169.0	193.3	166.1	164.8	170.7	186.3	111.9
初中	126.3	143.1	152.3	117.3	156.0	120.3	107.7	122.4	135.7	77.3
高中、技校	119.4	115.5	133.1	81.7	127.2	124.7	116.2	115.8	139.2	123.5
中专	146.6	152.7	162.9	133.6	159.9	132.8	110.8	124.4	160.0	73.7
大专	144.9	136.0	134.0	143.8	129.5	201.5	135.1	190.5	233.2	181.8
大学及以上	176.1	182.8	196.5	127.7	228.9	79.3	60.0	54.1	106.7	
医疗保障形式别两周就诊率 (‰)										
公费	216.6	209.4	239.5	160.4	203.0	250.5	236.6	264.9	253.5	196.7
劳保	189.4	189.2	204.0	148.3	239.8	192.4	184.3	210.7	175.0	250.0
半劳保	163.8	163.3	181.0	100.9	229.4	169.3	106.5	250.0	394.7	272.7
医疗保险	117.3	104.8	158.2	93.3	120.6	127.2	123.4	117.1	143.8	107.1
统筹	145.7	151.6	160.6	117.6	173.9	83.3	80.0	62.5	200.0	
合作医疗	164.6	237.3	550.0	71.4	234.6	154.4	125.2	241.9	223.2	156.0
自费	160.0	130.5	114.4	104.8	155.2	165.1	165.8	163.9	181.8	122.8
就业状况别两周就诊率 (‰)										
在岗	149.1	115.2	112.3	86.4	141.6	156.5	138.7	155.3	179.2	134.2
下岗	127.0	98.9	100.8	84.6	111.5	233.5	182.2	285.7	218.6	234.4
离退休	307.0	304.2	352.9	229.0	305.2	325.4	334.5	326.1	306.0	367.3
学生	72.6	58.8	35.9	70.4	75.2	79.0	100.1	65.6	78.3	76.6
无业	241.0	172.0	170.7	90.3	218.3	291.6	231.2	308.3	361.8	218.1
两周未就诊率(%)	38.5	49.9	52.0	52.6	44.7	33.2	32.5	32.2	34.6	32.4
男性	38.2	49.6	51.7	52.1	44.3	33.3	32.0	32.2	34.9	33.0
女性	38.6	50.2	52.2	53.0	44.9	33.0	32.8	32.1	34.2	31.9

5-12-3　2003年调查地区居民两周就诊及未就诊率

	合计	城市				农村				
		小计	大	中	小	小计	一类	二类	三类	四类
调查人数	193689	49698	18746	14301	16651	143991	32064	42559	48311	21057
就诊人次数	25906	5869	2243	1324	2302	20037	3710	6202	7633	2492
两周就诊率 (‰)	133.8	118.1	119.7	92.6	138.2	139.2	115.7	145.7	158.0	118.3
分性别两周就诊率(‰)										
男性	121.5	102.6	104.3	81.6	118.7	127.8	109.5	136.6	143.2	102.4
女性	146.2	132.9	134.3	103.1	157.3	151.0	122.0	155.3	173.5	135.3
年龄别两周就诊率 (‰)										
0～4岁	202.4	156.2	184.9	122.4	163.1	212.8	200.7	244.5	230.6	144.9
5～14岁	77.4	55.1	49.5	49.2	63.3	82.0	66.1	99.6	90.6	51.6
15～24岁	47.0	31.8	33.2	24.2	35.8	51.1	51.2	52.6	47.6	54.7
25～34岁	78.3	47.8	30.8	34.0	75.4	88.9	67.7	87.7	98.4	100.0
35～44岁	112.6	75.0	47.2	51.4	124.9	126.6	99.8	123.8	141.0	145.5
45～54岁	176.2	125.2	95.2	101.7	184.7	196.0	140.8	204.1	223.7	213.3
55～64岁	227.5	191.1	191.6	158.6	222.4	243.6	172.2	244.0	303.8	226.2
65岁及以上	280.6	287.7	304.7	234.4	311.2	276.2	233.6	303.8	314.1	194.2
文化程度别两周就诊率 (‰)										
文盲半文盲	237.6	276.2	279.5	203.7	307.4	232.1	200.3	248.6	270.3	190.1
小学	166.4	198.2	207.7	152.8	212.5	160.9	136.2	176.4	189.0	112.4
初中	100.0	106.5	107.8	100.3	110.1	98.0	78.0	99.7	113.6	85.6
高中、技校	86.9	83.5	86.2	71.8	92.2	91.0	76.7	89.0	102.6	104.7
中专	93.6	99.4	122.3	84.5	83.5	81.7	59.6	106.9	80.4	68.2
大专	86.5	92.7	101.8	69.9	112.7	56.7	53.3	64.7	53.0	50.0
大学及以上	78.7	77.2	98.6	52.5	49.9	93.6	154.9	76.3	85.9	
医疗保障形式别两周就诊率 (‰)										
城镇基本医疗保险	135.4	133.8	149.3	115.3	133.6	146.3	115.6	211.0	133.2	112.4
大病医疗保险	74.0	56.1	46.6	76.9	95.2	157.9	157.0	240.0	138.9	
公费医疗	180.3	167.5	195.0	108.3	155.6	255.2	120.7	349.4	352.5	
劳保医疗	220.3	226.8	262.5	119.7	294.9	134.5	94.6	149.3	206.9	
合作医疗	147.7	213.6	166.7		214.0	131.6	117.6	150.8	259.7	127.6
其他社会医疗保险	102.3	100.1	91.0	125.0	111.1	103.8	99.9	76.7	146.9	28.2
商业医疗保险	99.4	83.4	112.8	55.3	87.2	103.1	101.1	101.7	104.7	111.5
无医疗保险		85.8	70.9	71.8	106.5	144.5	118.2	150.8	162.6	116.1
就业状况别两周就诊率 (‰)										
在岗	137.5	78.1	52.6	55.3	122.8	148.7	117.9	153.9	168.8	140.4
离退休	255.7	246.5	272.8	190.1	269.6	335.0	274.1	375.8	399.4	285.7
学生	43.2	29.9	33.1	19.8	33.3	49.1	50.9	54.3	45.4	40.7
无业、失业、半失业	141.4	110.4	72.1	90.0	156.3	215.2	158.6	200.9	300.9	86.2
两周未就诊率(%)	48.9	57.0	57.7	63.8	48.9	45.8	49.8	43.0	46.7	43.0
男性	48.8	57.1	56.7	64.1	50.3	45.8	49.8	43.3	46.4	43.7
女性	49.0	56.8	58.4	63.4	47.9	45.8	49.7	42.7	47.0	42.3

5-12-4　2008年调查地区居民两周就诊及未就诊率

	合计	城市				农村				
		小计	大	中	小	小计	一类	二类	三类	四类
调查人数	177501	46510	17536	13259	15715	130991	29695	39683	42610	19003
就诊人次数	25813	5914	2642	1178	2094	19899	3476	6786	7532	2105
两周就诊率 (‰)	145.4	127.2	150.7	88.8	133.2	151.9	117.1	171.0	176.8	110.8
分性别两周就诊率(‰)										
男性	131.3	113.0	136.4	73.7	120.5	137.6	107.5	156.5	161.7	90.0
女性	159.5	140.4	163.9	103.1	145.3	166.6	126.6	186.0	192.0	132.5
年龄别两周就诊率 (‰)										
0～4岁	248.1	191.4	122.9	156.9	263.4	259.8	246.3	313.4	278.6	127.1
5～14岁	90.6	68.1	60.2	57.8	79.3	95.6	89.8	120.5	105.6	46.0
15～24岁	46.6	32.4	21.5	36.4	40.8	50.5	38.1	57.2	59.4	38.8
25～34岁	61.1	45.0	28.9	44.4	62.1	67.4	46.4	78.6	69.1	70.6
35～44岁	113.6	69.6	61.3	54.0	90.0	128.4	82.5	134.7	155.6	132.7
45～54岁	159.9	109.1	100.7	81.8	142.6	181.2	118.3	195.8	211.4	199.2
55～64岁	216.0	183.9	215.4	118.0	205.3	228.6	172.7	246.3	262.4	200.1
65岁及以上	302.9	302.7	385.8	181.2	278.0	303.0	222.4	359.3	340.4	231.8
文化程度别两周就诊率 (‰)										
文盲半文盲	256.0	252.8	362.8	155.4	243.2	256.5	183.7	306.2	306.8	193.1
小学	184.4	221.8	268.7	177.1	213.1	178.0	140.0	199.7	211.6	129.1
初中	106.9	120.1	163.1	77.6	112.2	102.9	83.4	115.2	118.0	56.2
高中、技校	92.1	91.3	114.6	70.6	80.5	92.8	60.4	109.2	109.1	77.6
中专	106.7	126.1	172.1	96.2	92.2	69.9	22.7	98.0	87.0	86.2
大专	80.1	87.6	112.4	62.6	61.5	50.2	41.6	58.1	64.8	0.0
大学及以上	82.1	84.1	104.9	50.0	62.3	68.1	51.4	86.4	58.5	114.3
医疗保障形式别两周就诊率 (‰)										
城镇职工医疗保险	145.7	145.2	186.1	87.3	138.0	150.8	124.0	185.9	177.3	136.4
公费医疗	187.3	190.3	246.4	163.4	73.9	176.6	38.8	126.0	347.8	0.0
城镇居民医疗保险	104.7	103.7	115.3	100.2	99.5	111.5	106.5	144.9	109.1	147.1
新型农村合作医疗	155.0	202.0	50.0	107.8	211.0	153.2	119.5	172.0	178.0	111.4
其他社会医疗保险	81.1	73.1	65.7	71.0	92.8	102.9	79.1	132.1	140.0	58.8
无社会医疗保险	107.8	82.5	70.1	76.9	93.9	141.7	98.5	160.7	162.5	92.0
就业状况别两周就诊率 (‰)										
在岗	133.1	68.5	53.1	45.7	105.6	146.4	96.5	158.8	177.6	129.0
离退休	242.6	239.2	307.5	146.5	203.9	265.7	231.9	251.9	315.3	227.6
学生	49.5	29.9	18.7	34.8	38.5	56.3	29.4	63.9	70.0	49.5
无业、失业、半失业	192.7	129.4	105.8	106.9	154.6	237.0	202.0	283.1	250.2	134.1
两周患病未就诊比例（%）	37.6	37.3	33.0	36.7	46.4	37.8	42.2	35.4	35.6	40.8
男性	37.7	37.1	32.1	37.8	46.0	37.9	42.6	35.4	35.3	42.2
女性	37.6	37.5	33.7	35.9	46.7	37.7	41.9	35.3	35.8	39.7

5-13-1 1998年调查地区居民疾病别两周就诊率(‰)

	合计	城市				农村				
		小计	大	中	小	小计	一类	二类	三类	四类
传染病计	4.5	2.8	2.2	1.3	4.9	5.1	4.6	4.1	5.1	8.0
寄生虫病计	0.2	0.1	0.2	0.1	0.1	0.2	0.2	0.2	0.2	0.3
恶性肿瘤计	0.8	1.4	2.3	1.5	0.2	0.6	0.5	0.5	0.9	0.1
良性肿瘤计	0.4	0.7	1.3	0.4	0.2	0.3	0.5	0.2	0.4	0.2
内分泌营养代谢病	2.1	4.4	7.1	2.7	2.7	1.3	1.0	1.7	1.4	0.8
其中：糖尿病	1.1	3.0	5.2	1.7	1.7	0.4	0.4	0.5	0.4	0.4
血液造血器官疾病	1.9	1.0	0.8	0.6	1.7	2.2	2.3	2.6	2.2	1.0
精神病小计	0.7	0.8	0.5	0.6	1.2	0.7	0.4	0.6	1.0	0.4
神经系病计	3.0	2.2	2.8	1.4	2.1	3.3	3.4	3.2	4.0	1.7
眼及附器疾病	2.6	3.0	3.9	2.7	2.3	2.4	1.8	2.1	3.4	1.9
耳和乳突疾病	0.8	0.7	0.6	0.1	1.2	0.9	1.0	1.0	0.8	0.5
循环系统疾病	16.6	30.2	40.6	22.4	24.8	12.0	11.0	12.3	13.1	10.1
其中：心脏病	6.6	11.4	14.8	8.2	10.3	5.0	4.2	5.4	4.5	6.4
高血压	5.2	10.1	14.7	9.0	5.9	3.6	4.2	3.6	3.9	2.1
脑血管病	3.1	6.7	8.4	4.5	6.5	2.0	1.8	1.3	3.2	0.8
呼吸系统疾病	75.4	61.3	56.7	48.4	77.5	80.1	78.6	81.3	89.6	58.7
其中:急上呼感染	65.9	51.6	44.4	42.4	67.7	70.8	70.8	71.6	79.3	49.7
肺炎	2.4	1.7	2.0	0.7	2.1	2.6	2.0	3.0	2.0	4.2
老慢支	4.0	3.9	4.8	3.1	3.7	4.0	3.5	3.9	5.1	2.4
消化系统疾病	25.3	23.6	23.4	17.8	28.7	25.9	23.3	27.2	28.5	21.6
其中:急性胃炎	12.8	10.3	8.7	8.2	14.1	13.7	12.7	13.5	15.7	11.2
肝硬化	0.6	0.8	0.5	0.4	1.4	0.6	0.6	0.4	0.7	0.7
胆囊疾病	2.5	3.4	3.8	2.2	3.9	2.2	1.6	2.0	2.3	3.6
泌尿生殖系病	5.7	5.3	5.4	4.3	5.9	5.9	4.0	5.8	6.6	7.2
妊娠、分娩病及产褥期并发症	0.3	0.3	0.4	0.1	0.2	0.3	0.4	0.4	0.2	0.3
皮肤皮下组织	3.8	4.4	5.7	2.8	4.5	3.6	4.3	4.0	3.8	1.6
肌肉骨骼结缔组织	11.3	11.6	14.3	9.8	10.1	11.2	10.5	10.8	12.7	9.4
其中：类关节炎	5.4	3.6	3.1	2.4	5.2	6.0	4.4	5.3	6.8	8.0
先天异常	0.1	0.1	0.0		0.1	0.1	0.1	0.1	0.0	0.3
围产期疾病	0.0	0.1	0.1		0.1	0.0			0.0	
损伤和中毒	6.3	6.1	6.0	5.8	6.3	6.4	6.3	5.9	8.0	4.0
其他	0.6	0.4	0.6	0.1	0.5	0.6	0.4	1.0	0.3	0.8
不详	1.8	1.8	2.8	1.7	0.7	1.8	1.9	2.4	1.7	0.4

5-13-2　2003年调查地区居民疾病别两周就诊率(‰)

	合计	城市				农村				
		小计	大	中	小	小计	一类	二类	三类	四类
传染病计	2.9	1.8	0.8	0.4	4.1	3.3	1.5	2.4	3.9	6.5
寄生虫病计	0.2					0.2		0.1	0.6	
恶性肿瘤计	1.3	1.6	2.7	0.8	1.1	1.2	0.9	1.9	0.9	0.7
良性肿瘤计	0.4	0.4	0.6	0.4	0.3	0.4	0.4	0.6	0.4	0.3
内分泌、营养和代谢疾病计	2.2	4.6	7.1	4.5	1.9	1.3	1.3	1.5	1.5	0.5
其中：糖尿病	1.4	3.3	5.2	3.6	1.0	0.7	0.5	0.8	1.0	0.1
血液、造血器官疾病	1.4	1.1	0.5	0.8	2.0	1.5	1.3	1.8	1.1	2.2
精神病小计	0.5	0.5	0.3	0.7	0.5	0.5	0.7	0.4	0.7	0.1
神经系病计	2.9	1.8	1.7	0.6	3.1	3.2	3.0	3.2	4.0	1.9
眼及附器疾病	1.4	1.6	1.8	0.6	2.1	1.3	1.9	0.7	1.7	0.8
耳和乳突疾病	0.6	0.7	1.2	0.1	0.7	0.6	0.6	0.5	0.7	0.4
循环系统疾病	18.3	28.0	35.0	26.4	21.4	14.9	12.8	15.0	17.4	12.3
其中：心脏病	5.8	10.2	12.2	9.2	8.9	4.3	3.4	4.6	4.3	5.2
高血压	8.0	12.9	16.5	12.4	9.1	6.4	5.8	6.7	6.7	5.9
脑血管病	2.9	3.6	4.6	3.8	2.3	2.7	2.2	2.1	4.4	0.6
呼吸系统疾病	51.4	34.0	28.1	25.7	47.6	57.4	49.7	61.9	67.0	37.8
其中:急上呼感染	41.9	26.5	20.2	19.7	39.3	47.2	41.0	52.8	55.3	27.2
肺炎	1.8	1.0	0.7	0.6	1.7	2.1	1.8	1.3	2.1	4.6
老慢支	3.6	3.2	4.2	1.6	3.4	3.8	4.1	3.0	4.5	3.3
消化系统疾病	21.7	16.2	13.7	10.7	23.6	23.6	15.4	25.2	25.3	28.7
其中:急性胃炎	10.7	7.5	5.5	4.3	12.6	11.8	8.0	12.3	13.7	12.4
肝硬化	0.3	0.3	0.1	0.1	0.5	0.3	0.3	0.1	0.2	0.8
胆囊疾病	2.9	2.6	2.0	1.3	4.3	3.0	1.8	1.9	3.3	6.5
泌尿生殖系病	6.2	4.4	3.6	3.8	5.8	6.9	6.0	5.3	8.1	8.7
妊娠、分娩病及产褥期并发症	0.1	0.2	0.2	0.1	0.3	0.1	0.2	0.1		0.2
皮肤皮下组织	2.6	2.5	2.1	3.1	2.6	2.6	3.2	3.2	2.3	1.4
肌肉骨骼结缔组织	11.1	12.2	13.8	7.8	14.2	10.7	8.5	10.9	12.3	9.7
其中：类关节炎	3.8	2.9	1.7	1.0	5.7	4.1	2.2	3.6	4.9	6.4
先天异常	0.1	0.1	0.1		0.2	0.1			0.1	0.2
围产期疾病	0.0					0.0			0.0	
损伤和中毒	6.9	4.6	5.0	4.5	4.3	7.7	7.2	9.0	8.1	5.0
其他	0.6	0.4	0.5	0.6	0.2	0.6	0.5	0.7	0.6	0.7
不详	1.1	1.4	1.0	0.8	2.3	1.1	0.8	1.5	1.3	0.2

5-13-3 2008年调查地区居民疾病别两周就诊率(‰)

	合计	城市				农村				
		小计	大	中	小	小计	一类	二类	三类	四类
传染病计	1.9	1.2	0.6	1.3	1.9	2.1	1.1	2.2	2.8	1.9
寄生虫病计	0.0	0.0		0.1		0.0	0.1	0.1	0.0	0.1
恶性肿瘤计	1.7	1.9	2.6	1.0	2.0	1.6	1.4	1.6	2.2	0.5
良性肿瘤计	0.7	0.9	1.7	0.6	0.3	0.7	0.3	0.8	0.8	0.8
内分泌营养代谢病	3.9	8.7	17.6	4.1	2.7	2.1	3.1	2.6	1.6	0.9
其中：糖尿病	2.9	7.6	15.5	3.7	2.2	1.3	1.6	1.6	1.0	0.5
血液、造血器官	1.3	0.8	0.7	0.5	1.2	1.5	0.9	2.0	1.2	1.9
精神病小计	0.8	0.9	1.4		1.0	0.8	0.5	0.6	0.9	1.1
神经系病计	2.2	1.8	1.6	0.8	2.9	2.4	1.7	2.0	3.1	2.4
眼及附器疾病	1.3	1.2	1.5	0.9	1.1	1.3	1.2	1.4	1.5	0.9
耳和乳突疾病	0.5	0.5	0.1	0.7	0.7	0.5	0.6	0.5	0.5	0.6
循环系统疾病	26.4	36.4	54.4	25.6	25.4	22.8	19.8	27.1	24.3	15.4
其中：心脏病	7.9	11.9	16.0	8.4	10.2	6.5	5.3	6.6	7.6	5.9
高血压	12.3	19.3	30.5	14.0	11.3	9.9	10.0	12.3	9.6	5.0
脑血管病	4.3	3.6	6.3	2.0	2.0	4.6	2.8	6.4	5.0	2.5
呼吸系统疾病	46.9	29.1	23.8	26.2	37.4	53.2	40.8	65.3	61.4	29.2
其中：急上呼感染	37.2	21.7	15.1	20.5	30.0	42.7	33.6	52.9	48.9	22.0
肺炎	2.0	1.0	0.7	0.5	1.7	2.4	1.1	2.9	2.5	2.7
老慢支	3.3	2.4	2.9	1.7	2.5	3.6	2.3	4.2	5.0	1.5
消化系统疾病	22.1	14.3	11.6	9.4	21.5	24.9	13.6	25.8	31.9	25.2
其中：急性胃炎	11.9	6.3	3.6	4.2	10.9	13.9	6.2	14.6	19.6	11.8
肝硬化	0.4	0.4	0.2	0.5	0.4	0.5	0.3	0.6	0.6	0.3
胆囊疾病	1.8	1.5	1.0	0.5	2.8	1.9	0.7	1.5	2.1	4.5
泌尿生殖系病	6.4	5.9	6.8	4.6	6.0	6.6	5.0	6.2	8.1	6.8
妊娠、分娩及产褥期并发症	0.1	0.1	0.2	0.1	0.1	0.1	0.2	0.1	0.2	0.1
皮肤皮下组织	3.4	2.8	4.4	0.9	2.5	3.7	2.5	4.6	4.4	2.0
肌肉、骨骼结缔	17.1	13.7	15.3	6.3	18.2	18.2	14.4	18.8	21.7	15.2
其中：类关节炎	5.3	2.2	1.5	1.8	3.4	6.4	3.7	6.4	6.9	9.3
先天异常	0.0					0.1		0.1	0.1	0.1
围产期疾病	0.0	0.0		0.1		0.0		0.0	0.0	0.1
损伤和中毒	6.2	4.9	4.8	3.5	6.3	6.6	7.5	6.0	7.4	4.9
其他	0.5	0.5	0.5	0.4	0.4	0.6	0.9	0.7	0.5	0.1
不详	1.8	1.5	1.2	1.8	1.5	2.0	1.4	2.7	2.2	0.7

5-14-1 1993年调查地区居民住院率(‰)

	合计	城市				农村				
		小计	大	中	小	小计	一类	二类	三类	四类
总住院率	35.6	50.4	49.0	50.9	51.2	30.6	32.8	29.6	28.8	33.1
男性	33.0	46.2	44.6	47.3	46.5	28.7	29.6	29.1	26.9	30.7
女性	38.2	54.5	53.3	54.2	55.9	32.5	36.1	30.2	30.8	35.4
年龄别住院率										
0～4岁	45.4	56.4	56.2	64.2	49.2	43.2	50.4	42.5	41.5	40.1
5～14岁	18.3	24.7	31.0	25.2	19.1	16.9	15.8	15.7	17.7	19.2
15～24岁	14.5	14.9	15.4	19.1	10.7	14.4	14.1	15.6	13.0	15.8
25～34岁	38.2	53.3	52.7	53.9	53.1	33.9	42.4	29.4	30.3	38.6
35～44岁	33.6	40.8	33.2	40.8	49.3	30.5	29.0	32.1	28.7	34.8
45～54岁	36.8	45.3	39.9	42.8	53.0	33.6	32.6	31.7	33.7	40.8
55～64岁	53.2	73.1	66.0	79.0	73.7	43.1	44.3	41.9	43.0	43.4
65岁及以上	61.0	86.9	82.9	83.5	95.9	46.2	47.7	47.8	41.7	51.3
疾病别住院率										
传染病计	2.8	2.2	1.2	2.9	2.5	2.9	2.0	2.9	3.1	4.4
寄生虫病计	0.1	0.1	0.2	0.1	0.2	0.1	0.0	0.2	0.1	
恶性肿瘤计	0.5	0.9	0.9	1.0	0.8	0.3	0.4	0.4	0.2	0.1
良性肿瘤计	0.7	1.2	1.6	1.5	0.4	0.5	0.4	0.5	0.8	0.2
内分泌营养代谢病	0.4	1.1	1.0	1.3	1.1	0.2	0.3	0.2	0.2	0.2
其中：糖尿病	0.2	0.7	0.5	0.9	0.7	0.0	0.1	0.0		0.0
血液造血器官疾病	0.5	0.4	0.2	0.4	0.5	0.5	0.4	0.6	0.5	0.5
精神病小计	0.3	0.3	0.5	0.1	0.3	0.3	0.3	0.3	0.3	0.1
神经系病计	0.6	0.7	0.5	0.6	1.0	0.6	0.5	0.5	0.6	0.8
眼及附器疾病	0.6	1.1	1.4	1.0	1.0	0.4	0.3	0.3	0.4	0.5
耳和乳突疾病	0.1	0.3	0.1	0.4	0.4	0.1	0.0	0.1	0.1	0.1
循环系统疾病	3.4	7.6	8.3	7.8	6.7	2.0	2.2	1.9	1.8	1.9
其中：心脏病	1.7	3.6	4.3	3.7	3.0	1.0	1.1	0.9	0.9	1.1
高血压	0.4	1.0	0.9	1.1	0.9	0.3	0.2	0.4	0.2	0.2
脑血管病	1.0	2.5	2.5	2.6	2.3	0.5	0.7	0.4	0.5	0.3
呼吸系统疾病	6.0	7.9	8.2	7.5	7.9	5.3	6.0	4.7	4.7	6.9
其中:急上呼感染	2.3	2.8	2.7	2.4	3.2	2.1	2.6	1.7	2.0	2.6
肺炎	1.9	2.2	1.6	2.6	2.3	1.8	1.9	1.8	1.6	2.4
老慢支	0.7	1.3	1.4	1.4	1.3	0.6	0.5	0.5	0.5	0.8
消化系统疾病	7.6	9.8	9.8	8.5	11.0	6.8	7.9	6.8	6.3	6.6
其中：急性胃炎	2.3	2.1	1.6	1.7	3.0	2.4	1.8	2.5	2.8	2.1
肝硬化	0.3	0.4	0.3	0.3	0.6	0.3	0.4	0.3	0.4	0.1
胆囊疾病	1.2	2.2	1.6	2.5	2.4	0.8	1.0	0.8	0.8	0.8
泌尿生殖系病	1.9	2.4	2.8	2.1	2.3	1.7	1.4	1.5	1.6	2.5
妊娠、分娩病及产褥期并发症	4.2	6.5	5.7	7.1	6.6	3.4	5.6	2.8	2.8	2.7
皮肤皮下组织	0.5	0.6	0.5	1.0	0.4	0.5	0.2	0.4	0.6	0.7
肌肉骨骼结缔组织	1.2	2.2	1.5	2.2	2.9	0.8	0.6	0.8	0.8	1.1
其中：类关节炎	0.4	0.6	0.1	1.0	0.5	0.3	0.3	0.2	0.3	0.6
先天异常	0.1	0.2	0.2	0.1	0.2	0.1		0.1	0.0	0.1
围产期疾病	0.1	0.2	0.1	0.2	0.2	0.0	0.0		0.0	
损伤和中毒	3.7	3.5	2.7	3.9	3.9	3.7	3.7	3.9	3.7	3.3
其他	0.1	0.1	0.2	0.1	0.1	0.1	0.1	0.1	0.0	0.1
不详	0.7	1.3	1.8	0.9	1.1	0.5	0.4	0.9	0.3	0.4

5-14-2 1998年调查地区居民住院率(‰)

	合计	城市				农村				
		小计	大	中	小	小计	一类	二类	三类	四类
住院人次数	7647	2634	1054	836	744	5013	1258	1382	1564	809
住院率	35.4	48.3	50.7	53.7	40.9	31.0	34.8	28.9	29.1	34.0
分性别住院										
男性	32.6	47.1	48.7	52.7	40.7	27.9	29.2	27.3	26.9	29.3
女性	38.3	49.4	52.5	54.7	41.1	34.4	40.7	30.7	31.3	39.0
年龄别住院率										
0～4岁	40.1	33.2	18.5	41.5	38.1	41.5	44.3	44.2	44.0	31.7
5～14岁	12.4	12.2	10.8	15.8	10.9	12.5	15.5	9.2	12.9	14.4
15～24岁	23.1	19.4	15.9	21.9	20.5	24.0	32.0	22.5	20.1	24.6
25～34岁	35.3	40.3	34.3	45.9	41.1	33.8	39.3	32.2	30.3	37.0
35～44岁	32.1	32.4	31.3	32.1	34.3	32.0	32.1	29.7	30.4	42.5
45～54岁	42.6	48.8	45.0	61.3	41.6	40.2	37.4	39.5	35.1	61.9
55～64岁	57.2	74.1	74.9	87.5	59.7	48.1	48.4	46.6	50.4	44.6
65岁及以上	79.6	125.7	133.3	126.4	110.1	51.5	53.8	47.0	48.1	69.5
文化程度别住院率										
文盲半文盲	46.2	69.8	85.0	74.0	58.0	42.2	48.4	42.7	38.1	41.5
小学	40.5	68.5	85.5	80.1	46.4	35.6	36.5	35.6	31.4	44.2
初中	35.2	48.1	46.2	54.3	44.7	30.6	35.2	28.4	28.9	32.1
高中、技校	35.8	39.7	42.3	40.5	35.4	30.4	32.4	28.1	29.1	43.2
中专	53.6	57.0	54.3	66.4	49.9	46.0	55.4	35.9	51.2	21.1
大专	60.1	63.3	57.3	77.4	57.6	39.6	27.0	31.8	45.9	90.9
大学及以上	64.9	65.2	68.3	63.1	57.9	61.0	40.0	54.1	80.0	
医疗保障形式别住院率										
公费	91.8	90.0	92.0	84.1	93.4	100.1	78.0	97.3	107.0	131.2
劳保	60.7	60.3	55.4	63.8	69.9	67.0	31.8	92.0	125.0	750.0
半劳保	44.4	42.5	30.7	62.4	45.9	63.9	46.3	62.5	184.2	
医疗保险	36.2	48.2	50.6	47.9	48.3	26.7	33.8	23.8	19.2	
统筹	58.1	55.7	55.3	64.7		83.3	120.0			
合作医疗	39.5	27.4			28.0	41.3	37.6	51.9	18.4	105.5
自费	29.4	29.5	24.7	33.3	30.5	29.4	33.2	27.0	27.4	34.9
就业状况别住院率										
在岗	34.94	38.92	37.76	43.02	36.84	34.07	35.61	33.75	30.05	41.64
下岗	36.5	30.94	22.32	32.99	38.63	57.59	55.76	52.48	68.1	46.88
离退休	106.91	108.08	109.37	112.15	98.94	99.15	84.05	86.39	122	132.65
学生	11.04	11.69	12.25	12.69	10.16	10.73	12.09	7.18	15.65	2.95
无业	52.56	48.13	46.66	55.11	45.27	55.81	67.39	46.53	54.99	45.2

5-14-3　2003年调查地区居民住院率(‰)

	合计	城市				农村				
		小计	大	中	小	小计	一类	二类	三类	四类
住院人次数	6981	2107	756	658	693	4874	1097	1283	1725	769
住院率	36.0	42.4	40.3	46.0	41.6	33.8	34.2	30.1	35.7	36.5
分性别住院										
男性	31.7	41.1	37.5	46.3	40.8	28.6	28.7	25.6	30.2	31.1
女性	40.4	43.6	43.1	45.7	42.4	39.3	39.8	34.9	41.5	42.3
年龄别住院率										
0～4岁	33.3	25.7	25.8	20.4	29.8	35.0	34.5	31.8	41.3	28.7
5～14岁	11.7	9.4	6.4	14.0	8.4	12.2	11.5	12.3	12.4	12.2
15～24岁	28.1	15.7	7.6	14.8	24.5	31.5	36.4	32.7	30.3	26.3
25～34岁	39.5	35.1	21.5	40.0	43.0	41.0	39.8	37.1	41.3	48.7
35～44岁	25.9	20.9	14.2	18.4	30.1	27.8	24.7	22.5	31.1	37.3
45～54岁	36.6	31.6	22.9	42.0	33.3	38.6	33.0	34.3	42.6	51.0
55～64岁	53.3	59.5	53.0	63.7	63.9	50.6	46.1	45.9	56.6	54.3
65岁及以上	84.1	126.8	124.5	138.9	118.1	57.7	63.7	43.9	57.4	78.9
文化程度别住院率										
文盲半文盲	49.6	80.4	113.0	71.2	66.5	45.3	46.3	38.4	49.6	45.9
小学	45.7	67.9	80.7	86.2	49.8	41.9	39.7	36.8	45.7	45.9
初中	35.2	42.0	38.0	43.9	44.7	33.0	33.2	30.0	33.7	42.0
高中、技校	32.5	33.8	23.1	46.5	34.9	31.0	32.8	32.2	28.7	27.9
中专	49.9	48.9	43.1	56.4	47.9	52.1	55.0	56.6	49.0	37.9
大专	33.6	33.9	31.9	30.4	45.3	32.4	44.4	32.4	28.0	
大学及以上	44.6	45.5	37.7	51.5	61.0	35.1	28.2	15.3	62.5	
医疗保障形式别住院率										
城镇基本医疗保险	59.0	58.0	53.1	57.6	74.6	66.4	87.1	65.6	55.2	52.2
大病医疗保险	43.5	44.9	36.4	76.9	71.4	36.8	49.6	40.0		
公费医疗	99.0	98.7	88.7	117.4	111.1	100.9	34.5	168.7	90.2	312.5
劳保医疗	63.9	62.5	59.8	56.3	73.7	81.9	81.1	74.6	69.0	1000.0
合作医疗	33.9	37.0			37.2	33.2	44.2	26.2	77.9	20.9
其他社会医疗保险	26.8	23.0	15.9	22.1	42.1	29.2	32.2	27.9	23.2	28.2
商业医疗保险	22.0	20.2	17.1	20.4	23.3	22.4	27.1	18.9	19.9	41.2
无医疗保险	33.6	29.5	23.2	31.8	33.0	34.4	31.0	31.1	36.4	41.6
就业状况别住院率										
在岗	37.1	29.3	19.1	32.8	36.7	38.6	37.0	34.2	40.8	45.0
离退休	100.6	99.9	95.4	103.7	105.3	106.8	83.0	154.4	74.7	254.0
学生	10.5	4.9	3.1	2.6	9.1	13.0	11.0	15.3	11.1	14.8
无业、失业、半失业	45.0	37.4	28.2	38.0	45.0	63.1	64.0	43.8	77.1	51.7

5-14-4 2008年调查地区居民住院率(‰)

	合计	城市				农村				
		小计	大	中	小	小计	一类	二类	三类	四类
住院人次数	12139	3293	1373	934	986	8846	1753	2731	3053	1309
住院率	68.4	70.8	78.3	70.4	62.7	67.5	59.0	68.8	71.6	68.9
分性别住院										
男性	60.4	65.8	72.9	62.5	60.6	58.5	55.1	60.0	60.0	57.5
女性	76.4	75.6	83.3	78.1	64.8	76.7	62.9	78.0	83.4	80.8
年龄别住院率										
0～4岁	80.8	33.2	28.4	26.7	41.7	90.7	75.8	109.3	86.0	82.1
5～14岁	21.1	12.1	8.7	11.7	14.4	23.0	18.1	20.8	28.0	21.8
15～24岁	46.2	19.8	16.0	14.9	27.0	53.5	57.9	50.0	56.8	49.3
25～34岁	69.1	56.1	52.3	69.6	47.3	74.2	70.1	77.2	78.8	66.6
35～44岁	46.8	32.8	24.2	35.2	38.6	51.6	35.0	52.2	52.5	77.1
45～54岁	61.6	52.0	49.1	47.5	59.5	65.7	52.4	72.6	65.9	77.2
55～64岁	93.0	96.7	101.7	90.6	96.0	91.6	77.2	83.0	99.3	127.6
65岁及以上	153.2	193.6	203.6	195.7	172.4	129.4	108.2	135.1	140.5	131.9
文化程度别住院率										
文盲半文盲	100.0	144.7	177.0	145.8	128.9	93.9	73.4	95.1	108.7	90.5
小学	87.5	123.4	159.3	134.4	95.4	81.3	69.6	80.8	87.1	87.1
初中	65.3	70.9	89.1	70.2	53.3	63.6	59.7	64.8	65.7	62.5
高中、技校	49.1	51.8	60.0	53.1	39.7	46.4	41.6	54.3	44.7	35.3
中专	75.9	78.4	80.6	86.1	64.0	71.1	71.8	72.0	68.1	77.6
大专	68.0	69.0	60.5	64.9	98.7	63.8	58.2	90.3	44.4	56.3
大学及以上	54.9	58.0	54.4	71.2	47.2	33.1	34.3	30.9	29.2	57.1
医疗保障形式别住院率										
城镇职工基本医保	91.8	92.2	97.8	86.1	86.6	88.3	88.1	70.4	104.6	56.8
公费医疗	139.1	140.2	131.8	194.4	95.1	135.1	97.1	78.7	210.1	176.5
城镇居民基本医保	51.0	49.2	48.6	47.3	51.3	62.8	56.6	173.9	54.5	0.0
新型农村合作医疗	69.0	78.3	85.7	125.7	76.1	68.6	59.3	70.7	72.5	69.5
其他社会医疗保险	51.3	43.9	37.3	35.5	68.7	71.4	63.2	56.6	120.0	0.0
无社会医疗保险	43.0	39.5	34.2	38.3	43.8	47.6	43.4	43.3	52.6	54.2
就业状况别住院率										
在岗	64.8	39.1	33.5	39.1	45.3	70.1	52.6	69.9	76.6	83.3
离退休	148.1	147.6	157.3	144.9	125.8	151.7	148.1	157.1	156.1	130.1
学生	14.3	6.4	6.9	1.4	9.6	17.0	19.0	18.5	12.5	20.8
无业、失业、半失业	99.4	78.4	62.6	80.6	86.7	114.0	113.9	120.3	117.2	72.5

5-15-1　1998年调查地区居民疾病别住院率(‰)

	合计	城市				农村				
		小计	大	中	小	小计	一类	二类	三类	四类
传染病计	1.6	1.3	0.9	1.0	2.0	1.7	1.2	1.3	1.4	4.0
寄生虫病计	0.1	0.1		0.1	0.1	0.1	0.1	0.1	0.0	0.0
恶性肿瘤计	0.8	1.5	2.0	2.0	0.5	0.5	0.8	0.7	0.2	0.2
良性肿瘤计	0.8	1.5	2.0	1.2	1.3	0.6	0.7	0.5	0.7	0.1
内分泌营养代谢病	0.7	1.8	2.2	2.2	0.9	0.3	0.6	0.3	0.2	0.1
其中：糖尿病	0.4	1.2	1.5	1.5	0.6	0.1	0.2	0.1	0.1	
血液、造血器官疾病	0.5	0.3	0.2	0.2	0.5	0.6	0.6	0.6	0.5	0.7
精神病小计	0.3	0.4	0.4	0.5	0.4	0.2	0.3	0.1	0.2	0.1
神经系病计	0.7	0.9	0.8	1.3	0.8	0.6	0.6	0.4	0.7	0.7
眼及附器疾病	0.7	1.2	1.3	1.6	0.7	0.6	0.6	0.6	0.5	0.8
耳和乳突疾病	0.1	0.2	0.1	0.2	0.3	0.1	0.2	0.0	0.1	
循环系统疾病	5.2	11.8	12.5	14.1	9.0	3.0	3.5	2.4	2.9	3.3
其中：心脏病	2.3	5.0	6.3	5.6	3.0	1.4	1.5	1.0	1.3	2.5
高血压	0.7	1.8	1.4	2.6	1.6	0.4	0.5	0.3	0.4	0.3
脑血管病	1.7	4.2	3.6	5.0	4.2	0.9	1.2	0.8	0.9	0.4
呼吸系统疾病	5.3	6.3	6.4	6.9	5.7	5.0	5.6	4.3	4.8	6.0
其中:急上呼感染	1.8	1.7	0.9	2.5	1.8	1.9	2.2	1.6	1.9	1.8
肺炎	1.5	1.5	1.6	1.5	1.3	1.4	1.4	1.0	1.1	3.1
老慢支	1.0	1.4	1.4	1.2	1.6	0.8	1.0	0.7	1.0	0.3
消化系统疾病	6.2	7.2	7.5	7.7	6.3	5.9	6.1	5.7	5.4	6.7
其中:急性胃炎	1.6	1.0	1.1	1.0	1.1	1.7	1.6	1.5	1.9	1.9
肝硬化	0.3	0.4	0.5	0.3	0.3	0.3	0.3	0.3	0.2	0.4
胆囊疾病	1.4	2.3	3.0	2.4	1.4	1.1	1.2	1.1	0.8	1.6
泌尿生殖系病	1.9	2.3	3.0	2.2	1.6	1.8	1.7	1.5	1.6	2.7
妊娠、分娩病及产褥期并发症	4.5	5.2	4.4	5.9	5.6	4.3	6.3	4.3	3.7	2.5
皮肤皮下组织	0.4	0.6	0.6	0.8	0.2	0.3	0.3	0.4	0.2	0.3
肌肉骨骼结缔组织	1.2	1.4	1.2	1.7	1.4	1.1	0.7	1.0	1.2	1.9
其中：类关节炎	0.4	0.1	0.1	0.1	0.2	0.5	0.1	0.3	0.5	1.4
先天异常	0.0	0.1	0.0		0.1	0.0		0.1		0.0
围产期疾病	0.1	0.0	0.0			0.1	0.1	0.1	0.1	
损伤和中毒	3.3	2.9	3.2	2.4	2.9	3.5	3.6	3.7	3.7	2.5
其他	0.2	0.2	0.3	0.2		0.3	0.3	0.2	0.3	0.3
不详	0.8	1.2	1.6	1.3	0.4	0.7	1.0	0.5	0.6	0.9

5-15-2　2003年调查地区居民疾病别住院率(‰)

	合计	城市				农村				
		小计	大	中	小	小计	一类	二类	三类	四类
传染病计	1.1	0.7	0.3	0.6	1.2	1.2	0.9	0.8	1.0	2.9
寄生虫病计	0.1	0.1		0.2	0.1	0.0		0.0	0.1	0.0
恶性肿瘤计	1.1	2.3	3.4	1.1	2.1	0.7	1.6	0.5	0.4	0.4
良性肿瘤计	1.0	1.2	1.3	1.0	1.3	0.9	1.1	0.9	1.0	0.6
内分泌、营养和代谢疾病计	0.9	2.1	2.5	2.6	1.3	0.5	0.7	0.4	0.6	0.2
其中：糖尿病	0.6	1.6	2.2	1.9	0.8	0.2	0.4	0.1	0.2	0.1
血液、造血器官疾病	0.3	0.2	0.2	0.1	0.3	0.3	0.2	0.4	0.4	0.5
精神病小计	0.3	0.3	0.1	0.6	0.2	0.3	0.4	0.2	0.2	0.6
神经系病计	0.6	0.5	0.3	0.6	0.5	0.6	0.6	0.5	0.9	0.3
眼及附器疾病	0.6	0.7	0.4	0.5	1.1	0.6	0.5	0.7	0.6	0.3
耳和乳突疾病	0.1	0.1	0.1	0.3	0.1	0.0	0.1	0.1	0.0	
循环系统疾病	6.2	11.9	11.5	14.1	10.6	4.3	4.2	3.6	5.1	3.7
其中：心脏病	2.8	5.8	6.2	6.7	4.4	1.8	2.1	1.3	1.9	2.1
高血压	1.2	2.0	2.0	2.2	1.9	1.0	0.8	0.8	1.0	1.3
脑血管病	1.8	3.3	2.7	4.1	3.2	1.3	1.0	1.3	1.9	0.3
呼吸系统疾病	4.2	4.5	5.0	4.8	3.7	4.1	4.2	3.5	4.1	5.0
其中:急上呼感染	1.5	1.2	1.4	1.2	1.0	1.6	1.8	1.6	1.5	1.3
肺炎	1.0	0.9	1.1	0.6	1.0	1.0	0.8	0.8	1.1	1.6
老慢支	0.6	0.9	1.3	0.8	0.4	0.5	0.6	0.5	0.5	0.5
消化系统疾病	5.7	5.6	5.3	5.5	6.1	5.8	5.8	4.4	5.8	8.5
其中:急性胃炎	0.9	0.6	0.5	0.6	0.8	1.1	0.5	0.8	1.2	2.1
肝硬化	0.2	0.3	0.2	0.4	0.4	0.2	0.3	0.2	0.1	0.4
胆囊疾病	1.2	1.8	2.1	1.5	1.6	1.1	0.9	0.9	1.0	1.8
泌尿生殖系病	2.3	2.4	2.4	2.5	2.2	2.3	1.8	1.8	2.5	3.7
妊娠、分娩病及产褥期并发症	5.6	4.7	2.7	6.2	5.8	5.9	6.8	6.6	5.9	3.6
皮肤皮下组织	0.4	0.4	0.4	0.6	0.4	0.3	0.5	0.3	0.3	0.2
肌肉、骨骼结缔组织	1.1	1.4	1.8	1.0	1.3	1.0	0.6	0.7	1.4	1.6
其中：类关节炎	0.2	0.2	0.2	0.1	0.2	0.3	0.1	0.2	0.3	0.5
先天异常	0.0	0.0	0.1		0.1	0.0			0.1	0.1
围产期疾病	0.0	0.0			0.1	0.0	0.0	0.0	0.0	0.0
损伤和中毒	3.8	2.5	2.1	3.1	2.5	4.2	3.9	4.3	4.8	3.2
其他	0.3	0.4	0.3	0.3	0.5	0.3	0.2	0.2	0.4	0.5
不详	0.3	0.3	0.4	0.3	0.3	0.3	0.2	0.2	0.3	0.3

5-15-3　2008年调查地区居民疾病别住院率(‰)

	合计	城市				农村				
		小计	大	中	小	小计	一类	二类	三类	四类
传染病计	1.1	0.6	0.7	0.3	0.8	1.3	0.9	1.5	1.1	1.8
寄生虫病计	0.1	0.0		0.1	0.1	0.1	0.0	0.1	0.1	0.1
恶性肿瘤计	2.9	4.4	5.9	4.7	2.6	2.3	2.8	2.6	2.3	1.0
良性肿瘤计	1.7	1.8	2.1	1.5	1.6	1.7	1.3	1.5	2.0	2.0
内分泌营养代谢病	2.0	4.5	5.3	5.4	2.8	1.1	1.4	1.4	0.8	0.8
其中：糖尿病	1.6	3.9	4.6	4.7	2.5	0.7	0.9	1.0	0.5	0.5
血液、造血器官	0.5	0.3	0.4	0.2	0.1	0.6	0.4	0.6	0.6	0.8
精神病小计	0.5	0.5	0.6	0.5	0.3	0.5	0.3	0.6	0.5	0.4
神经系病计	1.1	1.2	1.4	1.1	1.0	1.0	0.7	1.0	1.3	0.8
眼及附器疾病	1.2	1.5	2.1	1.2	1.3	1.0	0.9	1.2	1.0	0.7
耳和乳突疾病	0.1	0.1	0.1	0.3		0.1	0.2	0.2	0.1	0.1
循环系统疾病	13.7	21.7	24.5	22.4	17.9	10.8	10.3	11.4	11.9	7.9
其中：心脏病	5.5	9.6	11.3	10.0	7.4	4.0	4.0	3.2	4.8	3.6
高血压	3.2	4.6	4.8	5.9	3.4	2.7	1.8	3.6	2.8	1.9
脑血管病	4.1	5.9	6.4	5.5	5.7	3.4	3.4	3.8	3.8	1.7
呼吸系统疾病	10.2	6.1	7.8	4.1	5.9	11.7	7.4	12.2	12.8	14.8
其中：急上呼感染	3.8	1.4	1.0	1.0	2.0	4.7	2.6	4.6	5.8	5.7
肺炎	2.6	1.4	2.0	1.5	0.6	3.0	1.5	3.7	2.9	4.1
老慢支	1.6	1.5	2.3	0.6	1.5	1.6	1.1	1.4	2.1	1.5
消化系统疾病	9.1	8.1	8.4	7.6	8.2	9.5	8.9	8.8	9.9	11.2
其中：急性胃炎	1.9	1.1	0.5	0.8	1.9	2.2	1.2	2.4	2.7	2.4
肝硬化	0.4	0.2	0.1	0.7		0.5	0.7	0.3	0.4	0.8
胆囊疾病	1.9	2.4	3.0	1.9	2.2	1.8	1.3	2.0	1.8	2.0
泌尿生殖系病	3.9	3.5	3.6	3.4	3.4	4.0	2.6	3.7	4.2	6.4
妊娠、分娩及产褥期并发症	9.0	6.3	4.8	9.0	5.7	9.9	9.9	10.0	10.6	7.9
皮肤皮下组织	0.6	0.6	0.9	0.4	0.6	0.6	0.4	0.6	0.7	0.6
肌肉、骨骼结缔	2.7	3.0	3.8	2.2	2.9	2.6	1.1	2.7	2.9	3.6
其中：类关节炎	0.6	0.5	0.5	0.3	0.6	0.6	0.0	0.5	0.8	1.3
先天异常	0.1	0.0	0.1			0.1	0.0	0.1	0.0	0.2
围产期疾病	0.2	0.1	0.1		0.1	0.2	0.2	0.3	0.2	0.1
损伤和中毒	6.2	4.4	3.7	3.6	5.8	6.8	7.4	6.4	6.9	6.4
其他	0.6	0.5	0.4	0.6	0.6	0.6	0.8	0.5	0.6	0.3
不详	1.2	1.5	1.7	1.9	1.0	1.1	0.9	1.4	1.1	0.9

5-16 1998、2003、2008年调查地区居民经常就诊单位及原因构成(%)

	合计	城市				农村				
		小计	大	中	小	小计	一类	二类	三类	四类
1998										
患者经常就诊单位										
私人开业	9.5	10.0	3.6	6.4	20.3	9.4	3.0	13.6	10.3	8.7
卫生室	49.7	18.1	12.1	15.4	27.2	60.4	71.7	64.9	60.5	34.4
门诊部所	2.4	5.0	3.0	5.6	6.9	1.5	1.7	1.9	1.5	0.3
乡镇卫生院	19.1	7.1	10.6	2.0	7.4	23.2	16.0	16.6	22.2	49.6
县(市、区)医院	5.4	9.3	12.3	6.7	8.1	4.0	5.5	1.9	3.9	6.3
市地级医院	8.5	32.3	29.3	54.3	16.9	0.5	0.6	0.2	0.6	0.2
省级医院	3.5	13.6	23.1	5.6	9.5	0.0	0.1	0.0	0.1	0.0
其他医院	1.9	4.7	6.0	4.2	3.7	1.0	1.5	0.9	0.9	0.6
选择就诊单位原因										
距离近	66.9	46.1	44.5	41.8	51.5	74.0	75.8	78.1	71.7	67.9
价格低	4.7	5.5	2.5	6.1	8.4	4.4	4.9	4.7	4.2	3.4
质量好	14.4	13.5	9.7	12.1	18.9	14.7	11.2	12.2	18.1	17.4
定点医院	9.7	30.8	39.8	34.8	17.1	2.6	5.0	0.7	1.1	6.2
有熟人	2.8	2.2	1.4	2.9	2.4	3.0	2.0	3.4	3.4	2.8
其他原因	1.6	2.0	2.1	2.3	1.7	1.4	1.1	1.0	1.6	2.3
2003										
患者两周就诊单位										
门诊部、卫生室	47.1	25.7	13.1	19.7	44.5	53.5	51.8	59.6	55.1	38.2
卫生院、社区中心	22.4	10.9	13.0	6.9	11.5	25.8	25.2	22.8	23.8	38.9
县市区医院	11.3	13.3	11.1	12.0	16.5	10.7	13.8	8.8	10.0	12.8
市地医院	8.1	28.4	29.8	46.4	13.9	2.0	2.5	1.9	1.8	2.2
省医院	3.8	13.4	24.7	10.8	2.5	0.9	1.0	0.6	0.8	1.6
其他医院	7.3	8.2	8.4	4.1	11.1	7.0	5.6	6.4	8.5	6.3
选择就诊单位原因										
距离近	47.2	40.0	38.4	44.4	38.7	49.4	53.1	50.0	47.9	47.3
价格低	7.3	7.6	6.7	4.6	10.8	7.2	6.9	7.0	6.5	10.4
质量好	17.1	15.8	13.4	16.6	17.8	17.5	19.7	16.6	17.4	16.6
定点单位	5.4	17.6	24.4	17.1	10.2	1.7	1.6	1.6	0.7	4.9
有熟人	4.3	3.7	2.7	3.5	4.9	4.5	3.3	4.5	5.4	3.8
信赖医生	13.1	10.4	8.0	9.6	13.6	14.0	10.7	14.8	16.8	8.7
态度好	2.1	1.8	1.9	1.8	1.7	2.2	1.9	2.2	2.0	3.2
其他	3.4	3.1	4.3	2.3	2.3	3.5	2.8	3.3	3.3	5.2
2008										
患者两周首诊单位										
私人诊所	16.5	12.5	2.8	11.8	27.4	17.8	11.5	20.2	20.3	12.2
卫生室(站)	33.0	12.3	8.2	9.3	20.6	39.5	36.7	43.7	41.2	26.2
卫生院、社区中心	24.2	23.5	25.5	26.7	18.2	24.4	26.1	19.5	24.1	36.8
县市区医院	17.3	23.7	28.2	22.3	18.0	15.3	21.4	13.8	11.8	21.6
市地医院	4.7	15.4	15.9	20.7	10.9	1.3	2.3	1.2	1.2	0.8
省医院	3.2	11.2	18.3	7.8	3.0	0.7	0.6	0.8	0.6	1.4
其他医院	1.0	1.4	1.2	1.2	1.8	0.9	1.3	0.7	0.9	1.1
选择首诊单位原因										
距离近	56.0	50.4	48.1	54.5	50.9	57.8	57.8	59.0	56.4	59.0
收费合理	4.9	6.1	3.3	6.9	9.7	4.5	2.8	4.7	5.2	4.4
技术高	16.0	17.9	17.1	20.0	17.7	15.4	17.0	15.5	15.1	13.2
设备好	3.6	3.8	3.2	5.2	3.7	3.5	4.4	3.8	3.0	3.1
药品丰富	0.7	1.5	2.5	0.7	0.6	0.5	0.3	0.5	0.5	0.8
态度好	1.2	1.0	0.7	1.3	1.2	1.3	0.9	1.2	1.4	1.4
定点单位	3.7	7.5	12.3	2.4	3.9	2.5	3.1	2.2	1.6	5.6
有熟人	3.0	3.0	2.8	2.3	3.8	3.0	3.7	3.1	2.9	1.8
有信赖医生	9.0	7.0	7.9	5.3	6.8	9.6	8.1	8.5	11.7	8.7
其他	1.8	1.8	2.2	1.3	1.7	1.8	1.9	1.4	2.0	2.1

5-17 1998、2003、2008年调查地区住户距最近医疗单位距离和时间构成(%)

	合计	城市				农村				
		小计	大	中	小	小计	一类	二类	三类	四类
1998										
到最近医疗点距离										
不足1公里	70.7	77.5	80.2	74.4	77.0	67.9	72.6	79.5	62.9	43.2
1-公里	14.2	14.1	12.2	17.3	13.7	14.2	14.1	10.7	16.9	15.4
2-公里	7.4	5.2	5.0	5.9	4.7	8.4	8.6	4.5	9.5	14.5
3-公里	3.2	1.7	1.1	1.0	3.3	3.8	3.1	2.6	3.9	7.5
4-公里	1.3	0.7	0.6	0.6	0.9	1.6	0.8	1.2	1.6	4.1
5公里及以上	3.2	0.8	1.1	0.9	0.4	4.2	0.7	1.4	5.2	15.2
到最近医疗点所需时间										
10分钟以内	68.8	72.4	72.4	70.7	73.8	67.4	73.6	76.8	63.3	42.9
10-分钟	18.8	22.1	22.6	24.9	18.9	17.5	17.2	14.8	18.9	20.7
20-分钟	6.4	3.8	3.1	2.7	5.5	7.5	7.0	4.7	8.8	11.8
30分钟以上	6.0	1.8	1.9	1.6	1.8	7.7	2.3	3.7	9.0	24.6
2003										
到最近医疗点距离										
不足1公里	67.2	81.8	86.3	84.8	73.7	61.1	67.6	69.0	57.7	37.9
1-公里	15.9	10.4	9.1	9.7	12.6	18.2	19.3	17.2	18.7	17.0
2-公里	7.7	4.2	2.5	3.1	7.3	9.2	7.6	7.0	11.2	12.0
3-公里	3.7	2.4	0.9	1.3	5.3	4.2	3.2	2.5	5.1	7.7
4-公里	2.0	0.7	0.6	0.6	0.8	2.5	0.6	1.3	3.2	7.4
5公里及以上	3.5	0.4	0.6	0.4	0.3	4.8	1.6	3.0	4.0	18.0
到最近医疗点所需时间										
10分钟以内	71.2	81.6	78.5	85.0	82.3	66.9	76.8	74.0	63.1	40.6
10-分钟	17.4	14.8	17.6	13.7	12.4	18.5	17.6	16.6	20.4	19.6
20-分钟	6.3	2.6	3.2	1.2	3.3	7.8	3.7	6.5	9.2	15.2
30分钟以上	5.1	1.0	0.7	0.2	2.0	6.8	1.9	2.9	7.3	24.5
2008										
到最近医疗点距离										
不足1公里	65.6	83.5	87.5	87.2	75.3	58.0	58.8	64.9	58.8	37.4
1-公里	15.5	10.0	7.4	8.0	14.8	17.9	19.8	18.8	16.9	14.6
2-公里	8.4	4.3	3.5	3.2	6.2	10.1	12.6	8.6	10.0	9.5
3-公里	3.9	1.3	1.0	0.8	2.2	5.0	4.7	3.2	5.2	9.7
4-公里	2.0	0.5	0.3	0.5	0.7	2.6	1.8	1.3	3.3	5.8
5公里及以上	4.5	0.5	0.3	0.3	0.8	6.3	2.3	3.2	5.9	22.9
到最近医疗点所需时间										
10分钟以内	69.9	80.2	84.5	80.7	74.4	65.6	73.3	71.0	64.0	40.9
10-分钟	19.0	16.9	12.7	17.7	21.4	19.8	19.3	19.1	20.0	22.2
20-分钟	6.9	2.3	2.6	1.6	2.6	8.8	5.6	6.7	9.6	18.4
30分钟以上	4.2	0.7	0.3	0.1	1.6	5.7	1.8	3.1	6.4	18.5

5-18 1998、2003、2008年调查地区居民医疗保障制度构成(%)

	合计	城市				农村				
		小计	大	中	小	小计	一类	二类	三类	四类
1998										
公费医疗	4.9	16.0	21.7	16.4	9.2	1.2	1.1	0.8	2.0	0.3
劳保医疗	6.2	22.9	30.6	28.4	9.4	0.5	1.3	0.5	0.2	0.0
半劳保医疗	1.6	5.8	8.5	6.2	2.4	0.2	0.6	0.1	0.1	0.1
医疗保险	1.9	3.3	0.8	8.1	2.1	1.4	2.3	1.6	1.2	0.1
统筹医疗	0.4	1.4	2.8	1.1	0.1	0.0	0.1	0.0	0.0	0.0
合作医疗	5.6	2.7	0.1	0.1	8.0	6.6	20.8	3.8	1.6	1.8
自费医疗	76.4	44.1	34.3	38.8	60.0	87.3	73.4	92.3	94.8	81.5
其他形式	3.0	3.7	1.3	1.1	8.8	2.8	0.4	0.9	0.2	16.2
2003										
城镇基本医疗保险	8.9	30.4	37.6	41.1	13.2	1.5	1.9	1.3	1.5	1.2
大病医疗保险	0.6	1.8	3.6	0.6	0.8	0.1	0.4	0.1	0.1	0.0
公费医疗	1.2	4.0	6.7	3.9	1.1	0.2	0.4	0.2	0.2	0.1
劳保医疗	1.3	4.6	5.0	5.0	3.8	0.1	0.2	0.2	0.1	0.0
合作医疗	8.8	6.6	0.1	0.0	19.6	9.5	17.6	6.1	0.7	24.3
其他社会医疗保险	1.4	2.2	3.7	1.0	1.6	1.2	2.9	0.6	0.8	0.3
商业医疗保险	7.6	5.6	4.8	7.3	5.0	8.3	8.9	10.9	7.9	3.2
无医疗保险	70.3	44.8	38.5	41.2	55.0	79.0	67.8	80.7	88.6	70.8
2008										
城镇职工基本医保	12.7	44.2	60.0	53.3	18.8	1.5	3.3	0.9	1.3	0.5
公费医疗	1.0	3.0	4.3	2.7	1.8	0.3	0.3	0.3	0.3	0.1
城镇居民基本医保	3.8	12.5	8.2	16.4	13.9	0.7	2.0	0.2	0.5	0.2
新型农村合作医疗	68.7	9.5	0.8	1.3	26.2	89.7	85.4	90.8	88.8	96.0
其他社会医疗保险	1.0	2.8	3.8	2.5	1.9	0.4	0.9	0.3	0.2	0.1
无社会医疗保险	12.9	28.1	22.9	23.8	37.5	7.5	8.1	7.6	8.8	3.2

六、农村与社区卫生

简要说明

一、本篇主要介绍全国及31个省、自治区、直辖市乡镇卫生院和社区卫生服务中心（站）门诊、住院和床位利用情况，包括诊疗人次、住院人数、病床使用率、平均住院日、医生人均工作量等。

二、本篇数据来源于卫生资源与医疗服务统计年报。

三、本篇及其他有关社区卫生服务中心（站）数据系登记注册机构数，均不包括医疗机构下设的、未注册的社区卫生服务站数。

主要指标解释

家庭卫生服务人次数　是指医生赴病人家中提供医疗、预防和保健服务的人次数。

6-1 各地区县及县级市医院工作情况

年份 地区	县医院					县级市医院				
	个数	床位数 (张)	人员数 (人)	诊疗 人次	入院 人数	个数	床位数 (张)	人员数 (人)	诊疗 人次	入院 人数
2004	5562	565436	762072	272429305	13184739	2904	357030	470631	178251843	7911470
2005	5536	572746	760617	283542951	14273181	2961	371682	479095	187370646	8556131
2006	5673	599181	783018	299284112	15785258	3074	388647	497377	197437654	9155682
2007	5879	631291	817009	331615126	18904300	3082	384455	499043	211451264	10108720
2008	5868	691781	856861	364596967	22225270	3006	413477	521488	225406522	11304660
东　部	1562	204440	260070	120174071	6851933	1303	205362	266020	136553249	6014962
中　部	1886	232959	315953	110271439	7481138	904	115476	150736	50249451	3059555
西　部	2420	254382	280838	134151457	7892199	799	92639	104732	38603822	2230143
北　京	11	1576	2740	1658731	35697					
天　津	8	1882	3501	1773679	82162					
河　北	424	50967	62915	24179337	1853578	203	22311	29655	11858361	688512
山　西	349	26619	34772	8568946	600390	148	11091	13117	3344910	210653
内蒙古	198	16624	22954	8797742	439232	78	8001	10740	2652008	119416
辽　宁	105	14296	19196	4517370	356290	130	21082	26176	7463787	478737
吉　林	81	11204	15706	4198986	262468	135	19426	25974	7935281	400060
黑龙江	207	20982	28372	7278833	445150	152	14316	21194	5192320	311180
上　海	15	2091	2466	1172865	54224					
江　苏	287	25171	30945	16729084	821365	244	39011	51642	32552166	1180774
浙　江	148	24223	33312	22985507	734244	171	32069	44510	33650168	938598
安　徽	242	32378	43378	16391884	1131092	35	4808	5732	2207759	145978
福　建	103	15518	17341	10928426	568350	62	10623	11640	7970233	368679
江　西	232	25836	36008	17425743	979199	60	7139	9225	4052672	236614
山　东	237	46995	55527	20221582	1694556	305	55089	68527	23644213	1561192
河　南	363	56670	78171	30640820	2044902	168	25632	32190	11723988	753546
湖　北	122	18209	25209	9739406	632242	98	16869	23526	9188634	537912
湖　南	290	41061	54337	16026821	1385695	108	16195	19778	6603887	463612
广　东	148	17949	25905	13649070	558136	130	20982	27542	17162403	680606
广　西	198	26324	35936	19174435	985116	22	4415	5982	2894157	125657
海　南	76	3772	6222	2358420	93331	58	4195	6328	2251918	117864
重　庆	86	13927	14452	7137690	459186					
四　川	420	47365	53902	29141809	1548623	160	16952	21116	9904210	468430
贵　州	189	20324	19894	7866073	687012	93	10385	10759	3532886	254830
云　南	348	42085	37820	22587210	1299161	119	17257	15662	6536500	359905
西　藏	91	3377	4208	2012766	59094	3	402	516	217016	8376
陕　西	309	33642	40385	14536666	925944	38	3068	3351	965228	44480
甘　肃	174	19166	19039	10416973	520051	15	2609	2635	1029981	52741
青　海	90	6147	6039	2608586	154041	6	650	1088	176907	9169
宁　夏	28	3285	3652	2109268	114585	14	1309	1740	660715	34743
新　疆	289	22116	22557	7762239	700154	251	27591	31143	10034214	752396

注：本表医院包括综合医院、中医医院和专科医院。

6-2 各地区县及县级市妇幼保健院(所、站)工作情况

年份 地区	县妇幼保健院(所、站)					县级市妇幼保健院(所、站)				
	个数	床位数(张)	人员数(人)	诊疗人次	入院人数	个数	床位数(张)	人员数(人)	诊疗人次	入院人数
2004	1574	33549	67319	24657350	1068629	425	15134	30848	14388540	590159
2005	1584	35377	68400	26322965	1206147	430	16116	32131	15798353	636598
2006	1584	38211	70690	30193871	1400179	424	17175	33177	17251252	714836
2007	1612	40694	73862	33639372	1631358	410	17041	33341	18257982	808159
2008	1590	46018	77686	37796142	1916908	395	18832	35732	20254484	874493
东　部	360	11195	20936	11054825	540269	166	9229	17544	11879542	447417
中　部	480	16852	28825	11630170	720463	132	6461	12142	5056572	312598
西　部	750	17971	27925	15111147	656176	97	3142	6046	3318370	114478
北　京	2	100	371	132214	4175					
天　津	3	137	396	183843	15287					
河　北	114	3793	6634	2217881	162981	24	1191	2622	993152	55046
山　西	82	1589	3482	959632	37891	12	400	767	157035	7149
内蒙古	71	1348	2587	805075	29823	12	155	437	177295	2431
辽　宁	28	502	1413	323284	15319	18	263	1131	306504	11260
吉　林	20	480	1401	197409	15594	21	821	2160	777495	31133
黑龙江	54	1291	2289	568580	52165	26	661	1375	374411	29820
上　海	1	0	46	8170	0					
江　苏	25	202	802	684528	8392	27	250	1271	1311238	10054
浙　江	35	711	1927	1831983	33753	22	1833	3495	3673999	97924
安　徽	57	986	1857	1240408	28279	5	187	231	175333	5704
福　建	44	834	1382	1280722	34500	13	701	1008	1025585	40262
江　西	70	2228	3404	1732143	99520	9	392	518	341357	18045
山　东	54	2882	3937	2115305	129675	33	2780	4271	1599522	103609
河　南	87	5560	8444	3265883	278553	20	1833	2994	1355542	102953
湖　北	40	1799	3005	1693414	83700	21	1110	2294	1201194	56278
湖　南	70	2919	4943	1972701	124761	18	1057	1803	674205	61516
广　东	43	1957	3802	2096154	134075	22	2023	3393	2722500	121177
广　西	68	3403	5549	3649490	188749	7	510	913	668782	24731
海　南	11	77	226	180741	2112	7	188	353	247042	8085
重　庆	21	887	1182	851303	42316					
四　川	126	3257	4912	2923304	130037	15	699	1344	836687	30060
贵　州	64	1331	1710	860867	40059	13	336	554	164861	13059
云　南	111	2811	3684	2716808	86547	14	568	826	771018	23385
西　藏	55	289	374	158208	4662	1	17	38	4989	206
陕　西	79	2572	3962	1256351	77037	3	229	352	94315	5126
甘　肃	65	804	1801	691588	21615	6	82	245	54721	1356
青　海	15	102	289	57700	2440	1	20	22	5975	0
宁　夏	11	250	378	240398	7484	2	57	102	25867	2083
新　疆	64	917	1497	900055	25407	23	469	1213	513860	12041

6-3 各地区县及县级市专科疾病防治院(所、站)工作情况

年份 地区	县专科疾病防治院(所、站)					县级市专科疾病防治院(所、站)				
	个数	床位数 (张)	人员数 (人)	诊疗 人次	入院 人数	个数	床位数 (张)	人员数 (人)	诊疗 人次	入院 人数
2004	638	8056	16311	4233618	57129	355	4810	10232	3745141	30928
2005	621	9204	16062	4212440	53582	318	4400	9401	3531938	32901
2006	581	7364	14548	4271429	52198	301	4017	8963	3419889	27645
2007	551	6524	13518	4073074	61677	291	3890	8690	3369420	38119
2008	535	6387	13081	3972296	72633	268	3784	8385	3476020	46821
东　部	176	1957	4284	1661905	12026	129	2261	4408	2527397	18178
中　部	250	3529	6654	1510049	53567	111	1213	3051	784519	26578
西　部	109	901	2143	800342	7040	28	310	926	164104	2065
北　京	3	144	72	28555	161					
天　津	2	31	59	2547	189					
河　北	2	338	95	29284	0	1	0	28	0	0
山　西	5	120	87	25621	1300	1	50	17	3157	301
内蒙古	26	27	456	53843	48	7	0	133	31875	0
辽　宁	32	174	708	30741	1827	21	237	693	46437	2707
吉　林	18	115	450	47302	2302	21	138	638	91212	1733
黑龙江	38	86	710	112491	566	25	38	439	55340	948
上　海										
江　苏	12	2	196	101310	0	14	211	486	493304	1553
浙　江	7	100	72	61749	20	10	572	477	437626	2918
安　徽	22	722	1042	123729	5108	3	120	112	10000	0
福　建	11	185	171	119826	1648	5	244	101	80376	517
江　西	84	1225	1898	663973	15139	13	208	390	106434	3478
山　东	53	357	1315	472262	3661	42	748	1388	706140	6181
河　南	5	66	139	32583	1562	3	103	233	118350	2211
湖　北	32	165	699	142446	1885	28	143	683	290161	2061
湖　南	46	1030	1629	361904	25705	17	413	539	109865	15846
广　东	47	626	1525	749815	4520	27	249	1040	712569	4302
广　西	29	180	579	345972	503	3	12	94	55078	88
海　南	7	0	71	65816	0	9	0	195	50945	0
重　庆	6	108	102	94082	729					
四　川	13	271	356	144905	3801	8	82	324	61017	1429
贵　州	4	55	49	7794	1300	3	59	85	3141	135
云　南	25	209	495	152166	659	5	152	207	2377	413
西　藏										
陕　西	1	0	31	0	0					
甘　肃	3	1	34	0	0					
青　海	1	50	36	0	0					
宁　夏										
新　疆	1	0	5	1580	0	2	5	83	10616	0

6-4 乡镇卫生院机构、床位、人员数

	2004	2005	2006	2007	2008
机构数合计(个)	**41626**	**40907**	**39975**	**39876**	**39080**
中心卫生院	10003	10025	10178	10396	10400
乡镇卫生院	31623	30882	29797	29480	28680
按经济类型分					
国有	25575	25633	25343	26241	26384
集体	15488	14666	13958	12991	12079
联营	61	34	33	29	28
私营	221	254	264	261	255
其他	281	320	377	354	334
按主办单位分					
政府办	40789	40003	38699	38532	37887
社会办	} 837	} 904	} 1276	1062	905
个体办				282	288
按床位分					
无床	2539	2295	1900	3519	1899
1～9张	14845	14272	13095	10524	9366
10～49张	22075	22073	22570	22943	23990
50～99张	1833	1897	2029	2435	3215
100张及以上	334	370	381	455	610
床位数合计(张)	**668863**	**678240**	**696231**	**747156**	**846856**
中心卫生院	274431	281456	296189	317022	356601
乡镇卫生院	394432	396784	400042	430134	490255
人员数合计(人)	**1026099**	**1012006**	**1000112**	**1032921**	**1074900**
卫生技术人员	881142	870500	859945	863662	903725
内：执业（助理）医师	402687	398848	393251	396181	405023
注册护士	162999	164412	165729	175713	187544
其他技术人员	39418	38862	40513	48098	49994
管理人员	50441	47178	46557	50958	48363
工勤技能人员	55098	55466	53097	70203	72818

6-5 2008年乡镇卫生院分科床位、门急诊人次、出院人数及构成

科室分类	床位		门急诊		出院	
	数(张)	构成(%)	人次数	构成(%)	人数	构成(%)
总计	**846856**	**100.0**	**796981311**	**100.0**	**33571044**	**100.0**
预防保健科	6918	0.8	14356654	1.8	195252	0.6
全科医疗科	190058	22.4	189792060	23.8	8123393	24.2
内科	256726	30.3	301951800	37.9	12232537	36.4
外科	158574	18.7	91380259	11.5	5216528	15.5
儿科	61739	7.3	59353338	7.4	2574488	7.7
妇产科	121374	14.3	65070180	8.2	4318094	12.9
中医科	12399	1.5	29635506	3.7	290808	0.9
其他	39068	4.6	45441514	5.7	619944	1.9

6-6-1 乡镇卫生院医疗服务情况

年份	诊疗人次数 (亿次)	入院人数 (万人)	病床周转 次数 (次)	病　床 使用率 (%)	平　均 住院日 (日)
1981	14.38	2123	29.5	53.5	6.3
1982	14.19	2228	31.0	54.2	6.0
1983	13.65	2373	33.4	56.6	5.9
1984	12.65	1893	27.9	49.1	6.0
1985	11.00	1771	26.4	46.0	5.9
1986	11.18	1782	26.9	46.0	5.9
1987	11.30	1959	28.5	47.4	5.6
1988	11.36	2031	29.2	47.3	5.6
1989	10.60	1935	28.3	44.6	5.4
1990	10.65	1958	28.6	43.4	5.2
1991	10.82	2016	29.1	43.5	5.1
1992	10.34	1960	28.7	42.9	5.1
1993	8.98	1855	27.9	38.4	4.6
1994	9.73	1913	29.4	40.5	4.6
1995	9.38	1960	29.9	40.2	4.6
1996	9.44	1916	28.6	37.0	4.4
1997	9.16	1918	26.0	34.5	4.5
1998	8.74	1751	24.4	33.3	4.6
1999	8.38	1688	24.2	32.8	4.6
2000	8.24	1708	24.8	33.2	4.6
2001	8.24	1700	23.7	31.3	4.5
2002	7.10	1625	28.0	34.7	4.0
2003	6.91	1608	28.1	36.2	4.2
2004	6.81	1599	27.0	37.1	4.4
2005	6.79	1622	25.8	37.7	4.6
2006	7.01	1836	28.8	39.4	4.6
2007	7.59	2662	36.7	48.4	4.8
2008	8.27	3313	42.0	55.8	4.4
中心卫生院	3.29	1394	41.4	57.5	4.7
乡卫生院	4.98	1919	42.4	54.5	4.3

注:1993年以前的诊疗人次及入院人数系推算数字。

6-6-2　2008年各地区乡镇卫生院医疗服务情况

地区	诊疗人次数		入院人数	出院人数	病床使用率(%)	平均住院日(日)	医师日均担负	
		门急诊人次					诊疗人次	住院床日
总　计	**826800671**	**796981311**	**33127226**	**33571044**	**55.8**	**4.4**	**8.2**	**1.1**
东　部	349421681	338263435	9574796	9734871	50.3	4.7	9.4	0.9
中　部	228851066	217890587	11675536	11826794	58.4	4.4	6.5	1.1
西　部	248527924	240827289	11876894	12009379	59.0	4.2	8.6	1.3
北　京	7517006	7481537	34934	35628	34.4	8.2	11.5	0.4
天　津	6012906	5737945	132099	133440	61.6	3.9	9.9	0.6
河　北	36990064	34906972	1562849	1584581	51.6	4.9	7.8	1.2
山　西	14000812	12642104	470114	469054	41.4	5.5	4.6	0.7
内蒙古	11344295	10957024	360167	364245	39.4	4.0	5.1	0.6
辽　宁	12155712	11761250	738425	738831	43.5	4.0	5.5	1.0
吉　林	10013411	9698819	359439	362633	36.2	4.0	4.4	0.6
黑龙江	9791446	9251039	567842	593640	51.6	3.8	5.1	0.9
上　海								
江　苏	68866447	67134914	1486568	1560786	51.8	5.9	9.7	1.0
浙　江	58519500	56442341	283066	294497	36.4	6.6	12.5	0.3
安　徽	41651321	39805399	1759751	1806294	56.0	4.6	8.3	1.2
福　建	18588124	17585299	1190075	1189297	60.9	3.5	9.0	1.4
江　西	23800184	22776810	1894864	1939878	68.2	2.8	7.2	1.2
山　东	59546826	57035991	2222965	2273006	48.1	4.6	6.9	1.0
河　南	60691949	58146198	3291454	3270242	65.0	4.6	9.0	1.6
湖　北	33785139	32308043	1207477	1201638	58.2	5.9	5.7	0.9
湖　南	35116804	33262175	2124595	2183415	62.2	4.7	5.1	1.1
广　东	74834550	73859824	1784263	1785152	57.0	4.5	12.6	1.0
广　西	33542455	32876887	2171530	2216921	69.5	3.5	9.7	1.6
海　南	6390546	6317362	139552	139653	33.5	4.5	11.8	0.8
重　庆	28171341	27701623	1153996	1199906	71.4	4.8	9.6	1.4
四　川	75881621	74091662	3990705	4001673	62.9	4.2	8.9	1.5
贵　州	15984292	15155360	1392978	1405647	63.0	3.0	7.1	1.4
云　南	27913069	27127368	952034	950048	51.4	5.0	10.6	1.4
西　藏	3284841	2900111	24398	28219	29.6	5.2	23.8	1.2
陕　西	18904833	18426189	539797	537940	41.7	5.9	7.4	1.0
甘　肃	15842160	14981433	528375	532347	51.9	5.2	9.2	1.3
青　海	2491786	2397262	109733	111876	52.3	3.3	7.1	0.9
宁　夏	4371408	3761121	58483	61729	48.4	4.5	10.2	0.6
新　疆	10795823	10451249	594698	598828	64.5	5.0	7.1	1.6

6-7　社区卫生服务机构、床位、人员数

	2004	2005	2006	2007	2008
机构数合计(个)	**14153**	**17128**	**22656**	**27069**	**24260**
社区卫生服务中心	1128	1382	2077	3160	4036
社区卫生服务站	13025	15746	20579	23909	20224
按经济类型分					
国有	3761	4619	5784	7696	8969
集体	6245	7572	10980	12557	9188
联营	1183	1214	1300	2009	1434
私营	1531	2131	2639	3077	3159
其他	1433	1592	1953	1730	1510
按主办单位分					
政府办				9650	8598
社会办				14450	12464
个体办				2969	3198
按床位分					
无床				23361	19233
1～9张				1983	2637
10～49张				1301	1840
50～99张				298	399
100张及以上				126	151
床位数合计(张)	**18137**	**25018**	**41194**	**76588**	**98036**
社区卫生服务中心	18137	25018	41194	56298	76317
社区卫生服务站				20290	21719
人员数合计(人)	**84214**	**103564**	**142932**	**176672**	**218929**
卫生技术人员	78122	95868	131535	149747	185080
内：执业（助理）医师	32346	39964	53970	66836	82424
注册护士	18130	23545	32593	42805	56293
其他技术人员	1328	1842	2540	6738	8482
管理人员	2037	2511	4097	9048	11244
工勤技能人员	2727	3343	4760	11139	14123

6-8　2008年社区卫生服务中心分科床位、门急诊人次、出院人数及构成

科室分类	床位		门急诊		出院	
	数(张)	构成(%)	人次数	构成(%)	人数	构成(%)
总计	**76317**	**100.0**	**162245656**	**100.0**	**1019722**	**100.0**
预防保健科	589	0.8	6464203	4.0	3428	0.3
全科医疗科	18458	24.2	47434915	29.2	227922	22.4
内科	27979	36.7	55301800	34.1	389656	38.2
外科	10752	14.1	10583715	6.5	157982	15.5
儿科	2013	2.6	5126753	3.2	34406	3.4
妇产科	5444	7.1	6487184	4.0	130124	12.8
中医科	1152	1.5	11760722	7.3	9926	1.0
其他	9930	13.0	19086364	11.8	66278	6.5

6-9 各地区社区卫生服务中心(站)医疗服务情况

年份 地区	社区卫生服务中心						社区卫生服务站	
	诊疗人次	入院人数	病床使用率(%)	平均住院日(日)	医师日均担负诊疗人次	医师日均担负住院床日	诊疗人次	医师日均担负诊疗人次
2004	46155902	151965	61.2	21.0	13.0	0.7	50955234	11.1
2005	59385194	266215	60.7	17.2	13.7	0.8	62814512	11.0
2006	82854794	436288	57.9	15.5	13.0	0.8	93789368	13.1
2007	127124460	743186	59.6	13.1	13.1	0.8	98749683	14.6
2008	172473026	1032788	58.7	13.4	12.9	0.8	84250889	12.5
东　部	138740125	553017	63.6	17.4	15.8	0.8	43430440	14.2
中　部	18976355	245649	49.1	9.3	7.1	0.7	26478363	11.6
西　部	14756546	234122	52.9	8.2	7.8	0.8	14342086	10.1
北　京	11238849	5075	32.4	17.6	11.4	0.1	2520147	18.1
天　津	6822310	9097	23.0	20.3	16.3	0.4	1795473	…
河　北	2577081	55826	48.6	6.9	6.1	0.8	6134519	9.2
山　西	984588	13630	64.8	19.3	4.4	1.2	2224358	7.8
内蒙古	1790521	21532	51.5	17.0	5.4	0.7	2904811	7.9
辽　宁	3665318	55186	58.8	11.1	6.4	0.8	3176460	9.2
吉　林	425109	1487	37.9	10.4	6.7	0.2	4404950	22.6
黑龙江	739928	9136	59.6	26.5	4.5	1.1	1516494	7.3
上　海	57241406	142172	84.3	40.0	21.0	1.4	52665	23.3
江　苏	21899213	142819	47.7	9.1	15.2	0.7	6526872	17.5
浙　江	22323840	29107	55.8	18.3	25.5	0.5	6851836	14.1
安　徽	2053310	40610	51.2	7.0	6.4	0.7	4952373	10.6
福　建	3487553	30735	47.7	3.4	13.4	0.3	2665212	15.8
江　西	2594744	39207	41.8	5.6	7.7	0.6	3257319	10.0
山　东	2169938	45806	52.6	6.6	5.1	0.5	5076469	12.0
河　南	1374201	18037	43.0	8.5	6.8	0.6	3682765	13.3
湖　北	7947863	81623	49.3	9.8	9.1	0.8	4795239	13.6
湖　南	2856612	41919	40.0	7.1	5.7	0.5	1644865	9.4
广　东	7288036	37064	68.9	9.7	10.6	0.4	7999581	21.5
广　西	280525	1811	30.8	9.1	4.5	0.2	597646	7.5
海　南	26581	130	1.6	0.9	7.6	0.0	631206	10.1
重　庆	845968	17271	41.2	7.4	5.9	0.7	775409	16.5
四　川	5942162	114924	63.8	7.7	8.4	1.0	2425709	10.3
贵　州	912623	35618	42.2	3.7	6.6	0.7	1298087	8.1
云　南	1364176	17290	43.5	9.2	8.6	0.9	530863	10.2
西　藏							41837	
陕　西	418463	2492	20.4	9.7	6.9	0.3	561421	8.3
甘　肃	1006950	7766	60.9	7.5	9.5	0.7	2211431	11.2
青　海	543127	5784	62.2	8.2	15.8	1.2	1237369	13.7
宁　夏	91484	252	25.7	17.3	15.2	0.6	538301	14.1
新　疆	1560547	9382	51.7	11.3	11.1	0.6	1219202	14.0

6-10 2008年各地区家庭卫生服务人次数

地区	合计	医院	社区卫生服务中心	街道卫生院	其他医疗机构
总　计	**17092450**	**6179810**	**7038201**	**192921**	**3681518**
东　部	10006237	3007369	4695428	161308	2142132
中　部	4461316	1974685	1610969	24117	851545
西　部	2624897	1197756	731804	7496	687841
北　京	1156330	431198	668684		56448
天　津	849887	213620	630217		6050
河　北	1152357	410480	457274		284603
山　西	671529	364844	157553	543	148589
内蒙古	386444	215721	121598		49125
辽　宁	641033	237531	366782	1197	35523
吉　林	309679	83537	205957	480	19705
黑龙江	309687	234475	41608	175	33429
上　海	1167687	112853	1054760		74
江　苏	1286207	344520	508074	12837	420776
浙　江	1497929	129837	543319	49072	775701
安　徽	456456	128979	182911	9347	135219
福　建	188282	67537	68578	23838	28329
江　西	267893	63704	122616	365	81208
山　东	1639368	889673	257554	16147	475994
河　南	872933	582306	99859		190768
湖　北	910346	319029	448900	6406	136011
湖　南	662793	197811	351565	6801	106616
广　东	409298	163199	133895	58217	53987
广　西	175933	82607	33923	177	59226
海　南	17859	6921	6291		4647
重　庆	144511	61268	54109	3588	25546
四　川	551530	204858	189095	394	157183
贵　州	92870	27324	45204		20342
云　南	192909	163357	22014		7538
西　藏	102200	21055			81145
陕　西	264038	192785	20616	1443	49194
甘　肃	354269	99905	123502	1234	129628
青　海	124349	4253	80885	80	39131
宁　夏	58315	25185	16484		16646
新　疆	177529	99438	24374	580	53137

七、妇 幼 保 健

简要说明

一、本篇主要介绍全国及31个省、自治区、直辖市孕产妇保健、儿童保健、妇科病查治、婚前医学检查、计划生育手术及其质量等情况。主要包括5岁以下儿童死亡率、孕产妇死亡率、产前检查及产后访视率、新法接生率、住院分娩率、儿童保健系统管理率，查出各种妇科病及治疗情况，男女婚前医学检查及查出疾病情况，人工流产及结扎等。

二、除新生儿死亡率、婴儿死亡率、5岁以下儿童死亡率、孕产妇死亡率系妇幼卫生监测地区数字外，其他数据来源于妇幼卫生统计年报。

三、妇幼卫生监测网：1990～1995年，卫生部在30个省、自治区、直辖市建立两个妇幼卫生监测网（孕产妇死亡监测网，247个监测点；5岁以下儿童死亡监测网，81个监测点），动态监测全国孕产妇死亡和5岁以下儿童死亡情况。1996年起实行孕产妇死亡监测、5岁以下儿童死亡监测和出生缺陷监测三网合一，抽取116个监测点建立全国妇幼卫生监测网，2007年起全国妇幼卫生监测点扩大到336个。

四、因缺个别地区数字，部分历史年份计划生育手术数字变动较大。

主要指标解释

活产数　指年内活产胎儿数。活产是指妊娠满28周及以上，娩出后有心跳、呼吸、脐带搏动、随意肌收缩4项生命指标之一的新生儿数。

新生儿死亡率　指年内新生儿死亡数与活产数之比，一般以千分率表示。新生儿死亡指出生至28天以内（即0～27天）死亡人数。

5岁以下儿童死亡率　指年内未满5岁儿童死亡人数与活产数之比，一般以‰表示。

孕产妇死亡率　指年内每10万名孕产妇的死亡人数。孕产妇死亡指从妊娠期至产后42天内，由于任何妊娠或妊娠处理有关的原因导致的死亡，但不包括意外原因死亡者。按国际通用计算方法，“孕产妇总数”以“活产数”代替计算。

高危产妇比重　指高危产妇人数与活产数之比，一般用%表示。高危产妇是指在妊娠期有某种病理因素可能危害孕妇、胎儿、新生儿或导致难产的产妇人数。

孕产妇建卡率　指年内孕产妇中由保健人员建立的保健卡（册）人数与活产数之比，一般用%表示。

孕产妇系统管理率　指年内孕产妇系统管理人数与活产数之比，一般用%表示。孕产妇系统管理人数指妊娠至产后28天内接受过早孕检查、至少5次产前检查、新法接生和产后访视的产妇人数。

产前检查率　指年内产前接受过一次及以上产前检查的产妇人数与活产数之比，一般用%表示。

产后访视率　指年内产后接受过一次及以上产后访视的产妇人数与活产数之比，一般用%表示。

住院分娩率　指年内在取得助产技术资质的机构分娩的活产数与所有活产数之比，一般用%表示。

新法接生率　指年内住院分娩和非住院分娩新法接生人数之和与活产数之比，一般用%表示。新法接生指产包、接生者的手、产妇的外阴部、脐带四消毒，并由医生、助产士和受过培训并取得“家庭接生人员合格证”的初级卫生人员和接生员接生。

出生体重<2500 克婴儿比重 指年内出生体重低于2500克的婴儿数与活产数之比。

围产儿死亡率 指孕满28周或出生体重≥1000克的胎儿（含死胎、死产）至产后7天内新生儿死亡数与活产数（孕产妇）之比。一般以‰表示。

新生儿破伤风发病率 指年内新生儿破伤风发病数与活产数之比。一般1/万表示。新生儿破伤风指：①活产，生后2天内正常吸吮，哭叫；②出生后第3~28天内发病；③发病后不能吸吮，进食困难，强直，抽搐。必须符合上述三项标准者才可诊断为新生儿破伤风。

新生儿破伤风死亡率 指年内新生儿破伤风死亡数与活产数之比。一般1/万表示。

新生儿访视率 指接受1次及以上访视的新生儿人数与活产数之比。一般以%表示。

3岁以下儿童系统管理率 指年内3岁以下儿童系统管理人数与当地3岁儿童数之比，一般以%表示。3岁以下儿童系统管理是指3岁以下儿童按年龄接受生长监测或4:2:1（城市）或3:2:1（农村）体检检查（身高和体重）的人数。

7岁以下儿童保健管理率 指7岁以下儿童保健覆盖人数与7岁以下儿童数之比，一般以%表示。7岁以下儿童保健覆盖人数指7岁以下儿童中当年实际接受1次及以上体格检查（身高和体重）的人数。

5岁以下儿童中重度营养不良比重 包括低体重患病率和发育迟缓患病率两个指标。本资料指低体重患病率，即对照世界卫生组织各年龄段体重标准，5岁以下儿童体重低于同龄标准人群中位数减2个标准差的人数占5岁以下体检儿童总数的百分比。

节育手术总例数 指年内放（取）宫内节育器、输卵（精）管绝育术、人工流产和放（取）皮下埋植的例数之和。

人工流产例数 包括药物流产、负压吸引术、钳刮术和中期引产例数。

节育手术并发症例数 指节育手术中因各种原因造成的术中和术后生殖器官的损伤、感染等病症的例数。两种及以上并发症，只统计一种主要的疾病，如子宫穿孔后感染，只统计为子宫穿孔。

子宫穿孔例数 计划生育手术中将子宫壁损伤、穿破，含单纯子宫壁损伤及合并内脏如肠管、网膜等损伤的例数。

节育手术感染例数 指术前无生殖器炎症，术后2周内出现与手术有关的生殖器（绝育术后腹壁）感染。

妇女病应查人数 指年内常住人口中20~64岁妇女数。

妇女病检查率 指年内实际进行妇女病普查人数与20~64岁妇女数之比，一般用%表示。

查出妇女病率 指年内查出进行妇科病普查时查出的妇科病患病人数与实查人数之比，一般用%表示。

某种妇女病患病率 指查出某种妇女病病人数与实查人数之比。一般用%表示。

某种妇女病治疗率 指接受某种妇女病治疗人数与查出同种妇科病病人数之比，一般用%表示。

婚前检查率 指年内进行婚前医学检查人数与应查人数之比，一般用%表示。

指定传染病 是指《中华人民共和国传染病防治法》中规定的医学上认为影响结婚和生育的传染病。

严重遗传疾病 是指由于遗传因素先天形成，患者全部或部分散失自主生活能力，后代再现风险高，医学上认为不宜生育的遗传性疾病。

影响婚育疾病医学指导意见“合计” 是指检出疾病的人群中，医学上认为应暂缓结婚、不宜结婚等人数之和。

7-1 监测地区5岁以下儿童和孕产妇死亡率

年份	新生儿死亡率(‰)			婴儿死亡率(‰)			5岁以下儿童死亡率(‰)			孕产妇死亡率(1/10万)		
	合计	城市	农村	合计	城市	农村	合计	城市	农村	合计	城市	农村
1991	33.1	12.5	37.9	50.2	17.3	58.0	61.0	20.9	71.1	80.0	46.3	100.0
1992	32.5	13.9	36.8	46.7	18.4	53.2	57.4	20.7	65.6	76.5	42.7	97.9
1993	31.2	12.9	35.4	43.6	15.9	50.0	53.1	18.3	61.6	67.3	38.5	85.1
1994	28.5	12.2	32.3	39.9	15.5	45.6	49.6	18.0	56.9	64.8	44.1	77.5
1995	27.3	10.6	31.1	36.4	14.2	41.6	44.5	16.4	51.1	61.9	39.2	76.0
1996	24.0	12.2	26.7	36.0	14.8	40.9	45.0	16.9	51.4	63.9	29.2	86.4
1997	24.2	10.3	27.5	33.1	13.1	37.7	42.3	15.5	48.5	63.6	38.3	80.4
1998	22.3	10.0	25.1	33.2	13.5	37.7	42.0	16.2	47.9	56.2	28.6	74.1
1999	22.2	9.5	25.1	33.3	11.9	38.2	41.4	14.3	47.7	58.7	26.2	79.7
2000	22.8	9.5	25.8	32.2	11.8	37.0	39.7	13.8	45.7	53.0	29.3	69.6
2001	21.4	10.6	23.9	30.0	13.6	33.8	35.9	16.3	40.4	50.2	33.1	61.9
2002	20.7	9.7	23.2	29.2	12.2	33.1	34.9	14.6	39.6	43.2	22.3	58.2
2003	18.0	8.9	20.1	25.5	11.3	28.7	29.9	14.8	33.4	51.3	27.6	65.4
2004	15.4	8.4	17.3	21.5	10.1	24.5	25.0	12.0	28.5	48.3	26.1	63.0
2005	13.2	7.5	14.7	19.0	9.1	21.6	22.5	10.7	25.7	47.7	25.0	53.8
2006	12.0	6.8	13.4	17.2	8.0	19.7	20.6	9.6	23.6	41.1	24.8	45.5
2007	10.7	5.5	12.8	15.3	7.7	18.6	18.1	9.0	21.8	36.6	25.2	41.3
2008	10.2	5.0	12.3	14.9	6.5	18.4	18.5	7.9	22.7	34.2	29.2	36.1

7-2 监测地区孕产妇主要疾病死亡率及死因构成

	主要疾病死亡率（1/10万）						占死亡总数%					
	产科出血	妊高症	心脏病	羊水栓塞	产褥感染	肝病	产科出血	妊高症	心脏病	羊水栓塞	产褥感染	肝病
合计												
2000	20.8	7.6	4.3	5.6	2.6	2.6	40.5	14.9	8.5	10.8	5.1	5.1
2005	22.0	4.2	4.6	4.3	1.5	0.2	46.1	8.8	9.6	9.0	3.1	0.4
2008	11.5	3.1	3.1	4.4		1.1	33.5	9.0	9.2	12.9		3.3
城市												
2000	5.6	3.0	4.7	3.0	2.2	1.3	19.4	10.5	10.5	16.4	4.4	7.5
2005	6.6	3.3	1.9	2.8	0.9	0.9	27.5	11.8	13.7	7.8	3.9	3.9
2008	7.0	2.3	3.7	3.5		1.4	23.8	7.9	12.7	11.9		4.8
农村												
2000	31.4	10.9	5.3	6.2	3.5	2.9	46.7	16.2	7.9	9.2	5.2	4.4
2005	26.2	4.6	4.9	4.9	1.6	0.0	49.2	8.7	9.2	9.2	3.1	0.0
2008	13.2	3.4	2.9	4.8		1.0	36.7	9.3	8.0	13.2		2.8

注：2008年产褥感染不再是孕产妇死亡的前6位疾病。

7-3　儿童保健情况

年份 地区	出生体重 <2500克婴 儿比重(%)	围产儿 死亡率 (‰)	新生儿破伤风 发病率 (1/万)	 死亡率 (1/万)	5岁以下儿童 中重度营养 不良比重(%)	新生儿 访视率 (%)	3岁以下 儿童系统 管理率(%)	7岁以下 儿童保健 管理率(%)
1990	3.74	16.11	2.7	…	…	…	46.3	…
1995	2.01	13.64	…	2.90	…	82.3	53.3	…
1997	2.31	15.14	4.16	2.97	3.51	82.4	65.7	65.8
1998	2.58	14.94	2.74	1.86	3.41	83.7	69.1	68.9
1999	2.39	14.22	2.24	1.48	3.29	85.4	72.3	71.8
2000	2.40	13.99	1.88	1.16	3.09	85.8	73.8	73.4
2001	2.35	13.28	1.41	0.84	3.01	86.3	74.7	74.5
2002	2.39	12.47	1.33	0.73	2.83	86.1	73.9	74.0
2003	2.26	12.24	1.40	0.83	2.70	84.7	72.8	72.7
2004	2.20	11.08	0.98	0.51	2.56	85.0	73.7	74.4
2005	2.21	10.27	0.77	0.39	2.34	85.0	73.9	74.8
2006	2.22	9.68	0.64	0.32	2.10	84.7	73.9	75.0
2007	2.26	8.71	0.47	0.20	2.02	85.6	74.4	75.9
2008	2.35	8.74	0.34	0.15	1.92	85.4	75.0	77.4
北　京	2.91	4.36	0.00	0.00	0.28	94.8	92.3	99.0
天　津	3.57	8.69	0.00	0.00	0.11	80.3	85.3	91.1
河　北	3.37	8.73	0.01	0.01	3.62	88.0	87.0	88.1
山　西	1.96	10.04	0.03	0.03	1.77	74.9	69.7	71.3
内蒙古	1.75	10.41	0.00	0.00	0.79	89.6	88.3	87.3
辽　宁	2.30	10.27	0.00	0.00	1.05	95.5	93.9	95.0
吉　林	1.29	9.83	0.05	0.00	0.57	75.1	70.6	75.2
黑龙江	2.73	10.51	0.00	0.00	1.46	81.8	70.5	75.0
上　海	3.45	2.80	0.13	0.00	0.08	39.5	81.6	94.4
江　苏	2.16	5.31	0.00	0.00	0.70	89.4	87.5	97.0
浙　江	2.54	6.67	0.03	0.00	0.89	97.1	91.7	94.9
安　徽	1.18	8.75	0.34	0.24	0.85	57.4	51.2	56.6
福　建	2.78	7.82	0.17	0.12	1.69	92.4	87.0	88.6
江　西	2.36	6.10	0.20	0.09	4.21	87.2	56.5	66.2
山　东	1.39	7.02	0.00	0.00	0.74	95.5	94.0	93.2
河　南	2.57	8.37	0.13	0.05	2.57	76.5	70.6	71.2
湖　北	1.56	6.66	0.18	0.08	1.54	89.8	73.6	72.7
湖　南	2.00	8.04	0.18	0.14	2.28	86.9	63.3	63.5
广　东	3.26	7.43	0.83	0.10	1.48	90.5	83.4	85.5
广　西	4.54	10.22	1.43	0.50	3.64	91.1	68.6	72.9
海　南	2.76	8.72	1.16	0.62	3.79	70.7	43.0	57.4
重　庆	1.41	6.03	0.17	0.07	1.03	79.9	68.1	70.9
四　川	1.48	7.73	0.38	0.20	1.33	83.2	75.9	74.8
贵　州	1.08	13.45	1.50	0.90	2.13	86.7	52.6	53.6
云　南	2.96	12.03	0.85	0.78	4.18	90.9	72.7	78.4
西　藏	1.50	25.80	0.58	0.00	6.49	53.2	43.9	32.1
陕　西	1.33	9.64	0.00	0.00	1.32	92.0	89.4	90.0
甘　肃	3.28	14.15	0.08	0.08	2.30	87.3	71.4	70.1
青　海	2.32	13.73	0.25	0.25	3.60	79.8	79.3	72.0
宁　夏	1.94	11.91	0.26	0.13	0.98	96.4	83.6	82.6
新　疆	2.00	19.17	0.62	0.20	3.60	82.3	69.1	73.4

7-4-1　孕产妇保健情况

年份	活产数	高危产妇比重(%)	建卡率(%)	系统管理率(%)	产前检查率(%)	产后访视率(%)	住院分娩率(%)			新法接生率(%)		
							合计	市	县	合计	市	县
1980	…	…	…	…	…	…	…	…	…	91.4	98.7	90.3
1985	…	…	…	…	…	…	43.7	73.6	36.4	94.5	98.7	93.5
1990	14517207	…	…	…	…	…	50.6	74.2	45.1	94.0	98.6	93.9
1991	15293237	…	…	…	…	…	50.6	72.8	45.5	93.7	98.1	93.2
1992	11746275	…	76.6	…	69.7	69.7	52.7	71.7	41.2	84.1	91.2	82.0
1993	10170690	…	75.7	…	72.2	71.0	56.5	68.3	51.0	83.6	81.1	84.7
1994	11044607	…	79.1	…	76.3	74.5	65.6	76.4	50.4	…	…	87.4
1995	11539613	…	81.4	…	78.7	78.8	58.0	70.7	50.2	…	…	87.6
1996	11412028	7.3	82.4	65.5	83.7	80.1	60.7	76.5	51.7	…	…	95.5
1997	11286021	8.1	84.5	68.3	85.9	82.3	61.7	76.4	53.0	…	…	91.8
1998	10961516	8.6	86.2	72.3	87.1	83.9	66.2	79.0	58.1	…	…	92.6
1999	10698467	9.2	87.9	75.4	89.3	85.9	70.0	83.3	61.5	96.8	98.9	95.4
2000	10987691	10.0	88.6	77.2	89.4	86.2	72.9	84.9	65.2	96.6	98.8	95.2
2001	10690630	11.1	89.4	78.6	90.3	87.2	76.0	87.0	69.0	97.3	99.0	96.1
2002	10591949	11.9	89.2	78.2	90.1	86.7	78.7	89.4	71.6	96.7	98.6	95.4
2003	10188005	11.8	87.6	75.5	88.9	85.4	79.4	89.9	72.6	95.9	98.5	94.1
2004	10892614	12.4	88.3	76.4	89.7	85.9	82.8	91.4	77.1	97.3	98.9	96.2
2005	11415809	12.8	88.5	76.7	89.8	86.0	85.9	93.2	81.0	97.5	98.7	96.7
2006	11770056	13.0	88.2	76.5	89.7	85.7	88.4	94.1	84.6	97.8	98.7	97.2
2007	12506498	13.7	89.3	77.3	90.9	86.7	91.7	95.8	88.8	98.4	99.1	97.9
2008	13307045	15.7	89.3	78.1	91.0	87.0	94.5	97.5	92.3	99.1	99.6	98.7

7-4-2 2008年各地区孕产妇保健情况

地区	活产数	高危产妇比重(%)	建卡率(%)	系统管理率(%)	产前检查率(%)	产后访视率(%)	住院分娩率(%)		
							合计	市	县
总　计	**13307045**	**15.7**	**89.3**	**78.1**	**91.0**	**87.0**	**94.5**	**97.5**	**92.3**
北　京	82305	34.0	97.4	95.8	98.9	96.9	100.0	100.0	100.0
天　津	82659	22.1	80.9	65.9	80.5	76.0	100.0	100.0	100.0
河　北	842543	12.1	92.1	85.4	93.1	89.4	97.6	99.3	96.9
山　西	322871	10.1	81.5	69.0	84.4	77.2	94.6	96.1	93.8
内蒙古	192437	17.8	93.5	87.5	93.5	90.4	98.5	99.3	98.0
辽　宁	306545	18.0	97.6	93.4	98.0	96.3	99.8	100.0	99.4
吉　林	208685	13.8	82.5	71.5	80.5	79.1	99.4	99.6	99.2
黑龙江	244209	9.1	88.0	69.0	91.2	83.8	98.7	99.2	98.1
上　海	76998	16.3	84.6	73.1	80.6	80.3	100.0	100.0	100.0
江　苏	717559	25.7	97.6	84.5	98.1	93.2	100.0	100.0	100.0
浙　江	380522	41.2	98.2	93.6	97.9	97.0	99.9	100.0	99.9
安　徽	706861	12.0	66.8	38.6	67.6	57.1	96.7	96.9	96.6
福　建	405237	25.5	84.4	76.0	96.2	92.4	99.5	99.8	99.3
江　西	557938	13.3	89.5	68.6	90.2	88.9	96.9	97.2	96.8
山　东	925389	12.6	98.0	94.9	98.0	96.6	99.6	99.7	99.6
河　南	1165513	9.9	79.8	72.1	88.9	79.4	95.8	97.1	95.2
湖　北	510074	17.4	94.9	84.3	95.3	93.5	98.7	99.1	98.2
湖　南	719120	16.2	92.6	82.7	92.7	89.1	96.9	98.2	96.3
广　东	1076485	16.2	91.8	81.8	92.0	91.7	93.8	95.0	91.3
广　西	718863	14.9	95.0	82.7	95.2	91.5	95.7	98.7	94.8
海　南	112503	9.0	73.5	43.5	87.8	70.3	97.4	98.0	96.7
重　庆	295466	11.3	87.6	73.7	87.6	82.7	88.6	95.4	83.2
四　川	754690	13.5	86.7	79.3	88.6	85.2	85.7	94.7	80.9
贵　州	400045	10.4	88.8	72.3	90.6	88.0	68.9	75.4	66.8
云　南	471565	18.2	94.8	82.6	94.9	91.7	80.1	91.8	77.1
西　藏	34622	6.5	57.6	34.2	67.3	52.5	44.0	64.2	42.9
陕　西	274274	16.6	94.6	91.9	95.5	94.6	97.1	98.5	96.5
甘　肃	261669	10.1	91.6	78.5	91.7	87.9	83.6	92.5	79.5
青　海	79093	8.5	64.2	77.2	80.4	81.9	86.1	98.4	84.6
宁　夏	75655	22.3	98.8	90.3	98.8	97.0	94.0	98.0	90.9
新　疆	304650	17.9	90.1	68.1	91.3	82.8	94.2	96.4	93.4

7-4-2 续表1

新法接生率(%)			孕产妇死亡率(1/10万)			孕产妇死因构成(%)				
合计	市	县	合计	市	县	产科出血	妊高症	产褥感染	内 科合并症	其他
99.1	**99.6**	**98.7**								
100.0	100.0	100.0	18.2	16.4	21.8	13.3	20.0	0.0	20.0	46.7
100.0	100.0	100.0	7.3	13.6	0.0	0.0	16.7	0.0	33.3	50.0
99.9	99.9	99.9	11.6	11.9	11.5	15.3	15.3	1.0	22.5	45.9
99.9	99.9	99.9	28.8	23.3	32.0	29.0	15.1	2.2	19.4	34.4
99.5	99.6	99.4	30.7	32.3	29.7	20.3	6.8	0.0	32.2	39.0
100.0	100.0	99.9	15.3	13.8	18.6	14.9	14.9	2.1	31.9	36.2
99.8	99.8	99.9	27.3	31.2	20.2	19.3	12.3	0.0	36.8	26.3
100.0	100.0	100.0	21.7	21.5	22.0	22.6	11.3	0.0	24.5	41.5
100.0	100.0	100.0	7.8	8.1	0.0	0.0	0.0	0.0	33.3	66.7
100.0	100.0	100.0	9.3	9.9	8.3	31.3	1.5	0.0	23.9	22.4
100.0	100.0	100.0	6.6	6.3	7.0	12.0	8.0	0.0	64.0	16.0
99.8	100.0	99.7	20.5	21.2	20.2	31.7	6.9	0.0	20.7	28.3
100.0	100.0	100.0	16.8	18.0	15.5	32.4	13.2	0.0	36.8	17.7
99.8	99.6	99.8	16.0	14.6	16.6	27.0	13.5	0.0	23.6	34.8
99.8	99.9	99.8	12.3	11.5	13.3	20.2	9.7	0.0	24.6	45.6
99.0	98.8	99.1	21.0	20.0	21.4	36.3	11.0	1.2	24.5	26.1
99.8	99.8	99.8	17.3	15.5	19.8	34.1	11.4	0.0	19.3	30.7
99.8	99.8	99.8	30.5	25.2	33.1	37.0	7.8	0.5	24.7	30.1
99.7	99.6	99.8	16.4	17.6	13.6	31.3	6.8	0.6	26.7	33.5
98.9	99.8	98.5	21.7	16.7	23.3	21.8	10.9	0.0	36.5	30.1
98.9	99.1	98.8	21.3	22.4	20.0	20.8	25.0	4.2	25.0	25.0
98.5	99.7	97.6	35.2	26.9	41.8	47.1	9.6	0.0	24.0	19.2
96.9	99.0	95.8	39.1	23.8	47.3	53.6	9.2	1.4	18.0	16.6
97.2	97.4	97.1	56.2	57.5	55.8	50.2	8.0	2.2	19.1	20.4
96.8	98.8	96.3	47.7	35.7	50.9	50.2	7.1	2.2	22.2	18.2
81.7	83.2	81.7	234.0	230.3	234.2	49.4	18.5	1.2	16.1	13.6
99.4	99.6	99.2	25.5	30.3	23.3	41.4	7.1	0.0	20.0	31.4
97.4	99.2	96.6	41.7	29.4	47.2	43.1	16.5	5.5	21.1	13.8
91.9	98.7	91.1	50.6	46.3	51.1	62.5	10.0	0.0	20.0	5.0
98.9	99.8	98.3	25.1	24.4	25.7	5.3	21.1	15.8	21.1	36.8
95.9	97.9	95.2	62.0	43.8	69.3	32.8	24.3	5.3	22.2	15.3

7-5 妇女病查治情况

年份 地区	应查 人数	实查 人数	检查率 (%)	查出妇 女病率 (%)	滴虫性阴道炎 患病率 (%)	宫颈糜烂 患病率 (%)	尖锐湿疣 患病率 (1/10万)	宫颈癌 患病率 (1/10万)	乳腺癌 患病率 (1/10万)	卵巢癌 患病率 (1/10万)
1998	123783003	47791715	38.6	27.1	8.1	11.5	68.5	9.7	7.7	…
1999	133309490	50797159	38.1	24.6	7.4	10.3	65.5	8.2	7.8	…
2000	136454033	52655977	38.6	26.5	8.1	11.2	86.5	9.6	7.9	…
2001	141232360	55400424	39.2	26.3	8.2	11.3	63.6	8.9	7.8	…
2002	144400354	56314620	38.9	27.1	8.1	11.5	57.3	9.2	8.3	…
2003	183435904	57682814	38.9	26.1	7.8	11.0	60.5	9.9	8.4	
2004	157462944	58884227	37.3	27.2	7.7	11.4	51.1	10.9	9.3	
2005	177856788	60628112	34.2	27.5	7.7	11.7	49.1	10.4	9.1	
2006	169073443	62955941	37.6	28.0	7.7	12.0	48.6	11.5	9.3	3.2
2007	180101171	68565204	38.5	28.4	7.4	12.2	38.3	13.0	9.2	3.5
2008	99282938	73557216	74.1	29.4	12.4	12.6	41.5	14.9	11.1	3.7
北　京	1455795	658813	45.3	50.2	7.3	22.1	8.2	8.7	22.5	1.8
天　津	918969	115270	12.5	46.9	10.2	22.6	2.6	7.8	15.6	4.3
河　北	3974954	5434261	136.7	25.1	10.2	10.1	31.3	9.6	14.2	3.9
山　西	3549933	1662504	46.8	31.2	15.4	12.1	91.5	43.0	21.5	8.8
内蒙古	1645768	1438999	87.4	26.6	15.1	10.3	46.6	19.0	17.8	5.1
辽　宁	3218836	2261719	70.3	26.2	12.9	11.3	42.4	18.9	21.8	7.7
吉　林	2192817	512510	23.4	24.9	11.6	8.8	18.7	7.6	2.7	12.3
黑龙江	2736028	2229408	81.5	32.0	15.2	13.4	21.6	17.6	28.4	7.1
上　海	1605580	939036	58.5	30.8	2.9	7.7	11.0	6.6	19.7	2.1
江　苏	5365460	6746038	125.7	31.0	10.6	13.7	11.5	6.7	3.7	1.1
浙　江	7022908	3741334	53.3	33.5	11.9	12.8	14.5	10.9	5.0	0.8
安　徽	3968830	2802319	71.8	35.9	17.4	16.3	42.7	21.0	7.7	9.4
福　建	3385293	557317	16.5	38.9	15.2	20.2	48.1	19.0	20.8	2.2
江　西	2459299	1376931	57.4	40.0	14.9	23.3	50.2	16.0	10.1	3.0
山　东	6260160	10368043	165.6	21.6	8.7	8.8	14.2	5.0	8.3	2.5
河　南	4404858	4729070	107.4	25.4	12.5	10.1	59.8	16.0	10.8	3.6
湖　北	3901310	3668079	94.0	33.1	14.5	14.5	37.6	16.7	9.4	3.1
湖　南	4111231	3576899	87.2	42.2	19.8	21.4	85.0	26.6	13.4	4.2
广　东	5206048	4801715	92.4	23.6	7.2	10.8	41.1	11.5	17.3	2.7
广　西	2887254	1087491	37.7	35.7	15.8	16.6	55.9	9.8	4.9	0.8
海　南	548462	146955	26.8	26.5	9.2	13.1	204.1	17.7	8.8	2.0
重　庆	2879046	1420485	52.7	28.4	13.4	12.8	89.3	13.3	6.1	2.0
四　川	6612651	5205084	78.7	23.4	11.1	9.9	60.0	25.3	7.1	5.4
贵　州	5637300	2101865	37.3	34.6	15.8	14.8	39.6	2.6	2.5	0.3
云　南	2417359	687798	29.0	36.3	18.0	17.1	37.6	17.4	5.2	2.7
西　藏	153687	73132	51.9	21.1	8.8	7.6	220.1	8.2	17.8	0.0
陕　西	6378495	2599443	40.8	27.1	14.4	10.1	39.2	16.6	8.3	2.8
甘　肃	1653170	1369507	82.8	41.8	20.9	15.7	33.6	33.5	15.4	7.0
青　海	921586	349861	38.0	48.3	17.8	19.8	122.5	15.4	3.9	4.5
宁　夏	403118	240913	59.8	54.0	32.2	19.6	356.8	76.8	54.0	23.7
新　疆	1406731	654417	50.6	37.7	17.9	16.6	229.2	50.7	23.9	6.2

注：①2002年以前的妇女病查治包括艾滋病和HIV感染者、Ⅱ度以上子宫脱垂；②2008年起，滴虫性阴道炎调整为阴道炎，宫颈糜烂调整为宫颈炎。

7-6-1　计划生育手术情况

年份	节育手术总例数	其中									
		放置节育器		取出节育器		输精管结扎		输卵管结扎		人工流产	
		例数	%	例数	%	人数	%	人数	%	人数	%
1971	13051123	6172889	47.3	…	…	1223480	9.4	1744644	13.4	3910110	30.0
1972	18690446	9220297	49.3	853625	4.6	1715822	9.2	2087160	11.2	4813542	25.8
1973	25075557	13949569	55.6	1126756	4.5	1933210	7.7	2955617	11.8	5110405	20.4
1974	22638229	12579886	55.6	1352787	6.0	1445251	6.4	2275741	10.1	4984564	22.0
1975	29462861	16743693	56.8	1702213	5.8	2652653	9.0	3280042	11.1	5084260	17.3
1976	22385435	11626510	51.9	1812590	8.1	1495540	6.7	2707849	12.1	4742946	21.2
1977	25539086	12974313	50.8	1941880	7.6	2616876	10.2	2776448	10.9	5229569	20.5
1978	21720096	10962517	50.5	2087420	9.6	767542	3.5	2511413	11.6	5391204	24.8
1979	30581114	13472392	44.1	2288670	7.5	1673947	5.5	5289518	17.3	7856587	25.7
1980	28628437	11491871	40.1	2403408	8.4	1363508	4.8	3842006	13.4	9527644	33.3
1981	22760305	10344537	45.4	1513376	6.6	649476	2.9	1555971	6.8	8696945	38.2
1982	33702389	14069161	41.7	2056671	6.1	1230967	3.7	3925927	11.6	12419663	36.9
1983	58205572	17755736	30.5	5323354	9.1	4259261	7.3	16398378	28.2	14371843	24.7
1984	31734864	11751146	37.0	4383129	13.8	1293286	4.1	5417163	17.1	8890140	28.0
1985	25646972	9576980	37.3	2278892	8.9	575564	2.2	2283971	8.9	10931565	42.6
1986	28475506	10637909	37.4	2313157	8.1	1030827	3.6	2914900	10.2	11578713	40.7
1987	34597082	13448332	38.9	2411389	7.0	1752598	5.1	4407755	12.7	10489412	30.3
1988	31820664	12227219	38.4	2264969	7.1	1062161	3.3	3590469	11.3	12675839	39.8
1989	29031912	10854752	37.4	2066723	7.1	1509294	5.2	4221717	14.5	10379426	35.8
1990	34982328	12352110	35.3	2355128	6.7	1466442	4.2	5314722	15.2	13493926	38.6
1991	38135578	12289953	32.2	2623304	6.9	2382670	6.2	6753338	17.7	14086313	36.9
1992	28017605	10091391	36.0	2151223	7.7	858675	3.1	4500029	16.1	10416287	37.2
1993	25114685	9366096	37.3	2030421	8.1	641705	2.6	3580344	14.3	9496119	37.8
1994	27967575	10353790	37.0	2322221	8.3	671890	2.4	3726861	13.3	9467064	33.9
1995	22236012	8368242	37.6	1841903	8.3	464387	2.1	2315472	10.4	7476482	33.6
1996	22953599	8807090	38.4	2029474	8.8	546425	2.4	2736415	11.9	8834195	38.5
1997	20418688	7947709	38.9	1868727	9.2	436656	2.1	2340303	11.5	6589869	32.3
1998	19458072	7663447	39.4	2088129	10.7	329080	1.7	1993126	10.2	7384290	37.9
1999	18209721	7159823	39.3	2138951	11.7	318858	1.8	1827732	10.0	6764357	37.1
2000	17720620	6833181	38.6	2235434	12.6	312538	1.8	1680917	9.5	6658550	37.6
2001	17070650	6627130	38.8	2354747	13.8	254229	1.5	1549700	9.1	6284844	36.8
2002	17671279	6539550	37.0	2395709	13.6	209006	1.2	1372535	7.8	6812317	38.6
2003	18644537	6808186	36.5	2607231	14.0	272608	1.5	1478979	7.9	7215440	38.8
2004	18524918	6661851	36.0	2807888	15.2	192751	1.0	1466742	7.9	7140588	38.5
2005	19388510	6803959	35.1	2788035	14.4	199372	1.0	1418789	7.3	7105995	36.7
2006	19010352	6955904	36.6	2786171	14.7	259433	1.4	1422983	7.5	7308615	38.4
2007	19682051	7242095	36.8	2784691	14.2	206103	1.1	1576399	8.0	7632539	38.8
2008	22965823	7680893	33.4	2928735	12.8	214514	0.9	1606313	7.0	9173101	40.0

7-6-2　2008年各地区计划生育手术情况

地区	节育手术总例数	放置节育器例数			取出节育器例数			输精管结扎人数			输卵管结扎人数
			子宫穿孔	感染		子宫穿孔	感染		阴囊脓肿	感染	
总　计	**22965823**	**7680893**	**660**	**3369**	**2928735**	**189**	**584**	**214514**	**36**	**68**	**1606313**
北　京	205806	23491			44712	2		2			429
天　津	199729	25030			35602	1					658
河　北	1125466	632729	17	305	129662	3	60	11069	7	21	67817
山　西	431000	179540	17	51	59603		3	442			38132
内蒙古	328108	170049	42	39	60145		4	117	1		10822
辽　宁	715113	215191	2	7	169728	1	6	15			829
吉　林	325635	108165			64309	10	4	21			1085
黑龙江	471704	190429	58	228	89460		9	170			4056
上　海	481265	68263	1		132494	8	1				3802
江　苏	2554453	429669		924	316215	1		401			14994
浙　江	1468726	299964	4	16	214015		10	245			34537
安　徽	1164849	474756	6	238	87785	7	22	5138	1	1	174474
福　建	728562	336354	2	19	73079	1	2	20811		2	88465
江　西	694800	288034		129	44391	3	25	1150		1	145276
山　东	1555010	658684	72	131	209327	1	17	43588	6	21	91362
河　南	1055233	468870	16	117	107575	1	44	21546	3	1	142442
湖　北	708138	258775	17	136	98117		16	3919	1		34463
湖　南	956398	410178	27	298	96764	110	71	5237	2		159803
广　东	2346239	560158	26	33	169074	1	5	26584		3	168692
广　西	805884	223101	1	4	74857	2	4	16382	1	1	73806
海　南	150874	36050			13997	1		116		1	22501
重　庆	462317	112328	4	17	62575	2	1	159			823
四　川	1195573	338979	14	244	150100	14	78	6469	2	9	9646
贵　州	520509	253404	53	17	44453	2	2	39485	5	4	114564
云　南	884653	318400	8	81	149940	5	53	10443	7	1	61421
西　藏	50193	10395			2606						4312
陕　西	358942	156425	97	32	45205	1	44	541			33187
甘　肃	318984	127623	90	77	44776	2	11	180			68666
青　海	80882	35439	12	18	12727	10	13	51		2	10818
宁　夏	175459	57404		37	26248		35	7			20055
新　疆	445319	213016	74	171	99194		44	226			4376

7-6-2 续表1

肠管损伤	膀胱损伤	感染	人工流产例数	子宫穿孔	人流不全	感染	节育手术构成(%) 放置节育器	取出节育器	输精管结扎	输卵管结扎	人工流产
134	**29**	**885**	**9173101**	**334**	**9610**	**1342**	**33.4**	**12.8**	**0.9**	**7.0**	**40.0**
			137010	2	2		11.4	21.7	0.0	0.2	66.6
			138266		11		12.5	17.8	0.0	0.3	69.2
3		14	227350	3	222	42	56.2	11.5	1.0	6.0	20.2
		4	146290		139	13	41.7	13.8	0.1	8.9	33.9
23			79605	1	8	1	51.8	18.3	0.0	3.3	24.3
			306018	10	193	50	30.1	23.7	0.0	0.1	42.8
			151415		56		33.2	19.8	0.0	0.3	46.5
		1	176906	4	65	28	40.4	19.0	0.0	0.9	37.5
			276121	2	44		14.2	27.5	0.0	0.8	57.4
			872970	17	174	13	16.8	12.4	0.0	0.6	34.2
1	2	19	917276	19	446	37	20.4	14.6	0.0	2.4	62.5
1	4	49	281614	15	285	98	40.8	7.5	0.4	15.0	24.2
1		3	222009	5	408	20	46.2	10.0	2.9	12.1	30.5
6	13	78	211830	5	583	119	41.5	6.4	0.2	20.9	30.5
9		20	510598	10	299	143	42.4	13.5	2.8	5.9	32.9
59		74	272390	20	318	62	44.4	10.2	2.0	13.5	25.8
	2		298830	10	307	12	36.5	13.9	0.6	4.9	42.2
1	1	57	279473	8	316	71	42.9	10.1	0.6	16.7	29.2
3	3	73	1432268	31	2095	217	23.9	7.2	1.1	7.2	61.0
		2	417019	7	143	9	27.7	9.3	2.0	9.2	51.8
2	2	6	72178	24	183	12	23.9	9.3	0.1	14.9	47.8
			283393	28	323	38	24.3	13.5	0.0	0.2	61.3
8	1	16	664505	44	1711	243	28.4	12.6	0.5	0.8	55.6
14	1	407	58581	1	122	2	48.7	8.5	7.6	22.0	11.4
		18	339150	33	459	24	36.0	17.0	1.2	6.9	38.3
			4405		12	1	20.7	5.2	0.0	8.9	8.8
		2	115090	5	121	4	43.6	12.6	0.2	9.3	32.1
2		30	65811	15	257	11	40.0	14.0	0.1	21.5	20.6
		7	20108	7	81	22	43.8	15.7	0.1	13.8	24.9
1		3	70852	6	109	26	32.7	15.0	0.0	11.4	40.4
		2	123770	2	118	24	47.8	22.3	0.1	1.0	27.8

7-7-1 婚前检查保健情况(合计)

年份 地区	应查 人数	实查 人数	检查率(%)	检出疾病人数	指定传染病		严重遗传病	精神病	生殖系统疾病	内科系统疾病	影响婚育疾病医学指导意见		
					小计	其中:性病					合计	其中:暂缓结婚	不宜结婚
2000	13461618	8688964	64.6	706160	133841	19154	6232	1403	307966	170363	95449	91330	2922
2002	13607555	9255787	68.0	861567	159452	24505	7934	1519	372473	213695	107624	103115	3122
2003	13366342	7195825	53.4	682390	139631	19970	12726	1269	284605	284605	84644	80165	2923
2004	14047620	359595	2.7	25594	3930	615	870	85	11493	6497	2891	2692	168
2005	14060637	382461	2.9	38958	6518	937	1122	159	17656	8832	3896	3561	273
2006	15394865	619580	4.4	70021	10822	1696	1978	134	32877	16317	5486	5066	361
2007	16795129	1129963	7.7	129009	18321	3207	2752	191	59045	35752	10054	9217	735
2008	18455396	2099081	11.8	250308	30966	5789	3750	480	120674	69804	102714	15785	352
北京	280996	26945	9.6	4619	88	15	1146	30	2378	730	198	49	
天津	173862	2399	1.4	428	13	6	7	1	263	33	16	1	
河北	1139548	46704	5.3	1710	330	55	5		821	493	110	31	4
山西	429740	16648	4.0	921	137	17	5	7	470	152	345	117	4
内蒙古	244916	25572	10.5	940	408	131	6	7	347	122	409	107	21
辽宁	587844	68250	11.6	5532	348	85	6	9	3271	958	1593	233	1
吉林	359708	7157	2.0	653	9	1	2		113	11	48	1	
黑龙江	477774	5219	1.1	147	96				25	5	8	4	
上海	262082	73144	27.9	6439	206	127	107	9	2407	920	254	178	
江苏	1062640	189858	17.9	24056	1135	372	1078	16	14716	6078	5429	2006	8
浙江	734906	141363	19.2	29690	2185	696	58	25	14387	11671	7075	1920	20
安徽	1111433	143510	13.1	18698	771	121	5	5	6559	9542	14973	691	42
福建	610004	499626	81.9	72455	6553	2005	246	71	33460	23928	48027	5918	30
江西	645153	16200	2.5	1541	807	53	9	8	331	243	707	88	5
山东	1438784	343102	23.9	28977	4839	79	310	149	15769	5880	5194	1336	19
河南	1247068	44158	3.6	2501	849	26	16	6	1114	445	541	44	14
湖北	908354	82982	10.2	6019	2942	151	22	30	1836	652	2383	550	41
湖南	916905	44879	5.3	5020	1473	166	21	39	2274	495	1775	273	42
广东	1302082	112014	8.6	23475	2470	229	539	10	15370	2135	5362	1129	2
广西	830773	49079	6.0	5931	1895	447	104	11	1847	1995	745	223	16
海南	99963	838	0.8	27	7				15	5	8		
重庆	406911	3940	1.0	276	125	5	2	1	117	25	19	5	
四川	1341444	46560	3.5	4761	310	100	12	36	1342	2555	192	100	6
贵州	205203	2070	1.7	14	5	4			6		4	1	1
云南	530539	40955	7.9	924	497	189		1	196	23	5479	132	2
西藏	17520	1946	15.6	34	4	4					34	4	
陕西	333811	2807	0.9	40	5		2	1	10	9	2	1	
甘肃	243300	13937	5.8	1819	491	24	41	2	822	442	460	150	11
青海	33275	486	2.7	36	3	3			17	19	3	1	
宁夏	74632	3541	4.8	520	99	4		1	330	110	131	45	8
新疆	404226	43192	11.1	2105	1866	674	1	5	61	128	1190	447	55

7-7-2 婚前检查保健情况(男)

年份 地区	应查 人数	实查 人数	检查率 (%)	检出 疾病 人数	指定传染病		严重 遗传病	精神病	生殖 系统 疾病	内科 系统 疾病	影响婚育疾病医学指导意见		
					小计	其中: 性病					合计	其中: 暂缓 结婚	不宜 结婚
2000	6731483	4342752	64.5	382679	…	8758	3246	302	167072	91369	50235	48425	911
2002	6800923	4625498	68.0	457544	91807	11503	4110	337	190107	113704	58329	56421	930
2003	6680427	3601285	53.5	348462	80805	9528	6342	317	134020	88729	46602	44628	956
2004	7032959	178975	2.7	12492	2258	290	398	29	5103	3563	1603	1520	57
2005	7049799	190289	2.9	18323	3753	458	545	46	7488	4788	2198	2037	109
2006	7693210	307726	4.4	32901	6375	789	963	34	13229	9300	3243	3028	161
2007	8405845	560580	7.6	60365	10906	1550	1339	44	24198	18397	5754	5338	343
2008	9060153	1041650	12.0	119486	18742	2940	1777	89	50041	37229	54772	9535	172
北　京	140498	13742	9.8	1935	61	7	529	8	785	445	115	33	
天　津	86931	1192	1.4	262	5	2	2		206	20	9	1	
河　北	569774	22979	5.2	842	173	31	2		389	253	58	23	2
山　西	214876	8260	4.0	488	70	5	1		268	46	160	60	3
内蒙古	129662	12796	9.9	509	198	37	4	2	215	70	192	54	11
辽　宁	294300	34536	11.7	2480	212	38	3	1	1340	507	935	141	
吉　林	179853	3642	2.0	388	1				97	1	26		
黑龙江	238887	2688	1.1	70	48				10	2	5	2	
上　海	131041	37121	28.3	2104	114	52	47	2	1109	759	127	92	
江　苏	531309	92954	17.5	11297	717	177	550	1	6764	2724	2888	903	4
浙　江	390403	67006	17.2	13960	1327	304	23		5643	6200	4374	1189	10
安　徽	561209	71650	13.0	8737	521	45	3		923	5875	6676	414	25
福　建	305002	249668	81.9	36793	4349	1086	107	11	15139	12431	26316	3999	21
江　西	322589	8008	2.5	748	461	30	5	4	163	109	352	49	2
山　东	717478	170657	23.9	14658	2753	36	142	13	7685	3036	2764	743	9
河　南	585067	21619	3.8	1624	488	9	7	2	843	256	283	25	7
湖　北	432793	41459	10.8	3206	1752	65	6	5	790	364	1238	289	18
湖　南	456758	21878	5.2	2154	759	66	10	18	829	214	884	136	17
广　东	656328	55502	8.5	9046	1694	118	254	1	5218	1028	3196	787	1
广　西	415386	24413	5.9	2452	1025	232	44		496	855	328	110	9
海　南	50092	459	0.9	16	3				10	3	3		
重　庆	203466	1945	1.0	115	80	4	1		14	17	13	4	
四　川	523456	23034	4.4	2790	184	55	5	18	642	1599	91	47	2
贵　州	102885	1032	1.7	8	3	3			3		1	1	
云　南	265371	20473	7.9	502	290	117			98	14	2733	80	
西　藏	8760	960	15.4	15	3	3					15	3	
陕　西	167153	1367	0.9	14	3		1			3			
甘　肃	121650	6944	5.8	841	280	11	31	1	276	243	254	81	5
青　海	17747	242	2.6	11		2			5	6			
宁　夏	37316	1813	4.9	163	59	2		1	40	63	66	24	
新　疆	202113	21611	11.1	1258	1109	403		1	41	86	670	245	26

7-7-3 婚前检查保健情况(女)

年份 地区	应查 人数	实查 人数	检查率 (%)	检出疾病人数							影响婚育疾病医学指导意见		
					指定传染病		严 重 遗传病	精神病	生殖系统疾病	内科系统疾病	合计	其中: 暂缓 结婚	不宜 结婚
					小计	其中: 性病							
2000	6730135	4346212	64.6	323481	58397	10396	2986	1101	140894	78994	45214	42905	2011
2002	6806632	4630289	68.0	404023	67645	13002	3824	1182	182366	99991	49295	46694	2192
2003	6685915	3594540	53.4	333928	58826	10442	6284	952	150585	80089	38042	35537	1967
2004	7014661	180620	2.7	13102	1672	325	472	56	6390	2934	1288	1172	111
2005	7010838	192172	2.9	20635	2765	479	577	113	10168	4044	1698	1524	164
2006	7701655	311854	4.4	37120	4447	907	1015	100	19648	7017	2243	2038	200
2007	8389284	569383	7.7	68644	7415	1657	1413	147	34847	17355	4300	3879	392
2008	9395243	1057431	11.7	130822	12224	2849	1973	391	70633	32575	47942	6250	180
北　京	140498	13203	9.4	2684	27	8	617	22	1593	285	83	16	
天　津	86931	1207	1.4	166	8	4	5	1	57	13	7		
河　北	569774	23725	5.4	868	157	24	3		432	240	52	8	2
山　西	214864	8388	4.1	433	67	12	4	7	202	106	185	57	1
内蒙古	115254	12776	11.2	431	210	94	2	5	132	52	217	53	10
辽　宁	293544	33714	11.5	3052	136	47	3	8	1931	451	658	92	1
吉　林	179855	3515	2.0	265	8	1	2		16	10	22	1	
黑龙江	238887	2531	1.1	77	48				15	3	3	2	
上　海	131041	36023	27.5	4335	92	75	60	7	1298	161	127	86	
江　苏	531331	96904	18.2	12759	418	195	528	15	7952	3354	2541	1103	4
浙　江	344503	74357	21.6	15730	858	392	35	25	8744	5471	2701	731	10
安　徽	550224	71860	13.3	9961	250	76	2	5	5636	3667	8297	277	17
福　建	305002	249958	82.0	35662	2204	919	139	60	18321	11497	21711	1919	9
江　西	322564	8192	2.5	793	346	23	4	4	168	134	355	39	3
山　东	721306	172445	24.0	14319	2086	43	168	136	8084	2844	2430	593	10
河　南	662001	22539	3.5	877	361	17	9	4	271	189	258	19	7
湖　北	475561	41523	9.7	2813	1190	86	16	25	1046	288	1145	261	23
湖　南	460147	23001	5.4	2866	714	100	11	21	1445	281	891	137	25
广　东	645754	56512	8.8	14429	776	111	285	9	10152	1107	2166	342	1
广　西	415387	24666	6.0	3479	870	215	60	11	1351	1140	417	113	7
海　南	49871	379	0.8	11	4				5	2	5		
重　庆	203445	1995	1.0	161	45	1	1	1	103	8	6	1	
四　川	817988	23526	2.9	1971	126	45	7	18	700	956	101	53	4
贵　州	102318	1038	1.8	6	2	1			3		3		1
云　南	265168	20482	7.9	422	207	72		1	98	9	2746	52	2
西　藏	8760	986	15.8	19	1	1					19	1	
陕　西	166658	1440	0.9	26	2		1	1	10	6	2	1	
甘　肃	121650	6993	5.8	978	211	13	10	1	546	199	206	69	6
青　海	15528	244	2.7	25	3	1			12	13	3	1	
宁　夏	37316	1728	4.7	357	40	2			290	47	65	21	8
新　疆	202113	21581	11.1	847	757	271	1	4	20	42	520	202	29

八、人民健康水平及营养状况

简要说明

一、本篇主要介绍全国人民健康水平和营养状况。包括人口出生率、死亡率、期望寿命、患病率、居民长期失能和残障情况、城乡青少年和儿童身体发育情况、居民营养状况等。

二、出生率、死亡率和期望寿命数据摘自《中国统计年鉴》；居民患病率、长期失能和残障情况数据来源于1993、1998、2003、2008年国家卫生服务调查（调查情况介绍见第五部分医疗服务）；城乡性别年龄别平均身高和体重数据来源于2002年居民营养与健康状况调查；居民营养状况数据来源于1982、1992、2002年全国营养调查。

主要指标解释

出生率 又称粗出生率。指年内一定地区出生人数与同期平均人数之比，一般用‰表示。出生人数指活产数，年平均人数指年初和年底人口数的平均数，也可用年中人口数代替。

死亡率 又称粗死亡率。指年内一定地区的死亡人数与同期平均人数之比，一般用‰表示。

人口自然增长率 指年内一定地区的人口自然增加数（出生人数减死亡人数）与同期平均人数之比（或者人口自然增长率 = 出生率 - 死亡率），一般用‰表示。

婴儿死亡率 指年内一定地区未满1岁婴儿死亡人数与同年出生的活产数之比，一般用‰表示。

期望寿命 又称平均期望寿命。指0岁时的预期寿命。一般用“岁”表示。即在某一死亡水平下，已经活到X岁年龄的人们平均还有可能继续存活的年岁数。

两周患病率 即调查前两周内患病人数（或例数）/调查人数 ×1000。

慢性病患病率 两种定义：按人数计算的慢性病患病率，是指调查前半年内慢性病患病人数与调查人数之比；按例数计算的慢性病患病率，是指调查前半年内慢性病患病例数（含一人多次得病）与调查人数之比。“慢性病患病”是指：①调查前半年内经过医生诊断明确有慢性病（包括慢性感染性疾病如结核等和慢性非感染性疾病如冠心病和高血压等）；②半年以前经医生诊断有慢性病，在调查前半年内时有发作，并采取了治疗措施如服药、理疗等。二者有其一者，即认为患慢性病。

每千人患病天数 即调查前两周内病人患病天数之和/调查人数 ×1000。

每千人休工天数 即调查前两周内病人因病休工天数之和/调查人数 ×1000。

每千人休学天数 即调查前两周内学生因病休学天数之和/调查人数 ×1000。

每千人卧床天数 即调查前两周内病人因病卧床天数之和/调查人数 ×1000。

8-1-1 人口出生率、死亡率与自然增长率

年份	全国			市			县		
	出生率(‰)	死亡率(‰)	自然增长率(‰)	出生率(‰)	死亡率(‰)	自然增长率(‰)	出生率(‰)	死亡率(‰)	自然增长率(‰)
1952	37.00	17.00	20.00	…	…	…	…	…	…
1955	32.60	12.28	20.32	40.67	9.30	31.37	31.74	12.60	19.14
1960	20.86	25.43	-4.57	28.03	13.77	14.26	19.35	28.58	-9.23
1965	37.88	9.50	28.38	26.59	5.69	20.90	39.53	10.06	29.47
1970	33.43	7.60	25.83	…	…	…	…	…	…
1975	23.01	7.32	15.69	14.71	5.39	9.32	24.17	7.59	16.58
1976	19.91	7.25	12.66	13.12	6.60	6.52	20.85	7.35	13.50
1977	18.93	6.87	12.06	13.38	5.51	7.87	19.70	7.06	12.64
1978	18.25	6.25	12.00	13.56	5.12	8.44	18.91	6.42	12.49
1979	17.82	6.21	11.61	13.67	5.07	8.60	18.43	6.39	12.04
1980	18.21	6.34	11.87	14.17	5.48	8.69	18.82	6.47	12.35
1981	20.91	6.36	14.55	16.45	5.14	11.31	21.55	6.53	15.02
1982	22.28	6.60	15.68	18.24	5.28	12.96	21.97	7.00	14.97
1983	20.19	6.90	13.29	15.99	5.92	10.07	19.98	7.69	12.20
1984	19.90	6.82	13.08	15.00	5.86	9.14	17.90	6.73	11.17
1985	21.04	6.78	14.26	14.02	5.96	8.06	19.17	6.66	12.51
1986	22.43	6.86	15.57	17.39	5.75	11.64	21.94	6.74	15.20
1987	23.33	6.72	16.61	…	…	…	…	…	…
1988	22.37	6.64	15.73	…	…	…	…	…	…
1989	21.58	6.54	15.04	15.98	5.74	10.24	22.28	6.69	15.59
1990	21.06	6.67	14.39	16.14	5.71	10.43	22.80	7.01	15.79
1991	19.68	6.70	12.98	15.49	5.50	9.99	21.17	7.13	14.04
1992	18.24	6.64	11.60	15.47	5.77	9.70	19.09	6.91	12.18
1993	18.09	6.64	11.45	15.37	5.99	9.38	19.06	6.89	12.17
1994	17.70	6.49	11.21	15.13	5.53	9.60	18.84	6.80	12.04
1995	17.12	6.57	10.55	14.76	5.53	9.23	18.08	6.99	11.09
1996	16.98	6.56	10.42	14.67	5.65	8.82	18.02	6.94	11.08
1997	16.57	6.51	10.06	14.52	5.58	8.94	17.43	6.90	10.53
1998	15.64	6.50	9.14	13.67	5.31	8.36	17.05	7.01	10.04
1999	14.64	6.46	7.58	…	…	…	…	…	…
2000	14.03	6.45	7.58	…	…	…	…	…	…
2001	13.38	6.43	6.95	…	…	…	…	…	…
2002	12.86	6.41	6.45	…	…	…	…	…	…
2003	12.41	6.40	6.01	…	…	…	…	…	…
2004	12.29	6.42	5.87	…	…	…	…	…	…
2005	12.40	6.51	5.89	…	…	…	…	…	…
2006	12.09	6.81	5.28	…	…	…	…	…	…
2007	12.10	6.93	5.17	…	…	…	…	…	…
2008	12.14	7.06	5.08	…	…	…	…	…	…

资料来源：有关年份《中国统计年鉴》。

8-1-2 各地区人口出生率和死亡率

地区	出生率(‰)						死亡率(‰)					
	1981	1990	2000	2005	2007	2008	1981	1990	2000	2005	2007	2008
总 计	20.91	21.06	14.03	12.40	12.10	12.14	6.36	6.67	6.45	6.51	6.93	7.06
北 京	17.65	13.01	8.39	6.29	8.32	8.17	6.02	5.81	6.99	5.20	4.92	4.75
天 津	17.84	15.61	7.50	7.44	7.91	8.13	5.98	5.78	6.67	6.01	5.86	5.94
河 北	19.74	20.46	13.86	12.84	13.33	13.04	6.32	6.82	6.65	6.75	6.78	6.49
山 西	16.96	22.54	21.36	12.02	11.30	11.32	6.54	6.56	7.32	6.00	5.97	6.01
内蒙古	17.27	21.19	12.65	10.08	10.21	9.81	4.90	7.21	6.84	5.46	5.73	5.54
辽 宁	16.59	16.30	10.67	7.01	6.89	6.32	5.26	6.59	6.74	6.04	5.36	5.22
吉 林	15.67	19.49	10.31	7.89	7.55	6.65	5.87	6.56	5.85	5.32	5.05	5.04
黑龙江	13.07	18.11	10.54	7.87	7.88	7.91	4.83	6.35	5.48	5.20	5.39	5.68
上 海	16.79	10.31	6.02	7.04	9.07	8.89	6.45	6.64	7.17	6.08	6.03	6.17
江 苏	15.38	20.54	11.83	9.24	9.37	9.34	5.85	6.53	6.68	7.03	7.07	7.04
浙 江	16.60	15.33	13.90	11.10	10.38	10.20	6.06	6.31	6.61	6.08	5.57	5.62
安 徽	14.18	24.47	13.06	12.43	12.75	13.05	4.81	6.25	5.53	6.23	6.40	6.60
福 建	21.09	24.44	16.96	11.60	11.90	12.20	5.91	6.71	6.08	5.62	5.90	5.90
江 西	15.88	24.59	16.85	13.79	13.86	13.92	6.33	7.54	5.29	5.96	5.99	6.01
山 东	16.48	18.21	11.38	12.14	11.11	11.25	6.41	6.96	6.70	6.31	6.11	6.16
河 南	18.52	24.92	11.60	11.55	11.26	11.42	6.57	6.52	5.58	6.30	6.32	6.45
湖 北	16.33	21.60	8.55	8.74	9.19	9.21	7.07	7.30	5.75	5.69	5.96	6.50
湖 南	18.01	23.93	10.40	11.90	11.96	12.68	6.62	7.23	5.94	6.75	6.71	7.28
广 东	21.77	22.26	18.20	11.70	11.96	11.80	5.46	5.76	5.43	4.68	4.66	4.55
广 西	22.52	20.20	16.47	14.26	14.19	14.40	5.55	6.60	5.06	6.09	5.99	5.70
海 南		24.86	26.12	14.65	14.62	14.71		6.26	4.74	5.72	5.71	5.72
重 庆	}15.93	}19.11	11.43	9.40	10.10	10.10	}6.77	}7.66	7.98	6.40	6.30	6.30
四 川			10.16	9.70	9.21	9.54			6.73	6.80	6.29	7.15
贵 州	22.39	23.09	20.30	14.59	13.28	13.49	7.43	7.90	6.29	7.21	6.60	6.77
云 南	20.23	23.60	17.06	14.72	13.08	12.63	7.30	7.92	6.60	6.75	6.22	6.31
西 藏	24.37	23.98	17.70	17.94	16.40	15.50	8.76	7.55	6.60	7.15	5.10	5.20
陕 西	17.40	23.48	11.00	10.02	10.21	10.29	6.78	6.52	5.92	6.01	6.16	6.21
甘 肃	16.56	20.68	13.23	12.59	13.14	13.22	5.34	6.20	5.92	6.57	6.65	6.68
青 海	20.86	24.34	19.85	15.70	14.93	14.49	5.70	7.47	7.35	6.21	6.13	6.14
宁 夏	24.67	24.34	15.42	15.93	14.80	14.31	4.85	5.52	4.92	4.95	5.04	4.62
新 疆	21.09	26.44	14.50	16.42	16.79	16.05	7.46	7.82	5.17	5.04	5.01	4.88

注：1981年广东省出生率和死亡率包括海南省数字。

资料来源：有关年份《中国统计年鉴》。

8-2-1 婴儿死亡率与期望寿命

年份	婴儿死亡率(‰)	期望寿命(岁)		
		合计	男	女
解放前	200左右	35.0	…	…
1973～1975	47.0	…	63.6	66.3
1981	34.7	67.9	66.4	69.3
1990	…	68.6	66.9	70.5
2000	32.2	71.4	69.6	73.3
2005	19.0	73.0	70.0	74.0

资料来源：①1973～1975年系全国三年肿瘤死亡回顾调查数字；②1981、1990、2000年期望寿命系人口普查数，2005年系1%人口抽样调查数；③2000、2005年婴儿死亡率系妇幼卫生监测地区数字。

8-2-2 年龄别男女期望寿命

年龄	1973～1975		1981		1990		2000	
	男	女	男	女	男	女	男	女
0岁	63.62	66.31	66.43	69.35	66.85	70.49	69.63	73.33
1岁	65.88	68.26	67.87	70.75	68.06	71.86	…	…
5岁	64.22	66.75	64.94	68.01	64.85	68.73	…	…
10岁	59.94	62.43	60.36	63.36	60.15	63.97	…	…
15岁	55.23	57.69	55.58	58.57	55.36	59.14	…	…
20岁	50.52	52.95	50.87	53.83	50.63	54.39	…	…
30岁	41.22	43.71	41.54	44.52	41.29	44.98	…	…
40岁	32.10	34.66	32.30	35.28	32.05	35.60	…	…
50岁	23.51	25.99	23.52	26.36	23.27	26.56	…	…
60岁	15.93	18.07	15.72	18.19	15.49	18.31	…	…
70岁	9.88	11.52	9.56	11.34	9.27	11.42	…	…

资料来源：1973～1975年系全国三年肿瘤死亡回顾调查数字，1981、1990、2000年人口普查数。

8-2-3 各地区婴儿死亡率与期望寿命

地区	婴儿死亡率(‰)		1990年期望寿命(岁)			2000年期望寿命(岁)		
	1981	1990		男	女		男	女
总　计	37.7	27.3	68.55	66.84	70.47	71.40	69.63	73.33
北　京	16.1	8.8	72.86	71.07	74.93	76.10	74.33	78.01
天　津	20.1	10.7	72.32	71.03	73.73	74.91	73.31	76.63
河　北	21.5	9.2	70.35	68.47	72.53	72.54	70.68	74.57
山　西	31.1	19.2	68.97	67.33	70.93	71.65	69.96	73.57
内蒙古	41.1	29.0	65.68	64.47	67.22	69.87	68.29	71.79
辽　宁	22.2	18.7	70.22	68.72	71.94	73.34	71.51	75.36
吉　林	19.9	24.4	67.95	66.65	69.49	73.10	71.38	75.04
黑龙江	34.6	18.4	66.97	65.50	68.73	72.37	70.39	74.66
上　海	19.7	12.4	74.90	72.77	77.02	78.14	76.22	80.04
江　苏	32.9	15.0	71.37	69.26	73.57	73.91	71.69	76.23
浙　江	35.5	17.1	71.38	69.66	74.24	74.70	72.5	77.21
安　徽	30.4	26.1	69.48	67.75	71.36	71.85	70.18	73.59
福　建	22.6	23.0	68.57	66.49	70.93	72.55	70.3	75.07
江　西	46.1	43.0	66.11	64.87	67.49	68.95	68.37	69.32
山　东	21.2	12.9	70.57	68.64	72.67	73.92	71.7	76.26
河　南	20.6	18.5	70.15	67.96	72.55	71.54	69.67	73.41
湖　北	39.4	25.1	67.25	65.51	69.23	71.08	69.31	73.02
湖　南	50.5	38.1	66.93	65.41	68.70	70.66	69.05	72.47
广　东	19.4	15.9	72.52	69.71	75.43	73.27	70.79	75.93
广　西	32.0	44.0	68.72	67.17	70.34	71.29	69.07	73.75
海　南	…	29.2	70.01	66.93	73.28	72.92	70.66	75.26
重　庆	}57.2	}38.4	}66.33	}65.06	}67.70	71.73	69.84	73.89
四　川						71.20	69.25	73.39
贵　州	69.3	52.4	64.29	63.04	65.63	65.96	64.54	67.57
云　南	80.0	65.8	63.49	62.08	64.98	65.49	64.24	66.89
西　藏	…	96.2	59.64	57.64	61.57	64.37	62.52	66.15
陕　西	47.3	22.0	67.40	66.23	68.79	70.07	68.92	71.3
甘　肃	38.7	31.5	67.24	66.35	68.25	67.47	66.77	68.26
青　海	88.4	66.3	60.57	59.29	61.96	66.03	64.55	67.7
宁　夏	58.9	37.3	66.94	65.95	68.05	70.17	68.71	71.84
新　疆	115.0	58.5	63.59	61.95	63.26	67.41	65.98	69.14

资料来源：1981、1990和2000年人口普查数字。

8-3-1 1993年调查地区居民两周患病率(‰)

指标名称	合计	城市				农村				
		小计	大	中	小	小计	一类	二类	三类	四类
两周患病率	140.1	175.2	200.9	187.3	138.8	128.2	124.4	138.1	122.0	127.1
男性	128.4	158.0	181.0	165.2	129.9	118.7	112.5	131.0	113.3	114.1
女性	151.9	191.8	220.0	208.5	147.7	138.1	136.7	145.3	131.0	140.4
年龄别两周患病率										
0～4岁	200.3	216.9	220.9	233.7	198.4	197.0	193.0	232.7	180.9	163.7
5～14岁	118.7	157.9	167.4	167.6	141.6	109.9	115.9	122.4	101.2	93.9
15～24岁	74.2	104.0	113.8	124.8	77.9	67.2	72.5	71.8	59.6	66.5
25～34岁	82.2	86.2	87.2	110.5	62.0	81.0	77.7	85.1	75.3	90.7
35～44岁	128.5	126.0	122.3	145.0	110.2	129.6	113.8	137.8	134.6	130.1
45～54岁	164.5	188.5	193.9	206.9	163.9	155.3	137.2	164.3	155.8	169.5
55～64岁	218.3	263.6	302.7	283.2	202.7	195.3	190.4	204.1	188.9	200.1
65岁及以上	250.0	309.5	361.5	298.3	247.4	216.0	209.0	224.7	202.4	245.7
疾病别两周患病率										
传染病计	5.4	4.6	3.2	5.6	4.9	5.7	3.9	6.3	5.0	8.8
寄生虫病计	0.3	0.2	0.2	0.2	0.3	0.4	0.3	0.6	0.3	0.3
恶性肿瘤计	0.5	1.1	1.6	0.9	0.7	0.4	0.5	0.5	0.3	0.1
良性肿瘤计	0.4	0.8	1.2	0.7	0.5	0.3	0.3	0.2	0.3	0.3
内分泌、营养和代谢疾病计	1.3	3.4	4.8	3.8	1.7	0.6	0.8	0.8	0.5	0.5
其中：糖尿病	0.8	2.5	3.7	2.8	1.3	0.2	0.3	0.1	0.1	0.1
血液,造血器官疾病	1.6	1.3	1.4	1.3	1.1	1.7	1.5	2.4	1.4	1.3
精神病小计	0.7	0.8	0.7	0.5	1.3	0.7	1.0	0.5	0.6	0.6
神经系病计	3.4	3.8	3.5	5.4	2.4	3.3	4.2	3.5	3.2	1.5
眼及附器疾病	1.8	2.3	3.3	2.2	1.3	1.6	2.0	1.5	1.2	2.1
耳和乳突疾病	0.7	1.0	1.2	0.8	1.0	0.6	0.5	0.8	0.4	0.4
循环系统疾病	11.1	25.9	36.7	26.5	15.1	6.1	7.3	5.4	5.7	6.3
其中：心脏病	4.7	11.5	16.1	12.8	5.9	2.4	3.0	1.9	2.0	3.2
高血压	3.9	9.5	14.0	9.0	5.9	2.0	2.3	1.9	1.7	2.0
脑血管病	1.5	3.3	4.4	3.2	2.3	0.9	1.1	0.9	0.9	0.4
呼吸系统疾病	64.9	72.0	79.1	71.9	65.5	62.4	61.2	68.4	58.3	60.5
其中:急上呼感染	56.1	62.3	66.2	64.4	56.5	54.0	54.0	59.0	49.9	52.0
肺炎	1.5	1.0	0.6	1.1	1.3	1.7	1.2	1.7	1.5	2.7
老慢支	4.3	4.6	6.6	2.9	4.3	4.3	3.3	5.1	4.5	3.6
消化系统疾病	23.3	27.7	30.4	32.6	20.4	21.9	19.8	23.6	21.8	21.5
其中:急性胃炎	11.7	11.2	11.2	13.3	9.2	11.9	9.1	13.6	12.9	10.6
肝硬化	0.7	0.9	0.6	1.0	1.0	0.6	0.7	0.4	0.8	0.5
胆囊疾病	1.9	3.5	3.7	5.3	1.5	1.3	1.7	1.1	1.1	1.5
泌尿生殖系病	4.4	5.3	5.7	6.6	3.7	4.1	3.7	4.3	4.0	4.5
妊娠、分娩病及产褥期并发症	0.2	0.2	0.2	0.2	0.1	0.2	0.2	0.1	0.2	0.4
皮肤皮下组织	3.6	5.0	4.9	6.8	3.3	3.1	3.0	3.2	3.1	3.4
肌肉、骨骼结缔组织	9.5	12.5	14.4	14.1	9.1	8.5	6.9	8.8	9.5	8.2
其中：类关节炎	4.2	4.1	3.5	5.4	3.3	4.2	2.3	4.2	5.1	5.4
先天异常	0.1	0.2	0.2	0.3		0.1		0.1	0.0	0.3
围产期疾病	0.0					0.0	0.1	0.0	0.0	0.0
损伤和中毒	4.3	4.7	5.9	5.4	2.9	4.2	4.5	4.0	4.1	4.3
其他	0.2	0.2	0.1	0.2	0.2	0.2	0.1	0.2	0.2	0.3
不详	2.7	2.9	3.2	2.0	3.7	2.6	3.1	3.2	2.1	1.9

资料来源：1993年国家卫生服务调查。

8-3-2　1998年调查地区居民两周患病率

指标名称	合计	城市				农村				
		小计	大	中	小	小计	一类	二类	三类	四类
调查人数	216101	54549	20775	15581	18193	161552	36136	47785	53815	23816
患病人数	31244	9551	4236	2358	2957	21693	4658	6223	8086	2726
患病人次数	32364	10213	4648	2477	3088	22151	4788	6357	8274	2732
两周患病率(‰)	149.8	187.2	223.7	159.0	169.7	137.1	132.5	133.0	153.8	114.7
分性别两周患病率(‰)										
男性	136.19	170.74	204.34	145.97	154.66	125.05	123.66	122.84	138.48	101.24
女性	164.07	203.54	242.74	171.79	184.82	150.12	142.11	144.07	170.03	129.56
年龄别两周患病率(‰)										
0～4岁	201.6	221.4	215.1	242.2	210.9	197.5	207.4	199.1	218.4	154.0
5～14岁	100.6	116.2	126.2	114.2	108.6	97.4	103.0	96.4	103.6	80.7
15～24岁	64.7	79.6	83.8	97.3	64.2	60.8	59.3	58.5	64.7	59.3
25～34岁	106.8	93.3	91.4	81.6	105.5	110.9	101.1	114.2	120.6	96.6
35～44岁	154.3	156.2	159.9	134.3	170.7	153.5	137.8	142.8	178.4	142.0
45～54岁	196.0	217.3	237.7	207.4	202.8	187.6	159.1	179.3	217.7	185.2
55～64岁	259.1	312.1	373.9	254.8	288.2	230.5	214.3	221.4	264.4	196.4
65岁及以上	294.1	379.4	470.9	238.9	354.9	242.0	227.1	229.0	281.2	199.5
文化程度别两周患病率(‰)										
文盲半文盲	214.9	286.0	409.6	222.1	246.7	203.1	189.8	204.2	252.4	155.6
小学	161.5	248.3	357.2	218.9	170.3	146.3	142.9	150.4	163.8	102.9
初中	125.0	180.9	210.2	161.3	165.1	104.9	101.8	103.9	114.2	73.9
高中、技校	132.0	148.8	173.2	116.3	150.0	109.1	107.2	96.2	121.9	101.9
中专	167.7	188.8	219.3	152.1	184.8	120.1	108.0	114.8	139.2	63.2
大专	165.2	168.1	180.1	155.8	156.8	146.9	135.1	79.4	180.2	181.8
大学及以上	212.5	219.2	246.8	143.1	252.6	115.9	100.0	108.1	133.3	
医疗保障形式别两周患病率(‰)										
公费	234.4	240.2	276.9	174.9	240.7	207.7	190.9	197.3	220.7	147.5
劳保	228.4	231.5	258.2	199.0	216.0	181.5	182.2	183.9	150.0	375.0
半劳保	170.8	170.6	197.5	125.9	160.6	172.5	106.5	312.5	342.1	272.7
医疗保险	115.1	122.1	189.9	116.4	112.6	109.4	101.5	105.3	126.2	107.1
统筹	212.1	218.9	247.0	117.7	260.9	138.9	100.0	187.5	400.0	
合作医疗	156.0	140.4	350.0	71.4	138.2	158.2	129.6	287.7	150.8	128.4
自费	138.9	159.5	165.7	140.8	165.7	135.4	133.4	126.2	152.5	113.7
就业状况别两周患病率(‰)										
在岗	136.9	138.6	152.0	126.8	133.8	136.5	124.6	133.1	155.3	118.7
下岗	166.6	155.2	167.1	126.9	171.2	209.4	141.3	221.6	254.5	234.4
离退休	344.4	353.1	418.0	260.5	342.8	286.5	281.3	267.8	308.0	295.9
学生	71.8	84.8	88.4	92.3	74.2	65.8	82.6	50.7	69.1	64.8
无业	234.7	205.8	248.1	148.7	207.9	255.9	221.8	276.8	293.6	193.2

资料来源：1998年国家卫生服务调查。

8-3-3　2003年调查地区居民两周患病率

指标名称	合计	城市				农村				
		小计	大	中	小	小计	一类	二类	三类	四类
调查人数	193689	49698	18746	14301	16651	143991	32064	42559	48311	21057
患病人数	26600	7050	2804	2085	2161	19550	3964	5522	7500	2564
患病人次数	27696	7614	3085	2301	2228	20082	4103	5642	7734	2603
两周患病率(‰)	143.0	153.2	164.6	160.9	133.8	139.5	128.0	132.6	160.1	123.6
分性别两周患病率(‰)										
男性	130.4	135.5	145.4	144.6	116.6	128.7	118.6	126.2	145.0	111.7
女性	155.8	170.2	182.9	176.2	150.5	150.6	137.5	139.2	175.8	136.3
年龄别两周患病率(‰)										
0～4岁	133.0	104.2	94.6	103.9	110.6	139.5	112.2	136.3	176.0	103.6
5～14岁	72.2	60.9	59.1	67.2	57.7	74.5	66.1	79.1	84.1	57.1
15～24岁	49.8	40.4	38.9	37.0	44.3	52.4	53.2	50.1	52.1	56.1
25～34岁	82.5	59.5	44.3	55.9	76.5	90.4	70.9	83.4	99.0	111.4
35～44岁	126.2	100.0	81.5	90.6	127.9	135.9	105.4	131.2	156.9	148.9
45～54岁	191.5	163.1	139.5	192.7	166.6	202.6	172.6	193.8	231.2	206.5
55～64岁	251.8	258.1	269.1	292.1	210.7	249.0	207.8	243.7	289.4	236.6
65岁及以上	338.3	396.9	420.0	424.9	320.0	302.1	289.8	267.2	349.6	271.4
文化程度别两周患病率(‰)										
文盲半文盲	248.8	327.1	366.3	368.1	286.8	237.7	235.1	222.3	278.7	199.8
小学	179.4	251.1	312.5	289.2	187.5	166.9	156.1	172.8	192.0	121.7
初中	116.8	151.0	164.9	169.0	120.5	106.1	90.2	101.1	124.1	97.2
高中、技校	106.3	111.3	114.1	116.3	102.2	100.4	95.1	90.9	112.7	104.7
中专	141.0	162.1	181.8	188.2	95.8	97.7	91.7	102.7	102.0	83.3
大专	114.6	122.5	127.0	129.4	98.4	76.4	66.7	79.1	84.1	50.0
大学及以上	116.6	120.7	134.7	122.9	68.4	76.0	84.5	76.3	78.1	
医疗保障形式别两周患病率(‰)										
城镇基本医疗保险	178.4	181.7	209.9	165.7	134.5	155.1	147.4	163.1	153.4	160.6
大病医疗保险	147.1	140.3	125.2	166.7	206.3	178.9	190.1	320.0	83.3	
公费医疗	236.5	235.3	222.2	284.4	177.8	243.3	163.8	265.1	327.9	62.5
劳保医疗	277.2	284.5	256.1	380.3	217.9	181.3	148.6	179.1	275.9	
合作医疗	138.0	150.9	83.3		151.3	134.8	132.2	179.0	220.8	108.5
其他社会医疗保险	101.6	95.5	91.0	73.5	118.8	105.5	94.5	111.5	131.4	84.5
商业医疗保险	98.3	93.6	99.1	83.4	100.7	99.4	104.2	90.6	104.4	111.5
无医疗保险	141.6	125.1	120.1	134.3	123.1	144.8	130.9	134.3	165.2	130.3
就业状况别两周患病率(‰)										
在岗	144.7	97.6	77.3	102.8	113.5	153.6	133.8	147.1	174.1	150.2
离退休	334.3	335.8	358.5	347.8	257.7	321.9	299.2	305.4	373.6	301.6
学生	45.8	41.0	40.0	31.7	49.5	47.9	54.4	46.4	47.1	43.2
无业、失业、半失业	195.0	154.7	140.6	154.0	167.3	291.2	241.5	257.5	387.4	112.1

资料来源：2003年国家卫生服务调查。

8-3-4　2008年调查地区居民两周患病率

指标名称	合计	城市				农村				
		小计	大	中	小	小计	一类	二类	三类	四类
调查人数	177501	46510	17536	13259	15715	130991	29695	39683	42610	19003
患病人次数	33473	10326	5202	2474	2650	23147	5600	6616	8089	2842
两周患病率(‰)	188.6	222.0	296.6	186.6	168.6	176.7	188.6	166.7	189.8	149.6
分性别两周患病率(‰)										
男性	170.4	202.6	267.9	174.7	154.1	159.4	172.1	152.9	171.3	127.2
女性	206.8	240.4	323.4	198.1	182.4	194.3	204.9	181.0	208.7	173.0
年龄别两周患病率(‰)										
0～4岁	174.2	146.7	104.0	131.9	186.0	179.8	160.4	198.4	198.6	123.9
5～14岁	76.9	63.9	74.8	64.1	57.4	79.8	83.0	93.4	79.7	56.7
15～24岁	49.7	50.6	58.9	43.8	46.9	49.5	40.6	57.2	48.2	48.4
25～34岁	74.9	63.2	63.2	58.9	67.1	79.6	71.4	76.1	83.2	88.7
35～44岁	136.0	101.6	121.8	81.5	100.1	147.6	123.8	143.1	159.1	172.9
45～54岁	227.2	213.8	234.4	191.7	204.4	232.8	217.6	215.7	252.1	263.1
55～64岁	322.7	355.1	420.8	324.9	301.3	310.0	331.4	269.0	329.7	317.1
65岁及以上	465.9	580.9	741.5	465.0	404.1	398.2	452.6	348.9	404.3	366.9
文化程度别两周患病率(‰)										
文盲半文盲	337.7	426.5	700.6	427.9	295.7	325.4	356.6	296.3	361.2	273.8
小学	245.6	369.0	543.9	366.8	259.2	224.3	254.4	210.1	244.1	169.8
初中	154.7	239.8	341.2	201.6	169.7	128.9	135.1	130.8	134.8	87.3
高中、技校	142.9	175.7	239.1	144.1	121.9	109.5	106.1	107.2	115.3	107.6
中专	178.6	221.0	309.3	179.5	133.2	98.6	81.3	94.0	109.6	146.6
大专	160.8	180.7	228.2	141.6	116.7	81.2	91.4	71.0	92.2	28.2
大学及以上	143.4	155.4	195.2	106.8	81.1	58.9	85.7	37.0	46.8	85.7
医疗保障形式别两周患病率(‰)										
城镇职工基本医保	284.2	286.0	355.1	225.7	184.0	265.8	321.7	180.3	232.3	204.5
公费医疗	411.7	452.1	557.3	428.2	200.7	264.9	213.6	181.1	391.3	176.5
城镇居民基本医保	145.6	142.3	212.5	142.0	96.2	166.7	143.1	159.4	222.7	235.3
新型农村合作医疗	178.4	212.0	150.0	143.7	216.9	177.2	189.6	168.1	191.3	148.6
其他社会医疗保险	138.6	140.9	156.7	150.9	92.8	132.4	122.5	113.2	170.0	176.5
无社会医疗保险	147.6	143.7	152.6	108.9	156.2	152.8	141.5	150.1	160.4	164.2
就业状况别两周患病率(‰)										
在岗	167.9	114.7	124.5	89.7	125.9	178.8	165.6	170.3	198.5	173.6
离退休	462.6	471.8	583.0	385.7	310.6	399.3	533.0	289.3	332.8	422.8
学生	47.5	46.6	57.2	39.1	40.6	47.8	36.7	56.0	45.5	50.5
无业、失业、半失业	289.1	222.0	245.9	198.1	219.8	336.0	390.7	275.5	358.6	262.6

资料来源：2008年国家卫生服务调查。

8-4-1 1998年调查地区居民疾病别两周患病率(‰)

指标名称	合计	城市				农村				
		小计	大	中	小	小计	一类	二类	三类	四类
传染病计	3.5	3.2	2.7	2.3	4.4	3.7	2.9	3.0	3.4	6.8
寄生虫病计	0.2	0.1	0.1	0.1	0.1	0.2	0.2	0.3	0.1	0.3
恶性肿瘤计	0.6	1.0	1.8	0.7	0.4	0.4	0.6	0.4	0.5	0.1
良性肿瘤计	0.4	0.6	0.9	0.6	0.3	0.3	0.4	0.2	0.4	0.1
内分泌、营养和代谢疾病计	2.1	5.4	8.7	3.1	3.5	1.0	1.1	1.4	1.0	0.3
其中：糖尿病	1.3	3.9	6.5	2.0	2.5	0.4	0.6	0.5	0.3	0.1
血液、造血器官疾病	1.4	1.0	1.0	0.5	1.4	1.5	1.7	1.6	1.7	0.8
精神病小计	0.8	1.0	1.0	1.2	0.9	0.7	0.5	0.7	1.0	0.4
神经系病计	3.2	3.1	3.1	2.7	3.4	3.2	3.6	3.1	3.5	1.9
眼及附器疾病	2.5	3.1	4.3	2.7	2.1	2.3	1.7	1.8	3.4	1.8
耳和乳突疾病	0.6	0.6	0.7	0.4	0.5	0.6	0.7	0.7	0.6	0.4
循环系统疾病	17.1	38.1	55.7	27.0	27.4	10.1	11.5	10.0	10.6	7.1
其中：心脏病	6.3	14.1	20.5	10.2	10.1	3.7	3.8	3.4	3.6	4.0
高血压	6.6	15.6	24.1	11.9	8.9	3.6	4.7	3.7	3.6	1.9
脑血管病	2.7	5.9	7.2	3.1	6.6	1.7	2.2	1.4	2.0	0.5
呼吸系统疾病	69.4	74.7	80.8	66.7	74.7	67.6	63.8	65.2	76.8	57.6
其中:急上呼感染	61.8	65.4	68.1	61.1	65.9	60.7	57.8	58.5	68.6	51.4
肺炎	1.0	0.8	0.9	0.4	1.0	1.1	0.9	1.0	0.8	2.3
老慢支	3.7	3.8	5.1	1.9	4.0	3.6	3.0	3.5	4.8	2.2
消化系统疾病	22.6	25.8	29.6	23.2	23.6	21.5	21.5	21.1	22.9	19.0
其中：急性胃炎	11.5	11.2	11.0	10.7	11.9	11.7	12.2	10.8	12.8	9.9
肝硬化	0.6	0.7	0.6	0.4	1.2	0.5	0.5	0.4	0.6	0.5
胆囊疾病	2.1	3.4	4.7	2.6	2.6	1.7	1.4	1.2	1.7	2.8
泌尿生殖系病	4.2	4.7	5.2	3.6	5.2	4.0	2.7	4.1	4.6	4.5
妊娠、分娩病及产褥期并发症	0.2	0.2	0.2	0.3	0.2	0.2	0.3	0.2	0.2	0.3
皮肤皮下组织	2.9	3.3	4.2	2.7	2.8	2.8	2.8	2.9	3.2	1.4
肌肉、骨骼结缔组织	10.9	13.2	14.3	12.1	12.9	10.1	10.2	9.6	11.9	7.2
其中：类关节炎	5.0	4.2	4.2	2.9	5.4	5.2	4.1	5.1	5.9	5.8
先天异常	0.1	0.1	0.2	0.0	0.1	0.1	0.1	0.3	0.1	0.3
围产期疾病	0.0	0.0	0.0	0.0	0.1	0.0	0.0	0.0	0.1	0.0
损伤和中毒	4.5	4.5	4.7	4.6	4.1	4.6	4.4	4.1	5.7	3.0
其他	0.5	0.5	0.9	0.3	0.3	0.5	0.4	0.5	0.4	0.9
不详	2.2	3.4	4.3	4.5	1.4	1.7	1.8	2.0	1.8	0.9

资料来源：1998年国家卫生服务调查。

8-4-2　2003年调查地区居民疾病别两周患病率（‰）

指标名称	合计	城市				农村				
		小计	大	中	小	小计	一类	二类	三类	四类
传染病计	2.5	1.8	1.3	0.8	3.3	2.7	1.3	1.7	3.4	5.3
寄生虫病计	0.1	0.0	0.1	0.1		0.1	0.0	0.1	0.3	0.0
恶性肿瘤计	0.9	1.3	2.0	1.0	0.7	0.8	1.0	1.1	0.7	0.4
良性肿瘤计	0.4	0.4	0.5	0.3	0.4	0.4	0.3	0.4	0.4	0.3
内分泌、营养和代谢疾病计	3.1	7.7	11.7	9.2	1.9	1.6	2.2	1.6	1.6	0.6
其中：糖尿病	2.2	6.3	9.5	7.9	1.4	0.8	1.3	0.7	0.9	0.2
血液、造血器官疾病	1.3	0.9	0.8	0.6	1.3	1.4	1.3	1.8	0.9	1.7
精神病小计	0.8	0.9	1.1	1.0	0.6	0.8	0.7	0.7	1.1	0.5
神经系病计	3.5	3.4	2.8	2.7	4.7	3.5	3.4	3.0	4.5	2.3
眼及附器疾病	1.6	2.0	2.5	1.4	1.8	1.5	1.5	1.2	1.9	1.4
耳和乳突疾病	0.5	0.4	0.4	0.2	0.5	0.5	0.4	0.5	0.6	0.4
循环系统疾病	24.4	45.2	55.7	54.5	25.3	17.2	20.9	15.5	18.5	12.1
其中：心脏病	7.2	14.6	17.2	16.9	9.8	4.6	5.1	3.6	4.8	5.1
高血压	11.9	21.9	28.8	27.1	9.6	8.4	11.3	8.4	7.8	5.7
脑血管病	3.7	6.4	7.0	7.6	4.5	2.7	2.9	2.2	3.8	0.8
呼吸系统疾病	52.6	42.4	40.4	42.2	44.8	56.1	51.6	55.5	65.7	42.6
其中:急上呼感染	44.1	34.1	31.0	34.1	37.7	47.5	43.3	48.3	55.3	34.2
肺炎	0.9	0.4	0.4	0.1	0.8	1.1	0.8	0.5	1.0	2.9
老慢支	3.8	3.6	4.9	2.5	3.0	3.8	4.1	3.2	4.7	2.7
消化系统疾病	21.1	17.7	15.6	15.4	22.1	22.3	16.9	21.5	24.7	26.5
其中：急性胃炎	10.5	8.3	7.4	7.0	10.5	11.3	8.8	11.0	12.6	12.5
肝硬化	0.4	0.4	0.3	0.4	0.5	0.4	0.2	0.4	0.4	0.6
胆囊疾病	2.5	2.8	2.1	1.8	4.5	2.4	1.5	1.3	2.5	5.2
泌尿生殖系病	5.2	4.4	4.5	4.2	4.5	5.5	3.8	3.9	7.2	7.4
妊娠、分娩病及产褥期并发症	0.1	0.2	0.2	0.1	0.1	0.1	0.1	0.1	0.1	0.5
皮肤皮下组织	1.9	1.7	1.5	2.0	1.6	2.0	2.1	2.0	2.3	0.9
肌肉、骨骼结缔组织	14.7	16.3	16.7	18.7	13.6	14.2	12.1	13.7	16.6	12.9
其中：类关节炎	5.1	4.2	3.0	3.9	5.7	5.4	3.1	4.8	6.5	7.9
先天异常	0.2	0.1	0.1	0.1	0.2	0.2	0.1	0.1	0.1	0.4
围产期疾病	0.0					0.0		0.0	0.0	0.0
损伤和中毒	5.7	4.0	3.6	4.8	3.7	6.3	6.5	5.8	6.7	5.6
其他	0.7	0.5	0.6	0.6	0.3	0.8	0.7	0.8	0.7	0.7
不详	1.7	2.0	2.4	0.9	2.4	1.6	0.9	1.7	2.2	1.0

资料来源：2003年国家卫生服务调查。

8-4-3　2008年调查地区居民疾病别两周患病率(‰)

指标名称	合计	城市				农村				
		小计	大	中	小	小计	一类	二类	三类	四类
传染病计	2.1	1.7	1.5	1.9	1.6	2.2	1.8	2.2	2.3	2.6
寄生虫病计	0.1	0.0		0.1		0.1	0.0	0.1	0.0	0.2
恶性肿瘤计	1.4	2.2	3.8	1.2	1.1	1.1	1.2	1.3	1.2	0.4
良性肿瘤计	0.8	1.0	1.5	1.1	0.4	0.7	0.8	0.5	0.8	0.6
内分泌、营养、代谢疾病计	7.4	17.8	31.1	13.8	6.4	3.7	7.1	3.4	2.7	1.3
其中：糖尿病	6.0	15.5	26.4	13.0	5.5	2.6	5.1	2.4	1.8	0.9
血液、造血器官疾病计	1.4	1.0	1.4	0.6	0.9	1.6	1.1	1.8	1.4	2.3
精神病小计	1.3	1.7	2.5	1.4	1.1	1.2	1.7	1.4	0.9	0.6
神经系病计	3.4	3.1	4.0	2.0	2.9	3.5	3.5	2.5	4.5	3.4
眼及附器疾病	1.6	2.0	2.7	1.4	1.6	1.4	1.7	1.2	1.3	1.6
耳和乳突疾病	0.5	0.6	0.6	0.8	0.4	0.5	0.7	0.4	0.6	0.4
循环系统疾病	50.3	91.7	132.7	87.6	49.4	35.6	59.7	29.1	33.0	17.3
其中：心脏病	10.7	20.4	29.3	16.6	13.6	7.2	8.8	6.4	7.6	5.8
高血压	31.4	60.8	90.2	62.2	26.9	20.9	42.0	15.6	17.0	7.9
脑血管病	5.8	7.7	9.5	6.3	6.7	5.2	5.9	5.4	6.1	1.5
呼吸系统疾病	47.8	40.5	45.0	34.2	40.9	50.4	43.8	54.1	55.0	42.6
其中：急上呼感染	38.0	30.8	32.0	27.1	32.6	40.6	35.4	44.8	43.9	32.6
肺　炎	1.1	0.8	0.7	0.5	1.1	1.2	0.5	1.1	1.2	2.2
老慢支	4.1	3.3	4.7	1.7	3.1	4.4	4.2	3.9	5.0	4.4
消化系统疾病	26.4	20.6	21.8	13.8	24.8	28.5	22.3	27.4	31.9	32.6
其中：急性胃炎	13.6	8.6	8.0	5.7	11.6	15.4	10.2	15.7	18.3	16.1
肝硬化	0.6	0.8	0.8	0.5	0.9	0.6	0.6	0.5	0.5	0.8
胆囊疾病	2.8	2.4	2.3	1.7	3.1	3.0	2.6	2.2	2.7	5.7
泌尿生殖系病	6.6	5.7	8.4	3.5	4.5	6.9	5.7	6.3	7.3	9.4
妊娠、分娩及产期并发症	0.1	0.1	0.2	0.1	0.1	0.1	0.1	0.1	0.1	0.1
皮肤皮下组织	3.0	2.7	3.4	1.9	2.5	3.1	2.0	4.1	3.1	2.5
肌肉、骨骼结缔	25.0	21.1	25.1	14.6	22.1	26.4	26.0	21.1	32.2	25.2
其中：类关节炎	7.6	4.8	4.8	3.4	5.9	8.6	6.6	6.7	10.1	12.4
先天异常	0.1	0.2	0.2	0.2		0.1	0.2	0.2	0.1	0.1
围产期疾病	0.0	0.0		0.1		0.0		0.1	0.0	0.1
损伤和中毒	5.6	4.4	5.4	3.4	4.2	6.0	6.5	5.3	6.6	5.4
其他	0.6	0.6	0.7	0.7	0.6	0.6	0.7	0.8	0.7	0.3
不详	3.1	3.5	4.6	2.3	3.2	2.9	2.0	3.5	4.1	0.5

资料来源：2008年国家卫生服务调查。

8-5　1998、2003、2008年调查地区居民两周患疾病严重程度

		合计	城市				农村				
			小计	大	中	小	小计	一类	二类	三类	四类
1998	每千人患病天数	1257	1646	2044	1351	1444	1125	1052	1081	1293	947
	每千人休工天数	308	153	153	132	170	347	267	331	404	375
	每千人休学天数	89	68	81	42	74	95	98	81	104	101
	每千人卧床天数	113	95	117	64	96	119	110	116	115	147
2003	每千人患病天数	1093	1238	1345	1366	1009	1043	941	995	1200	936
	每千人休工天数	194	84	67	70	114	218	194	192	235	265
	每千人休学天数	50	35	35	31	39	54	39	45	68	60
	每千人卧床天数	170	175	163	181	182	169	154	150	184	195
2008	每千人患病天数	1537	1842	2472	1630	1318	1428	1652	1280	1488	1256
	每千人休工天数	90	59	64	62	52	97	108	71	123	76
	每千人休学天数	44	29	17	55	21	48	50	42	56	40
	每千人卧床天数	185	164	168	159	164	193	189	193	216	146

资料来源：1998、2003、2008年国家卫生服务调查。

8-6-1　1993年调查地区居民慢性病患病率(‰)

指标名称	合计	城市				农村				
		小计	大	中	小	小计	一类	二类	三类	四类
慢性病患病率	169.8	285.8	323.0	277.6	258.9	130.7	128.6	118.0	134.5	153.9
男性	152.3	254.4	291.7	244.2	229.9	119.0	114.4	108.7	121.6	143.9
女性	187.6	316.2	352.6	309.6	287.8	142.9	143.4	127.7	147.9	164.2
年龄别慢性病患病率										
0～4岁	19.2	23.5	35.3	19.2	19.7	18.3	12.6	19.0	18.9	21.7
5～14岁	19.2	26.3	30.1	23.5	25.7	17.6	10.9	16.4	21.1	21.5
15～24岁	26.0	35.0	42.9	34.6	29.9	23.9	19.0	21.4	26.1	31.8
25～34岁	66.4	64.0	65.5	71.0	56.1	67.1	53.1	65.4	67.7	90.9
35～44岁	162.0	167.2	146.2	173.3	184.8	159.7	138.3	142.3	173.1	218.4
45～54岁	263.4	358.1	336.6	370.9	365.7	227.2	204.1	216.7	223.3	318.1
55～64岁	430.5	618.7	616.1	632.7	605.9	335.0	305.3	298.2	349.3	437.4
65岁及以上	540.3	789.3	821.6	775.5	757.6	398.2	399.5	366.4	398.9	470.9
疾病别慢性病患病率										
传染病计	5.3	5.2	3.2	6.1	6.1	5.4	3.3	5.1	5.4	9.5
寄生虫病计	0.4	0.3	0.3	0.1	0.5	0.5	0.5	0.9	0.2	0.1
恶性肿瘤计	1.0	2.1	3.2	1.6	1.6	0.7	1.0	0.7	0.5	0.2
良性肿瘤计	0.9	1.9	2.5	2.0	1.2	0.5	0.6	0.4	0.7	0.4
内分泌、营养和代谢疾病计	3.1	8.7	12.2	9.3	4.7	1.3	1.6	1.3	1.3	0.5
其中：糖尿病	1.9	6.4	9.2	7.1	3.2	0.4	0.7	0.3	0.3	0.2
血液、造血器官疾病计	3.1	3.4	3.5	3.4	3.3	3.0	2.6	3.6	2.8	2.5
精神病小计	1.8	2.1	2.5	1.4	2.3	1.7	2.0	1.7	1.7	1.2
神经系病计	5.5	6.4	6.0	7.1	6.0	5.3	6.9	5.2	5.2	2.7
眼及附器疾病	3.4	6.7	8.9	6.5	4.8	2.3	2.4	2.3	2.2	2.6
耳和乳突疾病	1.0	107.0	1.7	2.1	1.4	0.7	0.6	0.9	0.6	0.7
循环系统疾病	31.4	78.6	99.0	84.1	53.7	15.5	19.2	13.1	14.7	16.5
其中：心脏病	13.1	33.8	42.0	37.5	22.6	6.1	7.0	4.8	5.7	8.4
高血压	11.9	29.8	40.1	31.7	18.3	5.9	7.6	5.5	4.9	6.2
脑血管病	4.0	9.8	10.1	10.3	8.9	2.0	2.7	1.8	2.2	0.9
呼吸系统疾病	22.7	31.3	42.0	26.6	25.9	19.8	19.9	19.0	19.7	21.6
其中:老慢支	13.8	15.9	19.4	13.3	15.2	13.0	12.8	11.8	14.0	14.1
消化系统疾病	36.5	49.0	54.2	56.1	37.0	32.3	36.2	29.2	31.1	36.0
其中：急性胃炎	16.2	16.1	15.6	16.2	16.5	16.2	12.9	16.6	17.6	17.6
肝硬化	2.1	2.7	2.6	2.2	3.2	1.9	1.8	0.9	2.6	2.3
胆囊疾病	5.6	12.8	14.4	17.9	6.1	3.2	4.8	2.3	2.7	3.6
泌尿生殖系病	8.3	12.9	13.3	16.0	9.5	6.8	5.6	6.6	7.4	7.8
皮肤皮下组织	2.7	3.4	4.1	3.8	2.2	2.4	2.3	2.4	2.8	1.8
肌肉、骨骼结缔组织	25.5	38.4	40.6	43.4	31.3	21.2	17.4	18.3	23.8	27.8
其中：类关节炎	13.5	14.6	10.8	21.7	11.1	13.1	7.3	11.4	15.5	21.4
先天异常	0.3	0.7	1.0	0.7	0.3	0.2	0.1	0.3	0.1	0.3
损伤和中毒	1.3	2.0	3.1	1.6	1.4	1.1	1.1	1.1	1.0	1.0
其他	0.1	0.0		0.1	0.1	0.1		0.1	0.1	
不详	14.7	30.4	20.5	5.1	65.0	9.4	4.6	5.3	12.4	19.6

资料来源：1993年国家卫生服务调查。

8-6-2 1998年调查地区居民慢性病患病率(‰)

指标名称	合计	城市				农村				
		小计	大	中	小	小计	一类	二类	三类	四类
慢性病患病率										
按人数计算	128.2	200.9	236.6	199.0	161.7	103.6	109.4	95.1	113.7	89.4
按例数计算	157.5	273.3	327.7	277.8	207.3	118.4	128.6	106.2	130.3	100.4
分性别慢性病患病率										
男性	141.6	251.1	305.9	257.0	185.7	106.3	116.3	98.5	116.5	84.0
女性	173.9	294.9	348.3	298.2	228.9	131.1	141.4	114.3	145.0	117.6
年龄别慢性病患病率										
0～4岁	13.4	8.0	0.0	17.0	7.2	14.4	13.5	17.8	15.4	8.8
5～14岁	18.6	22.1	27.4	19.7	19.1	17.9	18.1	18.7	18.2	15.5
15～24岁	25.8	25.6	23.2	33.2	22.6	25.9	25.8	24.1	27.5	25.9
25～34岁	72.5	69.0	62.7	75.7	69.4	73.5	71.9	72.5	77.1	69.8
35～44岁	142.2	174.9	185.5	161.3	173.1	128.2	119.5	112.2	139.8	152.7
45～54岁	232.0	327.3	339.4	358.7	284.4	195.2	180.3	187.0	218.0	183.5
55～64岁	386.5	573.4	647.8	607.2	445.4	296.4	311.0	251.8	345.8	239.0
65岁及以上	517.9	793.1	893.0	768.2	637.2	355.1	381.6	323.6	390.3	288.5
疾病别慢性病患病率										
传染病计	4.8	5.8	4.6	4.2	8.6	4.5	3.4	4.8	3.8	7.3
寄生虫病计	0.5	0.3	0.1	1.1	0.0	0.6	0.2	1.6	0.1	0.3
恶性肿瘤计	1.2	2.3	3.3	2.4	1.0	0.8	1.1	0.8	0.8	0.1
良性肿瘤计	0.9	1.9	2.3	2.5	1.0	0.6	0.8	0.5	0.8	0.2
内分泌、营养和代谢疾病计	4.7	13.1	18.1	14.3	6.4	1.8	3.0	1.6	1.8	0.6
其中：糖尿病	3.2	9.8	13.2	10.6	5.3	0.9	1.7	0.8	0.7	0.3
血液、造血器官疾病	2.9	3.3	3.3	3.6	3.0	2.7	2.7	3.1	2.8	1.7
精神病小计	1.9	2.4	2.7	2.6	1.8	1.8	2.2	1.7	1.8	1.4
神经系病计	5.0	5.8	5.7	5.8	5.8	4.8	5.6	4.4	5.5	2.7
眼及附器疾病	4.3	9.4	13.2	9.7	4.9	2.5	2.6	2.2	2.8	2.5
耳和乳突疾病	0.9	1.5	1.5	1.7	1.4	0.7	0.9	0.7	0.7	0.5
循环系统疾病	38.8	93.6	122.9	92.9	60.7	20.3	26.7	18.3	20.4	14.5
其中：心脏病	14.2	34.5	45.3	33.5	23.1	7.4	8.7	6.4	6.9	8.5
高血压	15.8	39.3	52.9	42.8	20.7	7.9	11.4	7.5	7.5	4.4
脑血管病	5.9	13.1	15.1	10.9	12.8	3.4	5.0	2.9	3.8	1.1
呼吸系统疾病	19.8	30.7	39.0	26.9	24.5	16.1	16.8	13.6	20.1	11.3
其中:老慢支	12.9	18.7	22.0	16.1	17.3	10.9	11.4	9.2	13.6	7.9
消化系统疾病	32.5	46.4	48.8	47.4	42.7	27.9	30.7	24.0	29.7	27.4
其中：急性胃炎	14.3	16.2	14.5	17.5	17.1	13.6	14.1	11.6	16.1	11.5
肝硬化	1.7	2.7	2.3	2.1	3.8	1.4	1.5	1.0	1.5	1.7
胆囊疾病	6.4	12.8	16.2	11.6	10.0	4.2	4.4	3.1	3.8	7.3
泌尿生殖系病	8.3	11.8	13.7	10.8	10.4	7.2	6.4	6.6	7.5	8.9
妊娠、分娩病及产褥期并发症	0.1	0.2	0.1	0.2	0.2	0.1	0.2	0.1	0.2	0.1
皮肤皮下组织	2.5	3.6	3.8	4.9	2.1	2.1	2.1	1.9	2.8	1.2
肌肉、骨骼结缔组织	23.4	35.2	37.5	39.9	28.6	19.4	19.4	16.2	23.8	16.3
其中：类关节炎	11.5	12.8	13.0	11.0	14.1	11.1	8.4	9.3	13.2	14.1
先天异常	0.6	0.6	0.5	0.7	0.7	0.6	0.4	0.5	0.5	1.1
围产期疾病	0.1	0.1	0.0	0.2	0.1	0.1	0.0	0.0	0.1	0.0
损伤和中毒	2.9	3.2	3.6	3.6	2.6	2.7	2.5	2.5	3.5	1.9
其他	0.4	0.5	0.9	0.3	0.3	0.4	0.3	0.5	0.3	0.5

资料来源：1998年国家卫生服务调查。

8-6-3 2003年调查地区居民慢性病患病率(‰)

指标名称	合计	城市				农村				
		小计	大	中	小	小计	一类	二类	三类	四类
慢性病患病率										
按人数计算	123.3	177.3	207.7	161.8	156.4	104.7	109.7	100.4	107.7	99.0
按例数计算	151.1	239.6	293.0	220.1	196.2	120.5	127.6	113.6	126.1	111.1
分性别慢性病患病率										
男性	133.5	215.4	261.8	200.2	176.5	106.4	112.0	103.2	109.9	96.5
女性	169.0	262.7	322.7	238.8	215.3	135.3	143.5	124.4	143.1	126.6
年龄别慢性病患病率										
0～4岁	6.3	5.3	8.6	3.7	4.3	6.5	9.4	3.8	7.2	6.3
5～14岁	9.6	8.7	6.4	8.0	10.8	9.7	10.2	9.8	10.0	8.6
15～24岁	18.0	14.5	10.4	14.8	18.4	18.9	18.0	17.4	19.6	21.2
25～34岁	58.3	48.9	33.7	35.3	74.6	61.6	41.9	55.4	63.3	94.6
35～44岁	117.1	118.6	104.6	88.6	159.0	116.5	90.5	109.2	127.0	156.5
45～54岁	219.5	261.7	248.6	262.7	277.7	203.1	187.0	192.0	219.9	218.8
55～64岁	362.1	497.1	550.3	497.5	428.7	302.6	283.1	308.0	311.2	305.8
65岁及以上	538.8	777.1	874.9	733.9	626.5	391.7	428.7	367.2	386.4	373.2
疾病别慢性病患病率										
传染病计	2.7	2.4	2.0	1.6	3.5	2.8	1.7	2.6	3.0	4.3
寄生虫病计	0.1	0.2	0.2	0.3	0.1	0.1	0.0	0.2	0.1	0.2
恶性肿瘤计	1.3	2.5	4.1	1.6	1.3	0.8	1.4	1.0	0.6	0.4
良性肿瘤计	0.8	1.1	1.6	0.9	0.8	0.6	0.5	0.7	0.7	0.6
内分泌、营养和代谢疾病计	7.5	20.3	28.4	21.4	10.3	3.1	5.1	2.5	2.9	1.6
其中：糖尿病	5.6	16.3	22.5	17.6	8.3	1.9	3.4	1.5	1.7	1.0
血液、造血器官疾病	1.9	1.6	1.5	0.8	2.3	2.0	1.4	2.8	1.5	2.1
精神病小计	1.9	2.4	3.1	1.6	2.3	1.8	2.3	1.7	1.8	1.0
神经系病计	3.9	4.6	4.7	3.9	5.0	3.7	3.5	3.5	4.6	2.6
眼及附器疾病	2.8	4.6	6.9	3.8	2.7	2.1	2.1	2.1	2.1	2.4
耳和乳突疾病	0.6	0.9	1.1	0.8	0.8	0.5	0.5	0.5	0.4	0.5
循环系统疾病	50.0	105.8	139.0	104.7	69.2	30.8	40.9	28.3	30.1	21.8
其中：心脏病	14.3	32.8	43.9	29.6	23.1	7.9	9.4	6.6	8.1	8.0
高血压	26.2	54.7	74.5	57.0	30.3	16.4	24.5	15.5	13.8	11.8
脑血管病	6.6	13.0	14.0	13.1	11.8	4.4	4.6	4.6	5.6	1.2
呼吸系统疾病	15.5	19.1	23.4	15.3	17.5	14.2	14.8	13.1	15.5	12.5
其中:老慢支	7.5	8.2	12.0	4.8	7.0	7.3	8.3	6.1	8.4	5.5
消化系统疾病	25.5	28.2	27.6	21.2	34.8	24.6	22.7	21.8	26.2	29.2
其中：急性胃炎	10.3	9.8	8.4	7.4	13.3	10.5	9.1	9.2	12.6	10.4
肝硬化	1.2	1.4	1.2	1.3	1.8	1.1	1.4	0.9	0.6	1.9
胆囊疾病	5.7	8.5	8.4	6.6	10.1	4.7	4.1	2.9	4.6	9.7
泌尿生殖系病	8.4	10.1	11.5	8.7	9.8	7.8	6.3	6.8	8.7	10.4
妊娠、分娩病及产褥期并发症	0.1	0.1	0.2		0.1	0.1	0.1	0.1	0.1	0.3
皮肤皮下组织	1.3	1.8	2.0	1.5	1.7	1.2	1.2	1.4	1.2	0.4
肌肉、骨骼结缔组织	23.1	29.8	30.9	28.3	29.8	20.8	19.1	21.3	22.9	17.4
其中：类关节炎	8.6	8.4	7.3	6.2	11.6	8.7	5.3	8.5	10.1	11.3
先天异常	0.4	0.4	0.6	0.1	0.5	0.5	0.4	0.4	0.6	0.4
围产期疾病	0.0	0.0			0.1	0.0			0.0	0.0
损伤和中毒	2.1	2.4	2.7	2.4	2.0	2.0	2.4	1.9	2.3	0.9
其他	0.3	0.2	0.3	0.3	0.1	0.3	0.3	0.5	0.1	0.2

资料来源：2003年国家卫生服务调查。

8-6-4 2008年调查地区居民慢性病患病率(‰)

指标名称	合计	城市				农村				
		小计	大	中	小	小计	一类	二类	三类	四类
慢性病患病率										
按人数计算	157.4	205.3	246.7	194.9	167.8	140.4	167.8	129.8	147.0	105.1
按例数计算	199.9	282.8	361.8	258.6	215.0	170.5	211.2	155.3	179.0	119.6
分性别慢性病患病率										
男性	177.3	266.2	338.0	248.3	202.1	147.0	186.4	137.9	151.7	95.5
女性	222.5	298.6	384.0	268.9	227.2	194.4	235.8	173.3	206.6	144.7
年龄别慢性病患病率										
0～4岁	6.4	7.9	4.7	3.6	13.4	6.1	3.4	6.5	6.7	7.2
5～14岁	8.7	7.0	7.8	8.1	5.7	9.0	8.7	7.9	10.8	7.9
15～24岁	20.2	15.1	18.7	9.1	15.5	21.7	17.9	21.3	23.3	23.6
25～34岁	51.3	35.6	33.4	25.2	47.8	57.5	55.7	52.0	59.7	64.8
35～44岁	121.7	105.0	113.8	88.4	110.9	127.3	118.9	116.8	139.0	137.8
45～54岁	259.5	272.7	282.7	263.6	266.8	254.0	264.3	234.4	269.2	240.7
55～64岁	419.9	522.5	582.9	491.1	476.5	379.7	437.9	337.3	389.1	335.2
65岁及以上	645.4	851.8	975.8	813.4	659.5	523.9	632.8	486.2	507.6	386.9
疾病别慢性病患病率										
传染病计	2.7	1.7	1.4	0.9	2.7	3.1	2.2	3.1	3.4	4.0
寄生虫病计	0.1	0.1	0.1	0.2		0.1	0.1	0.1	0.0	0.2
恶性肿瘤计	2.0	3.3	5.3	2.6	1.7	1.5	1.9	1.7	1.7	0.4
良性肿瘤计	1.2	1.8	2.2	1.5	1.5	1.0	1.2	0.8	1.2	0.8
内分泌、营养、代谢及免疫疾病计	12.9	31.4	47.4	30.5	14.3	6.3	10.3	6.7	5.3	1.7
其中：糖尿病	10.7	27.5	40.4	28.2	12.4	4.8	8.2	4.9	3.8	1.4
血液、造血器官疾病计	2.0	1.6	2.1	1.3	1.3	2.2	1.8	2.0	2.3	2.8
精神病小计	2.1	2.3	3.3	2.0	1.5	2.0	2.8	2.2	1.9	0.9
神经系病计	4.2	4.0	4.7	3.7	3.5	4.2	4.7	3.3	5.5	2.7
眼及附器疾病	2.7	4.0	4.9	3.8	3.3	2.2	2.3	2.0	2.5	1.8
耳和乳突疾病	0.5	0.5	0.5	0.4	0.6	0.5	0.5	0.4	0.6	0.3
循环系统疾病	85.5	153.3	195.9	154.9	104.5	61.5	96.5	55.8	57.4	27.7
其中：心脏病	17.6	34.4	44.3	32.6	24.9	11.7	16.6	10.5	11.1	7.5
高血压	54.9	100.8	132.0	106.9	61.0	38.5	65.2	34.4	34.1	15.7
脑血管病	9.7	13.6	14.1	12.4	14.1	8.3	10.1	8.5	9.6	2.1
呼吸系统疾病	14.7	15.7	20.5	11.6	13.8	14.3	13.3	14.4	16.1	11.9
其中：老慢支	6.9	6.6	8.6	4.4	6.2	7.1	6.9	6.6	8.0	6.1
消化系统疾病	24.5	21.9	24.6	15.8	23.9	25.5	26.5	23.0	27.4	24.8
其中：急性胃炎	10.7	7.9	7.2	5.4	10.7	11.7	10.9	11.5	13.2	10.2
肝硬化	1.2	1.5	1.5	1.4	1.7	1.0	1.1	1.0	1.0	1.2
胆囊疾病	5.1	5.0	5.6	4.1	5.0	5.2	5.7	3.8	5.2	7.3
泌尿生殖系病	9.3	9.4	12.0	6.6	8.9	9.3	8.3	8.3	10.1	11.1
妊娠、分娩病及产褥期并发症	0.0	0.0	0.1		0.1	0.0	0.0	0.1	0.0	0.1
皮肤皮下组织	1.3	1.3	1.5	1.4	1.1	1.3	1.1	1.2	1.7	0.8
肌肉、骨骼结缔	31.0	27.4	31.6	19.6	29.3	32.3	34.4	27.3	38.5	25.4
其中：类关节炎	10.2	7.2	6.3	6.0	9.1	11.3	9.7	9.4	13.0	13.6
先天异常	0.4	0.5	0.5	0.3	0.6	0.4	0.4	0.3	0.5	0.3
围产期疾病	0.0					0.1		0.1	0.0	0.3
损伤和中毒	1.4	1.4	1.9	0.8	1.3	1.4	1.7	1.3	1.5	1.0
其他	0.3	0.2	0.1	0.4	0.1	0.3	0.3	0.5	0.2	0.1

资料来源：2008年国家卫生服务调查。

8-7-1　城市7岁以下儿童身体发育情况

年龄	男				女			
	体重(公斤)		身高(厘米)		体重(公斤)		身高(厘米)	
	平均值	标准差	平均值	标准差	平均值	标准差	平均值	标准差
0～3天	3.33	0.39	50.4	1.7	3.24	0.39	49.7	1.7
1月	5.11	0.65	56.8	2.4	4.73	0.58	55.6	2.2
2月	6.27	0.73	60.5	2.3	5.75	0.68	59.1	2.3
3月	7.17	0.78	63.3	2.2	6.56	0.73	62.0	2.1
4月	7.76	0.86	65.7	2.3	7.16	0.78	64.2	2.2
5月	8.32	0.95	67.8	2.4	7.65	0.84	66.1	2.3
6月	8.75	1.03	69.8	2.6	8.13	0.93	68.1	2.4
8月	9.35	1.04	72.6	2.6	8.74	0.99	71.1	2.6
10月	9.92	1.09	75.5	2.6	9.28	1.01	73.8	2.7
12月	10.49	1.15	78.3	2.9	9.80	1.05	76.8	2.8
15月	11.04	1.23	81.4	3.1	10.43	1.14	80.2	3.0
18月	11.65	1.31	84.0	3.2	11.01	1.18	82.9	3.1
21月	12.39	1.39	87.3	3.4	11.77	1.30	86.0	3.3
2岁	13.19	1.48	91.2	3.8	12.60	1.48	89.9	3.8
2.5岁	14.28	1.64	95.4	3.9	13.73	1.63	94.3	3.8
3岁	15.31	1.75	98.9	3.8	14.80	1.69	97.6	3.8
3.5岁	16.33	1.97	102.4	4.0	15.83	1.86	101.3	3.8
4岁	17.37	2.03	106.0	4.1	16.84	2.02	104.9	4.1
4.5岁	18.55	2.27	109.5	4.4	18.01	2.22	108.7	4.3
5岁	19.90	2.61	113.1	4.4	18.93	2.45	111.7	4.4
5.5岁	21.16	2.82	116.4	4.5	20.27	2.73	115.4	4.5
6～7岁	22.51	3.21	120.0	4.8	21.55	2.94	118.9	4.6

资料来源：《2005年中国九个城市七岁以下儿童体格发育调查研究资料》。

8-7-2　农村7岁以下儿童身体发育情况

年龄	男				女			
	体重(公斤)		身高(厘米)		体重(公斤)		身高(厘米)	
	平均值	标准差	平均值	标准差	平均值	标准差	平均值	标准差
0～3天	3.32	0.40	50.4	1.7	3.19	0.39	49.8	1.7
1月	5.12	0.73	56.6	2.5	4.79	0.61	55.6	2.2
2月	6.29	0.75	60.5	2.4	5.75	0.72	59.0	2.4
3月	7.08	0.82	63.0	2.3	6.51	0.76	61.7	2.2
4月	7.63	0.89	65.0	2.2	7.08	0.83	63.6	2.3
5月	8.15	0.93	67.0	2.2	7.54	0.91	65.5	2.4
6月	8.57	1.01	69.2	2.5	7.98	0.94	67.6	2.5
8月	9.18	1.07	72.1	2.6	8.54	1.05	70.5	2.7
10月	9.65	1.10	74.7	2.8	9.00	1.04	73.2	2.7
12月	10.11	1.15	77.5	2.8	9.44	1.12	75.8	2.8
15月	10.59	1.20	80.2	3.1	9.97	1.13	78.9	3.1
18月	11.21	1.25	82.8	3.2	10.63	1.20	81.7	3.3
21月	11.82	1.36	85.8	3.4	11.21	1.27	84.4	3.3
2岁	12.65	1.43	89.5	3.8	12.04	1.38	88.2	3.7
2.5岁	13.81	1.60	93.7	3.8	13.18	1.52	92.4	3.7
3岁	14.65	1.65	97.2	3.9	14.22	1.66	96.2	3.9
3.5岁	15.51	1.77	100.5	4.0	15.09	1.82	99.5	4.2
4岁	16.49	1.95	103.9	4.4	15.99	1.89	103.1	4.1
4.5岁	17.47	2.18	107.4	4.3	16.84	2.07	106.2	4.5
5岁	18.46	2.32	110.7	4.5	17.85	2.35	109.7	4.6
5.5岁	19.58	2.72	113.6	4.7	18.83	2.49	112.7	4.7
6～7岁	20.79	2.89	117.4	5.0	20.11	2.87	116.5	5.0

资料来源：《2005年中国九个城市七岁以下儿童体格发育调查研究资料》。

8-7-3　城乡青少年身体发育情况

年龄(岁)	男性				女性			
	平均体重(千克)		平均身高(厘米)		平均体重(千克)		平均身高(厘米)	
	1992	2002	1992	2002	1992	2002	1992	2002
城市								
7	23.1	24.8	120.8	124.0	22.0	23.2	118.7	122.6
8	26.0	27.2	125.7	129.0	24.9	26.0	124.9	128.3
9	29.3	30.4	130.7	134.4	28.3	28.6	130.7	133.5
10	31.5	33.8	136.5	139.6	31.0	32.8	135.7	139.9
11	34.8	37.4	141.3	144.9	34.2	36.7	141.9	145.8
12	38.0	40.5	146.1	149.5	40.5	40.5	147.9	150.5
13	44.1	44.9	154.3	156.6	43.2	44.5	152.0	154.5
14	49.3	49.4	158.7	162.0	46.4	47.2	154.9	157.2
15	52.8	55.2	164.1	167.6	48.3	50.8	156.5	158.3
16	54.8	57.2	166.6	168.4	49.8	52.2	156.7	158.8
17	56.1	58.7	167.6	170.2	50.1	51.9	157.2	158.6
18	57.1	60.9	168.2	170.8	50.0	51.9	157.6	158.8
19	57.7	61.2	168.7	170.4	51.3	51.8	157.6	159.6
农村								
7	21.1	21.7	116.1	119.6	20.2	20.6	114.7	118.2
8	23.1	23.9	121.3	124.6	22.3	22.9	120.1	123.8
9	25.3	26.1	126.0	129.1	24.6	25.4	125.5	128.8
10	27.6	28.6	130.9	134.2	27.1	28.2	130.3	134.3
11	30.1	31.9	135.1	139.2	30.0	31.8	135.5	140.0
12	33.2	35.4	140.4	144.5	34.1	35.8	141.3	145.4
13	38.7	39.3	147.6	149.9	39.1	40.5	146.7	150.1
14	42.4	45.1	152.9	157.2	43.2	44.1	150.6	153.2
15	47.5	48.6	158.1	161.4	45.2	46.7	151.9	154.8
16	51.3	53.0	161.4	165.2	48.6	49.2	154.4	156.0
17	52.9	54.9	163.4	166.3	49.3	51.2	154.5	157.0
18	54.7	56.8	163.8	167.2	50.8	51.7	154.9	157.5
19	56.2	58.8	165.0	168.3	51.4	52.3	155.1	157.0

资料来源：1992、2002年全国营养抽样调查。

8-8-1 城乡居民每人每日营养素摄入量

营养素名称	合计			城市			农村		
	1982	1992	2002	1982	1992	2002	1982	1992	2002
能量(卡)	2491.3	2328.3	2250.5	2450.0	2394.6	2134.0	2509.0	2294.0	2295.5
蛋白质(克)	66.7	68.0	65.9	66.8	75.1	69.0	66.6	64.3	64.6
脂肪(克)	48.1	58.3	76.2	68.3	77.7	85.5	39.6	48.3	72.7
碳水化合物			321.2			268.3			341.6
糖(克)	443.4	378.4		101.0	340.5		489.7	397.9	
膳食纤维(克)	8.1	13.3	12.0	6.8	11.6	11.1	8.7	14.1	12.4
视黄醇(微克)	53.8	156.5	151.1	103.9	277.0	223.6	32.7	94.2	123.1
视黄醇当量(微克)	119.5	476.0	469.2	147.3	605.5	547.2	107.8	409.0	439.1
硫胺素(毫克)	2.5	1.2	1.0	2.1	1.1	1.0	2.6	1.2	1.0
核黄素(毫克)	0.9	0.8	0.8	0.8	0.9	0.9	0.9	0.7	0.7
维生素E(毫克)			35.6			37.3			35.0
钾(毫克)			1700.1			1722.4			1691.5
钠(毫克)			6268.2			6007.7			6368.8
钙(毫克)	694.5	405.4	388.8	563.0	457.9	438.6	750.0	378.2	369.6
铁(毫克)	37.3	23.4	23.2	34.2	25.5	23.7	38.6	22.4	23.1
锌(毫克)			11.3			11.5			11.2
铜(毫克)			2.2			2.3			2.2
硒(毫克)			39.9			46.5			37.4
磷(毫克)	1623.2	1057.8	978.8	1574.0	1077.4	973.2	1644.0	1047.6	981.0

资料来源：1982、1992、2002年全国营养调查。

8-8-2 城乡居民膳食结构(%)

食物分类	合计		城市		农村	
	1992	2002	1992	2002	1992	2002
能量的食物来源						
谷类	66.8	57.9	57.4	48.5	71.7	61.5
豆类	1.8	2.6	2.1	2.7	1.7	2.6
薯类	3.1	2.0	1.7	1.4	3.9	2.2
动物性食物	9.3	12.6	15.2	17.6	6.2	10.7
纯热能食物	11.6	17.3	14.3	19.3	10.2	16.5
其他	7.4	7.6	9.4	10.5	6.4	6.5
能量的营养素来源						
蛋白质	11.8	11.8	12.7	13.1	11.3	11.3
脂肪	22.0	29.6	28.4	35.0	18.6	27.5
蛋白质的食物来源						
谷类	61.6	52.0	48.8	40.7	68.3	56.5
豆类	5.1	7.5	5.8	7.3	4.8	7.6
动物性食物	18.9	25.1	31.5	35.8	12.4	21.0
其他	14.4	15.3	14.0	16.3	14.6	15.0
脂肪的食物来源						
动物性食物	37.2	39.2	38.7	36.2	36.3	40.4
植物性食物	62.8	60.8	61.3	63.8	63.7	59.6

资料来源：1992、2002年全国营养调查。

8-8-3 城乡居民每人每日食物摄入量(克)

食物分类	合计			城市			农村		
	1982	1992	2002	1982	1992	2002	1982	1992	2002
米及其制品	217.0	226.7	238.3	217.0	223.1	217.8	217.0	255.8	246.2
面及其制品	189.2	178.7	140.2	218.0	165.3	131.9	177.0	189.1	143.5
其他谷类	103.5	34.5	23.6	24.0	17.0	16.3	137.0	40.9	26.4
薯类	179.9	86.6	49.1	66.0	46.0	31.9	228.0	108.0	55.7
干豆类	8.9	3.3	4.2	6.1	2.3	2.6	10.1	4.0	4.8
豆制品	4.5	7.9	11.8	8.2	11.0	12.9	2.9	6.2	11.4
深色蔬菜	79.3	102.0	90.8	68.0	98.1	88.1	84.0	107.1	91.8
浅色蔬菜	236.8	208.3	185.4	234.0	221.2	163.8	238.0	199.6	193.8
腌菜	14.0	9.7	10.2	12.1	8.0	8.4	14.8	10.8	10.9
水果	37.4	49.2	45.0	68.3	80.1	69.4	24.4	32.0	35.6
坚果	2.2	3.1	3.8	3.5	3.4	5.4	1.7	.3.0	3.2
奶及其制品	8.1	14.9	26.5	9.9	36.1	65.8	7.3	3.8	11.4
蛋及其制品	7.3	16.0	23.7	15.5	29.4	33.2	3.8	8.8	20.0
畜禽类	34.2	58.9	78.6	62.0	100.5	104.5	22.5	37.6	68.7
鱼虾类	11.1	27.5	29.6	21.6	44.2	44.9	6.6	19.2	23.7
植物油	12.9	22.4	32.9	21.2	32.4	40.2	9.3	17.1	30.1
动物油	5.3	7.1	8.7	4.6	4.5	3.8	5.6	8.5	10.6
糕点类			9.2			17.2			6.2
淀粉及糖	5.4	4.7	4.4	10.7	7.7	5.2	3.1	3.0	4.1
食盐	12.7	13.9	12.0	11.4	13.3	10.9	13.2	13.9	12.4
酱油	14.2	12.6	8.9	32.5	15.9	10.6	6.5	10.6	8.2
酒类	3.2	2.2		4.4	2.9		3.6	1.8	
其他	9.2	11.5		11.0	20.6		9.8	6.6	

资料来源：1982、1992、2002年全国营养调查。

九、疾病控制与公共卫生

简要说明

一、本篇主要介绍全国及31个省、自治区、直辖市疾病控制与公共卫生情况，包括：法定报告传染病发病及死亡率，儿童疫苗接种率，高血压病发病率，血吸虫病、寄生虫病和地方病防治情况，农村改水和改厕进展，居民吸烟及戒烟情况等。

二、传染病发病率、死亡率、病死率数据来源于法定报告传染病统计年报资料；血吸虫病、寄生虫和地方病防治情况来源于寄生虫和地方病统计年报资料；1岁儿童国家免疫规划接种率来源于国家免疫规划年度统计报告，农村改水和改厕情况来源于爱卫会农村改水、改厕统计年报资料。高血压病发病率来源于1979/1980、1991年《全国高血压抽样调查》；居民吸烟及戒烟情况数据来源于1996年《全国居民吸烟调查报告》。

三、随着新的传染性疾病的出现和流行，甲、乙类法定报告传染病病种有所调整。1989年及以前法定报告传染病包括鼠疫、副霍乱、白喉、流脑、百日咳、猩红热、麻疹、流感、痢疾、伤寒和副伤寒、病毒性肝炎、脊髓灰质炎、乙脑、疟疾、黑热病、森林脑炎、恙虫病、出血热和钩端螺旋体病19种。根据1989年颁布的《中华人民共和国传染病防治法》，1990～1995年甲、乙类法定报告传染病包括鼠疫、霍乱、病毒性肝炎、痢疾、伤寒和副伤寒、艾滋病、淋病、梅毒、脊髓灰质炎、麻疹、百日咳、白喉、流脑、猩红热、流行性出血热、狂犬病、钩端螺旋体病、布鲁氏菌病、炭疽、流行性和地方性斑疹伤寒、流行性乙型脑炎、黑热病、疟疾、登革热25种。1996年乙类传染病增加新生儿破伤风和肺结核；2002年增加HIV感染者；2003年增加传染性非典型肺炎；2005年增加血吸虫病和人禽流感。

四、建国初期及20世纪60年代末至70年代初期，各地疫情报告系统不够健全，传染病发病和死亡漏报情况比较严重。

五、本篇“农村总户数”仅用于计算农村卫生厕所普及率。

主要指标解释

甲乙类法定报告传染病发病率　是指某年某地区每10万人口中甲、乙类法定报告传染病发病数。即法定报告传染病发病率 = 甲、乙类法定报告传染病发病数/人口数 ×100000。

甲乙类法定报告传染病死亡率　是指某年某地区每10万人口中甲、乙类法定报告传染病死亡数。即法定报告传染病死亡率 = 甲、乙类法定报告传染病死亡数/人口数 ×100000。

甲乙类法定报告传染病病死率　是指某年某地区甲、乙类法定报告传染病死亡数与发病数之比。即法定报告传染病病死率 = 甲、乙类法定报告传染病死亡数/发病数 ×100%。

1岁儿童免疫接种率　是指按照儿童免疫程序进行合格接种的人数占全部应接种人数的百分比。

大骨节病临床Ⅰ°以上病人数　是指年底实有Ⅰ°以上病人总数及病人总数中12岁以下病人数。

碘缺乏病消除县数　是指通过国家评估组评估达到消除标准的县数。

地方性砷中毒（水型）轻病区　水砷含量大于0.05小于等于0.2mg/L，患病率 <10%的病区村。

地方性砷中毒（水型）中病区　水砷含量大于0.2小于等于0.5mg/L，患病率在10%～30%的病区村。

地方性砷中毒（水型）重病区　水砷含量大于0.5mg/L以上，患病率 >30%的病区村。

农村自来水普及率 是指农村饮用自来水人口数占当地农村人口总数的百分比。

卫生厕所普及率 是指符合农村户厕卫生标准的累计卫生厕所数占农村总户数的百分比。

无害化卫生厕所普及率 是指符合农村户厕卫生标准中无害化卫生厕所的要求建设的累计卫生厕所户数占农村总户数的百分比。即（三格化粪池式＋双瓮漏斗式＋三联沼气池式＋粪尿分集式＋完整下水道水冲式＋双坑交替式）卫生厕所户数之和/农村总户数×100%。

9-1-1 2008年甲乙类法定报告传染病发病数及死亡数排序

顺位	发病		死亡	
	疾病名称	人数	疾病名称	人数
1	病毒性肝炎	1407664	艾滋病	5389
2	肺结核	1169540	肺结核	2802
3	细菌性和阿米巴性痢疾	312522	狂犬病	2373
4	梅毒	257474	病毒性肝炎	1049
5	麻疹	131441	新生儿破伤风	191
6	淋病	130818	流行性乙型脑炎	142
7	猩红热	27782	流行性脑脊髓膜炎	110
8	布鲁氏菌病	27767	流行性出血热	103
9	疟疾	26358	麻疹	102
10	伤寒副伤寒	15641	梅毒	60
11	艾滋病	10059	细菌性和阿米巴性痢疾	56
12	流行性出血热	9039	疟疾	22
13	流行性乙型脑炎	2975	钩端螺旋体病	18
14	血吸虫病	2948	伤寒副伤寒	7
15	狂犬病	2466	人禽流感	4
16	百日咳	2387	鼠疫	2
17	新生儿破伤风	1786	淋病	1
18	流行性脑脊髓膜炎	922	百日咳	1
19	钩端螺旋体病	862	炭疽	1
20	炭疽	336	霍乱	
21	登革热	202	猩红热	
22	霍乱	168	布鲁氏菌病	
23	人禽流感	4	登革热	
24	鼠疫	2	血吸虫病	
25	传染性非典型肺炎		传染性非典型肺炎	
26	脊灰		脊灰	
27	白喉		白喉	

9-1-2　2008年甲乙类法定报告传染病发病率、死亡率及病死率排序

顺位	发病		死亡		病死	
	疾病名称	发病率(1/10万)	疾病名称	死亡率(1/10万)	疾病名称	病死率(%)
1	病毒性肝炎	106.54	新生儿破伤风	0.01	鼠疫	100.00
2	肺结核	88.52	艾滋病	0.41	人禽流感	100.00
3	细菌性和阿米巴性痢疾	23.65	肺结核	0.21	狂犬病	96.23
4	梅毒	19.49	狂犬病	0.18	艾滋病	53.57
5	新生儿破伤风	0.10	病毒性肝炎	0.08	流行性脑脊髓膜炎	11.93
6	麻疹	9.95	流行性乙型脑炎	0.01	新生儿破伤风	10.69
7	淋病	9.90	流行性脑脊髓膜炎	0.01	流行性乙型脑炎	4.77
8	猩红热	2.10	流行性出血热	0.01	钩端螺旋体病	2.09
9	布鲁氏菌病	2.10	麻疹	0.01	流行性出血热	1.14
10	疟疾	1.99	梅毒	0.00	炭疽	0.30
11	伤寒副伤寒	1.18	细菌性和阿米巴性痢疾	0.00	肺结核	0.24
12	艾滋病	0.76	疟疾	0.00	疟疾	0.08
13	流行性出血热	0.68	钩端螺旋体病	0.00	麻疹	0.08
14	流行性乙型脑炎	0.23	伤寒副伤寒	0.00	病毒性肝炎	0.07
15	血吸虫病	0.22	人禽流感	0.00	伤寒副伤寒	0.04
16	狂犬病	0.19	鼠疫	0.00	百日咳	0.04
17	百日咳	0.18	淋病	0.00	梅毒	0.02
18	流行性脑脊髓膜炎	0.07	百日咳	0.00	细菌性和阿米巴性痢疾	0.02
19	钩端螺旋体病	0.07	炭疽	0.00	淋病	0.00
20	炭疽	0.03	霍乱		霍乱	
21	登革热	0.02	猩红热		猩红热	
22	霍乱	0.01	布鲁氏菌病		布鲁氏菌病	
23	人禽流感	0.00	登革热		登革热	
24	鼠疫	0.00	血吸虫病		血吸虫病	
25	传染性非典型肺炎		传染性非典型肺炎		传染性非典型肺炎	
26	脊灰		脊灰		脊灰	
27	白喉		白喉		白喉	

注：新生儿破伤风发病率和死亡率单位为‰。

9-1-3 甲、乙类法定报告传染病发病率、死亡率及病死率

年份	总计			鼠疫			霍乱			病毒性肝炎		
	发病率 1/10万	死亡率 1/10万	病死率 (%)	发病率 1/10万	死亡率 1/10万	病死率 (%)	发病率 1/10万	死亡率 1/10万	病死率 (%)	发病率 1/10万	死亡率 1/10万	病死率 (%)
1950	163.37	6.70	4.09	0.68	0.25	35.65						
1955	2139.69	18.43	0.86	0.01	0.00	47.83						
1960	2448.35	7.47	0.31	0.01	0.01	54.39					0.16	0.33
1965	3501.36	18.71	0.53	0.00	0.00	64.71	0.01	0.00	2.25	61.84	0.23	0.38
1970	7061.86	7.73	0.11	0.01	0.00	9.62				32.23	0.15	0.45
1975	5070.27	7.40	0.15	0.00	0.00		0.07	0.00	0.15	85.15	0.22	0.26
1976	3254.00	6.29	0.19	0.00	0.00	100.00	0.02	0.00	0.45	72.20	0.19	0.27
1977	3816.78	6.51	0.17	0.00	0.00	71.43	0.26	0.02	0.89	103.20	0.19	0.19
1978	2373.07	4.86	0.20	0.00	0.00	50.00	1.60	0.02	1.38	92.39	0.18	0.20
1979	2067.38	4.39	0.21	0.00	0.00	75.00	3.55	0.04	1.09	103.54	0.19	0.18
1980	2079.79	3.76	0.18	0.00	0.00	66.67	4.16	0.03	0.66	111.47	0.18	0.18
1981	1884.43	3.51	0.19	0.00			3.84	0.04	0.96	106.01	0.21	0.19
1982	1532.85	3.16	0.21	0.00	0.00	66.67	1.40	0.01	0.69	91.57	0.21	0.22
1983	1302.95	2.68	0.21	0.00	0.00	60.00	1.78	0.01	0.64	72.44	0.18	0.25
1984	1043.22	2.59	0.25	0.00	0.00	0.00	1.63	0.01	0.57	67.87	0.20	0.29
1985	874.82	2.41	0.28	0.00	0.00	33.33	0.63	0.01	1.13	76.68	0.22	0.29
1986	725.91	1.97	0.27	0.00	0.00	37.50	1.04	0.01	0.76	97.27	0.20	0.21
1987	558.74	1.83	0.33	0.00	0.00	33.33	0.52	0.00	0.62	108.23	0.23	0.21
1988	465.89	1.49	0.32	0.00	0.00	66.67	0.67	0.01	1.23	132.47	0.19	0.14
1989	339.26	1.26	0.37	0.00	0.00	50.00	0.51	0.00	1.03	113.11	0.15	0.13
1990	297.24	1.17	0.40	0.01	0.00	2.70	0.06	0.00	0.78	117.57	0.16	0.14
1991	284.50	0.87	0.29	0.00	0.00	33.30	0.02	0.00	0.00	116.87	0.14	0.12
1992	235.91	0.55	0.23	0.00	0.00	13.89	0.04	0.00	0.47	109.12	0.11	0.11
1993	189.49	0.47	0.25	0.00	0.00	16.67	0.95	0.01	1.28	88.77	0.10	0.12
1994	196.12	0.46	0.24	0.00	0.00	50.00	2.96	0.03	0.92	73.52	0.09	0.12
1995	176.37	0.34	0.19	0.00	0.00	0.00	0.95	0.01	0.93	63.63	0.09	0.14
1996	166.10	0.33	0.20	0.01	0.00	4.20	0.31	0.00	0.99	63.41	0.08	0.13
1997	199.29	0.43	0.21	0.00	0.00	0.00	0.10	0.00	2.54	66.05	0.09	0.14
1998	204.39	0.41	0.20	0.00	0.00	19.05	0.97	0.02	2.12	65.78	0.07	0.11
1999	204.44	0.41	0.18	0.00	0.00	38.46	0.42	0.00	1.08	71.68	0.06	0.09
2000	192.59	0.36	0.19	0.02	0.00	0.79	0.15	0.00	0.60	64.91	0.07	0.10
2001	191.09	0.36	0.19	0.01	0.00	5.56	0.22	0.00	0.53	65.46	0.06	0.09
2002	182.25	0.39	0.21	0.01			0.05	0.00	0.75	66.10	0.08	0.12
2003	192.18	0.48	0.25	0.00	0.00	7.69	0.02	0.00	0.41	68.55	0.08	0.12
2004	244.66	0.55	0.22	0.00	0.00	40.91	0.02	0.00	0.41	88.69	0.08	0.09
2005	268.31	0.76	0.28	0.00	0.00	30.00	0.07	0.00	0.41	91.42	0.09	0.10
2006	266.83	0.81	0.30	0.00			0.01	0.00	1.26	102.09	0.10	0.10
2007	272.39	0.99	0.36	0.00	0.00	50.00	0.01			108.44	0.09	0.08
2008	268.01	0.94	0.35	0.00	0.00	100.00	0.01			106.54	0.08	0.07

注：①2003年传染性非典型肺炎发病率 0.40/10万，死亡率 0.03/10万，病死率6.55%；②2005年起，流行性和地方性斑疹伤寒、黑热病调整为丙类传染病。

9-1-3 续表1

年份	细菌性和阿米巴性痢疾			伤寒副伤寒			艾滋病			HIV感染者		
	发病率 1/10万	死亡率 1/10万	病死率 (%)	发病率 1/10万	死亡率 1/10万	病死率 (%)	发病率 1/10万	死亡率 1/10万	病死率 (%)	发病率 1/10万	死亡率 1/10万	病死率 (%)
1950	46.37	1.96	4.22	8.17	0.78	9.54						
1955	319.42	1.91	0.60	8.69	0.19	2.19						
1960	438.88	1.88	0.43	37.75	0.55	1.45						
1965	424.89	0.96	0.23	16.06	0.09	0.56						
1970	352.15	0.48	0.14	9.96	0.03	0.30						
1975	1000.70	1.44	0.14	9.61	0.03	0.32						
1976	712.90	0.91	0.13	7.68	0.03	0.35						
1977	729.11	0.83	0.11	12.82	0.04	0.29						
1978	676.06	0.82	0.12	15.58	0.05	0.29						
1979	589.62	0.78	0.13	10.53	0.04	0.34						
1980	568.99	0.52	0.09	11.94	0.04	0.33						
1981	671.37	0.56	0.08	12.72	0.04	0.32						
1982	617.23	0.36	0.06	14.25	0.04	0.25						
1983	482.80	0.30	0.06	11.24	0.03	0.27						
1984	376.75	0.21	0.05	9.75	0.25	0.25						
1985	316.72	0.23	0.07	8.35	0.02	0.29						
1986	299.84	0.25	0.08	9.76	0.04	0.40						
1987	230.67	0.24	0.11	13.02	0.04	0.34						
1988	190.06	0.21	0.11	14.01	0.03	0.22						
1989	132.47	0.14	0.10	10.83	0.04	0.32						
1990	127.44	0.17	0.13	10.32	0.02	0.24	0.00	0.00				
1991	115.58	0.10	0.09	10.45	0.03	0.29	0.00	0.00				
1992	79.55	0.06	0.08	7.91	0.01	0.16	0.00	0.00	66.67			
1993	54.50	0.04	0.07	7.51	0.01	0.17	0.00	0.00	45.00			
1994	74.84	0.02	0.06	7.75	0.00	0.17	0.00	0.00	84.62			
1995	73.30	0.04	0.05	6.10	0.01	0.17	0.00	0.00	69.70			
1996	66.31	0.03	0.05	5.61	0.01	0.17	0.00	0.00	46.67			
1997	59.65	0.03	0.05	4.83	0.01	0.15	0.01	0.01	65.04	0.15	0.00	0.00
1998	55.34	0.03	0.05	4.80	0.01	0.20	0.00	0.00	17.33	0.10	0.00	
1999	48.30	0.02	0.10	4.08	0.00	70.59	0.02	0.01	0.00	0.18	0.00	0.00
2000	40.79	0.01	0.03	4.19	0.00	0.09	0.02	0.01	57.82	0.20	0.00	0.00
2001	39.86	0.01	0.03	5.07	0.00	0.06	0.04	0.02	56.18	0.30	0.00	0.00
2002	36.23	0.02	0.05	4.47	0.00	0.07	0.06	0.02	38.25	0.33		
2003	34.52	0.02	0.05	4.17	0.00	0.06	0.08	0.03	33.10			
2004	38.30	0.01	0.03	3.80	0.00	0.04	0.23	0.06	24.26	1.02	0.00	0.02
2005	34.92	0.01	0.03	2.65	0.00	0.04	0.43	0.10	23.41			
2006	32.36	0.01	0.03	1.99	0.00	0.07	0.51	0.10	19.95	2.42	0.03	1.24
2007	27.99	0.01	0.02	1.55	0.00	0.03	0.74	0.30	40.14			
2008	23.43	0.00	0.02	1.18	0.00	0.04	0.76	0.41	53.57	3.14	0.24	7.75

9-1-3 续表2

年份	淋病			梅毒			脊髓灰质炎			麻疹		
	发病率 1/10万	死亡率 1/10万	病死率 (%)	发病率 1/10万	死亡率 1/10万	病死率 (%)	发病率 1/10万	死亡率 1/10万	病死率 (%)	发病率 1/10万	死亡率 1/10万	病死率 (%)
1950										44.08	2.85	6.46
1955								0.02	6.09	701.23	12.24	1.75
1960							2.40	0.09	3.64	157.51	1.60	1.01
1965							4.06	0.08	2.06	1265.74	9.19	0.73
1970							2.56	0.03	1.35	450.47	1.83	0.41
1975							0.84	0.02	1.94	277.57	1.63	0.59
1976							0.50	0.01	2.62	273.56	1.20	0.44
1977							0.79	0.02	2.86	278.26	1.24	0.45
1978							1.09	0.03	2.49	249.44	1.01	0.40
1979							0.57	0.01	2.63	178.31	0.79	0.44
1980							0.76	0.02	2.31	114.88	0.50	0.44
1981							0.97	0.02	2.59	101.46	0.42	0.42
1982							0.77	0.02	2.03	88.96	0.51	0.58
1983							0.32	0.01	1.73	76.92	0.40	0.51
1984							0.16	0.00	3.08	60.42	0.28	0.47
1985							0.15	0.01	6.18	40.37	0.26	0.63
1986							0.17	0.02	11.00	18.97	0.08	0.42
1987							0.09	0.00	4.23	9.88	0.02	0.21
1988							0.06	0.00	0.45	8.90	0.05	0.55
1989							0.42	0.01	2.64	7.77	0.03	0.42
1990	6.95	0.00		0.09	0.00		0.46	0.01	2.03	7.71	0.02	0.22
1991	7.28	0.00	0.00	0.07	0.00	0.00	0.17	0.01	3.17	10.78	0.03	0.29
1992	7.77	0.00	0.00	0.09	0.00	0.19	0.10	0.00	2.69	12.10	0.03	0.29
1993	9.17	0.00	0.00	0.11	0.00	0.08	0.05	0.00	4.83	10.16	0.03	0.32
1994	10.78	0.00	0.00	0.19	0.00	0.00	0.02	0.00	2.30	7.33	0.02	0.29
1995	11.66	0.00	0.00	0.54	0.00	0.00	0.01	0.00	4.84	4.83	0.01	0.19
1996	11.50	0.00	0.00	1.00	0.00	0.00	0.00	0.00	0.00	6.27	0.01	0.21
1997	13.77	0.00	0.00	1.77	0.00	0.03	0.00	0.00	0.00	6.86	0.02	0.30
1998	19.12	0.00	0.00	3.07	0.00	0.01	0.00	0.00		4.54	0.01	0.23
1999	22.78	0.00	0.00	4.90	0.00	0.00	0.00	0.00	0.00	4.98	0.01	0.25
2000	18.64	0.00	0.02	5.08	0.00	0.00	0.00	0.00	0.00	5.93	0.01	0.22
2001	14.80	0.00	0.00	4.80	0.00	0.01	0.00	0.00	0.00	7.15	0.01	0.18
2002	13.28	0.00	0.01	4.67	0.00	0.03				4.76	0.01	0.22
2003	14.09	0.00	0.00	4.50	0.00	0.05	5.55	0.01	0.11	0.00	0.00	0.00
2004	17.34	0.00	0.00	7.12	0.00	0.04	0.00	0.00		5.43	0.00	0.04
2005	13.79	0.00	0.00	9.67	0.01	0.06	0.00	0.00		9.42	0.00	0.04
2006	12.14	0.00	0.00	12.80	0.01	0.05				7.62	0.00	0.04
2007	11.08			15.88	0.00	0.03				8.29	0.01	0.06
2008	9.90	0.00	0.00	19.49	0.00	0.02				9.95	0.01	0.08

9-1-3 续表3

年份	百日咳			白喉			流行性脑脊髓膜炎			猩红热		
	发病率 1/10万	死亡率 1/10万	病死率 (%)	发病率 1/10万	死亡率 1/10万	病死率 (%)	发病率 1/10万	死亡率 1/10万	病死率 (%)	发病率 1/10万	死亡率 1/10万	病死率 (%)
1950				3.97	0.41	10.40	1.94	0.32	16.54	0.59	0.05	8.34
1955	133.82	0.99	0.74	9.74	1.25	12.78	1.94	0.37	19.07	8.72	0.24	2.75
1960	87.77	0.36	0.42	23.09	1.62	7.00	6.91	0.65	9.35	6.38	0.02	0.37
1965	188.79	0.51	0.27	13.69	1.35	9.87	71.59	4.33	6.04	13.75	0.02	0.11
1970	152.23	0.25	0.17	3.34	0.28	8.53	20.97	1.59	7.59	7.22	0.00	0.05
1975	196.56	0.22	0.11	4.16	0.34	8.11	25.11	1.34	5.32	8.99	0.01	0.15
1976	143.36	0.13	0.09	2.56	0.23	8.84	40.44	2.08	5.14	7.41	0.01	0.15
1977	152.98	0.13	0.09	3.26	0.25	7.74	59.44	2.46	4.14	9.48	0.01	0.10
1978	125.95	0.14	0.11	2.11	0.18	8.45	32.18	1.34	4.17	14.69	0.01	0.08
1979	76.24	0.09	0.12	1.75	0.13	7.64	27.97	1.08	3.85	15.30	0.01	0.07
1980	62.82	0.05	0.08	1.00	0.09	9.38	23.44	0.91	3.89	10.95	0.01	0.06
1981	51.25	0.06	0.12	0.85	0.08	9.88	13.21	0.54	4.08	8.65	0.06	0.05
1982	42.07	0.05	0.11	0.65	0.07	11.40	8.65	0.43	4.97	6.68	0.00	0.06
1983	32.62	0.03	0.09	0.71	0.07	10.24	7.81	0.39	4.98	5.14	0.00	0.06
1984	21.06	0.03	0.15	0.33	0.04	10.88	11.69	0.58	4.95	5.76	0.00	0.08
1985	14.22	0.02	0.16	0.14	0.08	12.93	10.73	0.59	5.50	5.95	0.00	0.03
1986	8.02	0.01	0.12	0.08	0.01	13.09	7.56	0.44	5.87	4.84	0.00	0.03
1987	5.61	0.01	0.18	0.04	0.00	17.33	3.21	0.21	6.64	4.36	0.00	0.03
1988	3.06	0.01	0.24	0.03	0.00	12.36	2.00	0.15	7.80	3.98	0.00	0.02
1989	2.46	0.00	0.18	0.03	0.01	16.91	1.33	0.10	7.19	4.14	0.00	0.02
1990	1.80	0.00	0.17	0.04	0.01	15.91	0.89	0.07	7.68	2.70	0.00	0.00
1991	0.93	0.00	0.20	0.02	0.00	21.21	0.69	0.05	6.91	2.78	0.00	0.04
1992	0.97	0.00	0.16	0.01	0.00	13.70	0.61	0.04	7.07	3.62	0.00	0.01
1993	0.79	0.00	0.12	0.01	0.00	19.36	0.48	0.03	5.92	3.38	0.00	0.03
1994	0.67	0.00	0.59	0.01	0.00	10.62	0.55	0.03	5.77	2.07	0.00	0.02
1995	0.50	0.00	0.15	0.01	0.00	15.85	0.52	0.03	6.02	1.35	0.00	0.01
1996	0.43	0.00	0.18	0.00	0.00	23.53	0.52	0.03	5.58	1.11	0.00	0.01
1997	0.75	0.00	0.20	0.00	0.00	15.15	0.41	0.02	5.85	1.22	0.00	0.02
1998	0.59	0.00	0.11	0.00	0.00	10.00	0.31	0.02	6.32	1.24	0.00	0.01
1999	0.50	0.00	0.15	0.00	0.00	6.25	0.24	0.01	5.71	1.23	0.00	0.03
2000	0.46	0.00	0.14	0.00	0.00	0.00	0.19	0.01	5.67	1.08	0.00	0.02
2001	0.51	0.00	0.08	0.00	0.00	0.00	0.18	0.01	5.02	0.94	0.00	0.03
2002	0.49	0.00	0.08	0.00	0.00	22.22	0.19	0.01	5.02	1.14	0.00	0.01
2003	0.41	0.00	0.05	0.00	0.00	33.33	0.19	0.01	5.48	0.75	0.00	0.01
2004	0.36	0.00	0.19	0.00	0.00		0.21	0.01	6.12	1.46	0.00	0.01
2005	0.29	0.00	0.05	0.00	0.00		0.18	0.02	8.89	1.92	0.00	0.01
2006	0.19	0.00	0.16	0.00			0.13	0.01	9.35	2.11		
2007	0.22			0.00			0.09	0.01	10.35	2.55	0.00	0.00
2008	0.18	0.00	0.04				0.07	0.01	11.93	2.10	0.00	

9-1-3 续表4

年份	流行性出血热			狂犬病			钩端螺旋体病			布鲁氏菌病		
	发病率 1/10万	死亡率 1/10万	病死率 (%)	发病率 1/10万	死亡率 1/10万	病死率 (%)	发病率 1/10万	死亡率 1/10万	病死率 (%)	发病率 1/10万	死亡率 1/10万	病死率 (%)
1950												
1955				0.32	0.07	26.79				0.23	0.00	0.12
1960	0.10	0.01	6.12	0.03	0.02	46.61				0.33	0.00	0.55
1965	0.43	0.05	11.02	0.14	0.10	73.79	19.73	0.08	0.41	0.66	0.00	0.06
1970	0.41	0.05	11.46	0.18	0.13	72.05	11.14	0.09	0.85	0.99	0.00	0.02
1975	2.02	0.16	8.11	0.25	0.20	79.10	17.77	0.13	0.69			
1976	1.67	0.14	8.27	0.20	0.16	81.42	3.34	0.07	2.18			
1977	1.80	0.15	8.11	0.22	0.21	95.53	4.53	0.08	1.84			
1978	1.58	0.10	6.63	0.25	0.25	98.90	2.14	0.06	2.67	0.24	0.00	0.04
1979	2.19	0.15	6.87	0.45	0.44	98.05	2.84	0.08	2.93	0.10		
1980	3.12	0.20	6.43	0.69	0.68	99.66	3.67	0.09	2.35	0.17		
1981	4.26	0.24	5.64	0.71	0.71	99.87	4.33	0.10	2.36	0.11	0.00	0.09
1982	6.15	0.30	4.91	0.61	0.61	99.67	6.55	0.12	1.78	0.08	0.00	0.26
1983	8.40	0.30	3.55	0.53	0.52	99.72	6.33	0.12	1.93	0.11	0.00	0.00
1984	8.87	0.29	3.22	0.59	0.59	99.98	3.62	0.07	2.01	0.20	0.00	0.40
1985	10.02	0.30	3.00	0.40	0.40	99.98	2.57	0.05	2.04	0.09	0.00	0.00
1986	11.06	0.25	2.22	0.41	0.41	99.95	4.28	0.07	1.61	0.03	0.00	0.00
1987	6.14	0.14	2.28	0.54	0.54	100.00	12.69	0.12	0.96	0.07	0.00	0.53
1988	4.78	0.12	2.44	0.45	0.45	99.88	3.22	0.06	1.90	0.05	0.00	0.41
1989	3.66	0.10	2.65	0.47	0.47	99.98	3.09	0.06	1.94	0.09	0.00	0.10
1990	3.66	0.10	2.73	0.32	0.32	99.94	2.59	0.05	1.90	0.07	0.00	0.13
1991	4.32	0.12	2.68	0.18	0.18	99.81	2.57	0.05	2.06	0.07	0.00	0.49
1992	4.03	0.07	1.86	0.09	0.09	99.71	1.23	0.03	2.58	0.04	0.00	0.23
1993	3.94	0.06	1.57	0.04	0.04	99.80	2.53	0.07	2.61	0.03	0.00	0.00
1994	5.14	0.07	1.39	0.03	0.03	97.02	1.84	0.06	3.36	0.05	0.00	0.33
1995	5.30	0.05	1.00	0.02	0.02	97.42	1.10	0.03	2.93	0.07	0.00	0.00
1996	3.65	0.03	0.95	0.01	0.01	99.37	1.15	0.03	2.83	0.21	0.00	0.24
1997	3.60	0.04	1.00	0.02	0.02	98.20	0.87	0.03	3.96	0.11	0.00	0.08
1998	3.77	0.04	0.98	0.02	0.02	99.56	0.94	0.03	2.88	0.09	0.00	
1999	3.93	0.04	1.00	0.03	0.03	98.54	0.94	0.02	2.92	0.14	0.00	0.00
2000	3.05	0.03	0.94	0.04	0.04	98.61	0.32	0.01	3.46	0.17	0.00	0.05
2001	2.83	0.02	0.79	0.07	0.07	99.21	0.30	0.01	3.03	0.23	0.00	0.03
2002	2.46	0.02	0.71	0.09	0.09	97.31	0.19	0.01	3.30	0.41		
2003	1.68	0.01	0.76	0.15	0.15	97.20	0.13	0.00	3.33	0.48		
2004	1.93	0.02	1.01	0.20	0.20	100.00	0.11	0.00	3.96	0.88	0.00	0.03
2005	1.60	0.02	1.30	0.19	0.19	100.00	0.11	0.00	3.18	1.41	0.00	0.02
2006	1.15	0.01	1.15	0.25	0.25	98.05	0.05	0.00	2.55	1.45		
2007	0.84	0.01	1.31	0.25	0.25	100.00	0.07	0.00	3.80	1.50	0.00	0.01
2008	0.68	0.01	1.14	0.19	0.18	96.23	0.07	0.00	2.09	2.10	0.00	

9-1-3　续表5

年份	炭疽			流行性和地方性斑疹伤寒			流行性乙型脑炎			黑热病		
	发病率 1/10万	死亡率 1/10万	病死率 (%)	发病率 1/10万	死亡率 1/10万	病死率 (%)	发病率 1/10万	死亡率 1/10万	病死率 (%)	发病率 1/10万	死亡率 1/10万	病死率 (%)
1950					0.11	9.26					0.01	2.03
1955	0.46	0.02	4.07	0.45	0.03	5.63	2.30	0.63	27.35	9.46	0.03	0.30
1960	0.21	0.02	7.65	2.08	0.02	0.85	2.18	0.36	16.44	0.23	0.00	0.27
1965	0.39	0.02	4.93	2.91	0.02	0.78	13.36	1.79	13.38	0.40	0.00	0.92
1970	0.23	0.01	3.27	0.50	0.00	0.95	18.02	2.15	11.94	0.30	0.00	0.41
1975	0.46	0.01	2.45	0.58	0.00	0.52	9.67	1.11	11.52	0.11	0.00	0.59
1976	0.36	0.01	1.83	0.48	0.00	0.68	7.50	0.79	10.55	0.05	0.00	0.20
1977	0.54	0.01	1.57	0.77	0.01	0.79	6.97	0.73	10.54	0.02	0.00	0.43
1978	0.54	0.01	1.58	0.83	0.01	1.02	5.39	0.59	11.01	0.01	0.00	1.01
1979	0.41	0.01	1.47	0.84	0.01	0.66	5.08	0.48	9.52	0.01		
1980	0.43	0.01	1.84	2.17	0.00	0.14	3.31	0.32	9.66	0.00		
1981	0.34	0.01	2.87	1.24	0.00	0.28	4.01	0.42	10.45	0.01		
1982	0.37	0.01	2.40	1.09	0.00	0.37	3.18	0.39	12.34	0.00		
1983	0.31	0.01	2.64	1.40	0.00	0.23	2.39	0.24	10.25	0.01	0.00	2.02
1984	0.30	0.01	2.96	1.28	0.00	0.08	2.56	0.23	9.01	0.01	0.00	2.65
1985	0.23	0.01	3.52	1.17	0.00	0.06	2.81	0.24	8.37	0.01	0.00	0.69
1986	0.23	0.01	3.85	0.90	0.00	0.15	1.73	0.15	8.68	0.02	0.00	0.79
1987	0.17	0.01	4.11	0.35	0.00	0.00	2.30	0.21	9.35	0.03	0.00	0.00
1988	0.22	0.01	4.40	0.54	0.00	0.11	2.33	0.20	8.38	0.00	0.00	2.59
1989	0.22	0.03	12.97	0.45	0.00	0.00	1.64	0.12	7.48	0.02	0.00	0.41
1990	0.21	0.01	4.86	0.31	0.00	0.17	3.43	0.24	6.90	0.02	0.00	1.56
1991	0.24	0.01	3.74	0.38	0.00	0.05	2.13	0.10	4.92	0.03	0.00	0.31
1992	0.15	0.01	5.30	0.33	0.00	0.03	1.73	0.06	3.72	0.02	0.00	0.78
1993	0.15	0.00	2.64	0.27	0.00	0.45	1.54	0.06	3.92	0.02	0.00	0.57
1994	0.11	0.00	2.69	0.33	0.00	0.10	1.59	0.07	4.17	0.01	0.00	0.00
1995	0.09	0.00	3.81	0.29	0.00	0.00	1.32	0.05	3.53	0.01	0.00	1.71
1996	0.09	0.00	5.44	0.25	0.00	0.00	0.87	0.03	3.68	0.01	0.00	0.00
1997	0.10	0.00	3.42	0.33	0.00	0.03	0.83	0.03	3.68	0.01	0.00	0.00
1998	0.10	0.00	3.92	0.45	0.00	0.07	1.00	0.04	4.08	0.01	0.00	
1999	0.05	0.00	1.60	0.48	0.00	0.03	0.69	0.03	4.07	0.01	0.00	0.62
2000	0.05	0.00	2.19	0.49	0.00	0.02	0.95	0.03	3.18	0.01	0.00	0.00
2001	0.06	0.00	2.43	0.48	0.00	0.18	0.77	0.02	2.51	0.01	0.00	0.00
2002	0.06	0.00	2.81	0.39	0.00	0.06	0.65	0.02	2.61	0.01	0.00	1.27
2003	0.04	0.00	1.66	0.30	0.00	0.05	0.58	0.03	4.66	0.01		
2004	0.05	0.00	1.15	0.32	0.00	0.02	0.42	0.02	3.69	0.02	0.00	0.00
2005	0.04	0.00	2.26				0.39	0.02	4.20			
2006	0.03	0.00	2.66				0.58	0.04	6.06			
2007	0.03	0.00	0.24				0.33	0.02	5.24			
2008	0.03	0.00	0.30				0.23	0.01	4.77			

9-1-3 续表6

年份	疟疾			登革热			新生儿破伤风			肺结核		
	发病率 1/10万	死亡率 1/10万	病死率 (%)	发病率 1/10万	死亡率 1/10万	病死率 (%)	发病率 (‰)	死亡率 (‰)	病死率 (%)	发病率 1/10万	死亡率 1/10万	病死率 (%)
1950		0.63	0.49									
1955	1027.73	0.95	0.09									
1960	1553.85	0.06	0.00									
1965	905.24	0.03	0.00									
1970	2961.10	0.03	0.00									
1975	763.14	0.02	0.00									
1976	454.70	0.01	2.18									
1977	443.69	0.01	0.00									
1978	325.37	0.01	0.00									
1979	246.43	0.01	0.00									
1980	337.83	0.01	0.02									
1981	307.13	0.01	0.00									
1982	203.38	0.01	0.00									
1983	135.60	0.00	0.00									
1984	88.12	0.00	0.00									
1985	54.39	0.00	0.01									
1986	34.69	0.00	0.01									
1987	19.84	0.00	0.02									
1988	12.44	0.01	0.04									
1989	12.56	0.01	0.04									
1990	10.56	0.00	0.03	0.03	0.00	0.00						
1991	8.88	0.00	0.04	0.08	0.00	0.33						
1992	6.40	0.00	0.07	0.00	0.00	0.00						
1993	5.05	0.00	0.03	0.03	0.00	0.25						
1994	5.29	0.00	0.07	0.00	0.00	0.00						
1995	4.19	0.00	0.07	0.58	0.00	0.00						
1996	3.08	0.00	0.07	0.00	0.00	0.00	25.16	3.19	12.69			
1997	2.87	0.00	0.13	0.05	0.00	0.00	21.56	2.89	13.41	39.21	0.07	0.20
1998	2.67	0.00	0.11	0.04	0.00		18.76	2.48	13.25	34.69	0.07	0.19
1999	2.39	0.01	0.23	0.15	0.00	0.00	20.79	4.09	19.66	41.72	0.07	0.17
2000	2.02	0.00	0.16	0.03	0.00	0.00	19.82	3.76	18.95	43.75	0.03	0.16
2001	2.15	0.00	0.11	0.03	0.00	0.27	16.65	2.60	15.61	44.89	0.03	0.17
2002	2.65	0.00	0.14	0.12			0.19	0.03	14.35	43.58	0.08	0.18
2003	3.00	0.00	0.14	0.01			0.18	0.03	14.51	52.36	0.08	0.16
2004	2.89	0.00	0.09	0.02	0.00	0.00	2.46	0.25	10.16	74.64	0.11	0.15
2005	3.03	0.00	0.11	0.00	0.00	2.50	0.19	0.02	11.08	96.31	0.26	0.27
2006	4.60	0.00	0.06	0.08			0.15	0.02	10.44	86.23	0.26	0.30
2007	3.55	0.00	0.03	0.04			0.13	0.01	9.80	88.55	0.28	0.32
2008	1.99	0.00	0.08	0.02			0.10	0.01	10.69	88.52	0.21	0.24

注：新生儿破伤风发病率和死亡率单位为‰。

9-1-3 续表7

年份	天花			流行性感冒			回归热			森林脑炎			恙虫病		
	发病率 1/10万	死亡率 1/10万	病死率 (%)	发病率 1/10万	死亡率 1/10万	病死率 (%)	发病率 1/10万	死亡率 1/10万	病死率 (%)	发病率 1/10万	死亡率 1/10万	病死率 (%)	发病率 1/10万	死亡率 1/10万	病死率 (%)
1950	11.22	2.37	21.15				2.11	0.05	2.44						
1955	0.43	0.07	16.96				0.16	0.01	3.60						
1960	0.01	0.00	15.91	91.02	0.04	0.04	0.02	0.00	3.11	0.23	0.00	0.27	0.02	0.00	15.63
1965	0.00	0.00	66.67	559.59	0.19	0.03	0.02			0.40	0.00	0.92	0.01	0.00	5.56
1970				3133.35	0.71	0.02	0.01			0.30	0.00	0.41	0.00	0.00	7.69
1975				2689.53	0.54	0.02	0.06	0.00	2.79	0.10	0.00	0.63	0.01	0.00	14.95
1976				1552.72	0.31	0.02	0.09	0.00	1.26	0.05	0.00	0.21	0.01	0.00	5.36
1977				1937.28	0.14	0.01	0.21	0.00	0.05	0.02	0.00	0.43	0.00	0.00	16.67
1978				824.44	0.06	0.01	0.28	0.00	0.30	0.01	0.00	0.01	0.02	0.00	7.87
1979				799.01	0.04	0.01	0.17	0.00	0.43	0.00			0.06	0.01	9.74
1980				817.74	0.07	0.01	0.15	0.00	0.56	0.01	0.00	11.43	0.07	0.00	0.14
1981				591.74	0.04	0.01	0.17	0.00	1.37	0.02	0.00	6.74	0.09	0.00	0.23
1982				438.96	0.03	0.01	0.14	0.00	0.15	0.01	0.00	10.08	0.10	0.00	0.41
1983				455.88	0.05	0.01	0.10	0.00	0.21	0.02	0.00	10.99	0.10	0.00	0.41
1984				382.03	0.02	0.01	0.09	0.00	0.00	0.03	0.00	5.80	0.15	0.00	0.17
1985				328.96	0.03	0.01	0.05	0.00	0.00	0.03	0.00	5.55	0.15	0.00	0.37
1986				224.78	0.01	0.00	0.03	0.00	0.00	0.03	0.00	10.81	0.15	0.00	0.20
1987				140.49	0.02	0.02	0.01	0.00	0.81	0.02	0.00	8.33	0.21	0.00	0.13
1988				86.60	0.00	0.00	0.01	0.00	0.00	0.02	0.00	10.65	0.24	0.00	0.04
1989				43.74	0.00	0.01	0.00	0.00	0.00	0.01	0.00	9.68	0.23	0.00	0.12
1990															
1991															
1992															
1993															
1994															
1995															
1996															
1997															
1998															
1999															
2000															
2001															
2002															
2003															
2004															
2005															
2006															
2007															

9-1-4 2008年各地区甲、乙类法定报告传染病发病率、死亡率及病死率

地区	总计			鼠疫			霍乱			病毒性肝炎合计		
	发病率 1/10万	死亡率 1/10万	病死率 (%)	发病率 1/10万	死亡率 1/10万	病死率 (%)	发病率 1/10万	死亡率 1/10万	病死率 (%)	发病率 1/10万	死亡率 1/10万	病死率 (%)
总 计	**268.01**	**0.94**	**0.35**	**0.00**	**0.00**	**100.00**	**0.01**			**106.54**	**0.08**	**0.07**
北 京	312.99	0.65	0.21				0.02			43.30	0.42	0.98
天 津	242.47	0.30	0.12				0.01			33.35	0.02	0.05
河 北	199.56	0.34	0.17							88.74	0.03	0.03
山 西	291.32	0.34	0.12							143.38	0.03	0.02
内蒙古	343.83	0.38	0.11							156.67	0.04	0.02
辽 宁	214.14	0.50	0.23							94.23	0.04	0.04
吉 林	233.96	0.39	0.17							89.11	0.05	0.06
黑龙江	241.08	0.65	0.27							71.77	0.10	0.15
上 海	224.95	0.76	0.34				0.03			42.91	0.14	0.33
江 苏	166.02	0.43	0.26				0.01			35.01	0.05	0.14
浙 江	345.01	0.42	0.12				0.04			87.68	0.03	0.03
安 徽	219.27	0.54	0.24				0.02			66.10	0.04	0.05
福 建	318.18	0.44	0.14				0.02			159.77	0.10	0.06
江 西	230.69	0.79	0.34				0.03			90.81	0.09	0.10
山 东	123.60	0.36	0.29							43.20	0.04	0.09
河 南	342.94	2.37	0.69							202.88	0.07	0.03
湖 北	314.89	0.82	0.26				0.01			149.16	0.14	0.09
湖 南	224.60	1.05	0.47							71.07	0.03	0.05
广 东	336.37	1.15	0.34				0.00			146.92	0.21	0.14
广 西	335.72	2.76	0.82							100.96	0.12	0.11
海 南	295.56	1.76	0.60				1.05			88.43	0.04	0.04
重 庆	336.23	1.29	0.38				0.01			116.55	0.08	0.07
四 川	241.09	0.98	0.41							92.53	0.09	0.10
贵 州	357.38	1.63	0.46							112.30	0.09	0.08
云 南	188.80	2.35	1.24							64.99	0.05	0.08
西 藏	160.03	0.67	0.42	0.07	0.07	100.00				36.27		
陕 西	240.22	0.30	0.13							96.27	0.05	0.05
甘 肃	504.46	0.45	0.09							292.35	0.10	0.04
青 海	504.08	0.54	0.11							368.28	0.20	0.05
宁 夏	357.49	0.25	0.07							167.28		
新 疆	738.19	1.93	0.26				0.00			293.95	0.15	0.05

9-1-4 续表1

地　区	其											
	甲型肝炎			乙型肝炎			丙型肝炎			戊型肝炎		
	发病率 1/10万	死亡率 1/10万	病死率 (%)	发病率 1/10万	死亡率 1/10万	病死率 (%)	发病率 1/10万	死亡率 1/10万	病死率 (%)	发病率 1/10万	死亡率 1/10万	病死率 (%)
总 计	**4.24**	**0.00**	**0.02**	**88.52**	**0.06**	**0.07**	**8.21**	**0.01**	**0.11**	**1.40**	**0.00**	**0.15**
北　京	1.64			27.95	0.38	1.36	9.39	0.04	0.39	2.58	0.01	0.24
天　津	0.43			25.37	0.01	0.04	3.66			2.02		
河　北	1.76			79.92	0.02	0.03	3.96	0.01	0.15	1.16	0.00	0.12
山　西	2.69			124.17	0.02	0.02	12.24	0.01	0.07	0.37		
内蒙古	2.70			135.74	0.02	0.02	15.59	0.01	0.08	0.44		
辽　宁	4.33			69.57	0.03	0.04	11.71	0.01	0.06	3.12		
吉　林	1.62			61.40	0.03	0.05	21.18	0.01	0.07	0.95	0.01	0.77
黑龙江	1.22	0.00	0.22	54.06	0.08	0.15	11.21	0.02	0.14	0.97	0.00	0.27
上　海	1.66			33.71	0.09	0.27	1.80	0.01	0.30	2.47	0.03	1.31
江　苏	2.56	0.00	0.10	20.88	0.04	0.17	2.34	0.00	0.06	3.77	0.01	0.14
浙　江	2.88			67.79	0.02	0.03	3.55	0.00	0.06	3.74	0.00	0.05
安　徽	2.55			54.31	0.04	0.07	2.59			1.96		
福　建	3.18			137.11	0.09	0.06	3.52	0.01	0.16	1.67		
江　西	4.24			78.41	0.08	0.10	2.46			0.88		
山　东	0.66			37.39	0.03	0.08	1.44			0.90	0.00	0.47
河　南	4.53			175.65	0.05	0.03	20.23	0.01	0.06	0.59		
湖　北	3.66			129.31	0.10	0.08	6.78	0.01	0.18	2.42	0.01	0.22
湖　南	2.32			59.95	0.03	0.04	5.25	0.00	0.09	0.54		
广　东	1.84			127.72	0.19	0.15	11.12	0.01	0.12	2.13	0.00	0.15
广　西	3.65	0.00	0.06	78.31	0.08	0.10	13.48	0.03	0.23	1.08	0.00	0.39
海　南	4.66			70.37	0.02	0.03	6.63	0.01	0.18	0.44		
重　庆	6.75			99.76	0.06	0.06	5.67	0.01	0.19	0.55		
四　川	6.26	0.00	0.08	77.94	0.07	0.09	3.92	0.01	0.16	0.52		
贵　州	15.79	0.00	0.02	87.54	0.06	0.07	4.85	0.02	0.38	0.31		
云　南	11.41			43.53	0.04	0.09	7.21	0.01	0.18	1.28		
西　藏	17.99			16.41			0.25					
陕　西	3.44			80.39	0.03	0.04	9.14	0.01	0.15	0.38		
甘　肃	16.82			251.05	0.08	0.03	20.92	0.02	0.07	0.33		
青　海	15.18			325.83	0.20	0.06	23.77			0.45		
宁　夏	18.62			139.71			4.66			0.48		
新　疆	16.04	0.00	0.03	236.30	0.11	0.04	36.14	0.04	0.11	1.02		

9-1-4　续表2

地区	中 未分型肝炎			痢疾			伤寒副伤寒			艾滋病		
	发病率 1/10万	死亡率 1/10万	病死率 (%)	发病率 1/10万	死亡率 1/10万	病死率 (%)	发病率 1/10万	死亡率 1/10万	病死率 (%)	发病率 1/10万	死亡率 1/10万	病死率 (%)
总计	**4.17**	**0.00**	**0.10**	**23.65**	**0.00**	**0.02**	**1.18**	**0.00**	**0.04**	**0.76**	**0.41**	**53.57**
北京	1.75			152.01	0.02	0.01	0.10			0.33	0.04	12.96
天津	1.87	0.01	0.48	109.96			0.18			0.26	0.09	34.48
河北	1.94	0.00	0.07	30.50	0.00	0.00	0.38	0.00	0.38	0.13	0.09	73.86
山西	3.90			18.31			0.80			0.29	0.17	59.60
内蒙古	2.19			13.47	0.00	0.03	0.11			0.05	0.02	54.55
辽宁	5.50			22.08	0.00	0.02	0.60			0.12	0.07	59.62
吉林	3.97			19.10	0.00	0.02	0.07			0.17	0.12	71.74
黑龙江	4.31	0.01	0.12	19.70	0.01	0.03	0.08			0.17	0.06	36.92
上海	3.27	0.01	0.33	12.19			0.28			0.71	0.13	18.18
江苏	5.46	0.00	0.07	13.47			0.49			0.18	0.09	50.00
浙江	9.73	0.00	0.04	25.50	0.00	0.01	2.69			0.31	0.12	37.74
安徽	4.69			15.24	0.00	0.02	0.35	0.00	0.47	0.31	0.26	83.25
福建	14.28	0.01	0.06	5.66	0.01	0.15	1.21			0.33	0.12	36.75
江西	4.81	0.01	0.29	23.78	0.01	0.04	1.00			0.26	0.22	82.46
山东	2.80	0.01	0.19	13.43	0.00	0.02	0.15			0.04	0.03	68.29
河南	1.88	0.00	0.11	19.66	0.00	0.01	0.17	0.00	0.63	1.91	1.96	102.86
湖北	6.98	0.01	0.20	25.27			0.84			0.47	0.36	76.69
湖南	3.01	0.00	0.05	16.88			1.66	0.00	0.09	0.64	0.36	56.76
广东	4.12	0.01	0.18	8.88	0.00	0.04	1.65	0.00	0.06	1.01	0.34	33.19
广西	4.44	0.00	0.05	19.30	0.01	0.03	2.44			5.00	1.23	24.60
海南	6.33			13.66			0.34			0.26	0.19	72.73
重庆	3.81	0.01	0.19	34.68	0.01	0.04	0.64	0.00	0.56	0.65	0.34	52.75
四川	3.89	0.01	0.25	24.72	0.00	0.02	0.40			0.67	0.39	58.75
贵州	3.82	0.00	0.07	34.09	0.02	0.07	4.74			0.46	0.27	58.72
云南	1.56	0.00	0.14	15.76	0.00	0.03	9.72	0.00	0.02	3.77	1.69	44.86
西藏	1.62			40.60			0.85			0.18	0.11	60.00
陕西	2.92			35.17	0.01	0.02	0.08			0.13	0.08	58.00
甘肃	3.23	0.00	0.12	51.84	0.01	0.01	0.21			0.08	0.07	77.27
青海	3.04			22.41			0.05			0.16	0.07	44.44
宁夏	3.82			85.02			0.26			0.10	0.10	100.00
新疆	4.45			78.42	0.01	0.02	2.25			1.04	0.72	69.27

9-1-4 续表3

地区	淋病			梅毒			脊髓灰质炎			麻疹		
	发病率 1/10万	死亡率 1/10万	病死率 (%)	发病率 1/10万	死亡率 1/10万	病死率 (%)	发病率 1/10万	死亡率 1/10万	病死率 (%)	发病率 1/10万	死亡率 1/10万	病死率 (%)
总计	**9.90**	**0.00**	**0.00**	**19.49**	**0.00**	**0.02**				**9.95**	**0.01**	**0.08**
北京	13.24			23.18	0.01	0.03				10.96	0.01	0.06
天津	5.46			28.80						21.85		
河北	1.37			2.48						3.27	0.00	0.13
山西	3.93			14.59	0.00	0.02				17.19	0.00	0.02
内蒙古	6.40			15.99						10.90		
辽宁	5.64			17.63	0.00	0.03				1.85		
吉林	7.46			16.79						1.96		
黑龙江	5.14	0.00	0.05	15.66	0.01	0.03				3.21		
上海	41.42			76.58	0.01	0.01				7.71	0.01	0.14
江苏	17.69			27.96	0.00	0.00				7.37	0.01	0.07
浙江	42.70			75.92						25.26	0.01	0.03
安徽	6.26			10.46	0.01	0.06				7.93	0.00	0.02
福建	15.18			43.93	0.02	0.04				3.67		
江西	7.57			11.49						3.75		
山东	3.17			4.24						10.08	0.01	0.07
河南	2.94			7.24	0.00	0.04				9.90	0.02	0.16
湖北	6.11			10.97						6.88	0.00	0.03
湖南	4.57			11.55	0.01	0.07				16.08	0.02	0.12
广东	21.17			33.40	0.01	0.04				16.10	0.01	0.05
广西	19.64			52.64	0.00	0.01				2.11	0.00	0.10
海南	7.75			20.26						0.59		
重庆	12.60			26.85						13.28	0.01	0.08
四川	7.63			11.98	0.00	0.02				3.64		
贵州	4.25			7.71	0.01	0.14				3.61	0.01	0.29
云南	4.94			6.81	0.00	0.07				8.62	0.00	0.03
西藏	1.20			1.41						10.32	0.07	0.68
陕西	4.75			6.88	0.01	0.12				1.02		
甘肃	3.57			8.24	0.01	0.14				16.12	0.01	0.07
青海	3.71			14.75						2.79		
宁夏	17.23			16.51						3.38		
新疆	12.98			38.76	0.02	0.05				95.31	0.14	0.15

9-1-4 续表4

地区	百日咳			白喉			流行性脑脊髓膜炎			猩红热		
	发病率 1/10万	死亡率 1/10万	病死率 (%)	发病率 1/10万	死亡率 1/10万	病死率 (%)	发病率 1/10万	死亡率 1/10万	病死率 (%)	发病率 1/10万	死亡率 1/10万	病死率 (%)
总计	**0.18**	**0.00**	**0.04**				**0.07**	**0.01**	**11.93**	**2.10**		
北京	0.04						0.13	0.02	18.18	10.53		
天津	0.33						0.13	0.01	7.14	7.72		
河北	0.27						0.06	0.01	14.29	1.66		
山西	0.22						0.03	0.00	10.00	2.95		
内蒙古	0.02						0.15	0.01	8.11	5.37		
辽宁	0.00						0.05	0.02	35.00	8.63		
吉林	0.00						0.07	0.01	15.00	7.66		
黑龙江	0.02						0.06	0.02	31.82	8.43		
上海	0.01						0.12	0.01	9.09	3.69		
江苏	0.08						0.05	0.00	5.26	1.45		
浙江	0.22						0.08	0.01	10.53	1.61		
安徽	0.19						0.39	0.03	7.50	0.61		
福建	0.09						0.02			0.46		
江西	0.09						0.08	0.01	14.29	0.05		
山东	0.11						0.02	0.00	9.09	2.13		
河南	0.07						0.04	0.01	16.22	0.74		
湖北	0.10						0.03	0.00	10.53	0.46		
湖南	0.10						0.03	0.00	18.75	0.23		
广东	0.04						0.01	0.00	14.29	0.37		
广西	0.05						0.01			0.34		
海南										0.01		
重庆	0.13						0.10	0.02	22.22	1.10		
四川	0.71	0.00	0.17				0.03	0.00	9.52	1.17		
贵州	0.22						0.11	0.01	11.63	0.96		
云南	0.12						0.05	0.01	13.64	1.96		
西藏	0.04						0.11	0.04	33.33	0.88		
陕西	0.23						0.03			1.60		
甘肃	0.41						0.10	0.01	11.54	2.48		
青海	0.20						0.13	0.02	14.29	2.64		
宁夏	0.13						0.10			6.11		
新疆	1.85						0.41	0.06	13.95	7.89		

9-1-4 续表5

地区	流行性出血热			狂犬病			钩端螺旋体病			布鲁氏菌病		
	发病率 1/10万	死亡率 1/10万	病死率 (%)	发病率 1/10万	死亡率 1/10万	病死率 (%)	发病率 1/10万	死亡率 1/10万	病死率 (%)	发病率 1/10万	死亡率 1/10万	病死率 (%)
总 计	**0.68**	**0.01**	**1.14**	**0.19**	**0.18**	**96.23**	**0.07**	**0.00**	**2.09**	**2.10**		
北 京	0.10			0.04	0.04	100.00	0.01			0.07		
天 津	0.17	0.01	5.26	0.09	0.09	100.00				0.13		
河 北	0.31	0.00	0.47	0.16	0.13	81.82				4.57		
山 西	0.08	0.00	3.85	0.03	0.02	60.00				14.25		
内蒙古	0.34	0.00	1.23	0.01	0.01	100.00				46.17		
辽 宁	1.71	0.02	1.09							1.13		
吉 林	3.22	0.01	0.23							7.84		
黑龙江	4.95	0.05	1.11							9.60		
上 海	0.02			0.01	0.01	100.00				0.01		
江 苏	0.32	0.01	2.46	0.11	0.11	100.00	0.01			0.01		
浙 江	1.09	0.00	0.18	0.08	0.08	100.00	0.02			0.07		
安 徽	0.17	0.00	2.86	0.06	0.05	84.62	0.09			0.00		
福 建	0.36			0.04	0.03	80.00	0.10	0.00	2.70	0.01		
江 西	0.79	0.01	1.73	0.17	0.17	100.00	0.14	0.00	1.64			
山 东	1.23	0.02	1.91	0.12	0.12	98.20				0.14		
河 南	0.14	0.00	2.34	0.12	0.11	88.79				0.63		
湖 北	0.29	0.01	3.07	0.16	0.16	100.00	0.17	0.00	2.11			
湖 南	0.77	0.01	1.23	0.36	0.34	94.76	0.11	0.00	2.74	0.00		
广 东	0.22	0.00	0.96	0.34	0.34	100.00	0.08	0.01	6.58	0.02		
广 西	0.01			0.78	0.78	100.00	0.17	0.00	2.53			
海 南				1.25	1.25	100.00	0.04					
重 庆	0.07	0.01	15.00	0.61	0.54	87.86	0.09					
四 川	0.12	0.00	1.01	0.21	0.21	98.26	0.26	0.00	1.42	0.00		
贵 州	0.20			0.75	0.72	96.44	0.07	0.01	7.41			
云 南	0.04	0.00	10.53	0.24	0.24	100.93	0.24			0.02		
西 藏										0.07		
陕 西	3.77	0.02	0.57							2.76		
甘 肃	0.10									0.02		
青 海												
宁 夏	0.02									1.54		
新 疆	0.00			0.00	0.00	100.00	0.00			1.89		

9-1-4 续表6

地 区	炭疽			流行性乙型脑炎			肺结核			疟疾		
	发病率 1/10万	死亡率 1/10万	病死率 (%)	发病率 1/10万	死亡率 1/10万	病死率 (%)	发病率 1/10万	死亡率 1/10万	病死率 (%)	发病率 1/10万	死亡率 1/10万	病死率 (%)
总 计	**0.03**	**0.00**	**0.30**	**0.23**	**0.01**	**4.77**	**88.52**	**0.21**	**0.24**	**1.99**	**0.00**	**0.08**
北 京							58.64	0.08	0.14	0.22	0.01	2.78
天 津				0.02	0.01	50.00	33.98	0.07	0.21	0.04		
河 北	0.01			0.03			65.57	0.07	0.11	0.04		
山 西				0.08	0.01	11.54	75.17	0.09	0.12	0.01		
内蒙古	0.07			0.00			88.11	0.29	0.33	0.01		
辽 宁	0.00						60.41	0.35	0.58	0.04		
吉 林							80.45	0.19	0.23	0.05	0.00	7.69
黑龙江	0.01						102.28	0.39	0.38	0.02		
上 海				0.07	0.01	7.69	38.55	0.45	1.16	0.60		
江 苏				0.06	0.01	13.04	60.97	0.16	0.26	0.73		
浙 江				0.13	0.00	3.13	80.26	0.13	0.17	0.86	0.00	0.46
安 徽				0.36	0.01	2.24	88.50	0.13	0.15	22.04		
福 建				0.07	0.01	12.50	86.98	0.15	0.17	0.06		
江 西				0.11	0.01	8.33	90.31	0.25	0.28	0.05		
山 东	0.00			0.12	0.01	7.89	45.22	0.12	0.26	0.18	0.01	3.03
河 南				0.34	0.02	5.08	92.85	0.17	0.18	3.25	0.00	0.07
湖 北				0.09	0.01	7.84	107.55	0.14	0.13	1.90	0.00	0.09
湖 南				0.24	0.01	3.33	99.87	0.25	0.25	0.11		
广 东				0.09	0.00	1.16	105.40	0.19	0.18	0.13		
广 西	0.01			0.28	0.01	3.73	131.41	0.57	0.43	0.12	0.00	1.75
海 南				0.27			139.16	0.24	0.17	21.82		
重 庆				1.03	0.02	2.41	127.61	0.25	0.19	0.15		
四 川	0.17			0.71	0.03	4.19	95.77	0.22	0.23	0.20	0.00	1.86
贵 州	0.08	0.00	3.33	0.85	0.06	7.50	182.99	0.32	0.18	3.42	0.00	0.08
云 南	0.02			0.75	0.04	5.92	62.22	0.23	0.38	8.06	0.01	0.14
西 藏	0.32			0.07	0.04	50.00	66.55	0.35	0.53	1.13		
陕 西	0.01			0.11	0.00	2.44	87.25	0.14	0.16	0.13		
甘 肃	0.17			0.26			128.29	0.24	0.18	0.05		
青 海	0.47						88.37	0.22	0.25			
宁 夏	0.08						59.52	0.13	0.22	0.05		
新 疆	0.19			0.00			202.93	0.81	0.40	0.01		

9-1-4 续表7

地区	登革热			血吸虫			新生儿破伤风			人禽流感		
	发病率 1/10万	死亡率 1/10万	病死率 (%)	发病率 1/10万	死亡率 1/10万	病死率 (%)	发病率 (‰)	死亡率 (‰)	病死率 (%)	发病率 1/10万	死亡率 1/10万	病死率 (%)
总 计	**0.02**			**0.22**			**0.10**	**0.01**	**10.69**	**0.00**	**0.00**	**100.00**
北 京	0.01			0.05						0.01	0.01	100.00
天 津												
河 北				0.00			0.02					
山 西							0.01	0.00	25.00			
内蒙古												
辽 宁	0.00						0.00					
吉 林							0.01					
黑龙江							0.00					
上 海	0.03			0.02			0.03	0.01	50.00			
江 苏	0.01			0.01			0.03	0.00	6.90			
浙 江	0.01			0.02			0.38	0.03	8.90			
安 徽	0.00			0.12			0.04	0.00	3.45			
福 建	0.07			0.01			0.10	0.00	2.00			
江 西	0.00			0.11			0.07	0.01	12.20			
山 东							0.01	0.00	18.75			
河 南	0.00			0.01			0.05	0.01	14.75			
湖 北	0.01			4.41			0.03	0.01	33.33			
湖 南	0.01			0.25			0.04	0.00	12.50	0.00	0.00	100.00
广 东	0.09			0.03			0.36	0.03	7.69	0.00	0.00	100.00
广 西	0.00						0.30	0.02	7.44	0.00	0.00	100.00
海 南	0.02						0.42	0.03	7.41			
重 庆	0.00			0.01			0.05					
四 川				0.07			0.08	0.01	17.50			
贵 州							0.43	0.08	18.22			
云 南	0.11			0.04			0.22	0.03	15.28			
西 藏												
陕 西	0.01						0.03	0.00	7.14			
甘 肃	0.00						0.13	0.01	4.55			
青 海							0.08	0.03	33.33			
宁 夏							0.11	0.01	10.00			
新 疆				0.01			0.18	0.01	7.14			

9-2 1岁儿童国家免疫规划接种率(%)

年份	卡介苗(BCG)	百白破(DPT)	骨髓灰质炎疫苗(OPV)	麻疹疫苗(MV)
1990	99.0	97.0	98.0	98.0
1995	92.0	92.0	94.0	93.0
1999	97.2	92.0	92.7	93.6
2000	97.8	97.9	98.0	97.4
2001	97.6	98.3	98.3	97.7
2002	98.0	98.2	98.4	97.9
2003	98.0	98.2	98.1	97.9
2004	98.8	98.9	98.9	98.5
2006	99.2	99.0	99.0	98.6
2007	99.0	99.0	99.1	98.6

9-3-1 2002年我国居民高血压患病率(%)

分组	合计	城市			农村				
		小计	大	中小	小计	一类	二类	三类	四类
合计	18.8	19.3	20.4	18.8	18.6	21.0	19.0	20.2	12.6
男性	20.2	21.8	23.4	21.1	19.6	21.9	20.5	19.9	13.1
女性	18.0	17.9	18.9	17.5	18.0	20.7	18.0	20.8	12.4
18～44岁小计	9.1	9.4	10.2	9.0	9.0	9.7	9.7	10.5	4.8
男性	12.7	14.5	16.2	13.7	12.0	13.2	13.1	12.7	6.4
女性	6.7	6.1	6.2	6.0	6.9	7.4	7.3	9.0	3.6
45～59岁小计	29.3	32.8	33.3	32.6	28.0	31.4	27.7	32.1	21.0
男性	28.6	33.1	34.4	32.6	26.9	29.9	27.0	29.0	20.3
女性	30.0	32.6	32.5	32.6	29.1	32.8	28.4	34.8	21.6
60岁及以上小计	49.1	54.4	57.1	53.2	47.2	52.4	47.0	49.8	37.7
男性	48.1	54.0	56.6	52.8	46.0	49.9	47.0	44.6	37.2
女性	50.2	54.9	57.6	53.6	48.4	55.0	47.0	55.4	38.1

9-3-2 2002年我国居民高血压治疗率(%)

分组	合计	城市			农村				
		小计	大	中小	小计	一类	二类	三类	四类
合计	24.7	35.1	39.9	28.2	17.4	19.9	14.7	21.5	9.3
男性	21.6	31.2	35.9	24.6	14.7	17.8	11.7	17.3	9.6
女性	27.7	38.8	43.7	31.7	19.8	21.9	17.7	25.0	9.0
18～44岁小计	9.1	11.8	14.3	9.3	7.9	6.3	6.6	12.0	4.1
男性	6.9	9.7	12.2	7.2	5.4	4.5	4.8	8.2	2.8
女性	12.0	15.0	18.0	12.3	10.8	8.6	8.9	15.8	5.8
45～59岁小计	25.0	34.1	38.4	28.7	19.4	20.9	17.1	24.3	10.7
男性	20.6	28.6	31.9	24.4	15.7	17.5	13.6	18.3	10.9
女性	28.5	38.5	43.7	32.0	22.3	23.8	20.2	28.6	10.5
60岁及以上小计	32.2	43.1	47.1	36.2	21.3	26.0	18.1	25.5	10.5
男性	31.0	41.5	45.9	34.0	20.7	26.2	15.6	24.1	12.4
女性	33.3	44.7	48.1	38.3	21.9	25.7	20.7	26.8	8.8

9-4-1　前十位恶性肿瘤死亡率(合计)

顺位	2004～2005		1990～1992		1973～1975	
	疾病名称	死亡率(1/10万)	疾病名称	死亡率(1/10万)	疾病名称	死亡率(1/10万)
1	肺癌	30.83	胃癌	25.16	胃癌	19.54
2	肝癌	26.26	肝癌	20.37	食管癌	18.83
3	胃癌	24.71	肺癌	17.54	肝癌	12.54
4	食管癌	15.21	食管癌	17.38	肺癌	7.09
5	结直肠癌	7.25	结直肠癌	5.30	子宫颈癌	5.23
6	白血病	3.84	白血病	3.64	结直肠癌	4.60
7	脑瘤	3.13	子宫颈癌	1.89	白血病	2.72
8	女性乳腺癌	2.90	鼻咽癌	1.74	鼻咽癌	2.32
9	胰腺癌	2.62	女性乳腺癌	1.72	女性乳腺癌	1.65
10	骨癌	1.70				
	恶性肿瘤总计	134.80	恶性肿瘤总计	108.26	恶性肿瘤总计	83.65

资料来源：1973～1975、1990～1992、2004～2005年中国恶性肿瘤死亡抽样回顾调查。以下4表同。

9-4-2　前十位恶性肿瘤死亡率(男)

顺位	2004～2005		1990～1992		1973～1975	
	疾病名称	死亡率(1/10万)	疾病名称	死亡率(1/10万)	疾病名称	死亡率(1/10万)
1	肺癌	41.34	胃癌	32.84	胃癌	25.12
2	肝癌	37.54	肝癌	29.01	食管癌	23.34
3	胃癌	32.46	肺癌	24.03	肝癌	17.60
4	食管癌	20.65	食管癌	22.14	肺癌	9.28
5	结直肠癌	8.19	结直肠癌	5.76	结直肠癌	4.85
6	白血病	4.27	白血病	3.96	白血病	3.00
7	脑瘤	3.50	鼻咽癌	2.34	鼻咽癌	2.94
8	胰腺癌	2.94				
9	膀胱癌	2.13				
10	鼻咽癌	2.05				
	恶性肿瘤总计	169.19	恶性肿瘤总计	134.91	恶性肿瘤总计	96.31

9-4-3　前十位恶性肿瘤死亡率(女)

顺位	2004～2005		1990～1992		1973～1975	
	疾病名称	死亡率(1/10万)	疾病名称	死亡率(1/10万)	疾病名称	死亡率(1/10万)
1	肺癌	19.84	胃癌	17.02	食管癌	14.11
2	胃癌	16.59	食管癌	12.34	胃癌	13.72
3	肝癌	14.44	肝癌	11.21	子宫颈癌	10.70
4	食管癌	9.51	肺癌	10.66	肝癌	7.26
5	结直肠癌	6.26	结直肠癌	4.82	肺癌	4.79
6	女性乳腺癌	5.90	子宫颈癌	3.89	结直肠癌	4.33
7	白血病	3.41	女性乳腺癌	3.53	女性乳腺癌	3.37
8	宫颈癌	2.86	白血病	3.30	白血病	2.42
9	脑瘤	2.74	鼻咽癌	1.10	鼻咽癌	1.67
10	子宫癌	2.71				
	恶性肿瘤总计	98.97	恶性肿瘤总计	80.04	恶性肿瘤总计	70.43

9-4-4 前十位恶性肿瘤死亡率(城市)

顺位	2004～2005		1990～1992		1973～1975	
	疾病名称	死亡率(1/10万)	疾病名称	死亡率(1/10万)	疾病名称	死亡率(1/10万)
1	肺癌	40.98	肺癌	27.50	胃癌	20.19
2	肝癌	24.93	肝癌	19.50	肝癌	14.05
3	胃癌	22.97	胃癌	19.44	食管癌	13.59
4	食管癌	10.97	食管癌	9.62	肺癌	12.61
5	结直肠癌	9.78	结直肠癌	6.98	子宫颈癌	5.81
6	胰腺癌	4.44	白血病	3.66	结直肠癌	5.29
7	白血病	4.17	女性乳腺癌	2.56	白血病	3.17
8	女性乳腺癌	3.98	鼻咽癌	1.93	鼻咽癌	2.60
9	脑瘤	3.27	子宫颈癌	1.58	女性乳腺癌	2.17
10	胆囊癌	2.13				
	恶性肿瘤总计	146.57	恶性肿瘤总计		恶性肿瘤总计	91.80

9-4-5 前十位恶性肿瘤死亡率(农村)

顺位	2004～2005		1990～1992		1973～1975	
	疾病名称	死亡率(1/10万)	疾病名称	死亡率(1/10万)	疾病名称	死亡率(1/10万)
1	肝癌	26.93	胃癌	27.16	食管癌	20.81
2	肺癌	25.71	肝癌	20.67	胃癌	19.18
3	胃癌	25.58	食管癌	20.10	肝癌	12.02
4	食管癌	17.34	肺癌	14.05	肺癌	5.13
5	结直肠癌	5.96	结直肠癌	4.72	子宫颈癌	5.05
6	白血病	3.68	白血病	3.63	结直肠癌	4.35
7	脑瘤	2.80	子宫颈癌	2.00	白血病	2.55
8	女性乳腺癌	2.35	鼻咽癌	1.67	鼻咽癌	2.22
9	胰腺癌	1.70	女性乳腺癌	1.42	女性乳腺癌	1.45
10	骨癌	1.61				
	恶性肿瘤总计	128.63	恶性肿瘤总计	106.76	恶性肿瘤总计	80.79

9-5-1　2008年血吸虫病防治情况

地区	流行县数(个)	流行乡数(个)	流行村人口数(万人)	达到传播控制标准县数(个)	达到传播阻断标准县数(个)	未达控制标准县数(个)	现有病人数(万人)	其中:晚期病人数(人)	急性血吸虫病感染人数(人)	治疗及扩大化疗人数(万人)
总　计	**454**	**3538**	**6780.8**	**97**	**265**	**92**	**41.3**	**30030**	**56**	**350.7**
上　海	9	81	301.2		9					
江　苏	71	504	1317.8	10	53	8	0.2	2016	4	0.8
浙　江	55	481	956.0		55		0.1	1065	2	0.2
安　徽	50	361	676.9	6	17	27	3.7	6277	19	20.9
福　建	16	76	79.7		16					
江　西	39	314	477.2	8	20	11	9.0	6815	7	31.8
湖　北	63	521	987.0	19	21	23	17.9	4911	9	142.9
湖　南	38	356	635.2	14	4	20	9.3	6385	14	50.2
广　东	13	32	42.2		13					
广　西	19	73	101.9		19					
四　川	63	664	1035.9	36	27		0.9	1745	1	66.3
云　南	18	75	169.8	4	11	3	0.2	816	0	37.7

9-5-2　2008年血吸虫病查灭螺情况

地区	实际钉螺情况			年内查螺情况					灭螺总面积(万平方米)	
	有螺乡数(个)	有螺村数(个)	实有钉螺面积(万平方米)	查螺乡数(个)	查出有螺乡数(个)	查出有螺村数(个)	查出钉螺面积(万平方米)	内:新发现有螺面积(万平方米)		环改灭螺面积(万平方米)
总　计	**1611**	**8280**	**372263.1**	**3111**	**1518**	**7703**	**148443.4**	**1197.9**	**73724.1**	**8169.9**
上　海	5	8	0.2	60	5	8	0.2		70.8	0.0
江　苏	94	242	4082.3	501	66	183	1275.5	5.6	6652.2	325.3
浙　江	80	286	96.1	438	80	286	88.2		91.8	22.1
安　徽	212	984	29065.4	278	204	907	19751.8	502.5	6348.2	2162.7
福　建	8	16	5.8	44	8	16	5.8		25.1	1.4
江　西	156	642	80786.4	239	139	505	26753.7	83.8	7997.9	531.9
湖　北	353	2615	77400.6	500	345	2549	53084.3	371.1	23419.1	3056.0
湖　南	225	879	175824.6	331	203	741	42920.9	234.9	13849.0	1533.4
广　东				19						
广　西	2	4	5.0	57			1.7		20.2	0.5
四　川	423	2356	2731.2	571	417	2291	3049.3		12988.7	536.6
云　南	53	248	2265.7	73	51	217	1512.0		2261.1	

9-6-1　2008年克山病防治情况

地区	病区县		病区乡镇		已控制县数(个)	现症病人数(人)		年内死亡(人)
	个数	人口数(万人)	个数	人口数(万人)		潜在型	慢型	
总　计	**327**	**13202.9**	**2880**	**6052.2**	**257**	**30589**	**10577**	**420**
河　北	11	346.4	84	103.0	11	5142	650	
山　西	11	120.0	21	25.2	11	785	52	3
内蒙古	12	428.2	61	183.9	8	13840	5012	102
辽　宁	4	130.9	46	102.3	4	598	69	4
吉　林	37	1256.6	316	810.5	37	3568	2016	145
黑龙江	67	2445.5	364	767.5	47	342	393	13
山　东	19	1631.5	175	912.0	19	407	493	8
河　南	3	156.0	20	46.7	3	452	39	1
湖　北	1	84.3	1	6.8		66	7	1
四　川	53	2387.9	961	1051.0	53	305	184	2
贵　州	1	113.7	6	24.2		150	2	
云　南	42	1482.2	233	763.2	27	107	656	31
西　藏	1	4.4	1	0.4			2	
重　庆	8	833.8	130	457.6	8	18	15	
陕　西	29	742.1	233	329.5	29	2769	526	78
甘　肃	28	1039.4	228	468.4		2040	461	32

9-6-2　2008年大骨节病防治情况

地区	病区县		病区乡镇		已控制县数(个)	临床I度及以上病人(人)	
	个数	人口数(万人)	个数	人口数(万人)			13岁以下病人数
总　计	**366**	**10528.3**	**2253**	**4165.1**	**208**	**714822**	**18478**
北　京	1	27.6	1	2.7	1	15	10
河　北	7	249.2	49	52.9	7	5083	1
山　西	35	727.5	130	201.9	35	17713	
内蒙古	18	572.5	84	259.3	13	101807	880
辽　宁	5	147.7	60	131.7	5	24936	6
吉　林	40	1481.8	326	786.1	40	40844	0
黑龙江	81	2753.3	450	1201.5	48	111413	3026
山　东	1	90.0	4	18.2	1	739	
河　南	5	224.1	33	69.6	5	12495	
四　川	32	693.3	145	81.7		49544	643
西　藏	39	144.1	135	37.3		18875	1732
陕　西	62	2173.9	416	613.2	53	188032	753
甘　肃	37	1220.1	412	704.1		141432	10989
青　海	3	23.2	8	4.9		1894	438

9-6-3　2008年地方性氟中毒(水型)防治情况

地区	病区县数*(个)	基本控制县数(个)	病区村(个)				病区村人口数(万人)	已改水		现症病人数(人)	
			小计	轻病区	中病区	重病区		村数(个)	受益人口(万人)	氟斑牙	氟骨症
总　计	**1135**	**182**	**127095**	**76815**	**40978**	**9302**	**8739.3**	**57298**	**4133**	**23602048**	**1401190**
北　京	9	6	465	398	59	8	71.1	465	70	21339	1666
天　津	12		2375	1005	1160	210	267.2	1530	130	1143361	28507
河　北	126	62	8881	4951	3086	844	942.7	5866	495	1660229	77665
山　西	66	1	4606	2289	1347	970	513.3	2217	258	2246519	142710
内蒙古	82		13710	7156	4621	1933	591.5	4791	301	1714872	268128
辽　宁	51	8	2702	1150	1276	276	187.3	1996	111	633003	44233
吉　林	16	1	3171	1495	1285	391	159.1	2514	110	670434	55214
黑龙江	27	4	4684	2307	1600	777	310.5	2279	92	1094855	55419
江　苏	25		2122	1135	752	235	453.1	1842	239	2029988	139455
浙　江	32		333	303	24	6	25.4	234	14	7597	89
安　徽	40	1	23066	18231	4693	142	795.3	2373	122	778481	6966
福　建	36	31	154	107	34	13	12.3	130	13	6397	389
江　西	21	11	86	82	4		6.4	78	4	20961	75
山　东	113	35	11659	6729	3963	967	1146.8	7981	756	1845130	351346
河　南	125		28104	17248	9980	876	1816.1	9411	497	6278594	46487
湖　北	33		394	320	47	27	50.5	349	28	54000	1230
湖　南	9	9	25	10	8	7	2.5	25	2	8946	34
广　东	41	12	455	287	113	55	68.0	438	59	20389	309
广　西	13		165	108	40	17	29.2	49	9	36810	3577
重　庆	6		6	6			3.1	6	1	639	26
四　川	15		161	111	31	19	38.2	112	27	57977	1590
云　南	14	1	114	72	25	17	4.8	47	3	16093	644
西　藏	7		22	9	7	6		10	0	2713	118
陕　西	55		7660	3859	3270	531	499.5	5230	327	959377	141763
甘　肃	57		5954	4182	1582	190	410.7	4054	252	850883	19964
青　海	22		421	363	51	7	39.3	336	33	166503	10414
宁　夏	21		3504	1902	1210	392	138.8	2110	58	256200	2383
新　疆	61		2096	1000	710	386	156.7	825	120	1019758	789

9-6-4 2008年地方性氟中毒(燃煤污染型)防治情况

地区	病区县数(个)	基本控制县数(个)	病区村(个)				病区村人口数(万人)	病区户数	已改炉改灶		现症病人数(人)	
			小计	轻病区	中病区	重病区			户数	受益人口(万人)	氟斑牙	氟骨症
总计	**178**	**24**	**41086**	**17621**	**8461**	**15004**	**3446.4**	**8218740**	**3651406**	**1303.7**	**16163230**	**1842016**
北京	2	2	589	589			20.9	131341	131341	20.9	20715	
山西	20	20	3429	2695	532	202	239.9	658953	559940	228.0	854545	2293
辽宁	2	2	4	3	1		0.2	458	222	0.1	424	149
江西	6		399	399			29.1	71335	25000	10.0	81134	1
河南	5		477	477			35.8	83242	9417	3.5	116520	
湖北	16		1030	486	295	249	138.6	328300	306634	108.4	433543	22854.96
湖南	26		3133	1869	914	350	390.6	1102505	209932	77.6	1624308	78128
广西	2		518	61	180	277	22.8	43059	19693	32.0	83734	5846
四川	26		2179	1036	614	529	288.0	569911	233290	115.0	1261325	188886
贵州	37		12372	6763	1639	3970	1557.7	3461586	1118273	347.2	8790000	1078000
云南	15		14667	2370	3444	8853	425.3	1005867	459995	167.2	2081539	432365
重庆	13		664	489	77	98	179.6	389062	204548	72.6	642010	9107
陕西	8		1625	384	765	476	117.9	373121	373121	121.4	173433	24386

9-6-5 2008年地方性砷中毒(水型)防治情况

地区	病区县		病区村(个)				病区村人口(万人)	已改水		病人数(人)
	个数	人口数(万人)	小计	轻病区	中病区	重病区		村数(个)	受益人口(万人)	
总计	**41**	**1419.3**	**628**	**462**	**111**	**55**	**58.7**	**503**	**37.7**	**17317**
山西	8	392.8	85	48	30	7	8.5	91	7.6	4089
内蒙	13	312.1	179	99	63	17	13.5	155	11.1	9950
吉林	3	121.9	41	41			3.3	14	0.5	395
安徽	1	72.0	10	10			2.5	3	0.6	21
湖北	1	147.2	1	1			0.1	1	0.1	4
陕西	3	115.9	12	3	4	5	1.4	1	0.2	1773
甘肃	2	42.8	2		1	1	0.1			137
宁夏	6	159.7	72	72			2.3	40	1.1	948
新疆	4	54.9	226	188	13	25	26.9	198	16.4	

9-6-6 2008年地方性砷中毒(燃煤污染型)防治情况

地区	病区县		病区村(个)				病区村人口数(万人)	病区户数(户)	已改炉改灶		病人数(人)
	个数	人口数(万人)	小计	轻病区	中病区	重病区			户数	受益人口(万人)	
总计	**12**	**512.3**	**1657**	**405**	**769**	**483**	**121.9**	**381907**	**383194**	**125.2**	**16463**
贵州	4	264.0	32	21	4	7	3.9	8786	10073	3.8	2848
陕西	8	248.4	1625	384	765	476	117.9	373121	373121	121.4	13615

9-6-7 2008年碘缺乏病防治情况

地区	病区县		现症病人数(人)			碘盐销售数量(吨)		8～10岁儿童尿碘中位数(μg/L)	居民户碘盐监测		
	个数	人口数(万人)	甲肿	Ⅱ度甲肿	克汀病	计划供应	实际销售		碘盐份数	合格碘盐份数	非碘盐份数
总 计	**2787**	**125805.3**	**5531736**	**304215**	**118469**	**6332353**	**6264228**				
北 京	18	1235.5	166	4		69133	73830	203.0	5152	5072	149
天 津	18	1043.0	6447			46000	47000	194.4	4676	4487	556
河 北	167	6682.4	93785	11497	10428	291156	282894	216.8	46612	45194	1836
山 西	119	3365.2	39934	1102	2113	162384	143112		34280	33595	477
内蒙古	101	2401.1	157767	6054	4640	172335	169899		29635	29407	257
辽 宁	100	4222.0	128796	5958	2652	248141	243994	212.3	29304	28800	270
吉 林	60	2616.1	430655	57778	965	165644	153621		17390	17284	10
黑龙江	128	3924.5	304735	10497	1004	193124	187794		38074	37280	428
上 海											
江 苏	104	7324.7	385939			382380	379155	243.4	30834	30380	397
浙 江	90	4631.6	2744	68	32	245623	250986	197.5	25778	25141	605
安 徽	104	6496.4	100704	1308	13463	302348	334024	264.4	29996	29591	54
福 建	84	3574.9	84607	4322	156	157938	162653		23610	23219	638
江 西	99	4377.6	415710	13800	1597	190936	179453	307.8	28252	27309	268
山 东	120	7573.6	162735	18169	512	354424	333268	328.0	33996	32951	1396
河 南	159	9686.7	84680	5668	4209	466246	474875	215.5	43803	41900	1002
湖 北	81	5610.6	205804	4513	14232	305938	262750		23926	23062	158
湖 南	122	6880.2	782585	8107	2929	310000	311405		35158	33805	241
广 东	123	8156.9				370000	395828	136.0	34375	33316	2052
广 西	109	5002.0	416071		3780	231100	231416	191.0	30322	29532	583
海 南	18	840.0	6351	1402		38000	39500	170.0	5278	5103	842
四 川	181	8785.2	108005	1827	9	462524	475745	282.6	51985	50544	564
贵 州	88	3975.7	343412	4428	5144	190000	186932		25307	24623	181
云 南	129	4376.8	18410	6689	96	288316	260611	228.0	37212	36100	773
西 藏	73	276.2	54939	2962		4454	4349	161.9	11203	11203	9904
重 庆	40	3216.0	136734	1110	6	188826	187575	160.8	13799	13226	240
陕 西	107	3780.5	897336	121114	35581	208472	225295		31060	30675	132
甘 肃	87	2673.0	115369	14187	11788	126967	111175	225.6	24442	23977	535
青 海	43	532.5			1069	25000	23000	158.5	11628	11237	1183
宁 夏	21	604.1	188	12	1051	28000	28605		6334	6190	98
新 疆	94	1940.5	47128	1639	1013	106945	103484	165.38	25562	24764	1966

9-7-1 农村改水情况

年份	累计改水受益总人口（万人）	自来水厂、站			手压机井			雨水收集			其他	
		个数	累计受益人口（万人）	其中：当年受益（万人）	万台	累计受益人口（万人）	其中：当年受益（万人）	水窖（个）	累计受益人口（万人）	其中：当年受益（万人）	累计受益人口（万人）	其中：当年受益（万人）
1990	66585.0	332044	27128.0		3311.0	17251.0					22206.0	
1991	70555.0	522691	30092.0		3607.0	19898.0					20565.0	
1992	74057.5	551517	32728.3	2653.2	3774.6	20341.2	481.8				20988.0	392.1
1993	76211.4	591251	35006.6	2269.5	3975.8	20662.1	270.2				20542.1	169.9
1994	77970.6	650103	37004.6	1987.1	3823.8	20805.2	149.7				20160.8	369.8
1995	79879.2	640375	40086.2	3188.5	3998.7	20498.3	69.8	33058	21.3	14.3	19273.4	870.4
1996	82412.1	568168	42827.4	2583.0	4399.7	21911.8	568.8	400581	364.2	106.3	17308.7	373.6
1997	84843.0	605626	45805.7	2913.0	4681.6	22546.7	550.4	525626	425.8	60.8	16064.8	873.0
1998	86442.8	614686	48103.9	2862.7	4729.6	22790.5	217.5	990020	697.1	192.6	14851.2	1440.3
1999	87607.9	652814	50843.6	2442.0	5215.4	22443.2	241.7	1119854	778.2	76.2	13542.8	946.4
2000	88112.2	674758	52669.5	2411.4	4891.0	22264.8	126.6	1622886	1002.3	114.1	12175.6	474.9
2001	86113.2	694138	52145.8	2216.3	6725.1	21214.0	39.7	1370335	1053.9	99.2	11699.4	337.1
2002	86833.0	645939	53652.7	2308.3	6615.9	20917.8	221.0	1559750	1188.8	121.8	11074.0	550.8
2003	87386.6	630903	54837.0	1761.3	5612.3	20810.5	183.7	1760607	1259.6	118.9	10479.6	430.6
2004	88451.5	644199	56545.5	1608.0	4795.2	20442.0	-316.1	1922629	1458.1	79.1	10006.0	436.4
2005	88893.2	651512	57944.4	1449.6	4845.3	19647.5	-621.8	2493172	1441.3	102.9	9860.8	-65.8
2006	86405.3	588843	58110.9	2760.1	7079.9	18382.0	-395.9	5639556	1490.1	597.2	8629.7	-192.0
2007	87859.1	599878	59850.0	2560.0	7265.5	18404.6	-343.1	1982334	1537.5	57.6	8067.0	-244.2
2008	89447.4	617177	62612.6	9032.2	6852.0	17646.8	-651.3	1938500	1537.1	39.8	7650.9	-280.4

9-7-2　2008年各地区农村改水情况

地区	累计改水受益总人口（万人）	自来水厂、站			手压机井			雨水收集			其他	
		个数	累计受益人口（万人）	其中：当年受益（万人）	万台	累计受益人口（万人）	其中：当年受益（万人）	水窖（个）	累计受益人口（万人）	其中：当年受益（万人）	累计受益人口（万人）	其中：当年受益（万人）
总　计	89447.4	617177	62612.6	9032.2	6852.0	17646.8	-651.3	1938500	1537.1	39.8	7650.9	-280.4
北　京	300.5	3355	298.7	0.1	0.6	1.6	0.0	0	0.0	-0.1	0.1	0.0
天　津	376.1	3560	348.6	12.1	7.4	27.5	-10.8	0	0.0	-1.3	0.0	0.0
河　北	5203.8	40351	4434.7	36.5	218.0	661.9	4.1	33372	18.7	0.2	88.4	-12.3
山　西	2167.4	16119	1869.4	58.4	56.4	100.0	3.0	43962	28.8	0.6	169.2	2.1
内蒙古	1172.6	5993	551.9	67.6	122.5	504.0	-27.8	43244	7.1	0.0	109.7	12.4
辽　宁	2198.3	8233	1317.2	97.1	225.4	672.9	-75.1	2008	1.1	-0.2	207.1	-15.7
吉　林	1481.8	11133	914.6	59.1	194.4	564.7	-35.5	0	0.0	0.0	2.5	-2.8
黑龙江	2111.3	13355	1342.0	28.3	206.2	728.8	-24.1	0	0.0	0.0	40.4	17.6
上　海	344.4	79	344.4	0.0								
江　苏	5304.4	5188	5304.4	32.1								
浙　江	3516.6	26613	3288.3	38.9	16.6	80.9	-8.4	6583	7.2	-0.9	140.2	-23.1
安　徽	5131.7	15299	2054.7	214.1	1390.9	2713.3	-77.7	1541	16.5	0.6	347.2	-27.8
福　建	2627.0	14601	2167.8	85.6	474.5	109.4	-12.9	0	0.0	0.0	349.8	-51.9
江　西	3234.2	24572	1757.7	85.3	214.0	929.2	-0.9	58	3.7	0.0	543.7	-36.1
山　东	6953.3	42282	5974.9	183.4	773.4	957.8	-138.8	32052	18.5	-1.1	2.1	-3.2
河　南	7806.9	37883	4374.9	212.9	728.0	3358.4	-171.1	13712	18.1	-1.2	55.5	-23.6
湖　北	4389.3	27591	2822.1	248.7	142.2	832.5	-44.9	81020	61.2	-2.9	673.6	-59.1
湖　南	4796.9	54386	3032.3	97.3	165.1	873.6	-14.1	6704	1.7	0.7	889.3	3.3
广　东	5837.0	27241	4653.3	214.6	176.2	943.4	-1.6	37	1.4	0.3	238.8	-7.8
广　西	3548.3	32488	2312.8	143.1	153.2	878.4	-12.4	169903	126.7	0.2	230.5	8.5
海　南	608.1	25360	412.4	31.0	18.3	125.7	-17.6	25	0.1	-0.1	69.9	-6.5
重　庆	2501.9	59174	1963.8	85.6	16.0	123.2	2.7	1245	7.1	7.1	407.8	-76.7
四　川	6202.3	42703	3069.6	204.5	418.5	1598.8	9.3	133564	173.6	6.2	1360.3	7.2
贵　州	2481.7	31356	1834.6	99.6	898.3	8.7	0.0	128040	165.6	7.4	472.8	1.1
云　南	2919.5	24530	2181.9	61.5	17.3	102.0	3.9	319173	193.8	8.1	441.9	-2.8
陕　西	2678.1	11203	1474.2	416.2	163.8	460.0	1.4	66134	222.3	0.9	521.7	1.1
甘　肃	1952.1	5720	1117.2	6077.5	25.7	185.9	-4.2	804707	409.4	11.1	239.6	12.2
青　海	327.2	1569	297.8	4.8	10.0	12.6	0.2	1394	8.2	0.0	8.6	0.0
宁　夏	394.7	590	237.0	67.4	19.2	91.7	2.0	50022	46.0	4.2	20.0	3.4
新　疆	880.1	4650	859.7	68.8	0.0	0.0	0.0	0	0.0	0.0	20.4	0.0

注：缺西藏数字。

9-7-3　各地区农村改水受益人口占农村人口比重

地区	已改水受益人口占农村人口%						饮用自来水人口占农村人口%					
	1990	1995	2000	2005	2007	2008	1990	1995	2000	2005	2007	2008
总　计	**75.4**	**86.7**	**92.4**	**94.1**	**92.1**	**93.6**	**30.7**	**43.2**	**55.2**	**61.3**	**62.7**	**65.5**
北　京	97.1	99.1	99.8	100.0	100.0	100.0	88.9	96.1	98.2	97.7	99.4	99.4
天　津	98.0	100.0	100.0	100.0	100.0	100.0	85.4	89.9	83.6	88.1	89.5	92.7
河　北	95.1	94.6	96.1	98.7	97.0	97.6	55.5	65.7	73.4	81.2	82.5	83.1
山　西	78.4	85.8	90.5	94.5	89.7	91.0	66.6	70.7	73.4	77.5	77.2	78.5
内蒙古	54.6	62.7	83.9	88.5	76.0	79.6	13.9	17.3	30.8	34.6	32.9	37.5
辽　宁	85.9	95.3	98.2	97.8	96.4	96.7	33.0	37.2	59.2	54.3	53.6	57.9
吉　林	82.6	91.2	96.7	98.4	95.2	96.5	28.1	27.6	35.3	48.8	55.7	59.6
黑龙江	85.3	96.4	97.4	98.2	97.9	96.8	32.1	40.2	50.0	58.5	60.2	61.5
上　海	95.5	100.0	100.0	100.0	100.0	100.0	69.6	99.3	99.9	100.0	100.0	100.0
江　苏	81.4	93.3	93.6	99.0	97.3	97.9	33.9	53.4	75.0	95.7	97.3	97.9
浙　江	86.3	93.7	96.7	97.0	96.9	97.0	55.0	74.5	83.2	88.1	89.7	90.7
安　徽	83.8	94.6	98.7	98.4	96.2	97.7	12.5	23.3	36.8	37.7	35.2	39.1
福　建	88.0	94.1	98.5	97.6	97.2	98.0	35.7	54.7	71.2	74.5	77.6	80.9
江　西	81.7	98.8	94.5	96.5	94.2	95.6	19.3	30.4	38.2	48.4	49.5	52.0
山　东	92.0	97.0	98.9	99.5	99.3	99.3	32.4	47.0	57.2	67.6	82.7	85.3
河　南	86.3	95.5	97.0	97.3	97.5	97.7	30.2	42.5	48.9	50.2	52.1	54.8
湖　北	62.2	81.8	93.5	92.4	91.4	94.5	32.7	44.7	54.0	52.4	55.4	60.7
湖　南	77.2	91.7	96.1	96.9	90.3	91.9	17.1	32.8	46.0	58.4	56.3	58.1
广　东	87.4	95.3	98.0	90.4	98.3	98.3	47.2	62.6	70.3	53.1	77.5	78.4
广　西	61.0	80.0	89.6	98.6	81.5	86.1	19.5	31.0	47.6	75.0	52.3	56.1
海　南	83.8	87.3	94.2	91.0	94.3	95.2	31.1	33.9	49.9	59.1	59.7	64.6
重　庆	…	…	92.2	95.2	96.8	97.3	…	…	59.3	68.3	73.2	76.4
四　川	60.6	81.6	91.4	94.1	89.2	90.3	17.7	30.8	39.2	45.9	42.3	44.7
贵　州	32.1	49.8	61.4	73.4	71.8	75.6	13.4	28.5	43.6	53.4	53.2	55.9
云　南	42.8	58.6	80.8	87.9	77.3	79.2	23.8	36.2	54.3	63.0	57.5	59.2
陕　西	69.0	78.2	64.1	70.11	78.4	93.2	26.4	37.2	35.3	31.4	36.8	51.3
甘　肃	37.0	41.1	71.8	88.4	89.9	94.0	15.2	18.9	32.7	43.9	46.9	53.8
青　海	54.8	59.5	71.3	90.9	80.5	84.2	24.0	30.2	55.2	77.2	73.9	76.6
宁　夏	58.3	74.8	87.8	95.1	96.1	98.3	5.4	26.1	29.6	40.3	45.9	59.0
新　疆	56.5	56.6	86.3	58.0	72.3	61.9	27.8	25.0	80.1	58.0	71.8	65.4

注：缺西藏数字。

9-7-4 农村改厕情况

年份 地区	农村 总户数 (万户)	累计卫生厕所户数(万户)								卫生 厕所 普及率 (%)	当年新 增卫生 厕所 (万户)	累计使 用卫生 公厕 (万户)	无害化 卫生厕 所普及 率(%)
		合计	三格化 粪池式	双瓮漏 斗式	三联沼 气池式	粪尿分 集式	完整下 水道水 冲式	双坑 交替式	其他				
2000	23772.5	9571.8	2719.6	1106.3	750.7	…	…	…	4995.3	40.3	1107.9	…	…
2001	24744.1	11405.0	2952.7	1149.7	817.9	123.2	614.4	…	5747.1	46.1	712.0	852.8	…
2002	25394.2	12061.7	4411.0	1077.9	2214.2	236.4	1578.6	…	5599.9	47.6	716.9	2739.5	…
2003	24789.8	12624.1	3435.9	1238.4	1065.6	68.5	818.9	…	5996.9	50.9	585.0	1080.6	…
2004	24843.2	13192.4	3641.7	1256.2	1212.7	73.5	926.2	…	6071.9	53.1	617.0	1095.2	…
2005	24843.1	13740.1	3903.8	1231.0	1422.5	99.5	1028.5	…	6053.0	55.3	579.5	1034.1	…
2006	25249.7	13883.5	3757.4	1151.2	1620.2	170.2	1396.3	…	5788.1	55.0	698.2	2126.1	32.3
2007	25350.1	14442.2	4092.4	1099.7	1906.3	213.0	1473.1	39.1	5618.5	57.0	691.4	2049.0	34.8
2008	25394.2	15165.9	4411.0	1077.9	2214.2	236.4	1578.6	48.0	5599.9	59.7	716.9	2739.5	37.7
北 京	118.8	88.4	54.3	1.7	0.3	0.0	14.2	5.0	13.0	74.4	11.9	23.3	63.5
天 津	117.6	105.4	76.9	0.0	0.2	0.0	28.1	0.0	0.2	89.6	1.2	69.0	89.5
河 北	1426.1	670.7	32.9	47.8	122.3	0.0	132.5	0.0	335.2	47.0	28.1	29.4	23.5
山 西	634.7	300.1	4.1	28.8	28.2	3.3	56.1	1.1	178.5	47.3	12.1	61.7	19.2
内蒙古	415.5	135.5	0.4	0.2	12.2	1.0	9.7	3.2	108.9	32.6	7.3	62.2	6.4
辽 宁	674.8	372.8	18.0	2.3	25.6	1.6	59.3	0.9	265.1	55.3	18.5	31.9	16.0
吉 林	409.4	268.3	0.0	0.0	2.5	12.2	8.0	0.0	245.5	65.5	4.2	19.9	5.6
黑龙江	646.4	384.3	4.8	4.5	0.7	0.4	36.0	0.6	337.4	59.5	6.5	82.3	7.3
上 海	129.8	125.1	109.5	4.8	0.1	0.0	10.4	0.0	0.3	96.4	6.8	14.9	96.2
江 苏	1566.4	1090.3	598.7	12.9	26.5	5.9	50.0	0.0	396.3	69.6	114.9	37.5	44.3
浙 江	1166.5	977.0	650.7	18.1	21.7	3.5	107.0	1.2	174.9	83.8	48.7	95.1	68.8
安 徽	1346.5	717.7	124.3	24.0	38.6	13.8	62.1	3.1	451.9	53.3	18.3	126.2	19.7
福 建	693.5	476.8	402.2	18.8	26.4	1.2	12.3	0.4	15.6	68.8	39.5	51.4	66.5
江 西	841.3	575.5	169.2	2.9	102.4	2.4	67.5	0.5	230.6	68.4	24.7	83.1	41.0
山 东	2037.9	1545.8	173.8	145.7	108.4	140.4	194.3	0.0	783.2	75.9	51.8	42.7	37.4
河 南	2005.3	1363.9	68.7	640.9	232.9	0.0	132.7	0.0	288.8	68.0	52.5	18.8	53.6
湖 北	1081.0	732.5	95.8	18.2	226.3	0.0	105.6	0.0	286.7	67.8	29.8	20.3	41.2
湖 南	1443.3	858.1	219.3	28.4	129.1	2.4	72.5	0.3	406.1	59.5	18.4	64.0	31.3
广 东	1456.2	1158.1	969.9	1.3	27.1	1.2	24.8	2.0	132.0	79.5	30.1	483.6	70.5
广 西	971.6	477.7	242.4	1.8	214.9	6.8	3.5	0.0	8.2	49.2	24.5	57.9	48.3
海 南	144.2	76.2	65.1	0.0	8.6	0.0	0.0	0.0	2.5	52.8	4.1	9.2	51.1
重 庆	726.9	332.2	55.2	0.0	78.7	1.3	197.0	0.0	0.0	45.7	16.7	0.0	45.7
四 川	1965.7	862.3	170.4	2.8	408.6	5.4	115.4	1.1	158.8	43.9	63.8	913.2	35.8
贵 州	817.8	275.9	16.9	1.2	92.5	0.0	13.2	0.6	151.6	33.7	21.5	31.9	15.2
云 南	898.6	469.5	47.8	1.1	146.9	9.2	14.9	2.9	246.7	52.3	15.3	106.3	24.8
陕 西	711.7	267.2	29.4	42.6	74.6	16.0	15.8	20.5	68.5	37.6	17.9	114.8	27.9
甘 肃	483.1	272.8	8.6	10.3	33.4	5.2	14.0	1.5	199.8	56.5	12.9	48.7	15.1
青 海	87.1	37.2	0.0	0.0	5.5	0.0	1.3	0.0	30.4	42.6	3.0	3.1	7.8
宁 夏	92.9	35.2	1.6	1.8	10.5	1.4	4.1	0.3	15.5	37.9	3.1	9.5	21.2
新 疆	283.8	113.2	0.4	15.1	8.4	1.8	16.6	3.0	67.9	39.9	9.3	27.9	16.0

注：缺西藏数字。

十、居民病伤死亡原因

简要说明

一、本篇主要介绍我国居民病伤死亡原因，内容包括城市、农村地区居民粗死亡率、标化死亡率及死因顺位，分性别、疾病别、年龄别死亡率。

二、本篇数据来源于居民病伤死亡原因年报。

三、资料范围

1990 年城市地区包括北京、天津、太原、哈尔滨、长春、沈阳、大连、鞍山、上海、南京、杭州、武汉、广州、成都、重庆、昆明和西安 17 个大城市，苏州、徐州、淮安、合肥、安庆、马鞍山、蚌埠、铜陵、厦门、福州、三明、宜昌、黄石、宜春、佛山、贵阳、自贡、桂林和湖南六市等 24 个中小城市；农村地区包括北京、天津、上海市全部市辖县和江苏、浙江、安徽、福建、江西、湖北、湖南、广东、四川、贵州、甘肃和山西 15 个省（直辖市）87 个县（县级市）。

1995 年城市地区包括北京、天津、太原、哈尔滨、长春、沈阳、大连、鞍山、上海、南京、杭州、武汉、广州、成都、重庆和西安 16 个大城市，苏州、徐州、宁波、合肥、安庆、马鞍山、蚌埠、铜陵、厦门、福州、宜昌、长沙、湘潭、常德、佛山、中山、桂林、自贡、乌鲁木齐 19 个中小城市；农村地区包括北京、天津、上海市全部市辖县和江苏、浙江、安徽、福建、河南、湖北、湖南、广东、四川、贵州、甘肃 14 个省（直辖市）101 个县（县级市）。

2000 年城市地区包括北京、天津、长春、沈阳、大连、鞍山、上海、南京、杭州、武汉、广州、成都、重庆和西安 14 个大城市，苏州、徐州、合肥、安庆、马鞍山、铜陵、厦门、福州、平顶山、信阳、宜昌、黄石、长沙、湘潭、衡阳、常德、佛山、自贡、桂林和乌鲁木齐 20 个中小城市；农村地区包括北京、天津、上海市全部市辖县和江苏、浙江、安徽、福建、河南、湖北、湖南、广东、重庆、四川、贵州、甘肃 15 个省（直辖市）90 个县（县级市）。

2008 年城市地区包括北京、天津、上海、哈尔滨、长春、沈阳、大连、鞍山、南京、杭州、郑州、武汉、广州、重庆、成都、西安 16 个大城市，苏州、徐州、合肥、安庆、蚌埠、马鞍山、铜陵、福州、厦门、平顶山、信阳、洛阳、宜昌、黄石、天门、长沙、衡阳、常德、湘潭、佛山、中山、桂林、自贡、乌鲁木齐等 24 个中小城市；农村地区包括天津、上海市全部市辖县和江苏、浙江、安徽、福建、河南、广东、湖北、湖南、重庆、四川、甘肃、陕西 14 个省（直辖市）80 个县（县级市）。

四、1990、1995、2000 年采用 ICD－9 国际疾病分类统计标准。2002 年起采用 ICD－10 国际疾病分类统计标准。

五、1990、1995、2000、2008 年标化死亡率均按 1982 年第三次人口普查的人口年龄构成标化。

主要指标解释

标化死亡率　即年龄标化死亡率，是指按照某一标准人口年龄结构计算的死亡率。

性别年龄别死亡率　指分性别年龄别计算的死亡率。计算公式：男（女）性某年龄别死亡率＝男（女）性某年龄别死亡人数/男（女）性同年龄平均人口数。

10-1-1 1990年城市居民主要疾病死亡率及构成

疾病名称	合计				男				女			
	粗死亡率(1/10万)	标化死亡率(1/10万)	构成(%)	位次	粗死亡率(1/10万)	标化死亡率(1/10万)	构成(%)	位次	粗死亡率(1/10万)	标化死亡率(1/10万)	构成(%)	位次
传染病(不含肺结核)	13.44	10.88	2.30	12	17.32	14.50	2.79	11	9.33	7.54	1.71	13
肺结核	7.03	5.27	1.20	11	9.59	7.59	1.54	9	4.34	3.24	0.79	15
寄生虫病	0.39	0.30	0.07	17	0.52	0.42	0.08	17	0.25	0.18	0.05	18
恶性肿瘤	128.03	96.69	21.88	1	155.10	122.12	24.98	1	99.38	73.64	18.16	2
内分泌、营养、代谢及免疫疾病	10.19	8.01	1.74	7	7.90	7.16	1.27	10	12.60	8.90	2.30	7
血液和造血器官疾病	1.47	1.28	0.25	16	1.36	1.33	0.22	16	1.59	1.22	0.29	16
精神病	6.30	4.56	1.08	13	5.31	4.32	0.86	15	7.34	4.68	1.34	11
神经系病	4.99	4.38	0.85	15	5.47	5.04	0.88	14	4.49	3.79	0.82	14
心脏病	92.53	66.21	15.81	3	88.30	73.66	14.22	4	97.00	60.39	17.73	3
脑血管病	121.84	88.29	20.83	2	126.40	102.07	20.35	2	117.02	76.66	21.39	1
呼吸系病	92.18	68.37	15.76	4	93.55	81.78	15.06	3	90.74	57.76	16.59	4
消化系病	23.53	17.74	4.02	6	26.13	20.67	4.21	6	20.77	14.90	3.80	6
泌尿、生殖系病	9.26	6.90	1.58	8	9.65	7.69	1.55	8	8.83	6.38	1.61	9
妊娠分娩产褥期并发症	0.29	0.23	0.05	18					0.60	0.46	0.11	17
先天异常	5.45	8.53	0.93	14	5.56	8.51	0.90	12	5.34	8.54	0.98	12
新生儿病	8.81	15.77	1.51	9	10.08	17.16	1.62	7	7.47	14.26	1.36	10
其他疾病	7.56	4.95	1.29	10	5.51	4.70	0.89	13	9.74	5.05	1.78	8
损伤和中毒	40.43	34.98	6.91	5	47.07	41.04	7.58	5	33.42	28.55	6.11	5

10-1-2 1995年城市居民主要疾病死亡率及构成

疾病名称	合计				男				女			
	粗死亡率(1/10万)	标化死亡率(1/10万)	构成(%)	位次	粗死亡率(1/10万)	标化死亡率(1/10万)	构成(%)	位次	粗死亡率(1/10万)	标化死亡率(1/10万)	构成(%)	位次
传染病(不含肺结核)	5.01	6.89	1.59	13	6.23	9.44	1.95	10	3.73	4.52	1.15	14
肺结核	4.34	2.94	0.74	14	6.07	4.43	0.96	11	2.53	1.63	0.46	15
寄生虫病	0.34	0.24	0.06	17	0.41	0.31	0.07	17	0.27	0.19	0.05	18
恶性肿瘤	128.58	88.05	21.85	2	156.35	114.43	24.83	1	99.41	64.11	18.24	2
内分泌、营养和代谢及免疫疾病	13.79	9.40	2.34	7	10.85	8.17	1.72	7	16.87	10.65	3.09	6
血液和造血器官疾病	1.22	1.01	0.21	16	1.13	1.02	0.18	16	1.32	1.00	0.24	16
精神病	7.16	4.60	1.22	9	6.52	4.84	1.04	9	7.83	4.29	1.44	10
神经系病	5.06	4.02	0.86	12	5.62	4.84	0.89	13	4.48	3.29	0.82	11
心脏病	90.10	56.79	15.31	4	88.30	64.11	14.02	4	92.00	50.50	16.88	3
脑血管病	130.48	83.70	22.17	1	136.66	99.36	21.70	2	124.00	69.99	22.75	1
呼吸系病	92.54	59.01	15.73	3	94.85	71.29	15.06	3	90.12	49.21	16.53	4
消化系病	19.49	13.26	3.31	6	22.69	16.92	3.60	6	16.13	9.75	2.96	7
泌尿、生殖系病	9.15	6.16	1.56	8	9.26	6.88	1.47	8	9.03	6.65	1.66	9
妊娠分娩产褥期并发症	0.20	0.16	0.03	18					0.41	0.34	0.08	17
先天异常	3.92	7.83	0.67	15	4.08	8.10	0.65	15	3.76	7.55	0.69	13
新生儿病	5.08	13.24	0.86	11	5.82	14.99	0.92	12	4.30	11.36	0.79	12
其他疾病	7.12	3.92	1.21	10	5.15	3.84	0.82	14	9.18	3.92	1.68	8
损伤和中毒	40.57	32.82	6.89	5	49.11	41.66	7.80	5	31.61	23.46	5.80	5

10-1-3 2000年城市居民主要疾病死亡率及构成

疾病名称	合计				男				女			
	粗死亡率(1/10万)	标化死亡率(1/10万)	构成(%)	位次	粗死亡率(1/10万)	标化死亡率(1/10万)	构成(%)	位次	粗死亡率(1/10万)	标化死亡率(1/10万)	构成(%)	位次
传染病(不含肺结核)	4.03	2.74	0.67	11	5.09	3.60	0.78	11	2.93	1.90	0.53	13
肺结核	2.87	1.74	0.48	15	4.28	2.75	0.66	12	1.39	0.81	0.25	16
寄生虫病	0.63	0.36	0.10	17	0.67	0.42	0.10	17	0.59	0.30	0.11	17
恶性肿瘤	146.61	90.24	24.38	1	176.85	115.73	27.23	1	115.06	66.88	20.88	2
内分泌、营养和代谢及免疫疾病	17.99	10.61	2.99	7	14.70	9.47	2.26	7	21.42	11.70	3.89	6
血液和造血器官疾病	1.41	1.01	0.23	16	1.28	1.03	0.20	16	1.54	0.99	0.28	15
精神病	6.70	3.74	1.11	9	6.24	4.03	0.96	10	7.19	3.36	1.30	9
神经系病	5.53	3.76	0.92	10	6.26	4.66	0.96	9	4.76	2.93	0.86	10
心脏病	106.65	58.01	17.74	3	107.06	66.55	16.49	3	106.22	50.21	19.27	3
脑血管病	127.96	70.74	21.28	2	135.14	84.36	20.81	2	120.47	58.55	21.86	1
呼吸系病	79.92	41.86	13.29	4	82.92	51.00	12.77	4	76.80	34.37	13.93	4
消化系病	18.38	10.93	3.06	6	21.85	14.24	3.37	6	14.76	7.69	2.68	7
泌尿、生殖系病	9.01	5.46	1.50	8	9.64	6.27	1.48	8	8.36	4.81	1.52	8
妊娠、分娩产褥期并发症	0.13	0.11	0.02	18					0.27	0.23	0.05	18
先天异常	3.15	6.66	0.52	13	3.33	6.98	0.51	14	2.95	6.31	0.54	12
新生儿病	3.14	8.87	0.52	14	3.43	9.53	0.53	13	2.84	8.15	0.51	14
其他疾病	3.83	1.80	0.64	12	2.93	1.78	0.45	15	4.76	1.77	0.86	11
损伤和中毒	35.57	27.02	5.91	5	43.44	34.63	6.69	5	27.35	18.98	4.96	5

10-1-4 2008年城市居民主要疾病死亡率及构成

疾病名称	合计				男				女			
	粗死亡率(1/10万)	标化死亡率(1/10万)	构成(%)	位次	粗死亡率(1/10万)	标化死亡率(1/10万)	构成(%)	位次	粗死亡率(1/10万)	标化死亡率(1/10万)	构成(%)	位次
传染病(不含呼吸道结核)	4.73	4.41	0.77	11	6.11	5.86	0.90	11	3.31	2.99	0.61	13
呼吸道结核	1.48	1.35	0.24	17	2.33	2.29	0.34	15	0.63	0.54	0.11	19
寄生虫病	0.62	0.56	0.10	19	0.60	0.60	0.09	19	0.64	0.53	0.12	18
恶性肿瘤	166.97	153.60	27.12	1	204.00	201.48	30.00	1	129.22	111.37	23.49	1
血液、造血器官及免疫疾病	1.77	1.73	0.29	16	1.87	1.99	0.28	16	1.67	1.50	0.30	16
内分泌、营养和代谢疾病	21.09	19.48	3.43	6	18.72	19.15	2.75	7	23.51	19.71	4.27	6
精神障碍	3.69	3.51	0.60	13	3.21	3.34	0.47	13	4.18	3.54	0.76	11
神经系统疾病	6.34	6.18	1.03	10	6.62	6.97	0.97	10	6.05	5.40	1.10	10
心脏病	121.00	114.36	19.65	2	123.45	130.13	18.15	3	118.49	99.90	21.54	2
脑血管病	120.79	112.28	19.62	3	127.78	131.81	18.79	2	113.66	94.78	20.66	3
呼吸系统疾病	73.02	69.87	11.86	4	83.41	91.87	12.26	4	62.44	52.85	11.35	4
消化系统疾病	17.60	16.51	2.86	7	20.19	20.38	2.97	6	14.96	12.77	2.72	8
肌肉骨骼和结缔组织疾病	1.80	1.68	0.29	15	1.25	1.30	0.18	18	2.37	2.05	0.43	15
泌尿生殖系统疾病	6.97	6.48	1.13	9	7.26	7.48	1.07	9	6.68	5.70	1.21	9
妊娠、分娩产褥期并发症	0.09	0.07	0.01	20	0.00	0.00	0.00		0.18	0.15	0.03	20
围生期疾病	1.42	3.23	0.23	18	1.63	3.62	0.24	17	1.20	2.82	0.22	17
先天畸形、变形和染色体异常	2.69	5.12	0.44	14	2.92	5.49	0.43	14	2.45	4.70	0.45	14
诊断不明	4.62	4.46	0.75	12	5.60	5.73	0.82	12	3.61	3.24	0.66	12
其他疾病	12.99	14.19	2.11	8	9.25	12.14	1.36	8	16.81	15.35	3.05	7
损伤和中毒外部原因	31.26	30.14	5.08	5	38.46	38.09	5.66	5	23.92	21.75	4.35	5

10-1-5　2008年大城市居民主要疾病死亡率及构成

疾病名称	合计				男				女			
	粗死亡率(1/10万)	标化死亡率(1/10万)	构成(%)	位次	粗死亡率(1/10万)	标化死亡率(1/10万)	构成(%)	位次	粗死亡率(1/10万)	标化死亡率(1/10万)	构成(%)	位次
传染病(不含呼吸道结核)	4.81	4.30	0.77	11	6.20	5.70	0.90	11	3.42	2.95	0.60	12
呼吸道结核	1.28	1.11	0.20	18	1.99	1.86	0.29	15	0.55	0.45	0.10	19
寄生虫病	0.71	0.60	0.11	19	0.68	0.64	0.10	19	0.73	0.57	0.13	18
恶性肿瘤	170.56	149.41	27.18	1	205.66	193.03	29.83	1	134.84	110.94	23.88	1
血液、造血器官及免疫疾病	1.93	1.80	0.31	16	2.02	2.06	0.29	16	1.84	1.57	0.33	16
内分泌、营养和代谢疾病	22.28	19.45	3.55	6	19.97	19.21	2.90	6	24.64	19.62	4.36	5
精神障碍	3.78	3.42	0.60	13	3.23	3.18	0.47	13	4.34	3.51	0.77	11
神经系统疾病	6.61	6.13	1.05	10	6.97	6.97	1.01	10	6.25	5.30	1.11	10
心脏病	126.32	113.15	20.13	3	128.95	127.98	18.70	3	123.64	99.33	21.90	2
脑血管病	126.98	111.68	20.23	2	134.23	130.06	19.47	2	119.60	94.96	21.18	3
呼吸系统疾病	71.41	64.68	11.38	4	82.37	85.25	11.95	4	60.25	48.67	10.67	4
消化系统疾病	17.13	15.34	2.73	7	19.32	18.63	2.80	7	14.90	12.14	2.64	8
肌肉骨骼和结缔组织疾病	1.94	1.72	0.31	15	1.29	1.26	0.19	18	2.60	2.16	0.46	14
泌尿生殖系统疾病	6.85	6.07	1.09	9	7.12	6.96	1.03	9	6.58	5.37	1.17	9
妊娠、分娩和产褥期并发症	0.10	0.08	0.02	20					0.19	0.17	0.03	20
围生期疾病	1.33	3.20	0.21	17	1.54	3.64	0.22	17	1.11	2.73	0.20	17
先天畸形、变形和染色体异常	2.77	5.54	0.44	14	3.03	6.03	0.44	14	2.50	5.00	0.44	15
诊断不明	4.55	4.18	0.72	12	5.71	5.51	0.83	12	3.36	2.88	0.59	13
其他疾病	13.67	14.12	2.18	8	9.47	11.59	1.37	8	17.95	15.68	3.18	7
损伤和中毒外部原因	30.31	28.15	4.83	5	37.06	35.34	5.38	5	23.44	20.50	4.15	6

10-1-6　2008年中小城市居民主要疾病死亡率及构成

疾病名称	合计				男				女			
	粗死亡率(1/10万)	标化死亡率(1/10万)	构成(%)	位次	粗死亡率(1/10万)	标化死亡率(1/10万)	构成(%)	位次	粗死亡率(1/10万)	标化死亡率(1/10万)	构成(%)	位次
传染病(不含呼吸道结核)	4.30	4.99	0.76	12	5.73	6.88	0.90	10	2.83	3.20	0.59	13
呼吸道结核	2.45	2.90	0.44	14	3.88	5.19	0.61	13	0.98	1.06	0.20	17
寄生虫病	0.21	0.26	0.04	19	0.23	0.29	0.04	19	0.20	0.24	0.04	19
恶性肿瘤	150.13	178.71	26.79	1	196.25	253.57	30.84	1	102.73	113.29	21.30	1
血液、造血器官及免疫疾病	1.06	1.27	0.19	18	1.21	1.58	0.19	17	0.91	1.01	0.19	18
内分泌、营养和代谢疾病	15.51	19.86	2.77	7	12.94	19.05	2.03	7	18.15	20.19	3.76	7
精神障碍	3.27	4.17	0.58	13	3.11	4.59	0.49	14	3.44	3.79	0.71	12
神经系统疾病	5.07	6.42	0.90	10	5.02	7.18	0.79	12	5.11	5.83	1.06	10
心脏病	96.05	122.70	17.14	2	97.82	147.19	15.37	2	94.24	103.28	19.54	2
脑血管病	91.79	116.12	16.38	3	97.75	145.36	15.36	3	85.67	93.48	17.76	3
呼吸系统疾病	80.61	105.10	14.38	4	88.24	140.28	13.87	4	72.76	79.67	15.09	4
消化系统疾病	19.84	24.07	3.54	6	24.27	31.85	3.81	6	15.28	16.82	3.17	8
肌肉骨骼和结缔组织疾病	1.17	1.45	0.21	17	1.04	1.54	0.16	18	1.31	1.42	0.27	16
泌尿生殖系统疾病	7.53	9.14	1.34	9	7.94	11.22	1.25	9	7.12	7.79	1.48	9
妊娠、分娩和产褥期并发症	0.04	0.03	0.01	20					0.09	0.07	0.02	20
围生期疾病	1.87	3.35	0.33	16	2.08	3.55	0.33	16	1.65	3.13	0.34	15
先天畸形、变形和染色体异常	2.31	3.64	0.41	15	2.39	3.64	0.38	15	2.22	3.64	0.46	14
诊断不明	4.96	6.44	0.88	11	5.08	7.81	0.80	11	4.83	5.42	1.00	11
其他疾病	9.79	14.25	1.75	8	8.20	15.83	1.29	8	11.43	13.10	2.37	6
损伤和中毒外部原因	35.70	39.96	6.37	5	44.98	51.92	7.07	5	26.16	28.09	5.42	5

10-2-1　2008年城市居民年龄别疾病别死亡率(1/10万)(合计)

疾病名称(ICD-10)	合计	不满1岁	1-	5-	10-	15-	20-	25-
总计	615.76	522.26	46.72	18.43	17.66	22.65	30.93	33.68
传染病和寄生虫病小计	6.83	10.00	0.89	0.41	0.20	0.37	0.59	0.65
其中：传染病计	6.21	10.00	0.89	0.41	0.20	0.37	0.57	0.63
内：伤寒和副伤寒	0.00	0.00	0.00	0.00	0.00	0.00	0.00	0.00
痢疾	0.01	0.50	0.00	0.00	0.00	0.00	0.00	0.00
肠道其他细菌性传染病	0.07	1.25	0.14	0.10	0.04	0.00	0.00	0.00
呼吸道结核	1.48	0.00	0.07	0.00	0.00	0.09	0.23	0.17
其他结核	0.08	0.25	0.00	0.00	0.00	0.00	0.00	0.00
钩端螺旋体病	0.00	0.00	0.00	0.00	0.00	0.00	0.00	0.00
破伤风	0.01	0.00	0.00	0.00	0.00	0.00	0.00	0.00
百日咳	0.00	0.00	0.00	0.00	0.00	0.00	0.00	0.00
脑膜炎球菌感染	0.03	0.25	0.07	0.00	0.04	0.06	0.00	0.00
败血症	0.29	5.25	0.14	0.10	0.04	0.06	0.05	0.02
流行性乙型脑炎	0.00	0.00	0.00	0.05	0.00	0.00	0.00	0.00
流行性出血热	0.03	0.00	0.00	0.00	0.00	0.00	0.02	0.00
麻疹	0.00	0.25	0.00	0.00	0.00	0.00	0.00	0.00
病毒性肝炎	3.22	0.00	0.00	0.00	0.00	0.06	0.18	0.26
艾滋病	0.13	0.00	0.00	0.00	0.00	0.00	0.05	0.06
寄生虫病计	0.62	0.00	0.00	0.00	0.00	0.00	0.02	0.02
内：疟疾	0.00	0.00	0.00	0.00	0.00	0.00	0.00	0.00
血吸虫病	0.04	0.00	0.00	0.00	0.00	0.00	0.00	0.00
肿瘤小计	170.15	8.75	5.48	3.95	4.03	4.35	5.40	6.57
其中：恶性肿瘤计	166.97	8.00	5.14	3.65	3.79	4.15	5.17	6.40
内：鼻咽癌	1.93					0.03	0.11	0.11
食道癌	9.33					0.00	0.07	0.04
胃癌	18.60					0.06	0.23	0.76
结肠、直肠和肛门癌	14.71					0.14	0.25	0.24
肝癌	22.36					0.20	0.34	0.82
肺癌	48.25					0.06	0.30	0.35
乳腺癌	4.83					0.00	0.02	0.19
宫颈癌	1.06					0.00	0.00	0.13
膀胱癌	2.58					0.00	0.00	0.04
白血病	4.12	1.25	1.78	1.33	1.71	1.77	1.39	1.56
良性肿瘤计	0.69	0.50	0.14	0.10	0.04	0.11	0.09	0.09
其他肿瘤计	2.49	0.25	0.21	0.21	0.20	0.09	0.14	0.09
血液、造血器官及免疫疾病小计	1.77	3.25	0.62	0.26	0.32	0.29	0.30	0.39
其中:贫血	1.18	1.00	0.27	0.26	0.24	0.26	0.18	0.28
血液、造血器官及免疫的其他疾病	0.59	2.25	0.34	0.00	0.08	0.03	0.11	0.11
内分泌、营养和代谢疾病小计	21.09	3.50	0.34	0.10	0.16	0.31	0.23	0.35
其中：糖尿病	19.61					0.20	0.21	0.28
内分泌、营养和代谢的其他疾病	1.48	3.00	0.21	0.05	0.16	0.11	0.02	0.06
精神障碍小计	3.69	0.00	0.00	0.05	0.00	0.09	0.41	0.54
神经系统疾病小计	6.34	12.25	3.15	1.75	0.76	1.69	1.23	0.89
其中:脑膜炎	0.08	2.00	0.21	0.00	0.00	0.00	0.00	0.02
神经系统的其他疾病	6.26	10.25	2.95	1.75	0.76	1.69	1.23	0.86
循环系统疾病小计	253.40	9.00	1.64	0.72	1.63	2.54	3.37	4.32
其中：急性风湿热	0.17	0.00	0.00	0.00	0.00	0.00	0.02	0.04
心脏病计	121.00	8.00	1.37	0.51	1.28	1.86	2.21	2.92
内：慢性风湿性心脏病	2.86	0.25	0.07	0.00	0.08	0.03	0.07	0.04
高血压性心脏病	6.12	0.00	0.00	0.00	0.04	0.00	0.02	0.02
急性心肌梗死	39.72	0.50	0.07	0.00	0.00	0.29	0.68	0.86
其他冠心病	51.69	0.25	0.07	0.00	0.08	0.11	0.23	0.26
肺源性心脏病	8.24	2.00	0.14	0.05	0.08	0.00	0.14	0.13
其他心脏病	12.37	5.00	1.03	0.46	1.00	1.43	1.07	1.60

10-2-1 续表1

30-	35-	40-	45-	50-	55-	60-	65-	70-	75-	80-	85岁及以上
49.98	89.44	144.46	208.89	348.07	520.46	785.92	1290.31	2428.04	4353.94	7631.68	14536.38
1.31	2.60	4.35	5.76	8.27	9.71	11.85	14.10	24.32	37.38	55.65	60.31
1.31	2.57	4.35	5.74	8.03	9.32	11.23	12.54	21.97	30.74	44.66	49.57
0.00	0.00	0.00	0.00	0.00	0.00	0.00	0.00	0.00	0.00	0.14	0.00
0.00	0.00	0.00	0.00	0.00	0.00	0.00	0.00	0.06	0.00	0.14	0.69
0.00	0.00	0.00	0.00	0.00	0.12	0.00	0.10	0.11	0.39	0.68	1.83
0.32	0.61	0.78	0.90	1.43	1.29	2.65	3.13	6.54	8.50	14.93	17.82
0.02	0.09	0.02	0.11	0.17	0.18	0.08	0.05	0.28	0.31	0.54	0.23
0.00	0.00	0.00	0.00	0.00	0.00	0.00	0.00	0.00	0.00	0.00	0.00
0.00	0.00	0.05	0.00	0.00	0.00	0.00	0.00	0.00	0.08	0.14	0.00
0.00	0.00	0.00	0.00	0.00	0.00	0.00	0.00	0.00	0.00	0.00	0.00
0.02	0.00	0.02	0.06	0.00	0.06	0.04	0.00	0.06	0.23	0.00	0.00
0.10	0.14	0.21	0.19	0.11	0.12	0.21	0.57	0.67	1.62	2.17	4.57
0.00	0.00	0.00	0.00	0.00	0.00	0.00	0.00	0.00	0.00	0.00	0.00
0.00	0.02	0.02	0.00	0.04	0.12	0.04	0.10	0.06	0.08	0.00	0.00
0.00	0.00	0.00	0.00	0.00	0.00	0.00	0.00	0.06	0.00	0.00	0.00
0.58	1.36	2.61	3.73	5.17	6.29	6.96	7.05	10.73	14.21	16.97	13.71
0.10	0.11	0.41	0.17	0.24	0.18	0.25	0.10	0.22	0.08	0.00	0.00
0.00	0.02	0.00	0.02	0.24	0.39	0.62	1.57	2.35	6.64	10.99	10.74
0.00	0.00	0.00	0.00	0.00	0.00	0.00	0.00	0.00	0.00	0.00	0.00
0.00	0.02	0.00	0.00	0.02	0.00	0.04	0.26	0.17	0.39	0.54	0.23
12.35	27.15	50.81	85.80	153.93	234.47	339.42	506.52	807.63	1182.95	1523.76	1688.86
12.03	26.42	49.89	84.14	152.18	231.37	334.95	499.52	794.33	1161.48	1489.82	1622.84
0.19	0.84	1.19	2.22	3.25	4.00	4.60	6.01	5.93	6.72	8.55	10.05
0.15	0.32	1.65	3.71	8.42	14.38	22.70	28.21	42.04	65.58	90.53	101.20
1.07	2.42	4.55	8.55	14.89	24.84	35.75	52.44	91.13	141.97	187.18	187.32
1.07	1.65	3.23	5.84	10.67	16.51	28.54	39.39	71.79	110.07	159.35	197.14
2.63	6.14	13.06	19.62	31.21	40.06	50.99	63.83	86.83	108.29	142.66	153.28
1.41	4.20	8.90	16.18	35.34	62.62	94.73	165.38	268.99	388.91	441.00	426.04
0.78	1.56	3.32	5.44	8.14	10.20	10.44	12.38	14.93	17.61	23.62	39.29
0.34	1.08	1.14	1.49	1.90	1.59	1.08	1.83	2.46	4.02	6.38	7.08
0.05	0.09	0.16	0.41	1.02	1.77	2.57	5.22	11.52	22.71	41.53	58.71
1.43	2.12	2.49	3.22	3.77	5.29	7.17	9.25	14.98	19.85	22.12	19.87
0.10	0.23	0.37	0.49	0.56	0.90	1.33	1.25	3.08	4.48	4.34	8.91
0.22	0.50	0.55	1.17	1.19	2.20	3.15	5.75	10.23	16.99	29.59	57.11
0.32	0.34	0.62	0.79	1.17	1.17	2.24	3.55	5.70	10.20	20.09	39.98
0.24	0.18	0.43	0.55	0.69	0.75	1.53	2.14	3.69	6.80	13.57	28.78
0.07	0.16	0.18	0.23	0.48	0.42	0.70	1.41	2.01	3.40	6.52	11.19
0.58	1.40	2.70	4.88	8.70	14.98	29.33	50.93	101.48	189.40	282.74	398.17
0.41	1.20	2.33	4.48	8.01	14.23	28.37	49.21	97.96	182.06	264.14	329.87
0.17	0.20	0.37	0.41	0.69	0.75	0.95	1.72	3.52	7.34	18.60	68.30
0.83	0.99	1.56	1.83	1.97	2.83	2.15	3.40	7.32	19.62	51.99	138.66
0.85	1.56	1.92	2.47	3.72	4.63	5.72	10.34	21.13	43.49	75.60	135.47
0.05	0.02	0.05	0.06	0.09	0.09	0.12	0.10	0.28	0.15	0.14	1.14
0.80	1.54	1.88	2.41	3.64	4.54	5.59	10.24	20.85	43.33	75.47	134.32
7.97	17.86	36.35	57.33	101.44	163.31	269.33	496.50	1034.02	1980.70	3704.20	7014.96
0.07	0.14	0.02	0.09	0.09	0.27	0.17	0.37	0.50	1.00	1.90	2.74
4.94	9.78	19.12	26.38	45.52	76.42	122.86	231.25	479.38	911.29	1718.40	3635.41
0.22	0.56	1.10	1.11	1.75	4.99	7.17	9.40	13.42	17.38	23.35	31.07
0.12	0.23	0.73	0.94	1.71	3.79	5.55	10.66	24.04	45.65	89.72	210.39
2.07	4.16	9.13	12.07	21.32	33.08	53.19	94.91	178.36	305.72	505.61	836.09
0.58	1.47	3.13	5.91	10.56	19.55	34.59	76.47	189.37	398.18	830.83	1997.26
0.29	0.45	0.89	1.04	1.99	4.48	7.37	16.19	32.32	69.44	128.54	243.06
1.65	2.91	4.14	5.31	8.18	10.53	15.00	23.61	41.88	74.92	140.35	317.53

10-2-1　续表2

疾病名称(ICD-10)	合计	不满1岁	1-	5-	10-	15-	20-	25-
其他高血压病	8.55	0.00	0.00	0.00	0.00	0.00	0.05	0.09
脑血管病	120.79	1.00	0.14	0.15	0.28	0.63	0.93	1.12
循环系统的其他疾病	2.89	0.00	0.14	0.05	0.08	0.06	0.16	0.15
呼吸系统疾病小计	73.02	31.75	4.18	0.92	0.52	0.60	0.93	0.89
其中：肺炎	11.90	27.75	3.15	0.51	0.40	0.29	0.23	0.24
慢性下呼吸道疾病	50.54	0.00	0.07	0.10	0.08	0.03	0.25	0.26
尘肺	0.65	0.00	0.00	0.00	0.00	0.00	0.00	0.00
呼吸系统的其他疾病	9.94	4.00	0.96	0.31	0.04	0.29	0.46	0.39
消化系统疾病小计	17.60	8.75	0.62	0.15	0.32	0.29	0.71	0.78
其中：胃和十二指肠溃疡	1.85	0.00	0.00	0.00	0.08	0.03	0.07	0.00
阑尾炎	0.09	0.00	0.07	0.00	0.00	0.00	0.02	0.02
肠梗阻	1.44	2.00	0.07	0.00	0.00	0.09	0.11	0.04
肝疾病	7.71	1.00	0.14	0.10	0.00	0.11	0.27	0.50
消化系统的其他疾病	6.51	5.75	0.34	0.05	0.24	0.06	0.23	0.22
肌肉骨骼和结缔组织疾病小计	1.80	0.50	0.07	0.00	0.20	0.17	0.27	0.48
泌尿生殖系统疾病小计	6.97	1.00	0.21	0.15	0.24	0.34	0.68	0.78
其中：肾小球和肾小管间质疾病	3.71	0.50	0.21	0.10	0.20	0.34	0.46	0.52
前列腺增生	0.21	0.00	0.00	0.00	0.00	0.00	0.00	0.00
泌尿生殖系统的其他疾病	3.06	0.50	0.00	0.05	0.04	0.00	0.23	0.26
妊娠、分娩和产褥期并发症小计	0.09					0.00	0.16	0.22
其中：直接产科原因计	0.07					0.00	0.14	0.19
内：流产	0.01					0.00	0.02	0.04
妊娠高血压综合征	0.01					0.00	0.05	0.00
梗阻性分娩	0.00					0.00	0.00	0.00
产后出血	0.02					0.00	0.05	0.00
母体产伤	0.00					0.00	0.00	0.00
产褥期感染	0.02					0.00	0.00	0.11
间接产科原因计	0.01					0.00	0.02	0.02
妊娠、分娩和产褥期的其他情况	0.00					0.00	0.00	0.00
围生期疾病小计	1.42	186.75	0.27					
其中：早产儿和未成熟儿	0.42	55.75	0.07					
新生儿产伤和窒息	0.29	37.75	0.00					
新生儿溶血性疾病	0.01	1.50	0.00					
新生儿硬化病	0.02	1.75	0.00					
起源于围生期的其他情况	0.69	90.00	0.21					
先天畸形、变形和染色体异常小计	2.69	191.25	14.59	3.08	1.48	0.97	0.80	0.56
其中：先天性心脏病	1.52	97.50	7.88	1.69	1.04	0.86	0.57	0.45
其他先天畸形、变形和染色体异常	1.17	93.75	6.71	1.39	0.44	0.11	0.23	0.11
诊断不明小计	4.62	6.75	0.41	0.26	0.20	0.49	0.89	0.89
其他疾病小计	12.99	3.00	0.96	0.36	0.28	0.46	0.39	0.17
损伤和中毒外部原因小计	31.26	45.75	13.29	6.26	7.34	9.69	14.56	15.23
其中：机动车辆交通事故	6.91	1.50	1.64	1.23	1.20	2.46	4.13	4.47
机动车以外的运输事故	3.75	0.50	1.44	0.62	0.80	1.52	2.62	2.23
意外中毒	1.77	0.50	0.48	0.26	0.32	0.54	1.03	1.12
意外跌落	7.21	0.75	1.23	0.41	0.52	0.60	1.03	1.06
火灾	0.32	0.00	0.14	0.15	0.08	0.11	0.16	0.15
由自然环境因素所致的意外事故	0.22	0.00	0.07	0.00	0.04	0.03	0.21	0.26
淹死	1.66	0.50	5.96	2.57	2.71	1.40	1.05	0.71
意外的机械性窒息	0.33	12.50	0.34	0.10	0.12	0.03	0.05	0.09
砸死	0.29			0.05	0.08	0.20	0.11	0.11
由机器切割和穿刺工具所致的意外事故	0.09			0.00	0.08	0.06	0.07	0.06
触电	0.32			0.00	0.04	0.09	0.39	0.28
其他意外事故和有害效应	3.92	5.00	1.51	0.56	0.36	0.37	1.05	1.49
自杀	3.59			0.21	0.80	1.57	2.07	2.25
被杀	0.88			0.10	0.20	0.71	0.62	0.95

10-2-1 续表3

30-	35-	40-	45-	50-	55-	60-	65-	70-	75-	80-	85岁及以上
0.12	0.86	1.30	1.75	3.98	6.35	9.78	17.39	34.83	64.03	124.20	230.73
2.60	6.69	15.21	28.32	50.78	78.20	134.29	241.90	508.29	981.89	1824.27	3057.68
0.24	0.41	0.69	0.81	1.08	2.08	2.24	5.59	11.01	22.48	35.43	88.41
1.53	2.71	4.96	5.97	13.61	23.91	47.35	100.19	254.67	578.69	1251.07	2724.16
0.41	0.52	0.82	0.98	2.16	4.12	6.96	13.48	36.73	83.11	182.56	510.11
0.46	1.22	2.81	3.18	8.01	15.40	31.90	70.88	179.47	418.34	920.28	1822.73
0.02	0.00	0.00	0.02	0.11	0.30	0.33	1.15	5.54	7.57	9.09	7.08
0.63	0.97	1.33	1.79	3.33	4.09	8.16	14.68	32.93	69.67	139.13	384.24
1.90	4.36	8.19	9.94	13.70	18.62	23.32	33.85	61.67	103.81	196.68	396.80
0.05	0.38	0.66	0.41	1.02	1.35	1.66	3.60	7.60	11.66	26.74	50.94
0.00	0.00	0.00	0.04	0.06	0.09	0.21	0.00	0.34	0.46	1.22	2.74
0.02	0.09	0.23	0.32	0.35	0.78	1.08	2.19	4.70	11.05	23.48	47.06
1.39	3.09	6.18	7.63	9.76	12.72	14.21	18.86	26.61	38.00	52.67	63.51
0.44	0.79	1.12	1.54	2.51	3.67	6.17	9.19	22.42	42.64	92.57	232.55
0.51	0.61	0.59	0.94	1.54	1.98	2.94	3.92	5.54	10.50	17.51	32.44
1.17	1.96	2.15	2.99	3.96	5.71	9.57	14.57	28.01	48.58	81.71	140.49
0.73	1.11	1.30	1.83	2.45	3.43	4.97	8.36	15.99	25.95	40.18	56.88
0.00	0.00	0.00	0.02	0.00	0.03	0.12	0.05	0.50	1.31	3.12	12.34
0.44	0.86	0.85	1.13	1.52	2.26	4.47	6.16	11.52	21.32	38.41	71.27
0.41	0.16	0.07	0.02	0.00							
0.32	0.14	0.07	0.02	0.00							
0.02	0.00	0.02	0.00	0.00							
0.07	0.05	0.00	0.00	0.00							
0.00	0.02	0.00	0.00	0.00							
0.07	0.02	0.05	0.00	0.00							
0.00	0.00	0.00	0.00	0.00							
0.07	0.05	0.00	0.00	0.00							
0.07	0.02	0.00	0.00	0.00							
0.02	0.00	0.00	0.00	0.00							
0.71	0.52	0.39	0.51	0.65	0.75	0.54	1.15	1.29	2.01	1.76	2.06
0.56	0.34	0.30	0.36	0.37	0.45	0.33	0.84	0.84	0.85	1.22	1.37
0.15	0.18	0.09	0.15	0.28	0.30	0.21	0.31	0.45	1.16	0.54	0.69
1.12	1.63	1.88	2.99	3.87	4.42	5.84	8.15	12.69	21.70	41.40	121.07
0.46	0.61	0.69	0.70	1.23	1.38	2.11	4.23	9.50	30.82	146.73	1097.66
17.97	24.98	27.25	25.97	30.28	32.57	34.22	38.86	53.00	94.08	180.80	545.29
5.42	7.20	8.53	8.46	9.16	10.65	10.48	10.29	11.91	13.21	15.34	14.85
3.14	5.19	4.64	4.05	4.26	4.69	5.55	6.16	6.60	7.42	6.52	9.59
1.26	1.90	1.99	2.20	2.23	2.14	1.78	2.19	2.68	5.64	6.24	10.51
1.48	1.81	1.78	2.26	3.53	4.03	4.06	6.69	13.19	35.92	92.16	327.36
0.17	0.09	0.27	0.21	0.26	0.24	0.04	0.47	0.45	1.85	3.12	5.71
0.02	0.18	0.18	0.15	0.19	0.36	0.50	0.37	0.34	0.70	1.49	0.91
0.66	0.77	0.98	0.72	1.45	1.35	2.28	1.88	2.96	4.48	6.52	9.59
0.07	0.18	0.43	0.41	0.28	0.39	0.25	0.26	0.39	0.39	0.41	2.06
0.15	0.32	0.55	0.58	0.65	0.36	0.33	0.31	0.11	0.08	0.14	0.00
0.05	0.14	0.21	0.15	0.09	0.03	0.08	0.10	0.06	0.08	0.14	0.23
0.29	0.65	0.55	0.38	0.32	0.48	0.50	0.26	0.11	0.15	0.14	0.00
1.80	2.08	2.42	1.75	2.47	2.65	3.23	3.19	6.43	13.90	33.25	149.17
2.58	3.46	3.61	3.82	4.78	4.63	4.85	6.11	7.38	9.66	14.39	13.93
0.88	1.02	1.08	0.83	0.61	0.57	0.29	0.57	0.39	0.62	0.95	1.37

10-2-2 2008年城市居民年龄别疾病别死亡率(1/10万)(男)

疾病名称(ICD-10)	合计	不满1岁	1-	5-	10-	15-	20-	25-
总计	680.10	588.34	53.49	22.02	22.18	29.22	39.33	44.61
传染病和寄生虫病小计	9.04	9.16	1.06	0.30	0.23	0.45	0.58	1.05
其中：传染病计	8.44	9.16	1.06	0.30	0.23	0.45	0.53	1.05
内：伤寒和副伤寒	0.00	0.00	0.00	0.00	0.00	0.00	0.00	0.00
痢疾	0.01	0.48	0.00	0.00	0.00	0.00	0.00	0.00
肠道其他细菌性传染病	0.06	1.45	0.26	0.10	0.08	0.00	0.00	0.00
呼吸道结核	2.33	0.00	0.00	0.00	0.00	0.11	0.13	0.29
其他结核	0.09	0.00	0.00	0.00	0.00	0.00	0.00	0.00
钩端螺旋体病	0.00	0.00	0.00	0.00	0.00	0.00	0.00	0.00
破伤风	0.01	0.00	0.00	0.00	0.00	0.00	0.00	0.00
百日咳	0.00	0.00	0.00	0.00	0.00	0.00	0.00	0.00
脑膜炎球菌感染	0.04	0.48	0.00	0.00	0.00	0.00	0.00	0.00
败血症	0.31	3.37	0.13	0.10	0.08	0.06	0.00	0.04
流行性乙型脑炎	0.00	0.00	0.00	0.10	0.00	0.00	0.00	0.00
流行性出血热	0.04	0.00	0.00	0.00	0.00	0.00	0.04	0.00
麻疹	0.00	0.48	0.00	0.00	0.00	0.00	0.00	0.00
病毒性肝炎	4.25	0.00	0.00	0.00	0.00	0.11	0.22	0.42
艾滋病	0.22	0.00	0.00	0.00	0.00	0.00	0.09	0.08
寄生虫病计	0.60	0.00	0.00	0.00	0.00	0.00	0.04	0.00
内：疟疾	0.00	0.00	0.00	0.00	0.00	0.00	0.00	0.00
血吸虫病	0.04	0.00	0.00	0.00	0.00	0.00	0.00	0.00
肿瘤小计	207.28	10.12	6.47	4.15	4.76	5.11	6.11	7.27
其中：恶性肿瘤计	204.00	9.16	6.47	3.85	4.45	4.89	5.80	7.06
内：鼻咽癌	2.82					0.06	0.04	0.13
食道癌	14.18					0.00	0.04	0.08
胃癌	24.36					0.06	0.13	0.63
结肠、直肠和肛门癌	16.36					0.11	0.31	0.25
肝癌	31.84					0.22	0.49	1.13
肺癌	63.59					0.06	0.40	0.38
乳腺癌								
宫颈癌								
膀胱癌	3.83					0.00	0.00	0.08
白血病	4.66	0.96	2.51	1.18	1.92	2.25	1.55	1.85
良性肿瘤计	0.70	0.48	0.00	0.10	0.00	0.11	0.13	0.17
其他肿瘤计	2.59	0.48	0.00	0.20	0.31	0.11	0.18	0.04
血液、造血器官及免疫疾病小计	1.87	4.34	0.53	0.30	0.38	0.34	0.22	0.42
其中:贫血	1.18	1.93	0.26	0.30	0.23	0.28	0.09	0.21
血液、造血器官及免疫的其他疾病	0.70	2.41	0.26	0.00	0.15	0.06	0.13	0.21
内分泌、营养和代谢疾病小计	18.72	4.82	0.26	0.20	0.31	0.28	0.18	0.38
其中：糖尿病	17.62	0.96	0.26	0.10	0.00	0.17	0.13	0.34
内分泌、营养和代谢的其他疾病	1.10	3.85	0.00	0.10	0.31	0.11	0.04	0.04
精神障碍小计	3.21	0.00	0.00	0.00	0.00	0.11	0.40	0.76
神经系统疾病小计	6.62	12.05	3.30	2.27	1.23	2.59	1.68	1.05
其中:脑膜炎	0.09	1.93	0.26	0.00	0.00	0.00	0.00	0.04
神经系统的其他疾病	6.53	10.12	3.04	2.27	1.23	2.59	1.68	1.01
循环系统疾病小计	263.36	9.16	1.85	0.89	2.07	3.32	4.34	6.47
其中：急性风湿热	0.12	0.00	0.00	0.00	0.00	0.00	0.00	0.04
心脏病计	123.45	8.19	1.58	0.59	1.61	2.53	3.23	4.37
内：慢性风湿性心脏病	2.13					0.00	0.09	0.08
高血压性心脏病	5.63					0.00	0.00	0.04
急性心肌梗死	44.52					0.56	0.97	1.43
其他冠心病	49.03					0.17	0.31	0.34
肺源性心脏病	8.50					0.00	0.27	0.13
其他心脏病	13.64	3.85	1.06	0.59	1.30	1.80	1.59	2.35

10-2-2 续表1

30-	35-	40-	45-	50-	55-	60-	65-	70-	75-	80-	85岁及以上
65.41	120.26	196.15	286.81	473.77	697.64	1006.48	1601.75	2964.09	5238.36	9050.04	16081.44
2.05	4.47	7.55	9.05	12.29	14.03	14.62	20.73	31.26	47.05	71.84	86.51
2.05	4.43	7.55	9.05	11.86	13.67	14.12	18.91	28.92	39.54	60.23	75.69
0.00	0.00	0.00	0.00	0.00	0.00	0.00	0.00	0.00	0.00	0.31	0.00
0.00	0.00	0.00	0.00	0.00	0.00	0.00	0.00	0.00	0.00	0.00	1.20
0.00	0.00	0.00	0.00	0.00	0.18	0.00	0.11	0.12	0.17	0.94	0.60
0.52	1.02	1.30	1.55	2.36	2.05	3.84	5.69	9.72	14.52	28.23	37.25
0.05	0.13	0.00	0.13	0.17	0.30	0.08	0.11	0.23	0.17	0.63	0.00
0.00	0.00	0.00	0.00	0.00	0.00	0.00	0.00	0.00	0.00	0.00	0.00
0.00	0.00	0.04	0.00	0.00	0.00	0.00	0.00	0.00	0.17	0.00	0.00
0.00	0.00	0.00	0.00	0.00	0.00	0.00	0.00	0.00	0.00	0.00	0.00
0.05	0.00	0.04	0.08	0.00	0.12	0.08	0.00	0.00	0.33	0.00	0.00
0.10	0.27	0.36	0.29	0.21	0.24	0.08	0.75	0.82	2.17	0.94	4.21
0.00	0.00	0.00	0.00	0.00	0.00	0.00	0.00	0.00	0.00	0.00	0.00
0.00	0.04	0.04	0.00	0.09	0.18	0.08	0.00	0.12	0.17	0.00	0.00
0.00	0.00	0.00	0.00	0.00	0.00	0.00	0.00	0.00	0.00	0.00	0.00
0.95	2.44	4.56	6.03	7.52	8.91	8.19	9.56	14.17	14.18	17.25	16.82
0.14	0.18	0.76	0.34	0.39	0.30	0.42	0.21	0.23	0.17	0.00	0.00
0.00	0.04	0.00	0.00	0.43	0.36	0.50	1.83	2.34	7.51	11.61	10.81
0.00	0.00	0.00	0.00	0.00	0.00	0.00	0.00	0.00	0.00	0.00	0.00
0.00	0.04	0.00	0.00	0.04	0.00	0.00	0.11	0.23	0.33	0.94	0.00
13.48	30.86	59.95	106.23	198.35	311.00	442.01	654.28	1053.72	1559.91	2070.20	2329.10
13.15	30.15	59.19	104.60	196.59	307.32	436.66	646.44	1037.44	1535.22	2028.17	2260.02
0.29	1.15	1.47	3.69	5.07	6.20	7.69	9.13	8.90	9.68	12.55	13.82
0.24	0.58	2.68	6.95	15.39	25.54	37.93	44.91	66.86	102.45	135.84	161.60
0.81	2.48	4.96	9.72	20.03	36.80	50.29	75.74	134.54	206.56	274.50	257.72
1.14	1.86	3.31	6.58	12.12	20.11	33.08	47.06	87.59	134.98	192.62	263.13
3.95	9.74	21.80	33.05	51.71	65.22	77.36	91.10	119.32	141.16	190.11	213.87
1.19	5.22	10.72	21.70	49.35	89.91	134.08	230.56	369.54	553.29	661.31	663.83
0.10	0.04	0.27	0.59	1.59	2.89	4.43	8.49	17.80	36.37	75.29	102.13
1.86	2.79	3.08	3.52	4.08	5.90	7.77	9.45	18.27	24.03	31.37	23.43
0.10	0.31	0.36	0.50	0.56	1.02	1.42	1.83	3.04	4.67	4.71	7.81
0.24	0.40	0.40	1.13	1.20	2.65	3.93	6.02	13.23	20.02	37.33	61.28
0.33	0.35	0.94	0.96	1.42	1.51	2.84	3.98	5.27	11.35	26.35	44.46
0.24	0.22	0.71	0.59	0.95	1.02	1.75	2.15	3.63	7.01	16.63	27.03
0.10	0.13	0.22	0.38	0.47	0.48	1.09	1.83	1.64	4.34	9.73	17.42
0.67	1.86	3.13	6.12	10.53	17.28	30.24	47.92	92.85	171.53	275.44	395.89
0.62	1.59	2.81	5.78	9.97	16.50	29.24	46.52	89.22	164.85	260.38	344.23
0.05	0.27	0.31	0.34	0.56	0.78	1.00	1.40	3.63	6.67	15.06	51.66
1.10	1.37	2.28	2.72	2.45	3.37	1.92	3.22	8.43	17.52	41.10	111.74
0.76	2.17	2.32	3.35	4.56	5.72	7.35	10.85	24.59	50.06	79.68	133.37
0.05	0.00	0.00	0.08	0.17	0.12	0.08	0.11	0.47	0.17	0.00	1.20
0.71	2.17	2.32	3.27	4.38	5.60	7.27	10.74	24.12	49.89	79.68	132.16
11.62	25.86	53.74	84.41	146.20	224.46	345.10	598.84	1208.63	2259.36	4093.98	7351.36
0.05	0.22	0.00	0.04	0.09	0.30	0.25	0.11	0.35	0.67	1.88	0.00
7.10	14.21	28.68	39.84	67.23	108.82	155.72	273.96	535.58	1021.64	1849.03	3776.91
0.29	0.22	0.98	1.01	1.72	4.22	5.26	7.74	11.59	11.35	18.51	21.03
0.14	0.27	1.16	1.34	2.24	4.82	6.93	10.10	26.70	49.39	88.78	192.84
3.24	6.64	14.92	19.14	32.97	50.11	71.43	116.03	205.61	358.07	575.04	934.76
0.86	2.35	4.47	9.01	15.91	28.06	42.61	91.43	203.51	429.48	873.07	2047.95
0.24	0.53	1.03	1.47	2.71	6.08	9.94	19.98	37.47	83.09	145.88	257.12
2.33	4.21	6.12	7.88	11.69	15.54	19.55	28.69	50.70	90.27	147.76	323.20

10-2-2　续表2

疾病名称(ICD-10)	合计	不满1岁	1-	5-	10-	15-	20-	25-
其他高血压病	8.65	0.00	0.00	0.00	0.00	0.00	0.09	0.17
脑血管病	127.78	0.96	0.13	0.20	0.31	0.73	0.84	1.68
循环系统的其他疾病	3.36	0.00	0.13	0.10	0.15	0.06	0.18	0.21
呼吸系统疾病小计	83.41	34.21	4.62	0.79	0.46	0.56	1.42	1.13
其中：肺炎	12.85	29.87	3.70	0.49	0.38	0.28	0.31	0.25
慢性下呼吸道疾病	58.57	0.00	0.13	0.10	0.00	0.00	0.40	0.29
尘肺	1.15	0.00	0.00	0.00	0.00	0.00	0.00	0.00
呼吸系统的其他疾病	10.84	4.34	0.79	0.20	0.08	0.28	0.71	0.59
消化系统疾病小计	20.19	13.49	0.79	0.20	0.23	0.34	0.66	0.92
其中：胃和十二指肠溃疡	2.20	0.00	0.00	0.00	0.08	0.00	0.09	0.00
阑尾炎	0.08	0.00	0.13	0.00	0.00	0.00	0.00	0.04
肠梗阻	1.47	2.41	0.13	0.00	0.00	0.11	0.09	0.04
肝疾病	10.10	1.45	0.26	0.20	0.00	0.17	0.27	0.59
消化系统的其他疾病	6.34	9.64	0.26	0.00	0.15	0.06	0.22	0.25
肌肉骨骼和结缔组织疾病小计	1.25	0.96	0.13	0.00	0.23	0.11	0.18	0.17
泌尿生殖系统疾病小计	7.26	1.45	0.26	0.20	0.31	0.56	0.80	0.84
其中：肾小球和肾小管间质疾病	3.76	0.96	0.26	0.10	0.23	0.56	0.58	0.46
前列腺增生	0.41	0.00	0.00	0.00	0.00	0.00	0.00	0.00
泌尿生殖系统的其他疾病	3.10	0.48	0.00	0.10	0.08	0.00	0.22	0.38
妊娠、分娩和产褥期并发症小计								
其中：直接产科原因计								
内：流产								
妊娠高血压综合征								
梗阻性分娩								
产后出血								
母体产伤								
产褥期感染								
间接产科原因计								
妊娠、分娩和产褥期的其他情况								
围生期疾病小计	1.63	209.12	0.26					
其中：早产儿和未成熟儿	0.46	59.27	0.13					
新生儿产伤和窒息	0.35	44.81	0.00					
新生儿溶血性疾病	0.02	2.41	0.00					
新生儿硬化病	0.01	1.45	0.00					
起源于围生期的其他情况	0.79	101.19	0.13					
先天畸形、变形和染色体异常小计	2.92	208.16	15.98	2.67	1.84	1.18	0.71	0.71
其中：先天性心脏病	1.51	97.33	7.79	1.38	1.23	0.96	0.44	0.59
其他先天畸形、变形和染色体异常	1.41	110.83	8.19	1.28	0.61	0.22	0.27	0.13
诊断不明小计	5.60	4.82	0.40	0.30	0.31	0.79	1.24	1.26
其他疾病小计	9.25	2.41	1.19	0.20	0.38	0.62	0.49	0.21
损伤和中毒外部原因小计	38.46	64.09	16.38	9.58	9.44	12.87	20.33	21.97
其中：机动车辆交通事故	10.02	2.89	1.98	1.88	1.69	2.92	6.16	6.64
机动车以外的运输事故	5.36	0.00	1.72	1.09	1.07	2.14	3.99	3.28
意外中毒	2.35	0.96	0.13	0.49	0.23	0.73	1.15	1.51
意外跌落	7.08	0.96	1.32	0.69	0.69	1.12	1.42	1.72
火灾	0.37	0.00	0.13	0.20	0.15	0.06	0.09	0.17
由自然环境因素所致的意外事故	0.26	0.00	0.00	0.00	0.00	0.06	0.18	0.38
淹死	2.08	0.48	8.32	3.85	3.99	2.08	1.59	1.01
意外的机械性窒息	0.45	14.94	0.40	0.10	0.15	0.06	0.04	0.08
砸死	0.51			0.10	0.08	0.34	0.18	0.21
由机器切割和穿刺工具所致的意外事故	0.15			0.00	0.15	0.11	0.13	0.13
触电	0.58			0.00	0.08	0.11	0.71	0.55
其他意外事故和有害效应	4.05	4.34	2.11	0.79	0.38	0.67	1.42	2.48
自杀	4.00			0.20	0.46	1.57	2.52	2.44
被杀	1.22			0.20	0.31	0.90	0.75	1.39

10-2-2 续表3

30-	35-	40-	45-	50-	55-	60-	65-	70-	75-	80-	85岁及以上
0.10	1.24	1.92	1.93	5.55	8.07	12.36	20.41	41.33	68.74	136.15	233.09
4.10	9.61	22.02	41.47	71.79	104.25	173.59	298.13	616.49	1139.44	2057.34	3238.03
0.29	0.58	1.12	1.13	1.55	3.01	3.17	6.23	14.87	28.87	49.57	103.33
2.14	3.81	6.08	7.75	17.80	31.68	63.99	130.86	335.12	772.20	1674.61	3548.02
0.67	0.89	1.07	1.34	2.79	5.78	8.27	16.12	44.03	104.62	232.78	644.60
0.81	1.42	3.48	3.90	10.45	19.87	44.36	93.58	237.82	562.13	1253.92	2431.83
0.00	0.00	0.00	0.04	0.21	0.42	0.67	2.26	10.54	14.85	18.51	16.82
0.67	1.51	1.52	2.47	4.34	5.60	10.69	18.91	42.74	90.60	169.41	454.77
3.05	6.82	12.95	16.63	22.78	26.68	30.91	41.90	73.77	113.63	212.70	413.92
0.10	0.58	1.07	0.67	1.81	1.99	2.26	4.83	10.07	15.18	32.63	60.68
0.00	0.00	0.00	0.04	0.04	0.06	0.33	0.00	0.23	0.50	1.25	2.40
0.00	0.09	0.18	0.34	0.56	1.26	1.50	2.36	5.27	14.02	27.92	46.26
2.48	4.96	10.23	13.32	16.59	18.85	18.80	24.07	31.38	40.04	56.47	73.29
0.48	1.20	1.47	2.26	3.78	4.52	8.02	10.64	26.81	43.88	94.43	231.29
0.24	0.22	0.22	0.54	0.86	1.39	2.00	3.01	4.45	9.68	15.06	30.04
1.43	2.17	2.41	3.39	4.60	5.90	9.52	15.58	29.86	54.73	99.76	182.63
0.81	1.24	1.43	2.18	2.79	3.43	4.93	9.35	17.10	28.03	44.86	65.48
0.00	0.00	0.00	0.04	0.00	0.06	0.25	0.11	1.05	2.84	7.22	32.44
0.62	0.93	0.98	1.17	1.81	2.41	4.34	6.12	11.71	23.86	47.68	84.71
0.71	0.62	0.49	0.42	0.77	0.78	0.33	0.64	1.41	2.17	1.88	0.60
0.52	0.31	0.40	0.29	0.43	0.42	0.08	0.43	0.94	0.83	0.94	0.60
0.19	0.31	0.09	0.13	0.34	0.36	0.25	0.21	0.47	1.33	0.94	0.00
1.86	2.61	2.68	5.07	5.85	6.87	8.44	11.93	16.86	26.70	47.68	125.56
0.57	0.58	0.63	0.92	1.76	1.75	2.51	5.69	10.19	35.21	149.96	861.47
25.39	36.48	40.79	39.25	43.55	45.23	44.69	52.21	67.68	107.29	189.80	466.78
8.48	10.49	13.36	12.90	13.67	15.00	13.95	14.83	17.10	18.52	22.59	27.63
4.48	7.57	7.01	6.62	5.98	7.23	7.69	8.70	8.08	9.34	9.10	13.82
1.95	2.88	2.99	3.18	3.18	2.95	2.59	2.69	3.16	6.34	8.16	13.22
2.24	2.88	2.90	3.73	5.63	6.08	5.85	9.02	16.16	40.55	90.98	269.74
0.29	0.18	0.36	0.34	0.47	0.36	0.08	0.75	0.82	1.84	1.88	6.61
0.05	0.13	0.31	0.17	0.30	0.48	0.50	0.54	0.47	0.67	1.88	0.00
0.86	1.06	1.25	1.09	1.93	1.57	2.26	1.72	3.16	4.00	8.16	10.21
0.10	0.31	0.63	0.67	0.43	0.54	0.17	0.21	0.59	0.67	0.31	4.21
0.24	0.58	0.94	1.05	1.16	0.66	0.58	0.64	0.12	0.00	0.31	0.00
0.05	0.27	0.40	0.17	0.13	0.06	0.08	0.21	0.00	0.17	0.31	0.60
0.52	1.15	0.98	0.75	0.52	0.84	0.84	0.54	0.23	0.33	0.00	0.00
2.52	3.32	3.93	2.76	3.74	4.04	4.51	3.98	8.20	13.52	29.49	102.13
2.43	4.25	4.38	4.65	5.67	4.52	5.26	7.52	9.02	10.85	16.00	16.82
1.19	1.42	1.34	1.17	0.73	0.90	0.33	0.86	0.59	0.50	0.63	1.80

10-2-3　2008年城市居民年龄别疾病别死亡率(1/10万)(女)

疾病名称(ICD-10)	合计	不满1岁	1-	5-	10-	15-	20-	25-
总　　　　计	550.17	451.00	39.42	14.54	12.78	15.83	22.02	22.11
传染病和寄生虫病小计	4.58	10.91	0.71	0.53	0.17	0.29	0.61	0.22
其中：传染病计	3.94	10.91	0.71	0.53	0.17	0.29	0.61	0.18
内：伤寒和副伤寒	0.00	0.00	0.00	0.00	0.00	0.00	0.00	0.00
痢疾	0.02	0.52	0.00	0.00	0.00	0.00	0.00	0.00
肠道其他细菌性传染病	0.07	1.04	0.00	0.11	0.00	0.00	0.00	0.00
呼吸道结核	0.63	0.00	0.14	0.00	0.00	0.06	0.33	0.04
其他结核	0.08	0.52	0.00	0.00	0.00	0.00	0.00	0.00
钩端螺旋体病	0.00	0.00	0.00	0.00	0.00	0.00	0.00	0.00
破伤风	0.01	0.00	0.00	0.00	0.00	0.00	0.00	0.00
百日咳	0.00	0.00	0.00	0.00	0.00	0.00	0.00	0.00
脑膜炎球菌感染	0.03	0.00	0.14	0.00	0.08	0.12	0.00	0.00
败血症	0.27	7.27	0.14	0.11	0.00	0.06	0.09	0.00
流行性乙型脑炎	0.00	0.00	0.00	0.00	0.00	0.00	0.00	0.00
流行性出血热	0.01	0.00	0.00	0.00	0.00	0.00	0.00	0.00
麻疹	0.00	0.00	0.00	0.00	0.00	0.00	0.00	0.00
病毒性肝炎	2.17	0.00	0.00	0.00	0.00	0.00	0.14	0.09
艾滋病	0.04	0.00	0.00	0.00	0.00	0.00	0.00	0.04
寄生虫病计	0.64	0.00	0.00	0.00	0.00	0.00	0.00	0.04
内：疟疾	0.00	0.00	0.00	0.00	0.00	0.00	0.00	0.00
血吸虫病	0.04	0.00	0.00	0.00	0.00	0.00	0.00	0.00
肿瘤小计	132.31	7.27	4.41	3.74	3.24	3.55	4.65	5.83
其中：恶性肿瘤计	129.22	6.75	3.70	3.42	3.07	3.38	4.51	5.69
内：鼻咽癌	1.02					0.00	0.19	0.09
食道癌	4.38					0.00	0.09	0.00
胃癌	12.72					0.06	0.33	0.89
结肠、直肠和肛门癌	13.04					0.17	0.19	0.22
肝癌	12.70					0.17	0.19	0.49
肺癌	32.62					0.06	0.19	0.31
乳腺癌	9.61					0.00	0.05	0.40
宫颈癌	2.15					0.00	0.00	0.27
膀胱癌	1.31					0.00	0.00	0.00
白血病	3.58	1.56	1.00	1.50	1.49	1.28	1.22	1.25
良性肿瘤计	0.69	0.52	0.28	0.11	0.08	0.12	0.05	0.00
其他肿瘤计	2.39	0.00	0.43	0.21	0.08	0.06	0.09	0.13
血液、造血器官及免疫疾病小计	1.67	2.08	0.71	0.21	0.25	0.23	0.38	0.36
其中:贫血	1.19	0.00	0.28	0.21	0.25	0.23	0.28	0.36
血液、造血器官及免疫的其他疾病	0.48	2.08	0.43	0.00	0.00	0.00	0.09	0.00
内分泌、营养和代谢疾病小计	23.51	2.08	0.43	0.00	0.00	0.35	0.28	0.31
其中：糖尿病	21.63	0.00	0.00	0.00	0.00	0.23	0.28	0.22
内分泌、营养和代谢的其他疾病	1.87	2.08	0.43	0.00	0.00	0.12	0.00	0.09
精神障碍小计	4.18	0.00	0.00	0.11	0.00	0.06	0.42	0.31
神经系统疾病小计	6.05	12.47	2.99	1.18	0.25	0.76	0.75	0.71
其中:脑膜炎	0.08	2.08	0.14	0.00	0.00	0.00	0.00	0.00
神经系统的其他疾病	5.98	10.39	2.85	1.18	0.25	0.76	0.75	0.71
循环系统疾病小计	243.24	8.83	1.42	0.53	1.16	1.75	2.35	2.05
其中：急性风湿热	0.22	0.00	0.00	0.00	0.00	0.00	0.05	0.04
心脏病计	118.49	7.79	1.14	0.43	0.91	1.16	1.13	1.38
内：慢性风湿性心脏病	3.61				0.08	0.06	0.05	0.00
高血压性心脏病	6.61				0.00	0.00	0.05	0.00
急性心肌梗死	34.82				0.00	0.00	0.38	0.27
其他冠心病	54.40				0.08	0.06	0.14	0.18
肺源性心脏病	7.97	1.04	0.14	0.11	0.08	0.00	0.00	0.13
其他心脏病	11.08	6.23	1.00	0.32	0.66	1.05	0.52	0.80

10-2-3 续表1

30-	35-	40-	45-	50-	55-	60-	65-	70-	75-	80-	85岁及以上
33.91	57.35	90.21	128.11	220.61	343.71	568.99	995.61	1938.18	3591.62	6549.98	13588.36
0.55	0.65	0.98	2.35	4.18	5.41	9.12	7.83	17.98	29.05	43.30	44.23
0.55	0.65	0.98	2.30	4.14	4.99	8.38	6.51	15.62	23.16	32.78	33.54
0.00	0.00	0.00	0.00	0.00	0.00	0.00	0.00	0.00	0.00	0.00	0.00
0.00	0.00	0.00	0.00	0.00	0.00	0.00	0.00	0.11	0.00	0.24	0.37
0.00	0.00	0.00	0.00	0.00	0.06	0.00	0.10	0.11	0.58	0.48	2.58
0.10	0.18	0.23	0.22	0.48	0.54	1.48	0.71	3.64	3.31	4.79	5.90
0.00	0.05	0.05	0.09	0.17	0.06	0.08	0.00	0.32	0.43	0.48	0.37
0.00	0.00	0.00	0.00	0.00	0.00	0.00	0.00	0.00	0.00	0.00	0.00
0.00	0.00	0.05	0.00	0.00	0.00	0.00	0.00	0.00	0.00	0.24	0.00
0.00	0.00	0.00	0.00	0.00	0.00	0.00	0.00	0.00	0.00	0.00	0.00
0.00	0.00	0.00	0.04	0.00	0.00	0.00	0.00	0.11	0.14	0.00	0.00
0.10	0.00	0.05	0.09	0.00	0.00	0.33	0.41	0.54	1.15	3.11	4.79
0.00	0.00	0.00	0.00	0.00	0.00	0.00	0.00	0.00	0.00	0.00	0.00
0.00	0.00	0.00	0.00	0.00	0.06	0.00	0.20	0.00	0.00	0.00	0.00
0.00	0.00	0.00	0.00	0.00	0.00	0.00	0.00	0.11	0.00	0.00	0.00
0.20	0.23	0.56	1.35	2.79	3.66	5.75	4.68	7.60	14.24	16.75	11.80
0.05	0.05	0.05	0.00	0.09	0.06	0.08	0.00	0.21	0.00	0.00	0.00
0.00	0.00	0.00	0.04	0.04	0.42	0.74	1.32	2.35	5.90	10.53	10.69
0.00	0.00	0.00	0.00	0.00	0.00	0.00	0.00	0.00	0.00	0.00	0.00
0.00	0.00	0.00	0.00	0.00	0.00	0.08	0.41	0.11	0.43	0.24	0.37
11.17	23.28	41.21	64.62	108.89	158.13	238.52	366.71	582.75	858.03	1107.01	1296.03
10.87	22.54	40.13	62.93	107.15	155.60	234.91	360.50	572.16	839.33	1079.26	1231.89
0.10	0.51	0.89	0.69	1.39	1.80	1.56	3.05	3.21	4.17	5.50	7.74
0.05	0.05	0.56	0.35	1.35	3.24	7.72	12.40	19.37	33.80	55.98	64.14
1.34	2.35	4.13	7.34	9.68	12.92	21.44	30.40	51.47	86.29	120.58	144.13
0.99	1.43	3.14	5.08	9.20	12.92	24.07	32.13	57.35	88.59	133.98	156.66
1.24	2.40	3.89	5.69	10.42	14.96	25.06	38.02	57.14	79.96	106.47	116.11
1.64	3.13	6.99	10.47	21.14	35.39	56.04	103.70	177.09	247.23	272.99	280.14
1.59	3.13	6.75	10.90	16.30	20.25	20.46	23.48	27.93	32.22	40.19	63.03
0.70	2.21	2.34	3.04	3.79	3.18	2.14	3.56	4.71	7.48	11.24	11.43
0.00	0.14	0.05	0.22	0.44	0.66	0.74	2.13	5.78	10.93	15.79	32.07
0.99	1.43	1.88	2.91	3.44	4.69	6.57	9.05	11.98	16.25	15.07	17.69
0.10	0.14	0.38	0.48	0.57	0.78	1.23	0.71	3.10	4.31	4.07	9.58
0.20	0.60	0.70	1.22	1.18	1.74	2.38	5.49	7.49	14.38	23.69	54.55
0.30	0.32	0.28	0.61	0.92	0.84	1.64	3.15	6.10	9.20	15.31	37.23
0.25	0.14	0.14	0.52	0.44	0.48	1.31	2.13	3.75	6.62	11.24	29.86
0.05	0.18	0.14	0.09	0.48	0.36	0.33	1.02	2.35	2.59	4.07	7.37
0.50	0.92	2.25	3.60	6.84	12.68	28.43	53.78	109.36	204.80	288.30	399.57
0.20	0.78	1.83	3.13	6.02	11.96	27.53	51.75	105.93	196.89	267.00	321.06
0.30	0.14	0.42	0.48	0.83	0.72	0.90	2.03	3.42	7.91	21.29	78.51
0.55	0.60	0.80	0.91	1.48	2.28	2.38	3.56	6.31	21.43	60.29	155.18
0.94	0.92	1.50	1.56	2.88	3.54	4.11	9.86	17.98	37.82	72.49	136.75
0.05	0.05	0.09	0.04	0.00	0.06	0.16	0.10	0.11	0.14	0.24	1.11
0.89	0.88	1.41	1.52	2.88	3.48	3.94	9.76	17.87	37.68	72.25	135.65
4.17	9.54	18.10	29.27	56.06	102.31	194.81	399.65	874.44	1740.51	3406.93	6808.56
0.10	0.05	0.05	0.13	0.09	0.24	0.08	0.61	0.64	1.29	1.91	4.42
2.68	5.16	9.10	12.42	23.50	44.10	90.54	190.83	428.02	816.18	1618.77	3548.59
0.15	0.92	1.22	1.22	1.79	5.77	9.04	10.98	15.09	22.58	27.04	37.23
0.10	0.18	0.28	0.52	1.18	2.76	4.19	11.18	21.62	42.43	90.44	221.16
0.84	1.57	3.05	4.73	9.50	16.10	35.25	74.93	153.45	260.60	452.66	775.55
0.30	0.55	1.73	2.69	5.14	11.05	26.70	62.32	176.45	371.20	798.62	1966.15
0.35	0.37	0.75	0.61	1.26	2.88	4.85	12.61	27.61	57.67	115.32	234.43
0.94	1.57	2.06	2.65	4.62	5.53	10.52	18.81	33.81	61.70	134.70	314.05

10-2-3 续表2

疾病名称(ICD-10)	合计	不满1岁	1-	5-	10-	15-	20-	25-
其他高血压病	8.45	0.00	0.00	0.00	0.00	0.00	0.00	0.00
脑血管病	113.66	1.04	0.14	0.11	0.25	0.52	1.03	0.53
循环系统的其他疾病	2.42	0.00	0.14	0.00	0.00	0.06	0.14	0.09
呼吸系统疾病小计	62.44	29.10	3.70	1.07	0.58	0.64	0.42	0.62
其中：肺炎	10.93	25.46	2.56	0.53	0.41	0.29	0.14	0.22
慢性下呼吸道疾病	42.36	0.00	0.00	0.11	0.17	0.06	0.09	0.22
尘肺	0.13	0.00	0.00	0.00	0.00	0.00	0.00	0.00
呼吸系统的其他疾病	9.02	3.64	1.14	0.43	0.00	0.29	0.19	0.18
消化系统疾病小计	14.96	3.64	0.43	0.11	0.41	0.23	0.75	0.62
其中：胃和十二指肠溃疡	1.50	0.00	0.00	0.00	0.08	0.06	0.05	0.00
阑尾炎	0.10	0.00	0.00	0.00	0.00	0.00	0.05	0.00
肠梗阻	1.41	1.56	0.00	0.00	0.00	0.06	0.14	0.04
肝疾病	5.27	0.52	0.00	0.00	0.00	0.06	0.28	0.40
消化系统的其他疾病	6.68	1.56	0.43	0.11	0.33	0.06	0.23	0.18
肌肉骨骼和结缔组织疾病小计	2.37	0.00	0.00	0.00	0.17	0.23	0.38	0.80
泌尿生殖系统疾病小计	6.68	0.52	0.14	0.11	0.17	0.12	0.56	0.71
其中：肾小球和肾小管间质疾病	3.66	0.00	0.14	0.11	0.17	0.12	0.33	0.58
前列腺增生								
泌尿生殖系统的其他疾病	3.02	0.52	0.00	0.00	0.00	0.00	0.23	0.13
妊娠、分娩和产褥期并发症小计	0.18					0.00	0.33	0.44
其中：直接产科原因计	0.15					0.00	0.28	0.40
内：流产	0.02					0.00	0.05	0.09
妊娠高血压综合征	0.03					0.00	0.09	0.00
梗阻性分娩	0.00					0.00	0.00	0.00
产后出血	0.03					0.00	0.09	0.00
母体产伤	0.00					0.00	0.00	0.00
产褥期感染	0.04					0.00	0.00	0.22
间接产科原因计	0.02					0.00	0.05	0.04
妊娠、分娩和产褥期的其他情况	0.00					0.00	0.00	0.00
围生期疾病小计	1.20	162.63	0.28					
其中：早产儿和未成熟儿	0.38	51.96	0.00					
新生儿产伤和窒息	0.22	30.14	0.00					
新生儿溶血性疾病	0.00	0.52	0.00					
新生儿硬化病	0.02	2.08	0.00					
起源于围生期的其他情况	0.58	77.94	0.28					
先天畸形、变形和染色体异常小计	2.45	173.02	13.09	3.53	1.08	0.76	0.89	0.40
其中：先天性心脏病	1.53	97.68	7.97	2.03	0.83	0.76	0.70	0.31
其他先天畸形、变形和染色体异常	0.93	75.34	5.12	1.50	0.25	0.00	0.19	0.09
诊断不明小计	3.61	8.83	0.43	0.21	0.08	0.17	0.52	0.49
其他疾病小计	16.81	3.64	0.71	0.53	0.17	0.29	0.28	0.13
损伤和中毒外部原因小计	23.92	25.98	9.96	2.67	5.06	6.40	8.45	8.10
其中：机动车辆交通事故	3.73	0.00	1.28	0.53	0.66	1.98	1.97	2.18
机动车以外的运输事故	2.11	1.04	1.14	0.11	0.50	0.87	1.17	1.11
意外中毒	1.18	0.00	0.85	0.00	0.41	0.35	0.89	0.71
意外跌落	7.34	0.52	1.14	0.11	0.33	0.06	0.61	0.36
火灾	0.27	0.00	0.14	0.11	0.00	0.17	0.23	0.13
由自然环境因素所致的意外事故	0.19	0.00	0.14	0.00	0.08	0.00	0.23	0.13
淹死	1.22	0.52	3.42	1.18	1.33	0.70	0.47	0.40
意外的机械性窒息	0.22	9.87	0.28	0.11	0.08	0.00	0.05	0.09
砸死	0.07				0.08	0.06	0.05	0.00
由机器切割和穿刺工具所致的意外事故	0.03				0.00	0.00	0.00	0.00
触电	0.06				0.00	0.06	0.05	0.00
其他意外事故和有害效应	3.79	5.72	0.85	0.32	0.33	0.06	0.66	0.44
自杀	3.18				1.16	1.57	1.60	2.05
被杀	0.53				0.08	0.52	0.47	0.49

10-2-3 续表3

30-	35-	40-	45-	50-	55-	60-	65-	70-	75-	80-	85岁及以上
0.15	0.46	0.66	1.56	2.40	4.63	7.23	14.54	28.89	59.97	115.08	229.27
1.04	3.64	8.06	14.68	29.47	52.21	95.64	188.69	409.40	846.09	1646.53	2947.02
0.20	0.23	0.23	0.48	0.61	1.14	1.31	4.98	7.49	16.97	24.64	79.25
0.89	1.57	3.80	4.13	9.37	16.16	30.98	71.17	181.16	411.90	928.05	2218.65
0.15	0.14	0.56	0.61	1.53	2.46	5.67	10.98	30.07	64.58	144.27	427.59
0.10	1.01	2.11	2.43	5.54	10.93	19.64	49.41	126.16	294.40	665.84	1449.00
0.05	0.00	0.00	0.00	0.00	0.18	0.00	0.10	0.96	1.29	1.91	1.11
0.60	0.41	1.13	1.09	2.31	2.58	5.67	10.67	23.97	51.63	116.04	340.96
0.70	1.80	3.19	3.00	4.49	10.57	15.86	26.23	50.61	95.35	184.46	386.30
0.00	0.18	0.23	0.13	0.22	0.72	1.07	2.44	5.35	8.63	22.25	44.97
0.00	0.00	0.00	0.04	0.09	0.12	0.08	0.00	0.43	0.43	1.20	2.95
0.05	0.09	0.28	0.30	0.13	0.30	0.66	2.03	4.17	8.49	20.10	47.55
0.25	1.15	1.92	1.74	2.83	6.61	9.70	13.93	22.26	36.24	49.76	57.50
0.40	0.37	0.75	0.78	1.22	2.82	4.35	7.83	18.40	41.56	91.15	233.33
0.79	1.01	0.98	1.35	2.22	2.58	3.86	4.78	6.53	11.22	19.38	33.91
0.89	1.75	1.88	2.56	3.31	5.53	9.61	13.62	26.32	43.29	67.95	114.64
0.65	0.97	1.17	1.48	2.09	3.42	5.01	7.42	14.98	24.16	36.61	51.61
0.25	0.78	0.70	1.09	1.22	2.10	4.60	6.20	11.34	19.13	31.34	63.03
0.84	0.32	0.14	0.04	0.00							
0.65	0.28	0.14	0.04	0.00							
0.05	0.00	0.05	0.00	0.00							
0.15	0.09	0.00	0.00	0.00							
0.00	0.05	0.00	0.00	0.00							
0.15	0.05	0.09	0.00	0.00							
0.00	0.00	0.00	0.00	0.00							
0.15	0.09	0.00	0.00	0.00							
0.15	0.05	0.00	0.00	0.00							
0.05	0.00	0.00	0.00	0.00							
0.70	0.41	0.28	0.61	0.52	0.72	0.74	1.63	1.18	1.87	1.67	2.95
0.60	0.37	0.19	0.43	0.31	0.48	0.58	1.22	0.75	0.86	1.44	1.84
0.10	0.05	0.09	0.17	0.22	0.24	0.16	0.41	0.43	1.01	0.24	1.11
0.35	0.60	1.03	0.83	1.87	1.98	3.29	4.57	8.88	17.40	36.61	118.32
0.35	0.65	0.75	0.48	0.70	1.02	1.73	2.85	8.88	27.04	144.27	1242.58
10.23	13.00	13.03	12.20	16.83	19.95	23.91	26.23	39.59	82.70	173.94	593.46
2.23	3.78	3.47	3.87	4.58	6.31	7.07	6.00	7.17	8.63	9.81	7.00
1.74	2.72	2.16	1.39	2.53	2.16	3.45	3.76	5.24	5.75	4.55	7.00
0.55	0.88	0.94	1.17	1.26	1.32	0.99	1.73	2.25	5.03	4.79	8.85
0.70	0.69	0.61	0.74	1.39	1.98	2.30	4.47	10.49	31.93	93.07	362.71
0.05	0.00	0.19	0.09	0.04	0.12	0.00	0.20	0.11	1.87	4.07	5.16
0.00	0.23	0.05	0.13	0.09	0.24	0.49	0.20	0.21	0.72	1.20	1.47
0.45	0.46	0.70	0.35	0.96	1.14	2.30	2.03	2.78	4.89	5.26	9.22
0.05	0.05	0.23	0.13	0.13	0.24	0.33	0.30	0.21	0.14	0.48	0.74
0.05	0.05	0.14	0.09	0.13	0.06	0.08	0.00	0.11	0.14	0.00	0.00
0.05	0.00	0.00	0.13	0.04	0.00	0.08	0.00	0.11	0.00	0.00	0.00
0.05	0.14	0.09	0.00	0.13	0.12	0.16	0.00	0.00	0.00	0.24	0.00
1.04	0.78	0.84	0.69	1.18	1.26	1.97	2.44	4.82	14.24	36.13	178.04
2.73	2.63	2.81	2.95	3.88	4.75	4.44	4.78	5.89	8.63	13.16	12.16
0.55	0.60	0.80	0.48	0.48	0.24	0.25	0.30	0.21	0.72	1.20	1.11

10-3-1　2008年大城市居民年龄别疾病别死亡率(1/10万)(合计)

疾病名称(ICD-10)	合计	不满1岁	1-	5-	10-	15-	20-	25-
总计	627.58	483.43	43.96	18.25	17.40	22.04	30.24	33.10
传染病和寄生虫病小计	6.80	8.59	0.80	0.14	0.22	0.43	0.49	0.56
其中：传染病计	6.09	8.59	0.80	0.14	0.22	0.43	0.47	0.53
内：伤寒和副伤寒	0.00	0.00	0.00	0.00	0.00	0.00	0.00	0.00
痢疾	0.02	0.61	0.00	0.00	0.00	0.00	0.00	0.00
肠道其他细菌性传染病	0.05	1.23	0.18	0.07	0.05	0.00	0.00	0.00
呼吸道结核	1.28	0.00	0.00	0.00	0.00	0.07	0.16	0.19
其他结核	0.08	0.00	0.00	0.00	0.00	0.00	0.00	0.00
钩端螺旋体病	0.00	0.00	0.00	0.00	0.00	0.00	0.00	0.00
破伤风	0.01	0.00	0.00	0.00	0.00	0.00	0.00	0.00
百日咳	0.00	0.00	0.00	0.00	0.00	0.00	0.00	0.00
脑膜炎球菌感染	0.03	0.00	0.09	0.00	0.05	0.07	0.00	0.00
败血症	0.26	4.91	0.09	0.00	0.05	0.07	0.03	0.00
流行性乙型脑炎	0.00	0.00	0.00	0.00	0.00	0.00	0.00	0.00
流行性出血热	0.03	0.00	0.00	0.00	0.00	0.00	0.03	0.00
麻疹	0.00	0.31	0.00	0.00	0.00	0.00	0.00	0.00
病毒性肝炎	3.43	0.00	0.00	0.00	0.00	0.07	0.14	0.29
艾滋病	0.13	0.00	0.00	0.00	0.00	0.00	0.05	0.03
寄生虫病计	0.71	0.00	0.00	0.00	0.00	0.00	0.03	0.03
内：疟疾	0.00	0.00	0.00	0.00	0.00	0.00	0.00	0.00
血吸虫病	0.01	0.00	0.00	0.00	0.00	0.00	0.00	0.00
肿瘤小计	173.76	8.28	5.36	4.09	4.27	4.49	5.38	6.64
其中：恶性肿瘤计	170.56	7.36	5.00	3.81	3.99	4.24	5.11	6.45
内：鼻咽癌	1.57					0.04	0.11	0.08
食道癌	8.49					0.00	0.03	0.05
胃癌	18.78					0.07	0.25	0.85
结肠、直肠和肛门癌	15.64					0.14	0.25	0.21
肝癌	21.06					0.11	0.38	0.66
肺癌	50.03					0.04	0.27	0.32
乳腺癌	5.13					0.00	0.00	0.24
宫颈癌	1.08					0.00	0.00	0.16
膀胱癌	2.78					0.00	0.00	0.05
白血病	4.23	1.53	1.61	1.27	1.70	1.80	1.32	1.69
良性肿瘤计	0.69	0.61	0.18	0.07	0.05	0.14	0.11	0.08
其他肿瘤计	2.51	0.31	0.18	0.21	0.22	0.11	0.16	0.11
血液、造血器官及免疫疾病小计	1.93	3.68	0.63	0.14	0.33	0.29	0.25	0.48
其中:贫血	1.26	1.23	0.27	0.14	0.22	0.25	0.16	0.34
血液、造血器官及免疫的其他疾病	0.66	2.45	0.36	0.00	0.11	0.04	0.08	0.13
内分泌、营养和代谢疾病小计	22.28	3.68	0.36	0.14	0.16	0.36	0.22	0.34
其中：糖尿病	21.10					0.22	0.22	0.29
内分泌、营养和代谢的其他疾病	1.18	3.37	0.18	0.07	0.16	0.14	0.00	0.05
精神障碍小计	3.78	0.00	0.00	0.07	0.00	0.07	0.36	0.56
神经系统疾病小计	6.61	9.82	2.50	1.90	0.93	1.69	1.35	0.87
其中:脑膜炎	0.09	1.84	0.27	0.00	0.00	0.00	0.00	0.00
神经系统的其他疾病	6.53	7.98	2.23	1.90	0.93	1.69	1.35	0.87
循环系统疾病小计	262.36	5.83	1.52	0.85	1.70	2.37	3.38	4.44
其中：急性风湿热	0.14	0.00	0.00	0.00	0.00	0.00	0.00	0.05
心脏病计	126.32	5.21	1.34	0.70	1.31	1.62	2.44	3.07
内：慢性风湿性心脏病	2.68					0.00	0.08	0.03
高血压性心脏病	5.32					0.00	0.03	0.03
急性心肌梗死	43.83					0.25	0.74	0.95
其他冠心病	57.71					0.07	0.22	0.21
肺源性心脏病	5.00	0.92	0.18	0.07	0.11	0.00	0.16	0.11
其他心脏病	11.78	3.68	1.16	0.63	1.09	1.29	1.21	1.74

10-3-1 续表1

30-	35-	40-	45-	50-	55-	60-	65-	70-	75-	80-	85岁及以上
48.71	84.67	134.84	204.93	330.21	498.09	753.97	1241.58	2356.46	4262.48	7412.23	14163.62
1.30	2.55	4.11	5.58	8.08	9.42	11.74	13.35	23.00	35.22	53.12	55.65
1.30	2.55	4.11	5.55	7.83	8.97	11.06	11.95	20.37	28.18	40.88	43.63
0.00	0.00	0.00	0.00	0.00	0.00	0.00	0.00	0.00	0.00	0.15	0.00
0.00	0.00	0.00	0.00	0.00	0.00	0.00	0.00	0.06	0.00	0.15	0.78
0.00	0.00	0.00	0.00	0.00	0.07	0.00	0.06	0.06	0.18	0.15	1.31
0.22	0.59	0.66	0.77	1.34	1.13	2.14	2.62	5.00	6.87	11.92	14.11
0.03	0.11	0.03	0.10	0.17	0.21	0.10	0.06	0.19	0.35	0.46	0.00
0.00	0.00	0.00	0.00	0.00	0.00	0.00	0.00	0.00	0.00	0.00	0.00
0.00	0.00	0.05	0.00	0.00	0.00	0.00	0.00	0.00	0.09	0.00	0.00
0.00	0.00	0.00	0.00	0.00	0.00	0.00	0.00	0.00	0.00	0.00	0.00
0.03	0.00	0.03	0.05	0.00	0.04	0.05	0.00	0.06	0.09	0.00	0.00
0.12	0.14	0.19	0.20	0.10	0.04	0.15	0.55	0.58	1.50	1.86	3.14
0.00	0.00	0.00	0.00	0.00	0.00	0.00	0.00	0.00	0.00	0.00	0.00
0.00	0.03	0.03	0.00	0.05	0.14	0.05	0.12	0.06	0.09	0.00	0.00
0.00	0.00	0.00	0.00	0.00	0.00	0.00	0.00	0.06	0.00	0.00	0.00
0.56	1.35	2.57	3.81	5.22	6.44	7.41	7.07	11.34	14.27	17.96	13.33
0.12	0.11	0.33	0.17	0.25	0.18	0.24	0.06	0.26	0.09	0.00	0.00
0.00	0.00	0.00	0.02	0.25	0.46	0.68	1.40	2.63	7.04	12.23	12.02
0.00	0.00	0.00	0.00	0.00	0.00	0.00	0.00	0.00	0.00	0.00	0.00
0.00	0.00	0.00	0.00	0.00	0.00	0.00	0.00	0.13	0.00	0.31	0.00
10.96	24.65	45.54	82.95	143.63	222.99	325.29	485.64	789.65	1173.56	1535.16	1694.39
10.78	23.98	44.77	81.38	142.02	220.32	321.59	479.54	777.22	1153.22	1500.16	1624.63
0.22	0.59	0.99	1.59	2.44	3.06	3.99	4.57	4.74	5.20	7.74	5.75
0.06	0.25	1.31	3.34	6.81	12.31	18.27	23.04	36.32	58.47	84.40	92.75
1.05	2.27	4.35	8.24	14.31	23.77	34.10	48.95	85.20	136.84	184.91	186.81
1.05	1.49	2.68	5.95	10.41	16.84	29.67	39.20	72.32	112.19	163.69	201.45
1.86	4.80	10.21	17.77	27.19	35.06	45.31	58.34	80.65	102.59	135.04	144.49
1.15	4.01	8.52	16.21	33.32	60.03	90.96	159.42	266.55	389.75	450.19	430.06
0.77	1.37	3.15	5.15	8.25	10.48	11.21	12.80	15.18	18.58	24.78	40.76
0.43	1.04	1.12	1.52	1.81	1.48	1.07	1.40	2.37	4.23	6.19	7.32
0.03	0.11	0.08	0.47	0.92	1.58	2.58	5.06	11.59	22.90	43.21	64.54
1.24	2.19	2.44	3.31	3.60	5.17	7.11	9.27	14.99	19.90	21.53	21.69
0.09	0.17	0.33	0.50	0.57	0.77	1.17	1.10	2.75	4.58	4.18	8.36
0.09	0.50	0.44	1.07	1.04	1.90	2.53	5.00	9.67	15.76	30.82	61.40
0.28	0.42	0.66	0.82	1.17	1.23	2.34	3.78	5.96	10.30	20.60	42.59
0.25	0.22	0.44	0.55	0.67	0.77	1.56	2.38	3.65	6.69	13.63	30.83
0.03	0.20	0.22	0.27	0.50	0.46	0.78	1.40	2.31	3.61	6.97	11.76
0.62	1.46	2.88	5.20	8.70	15.33	29.18	51.45	103.20	193.73	282.16	372.58
0.40	1.21	2.46	4.78	7.95	14.59	28.31	49.93	99.68	187.39	269.15	336.00
0.22	0.25	0.41	0.42	0.75	0.74	0.88	1.52	3.52	6.34	13.01	36.58
0.87	1.04	1.67	1.82	1.89	2.78	2.19	3.35	7.11	18.32	51.10	133.51
0.96	1.71	1.78	2.56	3.85	4.82	5.94	10.06	21.72	43.06	74.64	131.95
0.06	0.03	0.05	0.07	0.10	0.07	0.15	0.12	0.26	0.18	0.00	1.05
0.90	1.68	1.73	2.49	3.75	4.75	5.80	9.94	21.46	42.88	74.64	130.90
8.30	17.33	35.71	58.23	99.28	160.18	262.79	487.59	1020.39	1954.55	3599.18	6855.68
0.09	0.17	0.00	0.10	0.07	0.25	0.10	0.12	0.38	0.79	1.08	2.35
5.14	9.65	19.11	27.01	44.90	76.03	121.02	230.26	479.48	903.75	1672.99	3591.01
0.22	0.50	0.96	1.02	1.62	4.68	6.53	8.66	12.75	15.41	18.43	24.82
0.09	0.20	0.63	0.90	1.47	3.27	4.43	8.35	18.83	36.19	72.17	183.16
2.17	4.12	9.53	12.37	21.82	34.67	56.08	101.63	188.40	321.68	523.28	872.93
0.62	1.54	3.20	6.32	10.83	20.50	35.22	79.25	200.76	420.92	870.80	2127.85
0.31	0.45	0.66	0.90	1.29	2.95	4.58	10.97	21.01	42.71	65.35	113.13
1.73	2.83	4.13	5.50	7.88	9.95	14.18	21.40	37.73	66.84	122.96	269.12

10-3-1　续表2

疾病名称(ICD-10)	合计	不满1岁	1-	5-	10-	15-	20-	25-
其他高血压病	5.88	0.00	0.00	0.00	0.00	0.00	0.00	0.08
脑血管病	126.98	0.61	0.00	0.07	0.27	0.68	0.77	1.11
循环系统的其他疾病	3.04	0.00	0.18	0.07	0.11	0.07	0.16	0.13
呼吸系统疾病小计	71.41	31.29	3.66	1.13	0.66	0.61	0.99	0.79
其中：肺炎	12.21	27.61	2.95	0.70	0.55	0.29	0.22	0.24
慢性下呼吸道疾病	48.57	0.00	0.09	0.14	0.05	0.00	0.27	0.19
尘肺	0.66	0.00	0.00	0.00	0.00	0.00	0.00	0.00
呼吸系统的其他疾病	9.96	3.68	0.63	0.28	0.05	0.32	0.49	0.37
消化系统疾病小计	17.13	7.67	0.71	0.21	0.44	0.29	0.74	0.63
其中：胃和十二指肠溃疡	1.81	0.00	0.00	0.00	0.11	0.04	0.08	0.00
阑尾炎	0.07	0.00	0.09	0.00	0.00	0.00	0.03	0.00
肠梗阻	1.35	1.53	0.09	0.00	0.00	0.11	0.11	0.05
肝疾病	7.11	0.92	0.09	0.14	0.00	0.11	0.27	0.37
消化系统的其他疾病	6.79	5.21	0.45	0.07	0.33	0.04	0.25	0.21
肌肉骨骼和结缔组织疾病小计	1.94	0.00	0.09	0.00	0.16	0.22	0.27	0.56
泌尿生殖系统疾病小计	6.85	1.23	0.27	0.14	0.27	0.40	0.63	0.77
其中：肾小球和肾小管间质疾病	3.84	0.61	0.27	0.07	0.22	0.40	0.44	0.48
前列腺增生	0.21	0.00	0.00	0.00	0.00	0.00	0.00	0.00
泌尿生殖系统的其他疾病	2.80	0.61	0.00	0.07	0.05	0.00	0.19	0.29
妊娠、分娩和产褥期并发症小计	0.10						0.19	0.24
其中：直接产科原因计	0.08						0.16	0.21
内：流产	0.01						0.03	0.05
妊娠高血压综合征	0.02						0.05	0.00
梗阻性分娩	0.00						0.00	0.00
产后出血	0.01						0.05	0.00
母体产伤	0.00						0.00	0.00
产褥期感染	0.02						0.00	0.11
间接产科原因计	0.01						0.03	0.03
妊娠、分娩和产褥期的其他情况	0.00						0.00	0.00
围生期疾病小计	1.33	176.07	0.36					
其中：早产儿和未成熟儿	0.43	56.75	0.09					
新生儿产伤和窒息	0.27	35.58	0.00					
新生儿溶血性疾病	0.01	1.84	0.00					
新生儿硬化病	0.01	1.23	0.00					
起源于围生期的其他情况	0.61	80.67	0.27					
先天畸形、变形和染色体异常小计	2.77	198.16	15.55	3.67	1.75	1.04	0.80	0.58
其中：先天性心脏病	1.57	101.84	8.85	1.97	1.20	0.93	0.52	0.45
其他先天畸形、变形和染色体异常	1.20	96.32	6.70	1.69	0.55	0.11	0.27	0.13
诊断不明小计	4.55	4.60	0.45	0.35	0.27	0.54	1.04	0.93
其他疾病小计	13.67	2.76	0.27	0.00	0.05	0.29	0.38	0.19
损伤和中毒外部原因小计	30.31	21.78	11.44	5.43	6.18	8.95	13.76	14.54
其中：机动车辆交通事故	6.83	1.53	1.79	1.06	1.42	2.26	3.63	4.47
机动车以外的运输事故	3.33	0.61	1.52	0.63	0.38	1.19	2.17	1.61
意外中毒	1.85	0.61	0.54	0.35	0.44	0.50	1.10	1.22
意外跌落	7.39	0.92	1.16	0.42	0.44	0.61	1.02	1.08
火灾	0.30	0.00	0.18	0.00	0.00	0.07	0.16	0.11
由自然环境因素所致的意外事故	0.22	0.00	0.09	0.00	0.00	0.04	0.25	0.32
淹死	1.33	0.31	4.11	1.90	1.81	1.22	0.91	0.61
意外的机械性窒息	0.30	13.19	0.27	0.14	0.11	0.04	0.05	0.11
砸死	0.24	0.31	0.18	0.07	0.05	0.18	0.11	0.11
由机器切割和穿刺工具所致的意外事故	0.10				0.11	0.07	0.08	0.08
触电	0.29				0.05	0.11	0.36	0.24
其他意外事故和有害效应	4.10	3.99	1.16	0.70	0.44	0.36	1.10	1.32
自杀	3.34				0.77	1.47	2.14	2.25
被杀	0.70				0.16	0.83	0.69	1.03

10-3-1　续表3

30-	35-	40-	45-	50-	55-	60-	65-	70-	75-	80-	85岁及以上
0.09	0.56	1.04	1.32	2.76	4.43	6.72	11.40	24.21	42.36	76.97	139.26
2.76	6.48	14.79	28.98	50.40	77.44	132.56	240.38	505.94	986.43	1813.30	3030.30
0.22	0.48	0.77	0.82	1.14	2.04	2.39	5.43	10.38	21.22	34.84	92.75
1.55	2.72	4.27	5.58	12.10	20.85	41.07	90.29	228.31	538.04	1161.94	2561.57
0.53	0.62	0.74	1.05	2.09	3.83	6.77	14.14	35.68	81.19	177.63	486.76
0.37	0.95	2.38	2.91	6.81	12.87	26.26	60.48	156.43	382.17	847.41	1699.09
0.03	0.00	0.00	0.00	0.10	0.25	0.34	0.85	5.57	7.57	8.98	6.53
0.62	1.15	1.15	1.62	3.11	3.90	7.70	14.81	30.62	67.10	127.92	369.19
1.86	4.01	7.61	9.53	12.03	15.93	21.68	29.75	55.28	96.60	186.15	385.65
0.06	0.42	0.55	0.32	0.80	1.27	1.51	3.17	7.11	11.36	24.47	48.34
0.00	0.00	0.00	0.00	0.02	0.00	0.10	0.00	0.19	0.44	0.93	2.61
0.00	0.03	0.19	0.27	0.27	0.63	0.88	2.13	4.10	9.07	21.22	43.89
1.39	2.72	5.89	7.49	8.55	10.55	13.15	15.61	22.29	33.81	46.30	55.65
0.40	0.84	0.99	1.44	2.39	3.48	6.04	8.84	21.59	41.92	93.23	235.15
0.59	0.67	0.63	0.92	1.71	2.00	3.12	4.08	5.51	11.10	17.50	31.35
1.18	1.85	2.05	2.59	3.53	5.10	8.82	13.53	26.33	45.70	78.05	132.47
0.74	1.18	1.37	1.64	2.21	3.38	4.82	8.23	16.46	25.98	39.80	55.39
0.00	0.00	0.00	0.00	0.00	0.04	0.00	0.06	0.45	1.23	3.25	12.02
0.43	0.67	0.68	0.95	1.32	1.69	3.99	5.24	9.42	18.49	35.00	65.06
0.50	0.17	0.05	0.02	0.00							
0.37	0.14	0.05	0.02	0.00							
0.03	0.00	0.03	0.00	0.00							
0.09	0.06	0.00	0.00	0.00							
0.00	0.03	0.00	0.00	0.00							
0.06	0.00	0.03	0.00	0.00							
0.00	0.00	0.00	0.00	0.00							
0.09	0.06	0.00	0.00	0.00							
0.09	0.03	0.00	0.00	0.00							
0.03	0.00	0.00	0.00	0.00							
0.74	0.39	0.44	0.55	0.72	0.81	0.54	1.34	1.35	2.03	1.86	2.09
0.56	0.28	0.33	0.37	0.42	0.46	0.29	0.98	0.83	0.88	1.39	1.31
0.19	0.11	0.11	0.17	0.30	0.35	0.24	0.37	0.51	1.14	0.46	0.78
1.08	1.80	1.94	3.16	4.03	4.33	5.65	7.93	11.91	21.31	33.61	102.68
0.43	0.70	0.58	0.62	1.04	1.30	1.80	3.72	8.65	29.24	143.40	1115.92
17.50	23.19	24.92	24.79	28.43	31.02	31.81	35.72	48.04	89.73	173.76	545.55
5.39	7.07	8.00	8.24	8.87	10.76	10.33	9.63	11.27	12.68	14.71	13.59
2.79	4.54	4.11	3.86	3.70	4.50	4.87	5.18	5.44	6.34	5.42	9.14
1.30	1.82	2.11	2.32	2.34	2.00	1.66	2.19	2.82	5.37	6.50	10.45
1.46	1.60	1.62	2.24	3.28	3.83	3.95	6.46	12.30	35.40	90.29	324.77
0.12	0.08	0.27	0.17	0.25	0.21	0.05	0.55	0.38	1.76	3.10	5.49
0.03	0.17	0.19	0.12	0.20	0.35	0.54	0.30	0.26	0.53	1.08	0.78
0.65	0.56	0.71	0.62	1.24	1.27	1.85	1.52	2.24	3.96	5.58	7.32
0.03	0.11	0.38	0.27	0.25	0.35	0.24	0.24	0.32	0.18	0.15	1.57
0.15	0.34	0.44	0.42	0.47	0.25	0.29	0.06	0.06	0.09	0.15	0.00
0.06	0.14	0.25	0.17	0.05	0.04	0.10	0.06	0.06	0.09	0.15	0.26
0.31	0.59	0.52	0.37	0.27	0.35	0.44	0.12	0.06	0.18	0.15	0.00
1.89	2.08	2.05	1.79	2.49	2.36	3.07	3.47	5.89	13.65	34.22	159.12
2.51	3.09	3.18	3.31	4.47	4.22	4.19	5.43	6.53	8.89	11.46	11.76
0.81	1.01	1.10	0.87	0.55	0.53	0.24	0.49	0.38	0.62	0.77	1.31

10-3-2　2008年大城市居民年龄别疾病别死亡率(1/10万)(男)

疾病名称(ICD-10)	合计	不满1岁	1-	5-	10-	15-	20-	25-
总计	689.48	539.59	51.90	22.46	22.20	28.10	38.77	43.58
传染病和寄生虫病小计	8.87	7.14	1.04	0.14	0.32	0.57	0.48	0.92
其中：传染病计	8.19	7.14	1.04	0.14	0.32	0.57	0.43	0.92
内：伤寒和副伤寒	0.00	0.00	0.00	0.00	0.00	0.00	0.00	0.00
痢疾	0.01	0.59	0.00	0.00	0.00	0.00	0.00	0.00
肠道其他细菌性传染病	0.05	1.78	0.35	0.14	0.11	0.00	0.00	0.00
呼吸道结核	1.99	0.00	0.00	0.00	0.00	0.14	0.11	0.36
其他结核	0.09	0.00	0.00	0.00	0.00	0.00	0.00	0.00
钩端螺旋体病	0.00	0.00	0.00	0.00	0.00	0.00	0.00	0.00
破伤风	0.01	0.00	0.00	0.00	0.00	0.00	0.00	0.00
百日咳	0.00	0.00	0.00	0.00	0.00	0.00	0.00	0.00
脑膜炎球菌感染	0.03	0.00	0.00	0.00	0.00	0.00	0.00	0.00
败血症	0.26	1.78	0.00	0.00	0.11	0.07	0.00	0.00
流行性乙型脑炎	0.00	0.00	0.00	0.00	0.00	0.00	0.00	0.00
流行性出血热	0.05	0.00	0.00	0.00	0.00	0.00	0.05	0.00
麻疹	0.00	0.59	0.00	0.00	0.00	0.00	0.00	0.00
病毒性肝炎	4.46	0.00	0.00	0.00	0.00	0.14	0.11	0.46
艾滋病	0.22	0.00	0.00	0.00	0.00	0.00	0.11	0.05
寄生虫病计	0.68	0.00	0.00	0.00	0.00	0.00	0.05	0.00
内：疟疾	0.00	0.00	0.00	0.00	0.00	0.00	0.00	0.00
血吸虫病	0.01	0.00	0.00	0.00	0.00	0.00	0.00	0.00
肿瘤小计	208.87	9.52	6.42	4.52	4.76	5.24	6.39	7.36
其中：恶性肿瘤计	205.66	8.33	6.42	4.25	4.44	4.95	6.02	7.15
内：鼻咽癌	2.29					0.07	0.05	0.05
食道癌	12.78					0.00	0.00	0.10
胃癌	24.39					0.07	0.16	0.72
结肠、直肠和肛门癌	17.25					0.14	0.32	0.15
肝癌	29.52					0.00	0.53	0.92
肺癌	65.35					0.07	0.43	0.36
乳腺癌								
宫颈癌								
膀胱癌	4.09					0.00	0.00	0.10
白血病	4.83	1.19	2.43	1.37	1.69	2.26	1.49	2.25
良性肿瘤计	0.66	0.59	0.00	0.00	0.00	0.14	0.16	0.15
其他肿瘤计	2.56	0.59	0.00	0.27	0.32	0.14	0.21	0.05
血液、造血器官及免疫疾病小计	2.02	4.76	0.69	0.27	0.42	0.28	0.21	0.51
其中:贫血	1.25	2.38	0.35	0.27	0.21	0.21	0.11	0.26
血液、造血器官及免疫的其他疾病	0.77	2.38	0.35	0.00	0.21	0.07	0.11	0.26
内分泌、营养和代谢疾病小计	19.97	4.76	0.35	0.27	0.32	0.28	0.16	0.36
其中：糖尿病	19.01				0.00	0.14	0.16	0.36
内分泌、营养和代谢的其他疾病	0.95	4.16	0.00	0.14	0.32	0.14	0.00	0.00
精神障碍小计	3.23	0.00	0.00	0.00	0.00	0.07	0.32	0.77
神经系统疾病小计	6.97	10.71	2.78	2.60	1.59	2.48	1.86	1.07
其中:脑膜炎	0.09	1.78	0.35	0.00	0.00	0.00	0.00	0.00
神经系统的其他疾病	6.88	8.92	2.43	2.60	1.59	2.48	1.86	1.07
循环系统疾病小计	272.63	5.35	1.56	1.10	2.33	2.90	4.47	6.59
其中：急性风湿热	0.10	0.00	0.00	0.00	0.00	0.00	0.00	0.05
心脏病计	128.95	4.76	1.39	0.82	1.80	2.12	3.62	4.60
内：慢性风湿性心脏病	1.97					0.00	0.11	0.05
高血压性心脏病	4.82					0.00	0.00	0.05
急性心肌梗死	48.94					0.50	1.07	1.53
其他冠心病	54.65					0.14	0.37	0.26
肺源性心脏病	5.41	1.19	0.17	0.00	0.11	0.00	0.32	0.10
其他心脏病	13.17	2.38	1.22	0.82	1.59	1.49	1.76	2.61

10-3-2 续表1

30-	35-	40-	45-	50-	55-	60-	65-	70-	75-	80-	85岁及以上
62.33	114.30	182.98	281.15	446.12	662.32	957.88	1518.44	2840.98	5082.87	8694.05	15520.73
1.93	4.39	7.06	8.86	12.16	13.55	14.10	19.01	28.46	42.39	64.36	80.49
1.93	4.39	7.06	8.86	11.72	13.12	13.50	17.25	25.91	34.44	51.99	68.42
0.00	0.00	0.00	0.00	0.00	0.00	0.00	0.00	0.00	0.00	0.35	0.00
0.00	0.00	0.00	0.00	0.00	0.00	0.00	0.00	0.00	0.00	0.00	1.34
0.00	0.00	0.00	0.00	0.00	0.07	0.00	0.13	0.00	0.00	0.35	0.67
0.30	0.99	1.07	1.32	2.27	1.76	2.86	4.53	6.98	11.35	22.28	31.53
0.06	0.16	0.00	0.10	0.20	0.35	0.10	0.13	0.13	0.19	0.35	0.00
0.00	0.00	0.00	0.00	0.00	0.00	0.00	0.00	0.00	0.00	0.00	0.00
0.00	0.00	0.05	0.00	0.00	0.00	0.00	0.00	0.00	0.19	0.00	0.00
0.00	0.00	0.00	0.00	0.00	0.00	0.00	0.00	0.00	0.00	0.00	0.00
0.06	0.00	0.05	0.10	0.00	0.07	0.10	0.00	0.00	0.19	0.00	0.00
0.12	0.27	0.32	0.34	0.20	0.07	0.00	0.76	0.54	1.89	0.71	3.35
0.00	0.00	0.00	0.00	0.00	0.00	0.00	0.00	0.00	0.00	0.00	0.00
0.00	0.05	0.05	0.00	0.10	0.21	0.10	0.00	0.13	0.19	0.00	0.00
0.00	0.00	0.00	0.00	0.00	0.00	0.00	0.00	0.00	0.00	0.00	0.00
0.91	2.36	4.44	6.17	7.61	9.03	8.67	9.19	15.04	13.81	17.33	16.10
0.18	0.16	0.64	0.34	0.40	0.28	0.39	0.13	0.27	0.19	0.00	0.00
0.00	0.00	0.00	0.00	0.44	0.42	0.59	1.76	2.55	7.95	12.38	12.07
0.00	0.00	0.00	0.00	0.00	0.00	0.00	0.00	0.00	0.00	0.00	0.00
0.00	0.00	0.00	0.00	0.00	0.00	0.00	0.00	0.13	0.00	0.35	0.00
11.17	27.78	52.56	101.32	181.34	291.36	417.14	613.39	1011.92	1527.57	2054.33	2310.87
10.99	27.12	51.87	99.95	179.80	288.18	413.00	606.97	996.89	1504.67	2011.54	2239.10
0.30	0.77	1.18	2.69	3.91	4.73	6.80	6.80	7.25	7.19	10.96	8.72
0.06	0.44	2.19	6.27	12.71	21.59	30.75	35.75	56.92	90.27	125.90	146.23
0.91	2.47	4.65	9.35	18.98	34.86	48.40	69.74	124.44	196.24	265.59	251.55
1.09	1.54	2.78	6.46	11.57	20.25	33.61	46.20	87.26	136.44	195.57	268.99
2.54	7.74	17.11	30.25	44.35	57.02	68.31	81.06	109.54	131.33	175.06	201.24
0.66	4.89	10.43	21.39	46.17	86.16	127.94	217.89	358.96	550.89	665.92	660.06
0.06	0.05	0.16	0.69	1.48	2.54	4.34	8.18	17.85	35.39	77.80	110.01
1.75	2.91	2.83	3.67	3.96	5.93	7.98	9.44	18.12	24.60	29.35	26.16
0.12	0.27	0.37	0.49	0.54	0.85	1.28	1.51	2.28	4.35	4.60	7.38
0.06	0.38	0.32	0.88	0.99	2.33	2.86	4.91	12.75	18.55	38.19	64.40
0.24	0.44	1.02	1.03	1.38	1.62	2.86	4.03	5.37	11.17	26.52	46.96
0.24	0.27	0.75	0.59	0.94	1.06	1.68	2.27	3.49	6.62	16.27	29.51
0.00	0.16	0.27	0.44	0.44	0.56	1.18	1.76	1.88	4.54	10.26	17.44
0.66	1.92	3.26	6.51	10.23	17.71	30.65	47.71	95.45	174.48	273.37	383.69
0.60	1.59	2.89	6.12	9.69	16.94	29.87	46.70	91.82	168.99	262.41	350.15
0.06	0.33	0.37	0.39	0.54	0.78	0.79	1.01	3.62	5.49	10.96	33.54
1.03	1.32	2.41	2.64	2.22	3.10	2.07	3.52	8.32	16.46	38.55	103.30
0.85	2.42	1.98	3.48	4.70	6.00	7.79	10.57	25.24	49.77	79.92	126.78
0.06	0.00	0.00	0.10	0.20	0.07	0.10	0.13	0.40	0.19	0.00	0.67
0.79	2.42	1.98	3.38	4.50	5.93	7.69	10.45	24.83	49.58	79.92	126.11
11.90	25.47	53.15	86.49	144.11	220.94	336.71	586.08	1181.47	2216.03	3923.36	7087.56
0.06	0.27	0.00	0.05	0.05	0.28	0.10	0.00	0.27	0.38	1.41	0.00
7.13	14.44	29.20	40.97	67.33	109.66	154.26	271.64	530.93	999.96	1768.23	3700.08
0.24	0.22	0.91	0.98	1.48	3.74	4.63	6.67	11.01	9.65	13.79	19.45
0.06	0.22	1.02	1.42	2.13	3.74	6.01	7.80	21.75	36.52	67.55	161.66
3.38	6.64	15.72	19.68	33.96	53.35	74.91	123.86	216.00	372.05	581.75	961.91
0.85	2.58	4.71	9.64	16.46	30.20	44.36	94.53	214.65	450.40	896.49	2142.50
0.18	0.55	0.70	1.22	1.68	3.67	6.31	13.09	22.15	51.28	80.28	140.87
2.42	4.23	6.15	8.03	11.62	14.96	18.04	25.68	45.37	80.05	128.37	273.68

10-3-2　续表2

疾病名称(ICD-10)	合计	不满1岁	1-	5-	10-	15-	20-	25-
其他高血压病	5.87	0.00	0.00	0.00	0.00	0.00	0.00	0.15
脑血管病	134.23	0.59	0.00	0.14	0.32	0.71	0.69	1.58
循环系统的其他疾病	3.48	0.00	0.17	0.14	0.21	0.07	0.16	0.20
呼吸系统疾病小计	82.37	32.72	4.69	0.96	0.63	0.71	1.60	1.02
其中：肺炎	13.58	29.15	3.82	0.68	0.53	0.35	0.32	0.26
慢性下呼吸道疾病	56.52	0.00	0.17	0.14	0.00	0.00	0.43	0.20
尘肺	1.18	0.00	0.00	0.00	0.00	0.00	0.00	0.00
呼吸系统的其他疾病	11.09	3.57	0.69	0.14	0.11	0.35	0.85	0.56
消化系统疾病小计	19.32	10.71	0.87	0.27	0.32	0.35	0.64	0.66
其中：胃和十二指肠溃疡	2.14	0.00	0.00	0.00	0.11	0.00	0.11	0.00
阑尾炎	0.06	0.00	0.17	0.00	0.00	0.00	0.00	0.00
肠梗阻	1.37	1.19	0.17	0.00	0.00	0.14	0.05	0.05
肝疾病	9.12	1.19	0.17	0.27	0.00	0.14	0.21	0.36
消化系统的其他疾病	6.63	8.33	0.35	0.00	0.21	0.07	0.27	0.26
肌肉骨骼和结缔组织疾病小计	1.29	0.00	0.17	0.00	0.11	0.14	0.16	0.20
泌尿生殖系统疾病小计	7.12	1.78	0.35	0.14	0.32	0.71	0.80	0.87
其中：肾小球和肾小管间质疾病	3.87	1.19	0.35	0.00	0.21	0.71	0.69	0.46
前列腺增生	0.41	0.00	0.00	0.00	0.00	0.00	0.00	0.00
泌尿生殖系统的其他疾病	2.84	0.59	0.00	0.14	0.11	0.00	0.11	0.41
妊娠、分娩和产褥期并发症小计								
其中：直接产科原因计								
内：流产								
妊娠高血压综合征								
梗阻性分娩								
产后出血								
母体产伤								
产褥期感染								
间接产科原因计								
妊娠、分娩和产褥期的其他情况								
围生期疾病小计	1.54	200.49	0.35					
其中：早产儿和未成熟儿	0.49	63.66	0.17					
新生儿产伤和窒息	0.32	42.24	0.00					
新生儿溶血性疾病	0.02	2.97	0.00					
新生儿硬化病	0.01	1.19	0.00					
起源于围生期的其他情况	0.70	90.43	0.17					
先天畸形、变形和染色体异常小计	3.03	217.74	17.70	3.15	2.22	1.27	0.75	0.77
其中：先天性心脏病	1.61	104.11	9.20	1.64	1.48	1.06	0.43	0.61
其他先天畸形、变形和染色体异常	1.43	113.63	8.51	1.51	0.74	0.21	0.32	0.15
诊断不明小计	5.71	4.16	0.35	0.41	0.42	0.85	1.44	1.33
其他疾病小计	9.47	1.78	0.17	0.00	0.11	0.42	0.48	0.26
损伤和中毒外部原因小计	37.06	27.96	14.41	8.63	8.35	11.82	19.01	20.89
其中：机动车辆交通事故	9.97	2.97	2.26	1.51	2.22	2.55	5.17	6.59
机动车以外的运输事故	4.84	0.00	1.74	1.10	0.63	1.70	3.36	2.35
意外中毒	2.44	1.19	0.17	0.68	0.32	0.64	1.28	1.63
意外跌落	7.20	1.19	1.56	0.68	0.63	1.13	1.33	1.74
火灾	0.36	0.00	0.17	0.00	0.00	0.07	0.05	0.10
由自然环境因素所致的意外事故	0.26	0.00	0.00	0.00	0.00	0.07	0.21	0.46
淹死	1.68	0.59	6.08	3.15	2.75	1.70	1.49	0.82
意外的机械性窒息	0.41	17.25	0.17	0.14	0.21	0.07	0.05	0.10
砸死	0.41				0.00	0.28	0.21	0.20
由机器切割和穿刺工具所致的意外事故	0.17				0.21	0.14	0.16	0.15
触电	0.52				0.11	0.14	0.64	0.46
其他意外事故和有害效应	4.11	3.57	1.91	1.10	0.42	0.64	1.54	2.20
自杀	3.78				0.63	1.63	2.72	2.66
被杀	0.92				0.21	1.06	0.80	1.43

10-3-2 续表3

30-	35-	40-	45-	50-	55-	60-	65-	70-	75-	80-	85岁及以上
0.06	0.77	1.50	1.47	3.61	5.08	8.18	12.59	27.65	44.47	84.17	140.87
4.47	9.33	21.23	42.88	71.44	102.95	170.92	295.93	608.92	1143.97	2021.09	3143.32
0.18	0.66	1.23	1.13	1.68	2.96	3.25	5.92	13.69	27.25	48.45	103.30
2.30	3.90	5.35	7.05	15.33	26.18	54.41	114.80	297.88	718.37	1563.83	3382.12
0.85	1.10	1.07	1.37	2.62	5.36	8.28	16.99	43.23	102.38	228.81	638.59
0.72	1.04	2.99	3.57	8.50	15.17	35.58	77.04	204.18	512.66	1157.49	2283.37
0.00	0.00	0.00	0.00	0.20	0.35	0.69	1.76	10.47	15.14	17.68	14.76
0.72	1.76	1.28	2.10	4.00	5.29	9.86	19.01	40.00	88.19	159.85	445.40
3.08	6.20	12.51	15.86	19.73	22.79	28.49	36.76	64.17	101.43	195.57	403.82
0.12	0.66	0.96	0.54	1.43	1.98	2.07	4.66	9.13	14.19	27.94	59.70
0.00	0.00	0.00	0.00	0.00	0.00	0.20	0.00	0.13	0.38	1.06	2.68
0.00	0.00	0.11	0.20	0.44	1.06	1.18	2.27	4.56	12.11	25.46	42.93
2.54	4.34	10.11	13.07	14.29	15.38	17.05	19.51	24.43	31.79	46.33	64.40
0.42	1.21	1.34	2.06	3.56	4.37	7.98	10.32	25.91	42.96	94.78	234.11
0.30	0.11	0.21	0.54	0.94	1.20	2.07	3.02	4.70	10.03	14.50	27.50
1.33	2.09	2.35	2.84	3.96	5.57	8.97	14.10	28.19	50.34	92.66	170.38
0.79	1.37	1.50	1.96	2.37	3.39	5.22	8.94	17.32	27.44	42.44	62.38
0.00	0.00	0.00	0.00	0.00	0.07	0.00	0.13	0.94	2.65	7.43	30.86
0.54	0.71	0.86	0.88	1.58	2.12	3.75	5.04	9.93	20.25	42.79	77.14
0.72	0.49	0.53	0.44	0.84	0.92	0.39	0.76	1.61	2.08	1.77	0.67
0.48	0.27	0.43	0.29	0.49	0.49	0.10	0.50	1.07	0.76	1.06	0.67
0.24	0.22	0.11	0.15	0.35	0.42	0.30	0.25	0.54	1.32	0.71	0.00
1.81	2.91	2.83	5.38	6.23	6.84	8.18	11.83	16.38	26.12	40.67	104.64
0.48	0.66	0.48	0.78	1.29	1.69	1.97	4.91	9.53	33.12	142.87	842.51
24.52	34.20	37.27	37.93	41.68	42.83	42.09	47.96	62.29	103.52	181.77	449.43
8.40	10.38	12.62	12.87	13.50	15.17	13.90	13.85	16.65	17.98	21.22	24.82
4.11	6.64	6.04	6.36	5.34	6.99	7.10	7.43	7.38	8.14	8.13	12.07
1.99	2.75	3.10	3.33	3.36	2.68	2.46	2.90	3.09	6.06	8.13	13.42
2.05	2.53	2.67	3.67	5.34	5.72	5.52	8.43	14.77	40.88	91.24	258.92
0.18	0.16	0.43	0.34	0.44	0.35	0.10	0.88	0.81	2.08	1.41	7.38
0.06	0.16	0.32	0.10	0.35	0.49	0.59	0.38	0.40	0.38	1.06	0.00
0.79	0.71	0.80	1.03	1.73	1.41	1.58	1.51	2.82	3.60	7.43	7.38
0.06	0.22	0.53	0.49	0.40	0.42	0.10	0.25	0.67	0.19	0.00	3.35
0.30	0.60	0.75	0.73	0.89	0.42	0.49	0.13	0.00	0.00	0.35	0.00
0.06	0.27	0.48	0.20	0.10	0.07	0.10	0.13	0.00	0.19	0.35	0.67
0.54	1.04	0.91	0.73	0.40	0.64	0.79	0.25	0.13	0.38	0.00	0.00
2.72	3.35	3.48	2.79	3.76	3.53	4.24	4.41	7.25	13.06	29.00	105.31
2.11	4.01	3.74	4.11	5.44	4.09	4.83	6.80	7.65	10.03	12.73	14.09
1.15	1.37	1.39	1.17	0.64	0.85	0.30	0.63	0.67	0.57	0.71	2.01

10-3-3　2008年大城市居民年龄别疾病别死亡率(1/10万)(女)

疾病名称(ICD-10)	合计	不满1岁	1-	5-	10-	15-	20-	25-
总　　　计	564.60	423.65	35.53	13.79	12.24	15.78	21.15	21.86
传染病和寄生虫病小计	4.70	10.13	0.55	0.15	0.11	0.29	0.51	0.16
其中：传染病计	3.97	10.13	0.55	0.15	0.11	0.29	0.51	0.11
内：伤寒和副伤寒	0.00	0.00	0.00	0.00	0.00	0.00	0.00	0.00
痢疾	0.02	0.63	0.00	0.00	0.00	0.00	0.00	0.00
肠道其他细菌性传染病	0.04	0.63	0.00	0.00	0.00	0.00	0.00	0.00
呼吸道结核	0.55	0.00	0.00	0.00	0.00	0.00	0.23	0.00
其他结核	0.07	0.00	0.00	0.00	0.00	0.00	0.00	0.00
钩端螺旋体病	0.00	0.00	0.00	0.00	0.00	0.00	0.00	0.00
破伤风	0.00	0.00	0.00	0.00	0.00	0.00	0.00	0.00
百日咳	0.00	0.00	0.00	0.00	0.00	0.00	0.00	0.00
脑膜炎球菌感染	0.02	0.00	0.18	0.00	0.11	0.15	0.00	0.00
败血症	0.25	8.23	0.18	0.00	0.00	0.07	0.06	0.00
流行性乙型脑炎	0.00	0.00	0.00	0.00	0.00	0.00	0.00	0.00
流行性出血热	0.01	0.00	0.00	0.00	0.00	0.00	0.00	0.00
麻疹	0.00	0.00	0.00	0.00	0.00	0.00	0.00	0.00
病毒性肝炎	2.39	0.00	0.00	0.00	0.00	0.00	0.17	0.11
艾滋病	0.04	0.00	0.00	0.00	0.00	0.00	0.00	0.00
寄生虫病计	0.73	0.00	0.00	0.00	0.00	0.00	0.00	0.05
内：疟疾	0.00	0.00	0.00	0.00	0.00	0.00	0.00	0.00
血吸虫病	0.01	0.00	0.00	0.00	0.00	0.00	0.00	0.00
肿瘤小计	138.03	6.97	4.23	3.63	3.74	3.73	4.31	5.86
其中：恶性肿瘤计	134.84	6.33	3.50	3.34	3.51	3.51	4.14	5.70
内：鼻咽癌	0.83					0.00	0.17	0.11
食道癌	4.12					0.00	0.06	0.00
胃癌	13.07					0.07	0.34	0.99
结肠、直肠和肛门癌	14.01					0.15	0.17	0.27
肝癌	12.44					0.22	0.23	0.38
肺癌	34.44					0.00	0.11	0.27
乳腺癌	10.21					0.00	0.00	0.49
宫颈癌	2.18					0.00	0.00	0.33
膀胱癌	1.45					0.00	0.00	0.00
白血病	3.62	1.90	0.74	1.16	1.70	1.32	1.13	1.10
良性肿瘤计	0.71	0.63	0.37	0.15	0.11	0.15	0.06	0.00
其他肿瘤计	2.47	0.00	0.37	0.15	0.11	0.07	0.11	0.16
血液、造血器官及免疫疾病小计	1.84	2.53	0.55	0.00	0.23	0.29	0.28	0.44
其中:贫血	1.28	0.00	0.18	0.00	0.23	0.29	0.23	0.44
血液、造血器官及免疫的其他疾病	0.55	2.53	0.37	0.00	0.00	0.00	0.06	0.00
内分泌、营养和代谢疾病小计	24.64	2.53	0.37	0.00	0.00	0.44	0.28	0.33
其中：糖尿病	23.23				0.00	0.29	0.28	0.22
内分泌、营养和代谢的其他疾病	1.41	2.53	0.37	0.00	0.00	0.15	0.00	0.11
精神障碍小计	4.34	0.00	0.00	0.15	0.00	0.07	0.40	0.33
神经系统疾病小计	6.25	8.87	2.21	1.16	0.23	0.88	0.79	0.66
其中:脑膜炎	0.08	1.90	0.18	0.00	0.00	0.00	0.00	0.00
神经系统的其他疾病	6.17	6.97	2.03	1.16	0.23	0.88	0.79	0.66
循环系统疾病小计	251.92	6.33	1.47	0.58	1.02	1.83	2.21	2.14
其中：急性风湿热	0.18	0.00	0.00	0.00	0.00	0.00	0.00	0.05
心脏病计	123.64	5.70	1.29	0.58	0.79	1.10	1.19	1.42
内：慢性风湿性心脏病	3.40					0.00	0.06	0.00
高血压性心脏病	5.84					0.00	0.06	0.00
急性心肌梗死	38.63					0.00	0.40	0.33
其他冠心病	60.82					0.00	0.06	0.16
肺源性心脏病	4.59	0.63	0.18	0.15	0.11	0.00	0.00	0.11
其他心脏病	10.37	5.07	1.10	0.44	0.57	1.10	0.62	0.82

10-3-3 续表1

30-	35-	40-	45-	50-	55-	60-	65-	70-	75-	80-	85岁及以上
34.38	53.73	84.30	126.04	213.05	334.95	554.68	981.57	1914.23	3548.51	6413.62	13297.75
0.64	0.63	1.01	2.18	3.95	5.33	9.44	8.04	18.01	28.99	44.36	39.80
0.64	0.63	1.01	2.13	3.90	4.84	8.67	6.97	15.32	22.73	32.23	27.82
0.00	0.00	0.00	0.00	0.00	0.00	0.00	0.00	0.00	0.00	0.00	0.00
0.00	0.00	0.00	0.00	0.00	0.00	0.00	0.00	0.12	0.00	0.28	0.43
0.00	0.00	0.00	0.00	0.00	0.07	0.00	0.00	0.12	0.33	0.00	1.71
0.13	0.17	0.22	0.20	0.40	0.49	1.44	0.83	3.19	2.96	3.86	3.00
0.00	0.06	0.06	0.10	0.15	0.07	0.10	0.00	0.25	0.49	0.55	0.00
0.00	0.00	0.00	0.00	0.00	0.00	0.00	0.00	0.00	0.00	0.00	0.00
0.00	0.00	0.06	0.00	0.00	0.00	0.00	0.00	0.00	0.00	0.00	0.00
0.00	0.00	0.00	0.00	0.00	0.00	0.00	0.00	0.00	0.00	0.00	0.00
0.00	0.00	0.00	0.00	0.00	0.00	0.00	0.00	0.12	0.00	0.00	0.00
0.13	0.00	0.06	0.05	0.00	0.00	0.29	0.35	0.61	1.15	2.76	3.00
0.00	0.00	0.00	0.00	0.00	0.00	0.00	0.00	0.00	0.00	0.00	0.00
0.00	0.00	0.00	0.00	0.00	0.07	0.00	0.24	0.00	0.00	0.00	0.00
0.00	0.00	0.00	0.00	0.00	0.00	0.00	0.00	0.12	0.00	0.00	0.00
0.19	0.29	0.62	1.37	2.80	3.86	6.17	5.08	7.96	14.66	18.46	11.56
0.06	0.06	0.00	0.00	0.10	0.07	0.10	0.00	0.25	0.00	0.00	0.00
0.00	0.00	0.00	0.05	0.05	0.49	0.77	1.06	2.70	6.26	12.12	11.98
0.00	0.00	0.00	0.00	0.00	0.00	0.00	0.00	0.00	0.00	0.00	0.00
0.00	0.00	0.00	0.00	0.00	0.00	0.00	0.00	0.12	0.00	0.28	0.00
10.74	21.39	38.17	63.93	105.53	155.06	235.53	365.65	586.78	865.47	1130.70	1301.06
10.55	20.70	37.32	62.16	103.83	152.89	232.26	359.86	576.73	847.35	1101.77	1232.58
0.13	0.40	0.79	0.46	0.95	1.40	1.25	2.48	2.45	3.46	5.23	3.85
0.06	0.06	0.39	0.30	0.85	3.08	6.07	11.11	17.52	30.80	52.07	58.63
1.21	2.06	4.04	7.09	9.59	12.76	20.13	29.44	49.38	85.15	122.05	145.51
1.02	1.43	2.58	5.42	9.24	13.46	25.82	32.63	58.69	91.08	138.86	158.35
1.14	1.72	2.97	4.86	9.84	13.25	22.83	37.00	54.28	77.57	103.87	108.28
1.65	3.10	6.51	10.84	20.34	34.07	54.81	104.50	182.20	249.51	282.12	283.32
1.59	2.81	6.45	10.33	16.49	20.75	21.87	24.35	28.30	34.09	42.43	66.34
0.89	2.12	2.30	3.09	3.60	2.94	2.12	2.72	4.53	7.91	11.02	11.98
0.00	0.17	0.00	0.25	0.35	0.63	0.87	2.13	5.88	12.02	16.26	35.52
0.70	1.43	2.02	2.94	3.25	4.42	6.26	9.10	12.13	15.81	15.43	18.83
0.06	0.06	0.28	0.51	0.60	0.70	1.06	0.71	3.19	4.78	3.86	8.99
0.13	0.63	0.56	1.27	1.10	1.47	2.22	5.08	6.86	13.34	25.07	59.49
0.32	0.40	0.28	0.61	0.95	0.84	1.83	3.55	6.49	9.55	15.98	39.80
0.25	0.17	0.11	0.51	0.40	0.49	1.44	2.48	3.80	6.75	11.57	31.67
0.06	0.23	0.17	0.10	0.55	0.35	0.39	1.06	2.70	2.80	4.41	8.13
0.57	0.97	2.47	3.85	7.15	12.97	27.74	54.97	110.27	210.48	289.01	365.49
0.19	0.80	2.02	3.39	6.20	12.27	26.78	52.96	106.84	203.40	274.41	326.98
0.38	0.17	0.45	0.46	0.95	0.70	0.96	2.01	3.43	7.08	14.60	38.52
0.70	0.75	0.90	0.96	1.55	2.45	2.31	3.19	6.00	19.93	60.89	152.79
1.08	0.97	1.57	1.62	3.00	3.65	4.14	9.58	18.50	37.22	70.53	135.24
0.06	0.06	0.11	0.05	0.00	0.07	0.19	0.12	0.12	0.16	0.00	1.28
1.02	0.92	1.46	1.57	3.00	3.58	3.95	9.46	18.38	37.06	70.53	133.96
4.51	8.83	17.40	28.98	53.96	99.82	190.54	395.08	873.37	1726.99	3346.63	6707.72
0.13	0.06	0.00	0.15	0.10	0.21	0.10	0.24	0.49	1.15	0.83	3.85
3.05	4.64	8.53	12.56	22.23	42.62	88.53	191.40	432.52	820.02	1598.79	3521.42
0.19	0.80	1.01	1.06	1.75	5.61	8.38	10.52	14.34	20.42	22.04	28.25
0.13	0.17	0.22	0.35	0.80	2.80	2.89	8.87	16.17	35.90	75.77	196.87
0.89	1.49	3.03	4.81	9.54	16.12	37.67	80.74	163.21	277.84	477.74	816.16
0.38	0.46	1.63	2.89	5.15	10.87	26.30	64.90	188.08	395.27	850.78	2118.50
0.44	0.34	0.62	0.56	0.90	2.24	2.89	8.98	19.97	35.24	53.72	95.44
1.02	1.38	2.02	2.89	4.10	4.98	10.40	17.38	30.75	55.34	118.75	266.20

10-3-3 续表2

疾病名称(ICD-10)	合计	不满1岁	1-	5-	10-	15-	20-	25-
其他高血压病	5.89	0.00	0.00	0.00	0.00	0.00	0.00	0.00
脑血管病	119.60	0.63	0.00	0.00	0.23	0.66	0.85	0.60
循环系统的其他疾病	2.60	0.00	0.18	0.00	0.00	0.07	0.17	0.05
呼吸系统疾病小计	60.25	29.76	2.58	1.31	0.68	0.51	0.34	0.55
其中：肺炎	10.82	25.96	2.03	0.73	0.57	0.22	0.11	0.22
慢性下呼吸道疾病	40.48	0.00	0.00	0.15	0.11	0.00	0.11	0.16
尘肺	0.13	0.00	0.00	0.00	0.00	0.00	0.00	0.00
呼吸系统的其他疾病	8.81	3.80	0.55	0.44	0.00	0.29	0.11	0.16
消化系统疾病小计	14.90	4.43	0.55	0.15	0.57	0.22	0.85	0.60
其中：胃和十二指肠溃疡	1.47	0.00	0.00	0.00	0.11	0.07	0.06	0.00
阑尾炎	0.07	0.00	0.00	0.00	0.00	0.00	0.06	0.00
肠梗阻	1.33	1.90	0.00	0.00	0.00	0.07	0.17	0.05
肝疾病	5.08	0.63	0.00	0.00	0.00	0.07	0.34	0.38
消化系统的其他疾病	6.95	1.90	0.55	0.15	0.45	0.00	0.23	0.16
肌肉骨骼和结缔组织疾病小计	2.60	0.00	0.00	0.00	0.23	0.29	0.40	0.93
泌尿生殖系统疾病小计	6.58	0.63	0.18	0.15	0.23	0.07	0.45	0.66
其中：肾小球和肾小管间质疾病	3.82	0.00	0.18	0.15	0.23	0.07	0.17	0.49
前列腺增生								
泌尿生殖系统的其他疾病	2.76	0.63	0.00	0.00	0.00	0.00	0.28	0.16
妊娠、分娩和产褥期并发症小计	0.19						0.40	0.49
其中：直接产科原因计	0.16						0.34	0.44
内：流产	0.02						0.06	0.11
妊娠高血压综合征	0.03						0.11	0.00
梗阻性分娩	0.00						0.00	0.00
产后出血	0.02						0.11	0.00
母体产伤	0.00						0.00	0.00
产褥期感染	0.04						0.00	0.22
间接产科原因计	0.03						0.06	0.05
妊娠、分娩和产褥期的其他情况	0.00						0.00	0.00
围生期疾病小计	1.11	150.08	0.37					
其中：早产儿和未成熟儿	0.36	49.39	0.00					
新生儿产伤和窒息	0.21	28.50	0.00					
新生儿溶血性疾病	0.00	0.63	0.00					
新生儿硬化病	0.01	1.27	0.00					
起源于围生期的其他情况	0.52	70.29	0.37					
先天畸形、变形和染色体异常小计	2.50	177.31	13.26	4.21	1.25	0.80	0.85	0.38
其中：先天性心脏病	1.54	99.42	8.47	2.32	0.91	0.80	0.62	0.27
其他先天畸形、变形和染色体异常	0.96	77.89	4.79	1.89	0.34	0.00	0.23	0.11
诊断不明小计	3.36	5.07	0.55	0.29	0.11	0.22	0.62	0.49
其他疾病小计	17.95	3.80	0.37	0.00	0.00	0.15	0.28	0.11
损伤和中毒外部原因小计	23.44	15.20	8.29	2.03	3.85	5.99	8.17	7.73
其中：机动车辆交通事故	3.63	0.00	1.29	0.58	0.57	1.97	1.98	2.19
机动车以外的运输事故	1.79	1.27	1.29	0.15	0.11	0.66	0.91	0.82
意外中毒	1.24	0.00	0.92	0.00	0.57	0.37	0.91	0.77
意外跌落	7.59	0.63	0.74	0.15	0.23	0.07	0.68	0.38
火灾	0.24	0.00	0.18	0.00	0.00	0.07	0.28	0.11
由自然环境因素所致的意外事故	0.18	0.00	0.18	0.00	0.00	0.00	0.28	0.16
淹死	0.98	0.00	2.03	0.58	0.79	0.73	0.28	0.38
意外的机械性窒息	0.18	8.87	0.37	0.15	0.00	0.00	0.06	0.11
砸死	0.06				0.11	0.07	0.00	0.00
由机器切割和穿刺工具所致的意外事故	0.03				0.00	0.00	0.00	0.00
触电	0.06				0.00	0.07	0.06	0.00
其他意外事故和有害效应	4.10	4.43	0.37	0.29	0.45	0.07	0.62	0.38
自杀	2.88					1.32	1.53	1.81
被杀	0.48					0.58	0.57	0.60

10-3-3 续表3

30-	35-	40-	45-	50-	55-	60-	65-	70-	75-	80-	85岁及以上
0.13	0.34	0.56	1.17	1.90	3.79	5.30	10.28	21.07	40.51	71.36	138.24
0.95	3.50	8.03	14.59	29.13	52.09	95.08	188.20	411.93	849.33	1651.41	2958.19
0.25	0.29	0.28	0.51	0.60	1.12	1.54	4.97	7.35	15.98	24.24	86.02
0.76	1.49	3.14	4.05	8.84	15.56	28.03	67.27	164.80	381.10	848.85	2038.04
0.19	0.11	0.39	0.71	1.55	2.31	5.30	11.47	28.79	62.75	137.76	389.89
0.00	0.86	1.74	2.23	5.10	10.59	17.15	44.92	112.85	268.62	605.85	1326.31
0.06	0.00	0.00	0.00	0.00	0.14	0.00	0.00	1.10	0.99	2.20	1.28
0.51	0.52	1.01	1.11	2.20	2.52	5.59	10.88	22.05	48.75	103.04	320.56
0.57	1.72	2.47	2.99	4.25	9.11	15.03	23.17	47.17	92.39	178.81	374.05
0.00	0.17	0.11	0.10	0.15	0.56	0.96	1.77	5.27	8.89	21.77	41.09
0.00	0.00	0.00	0.00	0.05	0.00	0.00	0.00	0.25	0.49	0.83	2.57
0.00	0.06	0.28	0.35	0.10	0.21	0.58	2.01	3.68	6.42	17.91	44.51
0.19	1.03	1.46	1.72	2.75	5.75	9.34	11.94	20.34	35.57	46.29	50.07
0.38	0.46	0.62	0.81	1.20	2.59	4.14	7.45	17.64	41.01	92.02	235.82
0.89	1.26	1.07	1.32	2.50	2.80	4.14	5.08	6.25	12.02	19.84	33.81
1.02	1.61	1.74	2.33	3.10	4.63	8.67	13.00	24.63	41.67	66.67	108.28
0.70	0.97	1.23	1.32	2.05	3.36	4.43	7.57	15.68	24.70	37.74	50.93
0.32	0.63	0.51	1.01	1.05	1.26	4.24	5.44	8.94	16.96	28.93	57.35
1.02	0.34	0.11	0.05	0.00							
0.76	0.29	0.11	0.05	0.00							
0.06	0.00	0.06	0.00	0.00							
0.19	0.11	0.00	0.00	0.00							
0.00	0.06	0.00	0.00	0.00							
0.13	0.00	0.06	0.00	0.00							
0.00	0.00	0.00	0.00	0.00							
0.19	0.11	0.00	0.00	0.00							
0.19	0.06	0.00	0.00	0.00							
0.06	0.00	0.00	0.00	0.00							
0.76	0.29	0.34	0.66	0.60	0.70	0.67	1.89	1.10	1.98	1.93	3.00
0.64	0.29	0.22	0.46	0.35	0.42	0.48	1.42	0.61	0.99	1.65	1.71
0.13	0.00	0.11	0.20	0.25	0.28	0.19	0.47	0.49	0.99	0.28	1.28
0.32	0.63	1.01	0.86	1.80	1.82	3.18	4.26	7.84	17.13	28.10	101.43
0.38	0.75	0.67	0.46	0.80	0.91	1.64	2.60	7.84	25.86	143.82	1290.36
10.10	11.70	11.96	11.20	15.04	19.28	21.77	24.23	35.04	77.74	167.51	606.88
2.22	3.61	3.14	3.44	4.20	6.38	6.84	5.67	6.37	8.07	9.64	6.42
1.40	2.35	2.08	1.27	2.05	2.03	2.70	3.07	3.68	4.78	3.31	7.28
0.57	0.86	1.07	1.27	1.30	1.33	0.87	1.54	2.57	4.78	5.23	8.56
0.83	0.63	0.51	0.76	1.20	1.96	2.41	4.61	10.05	30.63	89.54	366.78
0.06	0.00	0.11	0.00	0.05	0.07	0.00	0.24	0.00	1.48	4.41	4.28
0.00	0.17	0.06	0.15	0.05	0.21	0.48	0.24	0.12	0.66	1.10	1.28
0.51	0.40	0.62	0.20	0.75	1.12	2.12	1.54	1.72	4.28	4.13	7.28
0.00	0.00	0.22	0.05	0.10	0.28	0.39	0.24	0.00	0.16	0.28	0.43
0.00	0.06	0.11	0.10	0.05	0.07	0.10	0.00	0.12	0.16	0.00	0.00
0.06	0.00	0.00	0.15	0.00	0.00	0.10	0.00	0.12	0.00	0.00	0.00
0.06	0.11	0.11	0.00	0.15	0.07	0.10	0.00	0.00	0.00	0.28	0.00
1.02	0.75	0.56	0.76	1.20	1.19	1.93	2.60	4.66	14.16	38.30	193.45
2.92	2.12	2.58	2.48	3.50	4.35	3.56	4.14	5.51	7.91	10.47	10.27
0.44	0.63	0.79	0.56	0.45	0.21	0.19	0.35	0.12	0.66	0.83	0.86

10-4-1　2008年中小城市居民年龄别疾病别死亡率(1/10万)(合计)

疾病名称(ICD-10)	合计	不满1岁	1-	5-	10-	15-	20-	25-
总计	560.37	693.31	55.77	18.90	18.38	25.01	34.28	36.30
传染病和寄生虫病小计	6.97	16.22	1.17	1.13	0.15	0.14	1.07	1.06
其中：传染病计	6.75	16.22	1.17	1.13	0.15	0.14	1.07	1.06
内：伤寒和副伤寒	0.00	0.00	0.00	0.00	0.00	0.00	0.00	0.00
痢疾	0.00	0.00	0.00	0.00	0.00	0.00	0.00	0.00
肠道其他细菌性传染病	0.17	1.35	0.00	0.19	0.00	0.00	0.00	0.00
呼吸道结核	2.45	0.00	0.29	0.00	0.00	0.14	0.54	0.12
其他结核	0.08	1.35	0.00	0.00	0.00	0.00	0.00	0.00
钩端螺旋体病	0.00	0.00	0.00	0.00	0.00	0.00	0.00	0.00
破伤风	0.01	0.00	0.00	0.00	0.00	0.00	0.00	0.00
百日咳	0.00	0.00	0.00	0.00	0.00	0.00	0.00	0.00
脑膜炎球菌感染	0.05	1.35	0.00	0.00	0.00	0.00	0.00	0.00
败血症	0.44	6.76	0.29	0.38	0.00	0.00	0.13	0.12
流行性乙型脑炎	0.01	0.00	0.00	0.19	0.00	0.00	0.00	0.00
流行性出血热	0.00	0.00	0.00	0.00	0.00	0.00	0.00	0.00
麻疹	0.00	0.00	0.00	0.00	0.00	0.00	0.00	0.00
病毒性肝炎	2.24	0.00	0.00	0.00	0.00	0.00	0.40	0.12
艾滋病	0.15	0.00	0.00	0.00	0.00	0.00	0.00	0.24
寄生虫病计	0.21	0.00	0.00	0.00	0.00	0.00	0.00	0.00
内：疟疾	0.00	0.00	0.00	0.00	0.00	0.00	0.00	0.00
血吸虫病	0.18	0.00	0.00	0.00	0.00	0.00	0.00	0.00
肿瘤小计	153.27	10.81	5.87	3.59	3.38	3.77	5.49	6.27
其中：恶性肿瘤计	150.13	10.81	5.58	3.21	3.23	3.77	5.49	6.15
内：鼻咽癌	3.63					0.00	0.13	0.24
食道癌	13.26					0.00	0.27	0.00
胃癌	17.74					0.00	0.13	0.35
结肠、直肠和肛门癌	10.36					0.14	0.27	0.35
肝癌	28.46					0.56	0.13	1.54
肺癌	39.91					0.14	0.40	0.47
乳腺癌	3.40					0.00	0.13	0.00
宫颈癌	0.99					0.00	0.00	0.00
膀胱癌	1.62					0.00	0.00	0.00
白血病	3.62	0.00	2.35	1.51	1.76	1.68	1.74	0.95
良性肿瘤计	0.74	0.00	0.00	0.19	0.00	0.00	0.00	0.12
其他肿瘤计	2.40	0.00	0.29	0.19	0.15	0.00	0.00	0.00
血液、造血器官及免疫疾病小计	1.06	1.35	0.59	0.57	0.29	0.28	0.54	0.00
其中:贫血	0.81	0.00	0.29	0.57	0.29	0.28	0.27	0.00
血液、造血器官及免疫的其他疾病	0.26	1.35	0.29	0.00	0.00	0.00	0.27	0.00
内分泌、营养和代谢疾病小计	15.51	2.70	0.29	0.00	0.15	0.14	0.27	0.35
其中：糖尿病	12.61					0.14	0.13	0.24
内分泌、营养和代谢的其他疾病	2.90	1.35	0.29	0.00	0.15	0.00	0.13	0.12
精神障碍小计	3.27	0.00	0.00	0.00	0.00	0.14	0.67	0.47
神经系统疾病小计	5.07	22.98	5.28	1.32	0.29	1.68	0.67	0.95
其中:脑膜炎	0.08	2.70	0.00	0.00	0.00	0.00	0.00	0.12
神经系统的其他疾病	4.99	20.27	5.28	1.32	0.29	1.68	0.67	0.83
循环系统疾病小计	211.40	22.98	2.05	0.38	1.47	3.21	3.35	3.78
其中：急性风湿热	0.31	0.00	0.00	0.00	0.00	0.00	0.13	0.00
心脏病计	96.05	20.27	1.47	0.00	1.18	2.79	1.07	2.25
内：慢性风湿性心脏病	3.74				0.00	0.14	0.00	0.12
高血压性心脏病	9.84				0.15	0.00	0.00	0.00
急性心肌梗死	20.46				0.00	0.42	0.40	0.47
其他冠心病	23.50				0.29	0.28	0.27	0.47
肺源性心脏病	23.40				0.00	0.00	0.00	0.24
其他心脏病	15.12	10.81	0.59	0.00	0.74	1.96	0.40	0.95

10-4-1 续表1

30-	35-	40-	45-	50-	55-	60-	65-	70-	75-	80-	85岁及以上
54.63	109.12	193.30	232.53	468.68	652.60	967.33	1581.94	2919.24	5007.04	9188.81	17129.56
1.36	2.78	5.56	6.83	9.56	11.43	12.45	18.61	33.41	52.82	73.62	92.70
1.36	2.67	5.56	6.83	9.39	11.43	12.17	16.05	32.97	49.05	71.43	90.88
0.00	0.00	0.00	0.00	0.00	0.00	0.00	0.00	0.00	0.00	0.00	0.00
0.00	0.00	0.00	0.00	0.00	0.00	0.00	0.00	0.00	0.00	0.00	0.00
0.00	0.00	0.00	0.00	0.00	0.42	0.00	0.36	0.44	1.89	4.40	5.45
0.68	0.70	1.39	1.63	2.01	2.29	5.53	6.20	17.14	20.12	36.26	43.62
0.00	0.00	0.00	0.15	0.17	0.00	0.00	0.00	0.88	0.00	1.10	1.82
0.00	0.00	0.00	0.00	0.00	0.00	0.00	0.00	0.00	0.00	0.00	0.00
0.00	0.00	0.00	0.00	0.00	0.00	0.00	0.00	0.00	0.00	1.10	0.00
0.00	0.00	0.00	0.00	0.00	0.00	0.00	0.00	0.00	0.00	0.00	0.00
0.00	0.00	0.00	0.15	0.00	0.21	0.00	0.00	0.00	1.26	0.00	0.00
0.00	0.12	0.28	0.15	0.17	0.62	0.55	0.73	1.32	2.52	4.40	14.54
0.00	0.00	0.00	0.00	0.00	0.00	0.00	0.00	0.00	0.00	0.00	0.00
0.00	0.00	0.00	0.00	0.00	0.00	0.00	0.00	0.00	0.00	0.00	0.00
0.00	0.00	0.00	0.00	0.00	0.00	0.00	0.00	0.00	0.00	0.00	0.00
0.68	1.39	2.78	3.27	4.86	5.40	4.43	6.93	6.59	13.83	9.89	16.36
0.00	0.12	0.83	0.15	0.17	0.21	0.28	0.36	0.00	0.00	0.00	0.00
0.00	0.12	0.00	0.00	0.17	0.00	0.28	2.55	0.44	3.77	2.20	1.82
0.00	0.00	0.00	0.00	0.00	0.00	0.00	0.00	0.00	0.00	0.00	0.00
0.00	0.12	0.00	0.00	0.17	0.00	0.28	1.82	0.44	3.14	2.20	1.82
17.42	37.46	77.54	102.82	223.43	302.30	419.63	631.54	931.03	1250.03	1442.83	1650.43
16.63	36.53	75.88	100.59	220.75	296.69	410.78	619.13	911.68	1220.48	1416.45	1610.44
0.11	1.86	2.22	5.94	8.72	9.56	8.02	14.59	14.07	17.61	14.29	39.99
0.45	0.58	3.34	5.94	19.29	26.59	47.85	59.10	81.32	116.33	134.06	159.95
1.13	3.02	5.56	10.40	18.79	31.17	45.09	73.33	131.87	178.58	203.29	190.85
1.13	2.32	5.98	5.20	12.41	14.54	22.13	40.50	68.13	94.95	128.57	167.22
5.43	11.71	27.52	30.61	58.37	69.60	83.26	96.68	129.24	149.02	196.70	214.48
2.38	4.99	10.84	16.05	48.98	77.91	116.18	201.03	285.73	382.93	375.82	398.07
0.79	2.32	4.17	7.13	7.38	8.52	6.09	9.85	13.19	10.69	15.38	29.08
0.00	1.28	1.25	1.34	2.52	2.29	1.11	4.38	3.08	2.52	7.69	5.45
0.11	0.00	0.56	0.00	1.68	2.91	2.49	6.20	10.99	21.38	29.67	18.18
2.15	1.86	2.78	2.67	4.86	6.03	7.47	9.12	14.95	19.49	26.37	7.27
0.11	0.46	0.56	0.45	0.50	1.66	2.21	2.19	5.27	3.77	5.49	12.72
0.68	0.46	1.11	1.78	2.18	3.95	6.64	10.22	14.07	25.78	20.88	27.26
0.45	0.00	0.42	0.59	1.17	0.83	1.66	2.19	3.96	9.43	16.48	21.81
0.23	0.00	0.42	0.59	0.84	0.62	1.38	0.73	3.96	7.55	13.19	14.54
0.23	0.00	0.00	0.00	0.34	0.21	0.28	1.46	0.00	1.89	3.30	7.27
0.45	1.16	1.81	2.97	8.72	12.88	30.15	47.79	89.67	158.45	286.81	576.20
0.45	1.16	1.67	2.67	8.39	12.05	28.77	44.88	86.16	143.99	228.57	287.19
0.00	0.00	0.14	0.30	0.34	0.83	1.38	2.92	3.52	14.46	58.24	289.01
0.68	0.81	0.97	1.93	2.52	3.12	1.94	3.65	8.79	28.92	58.24	174.49
0.45	0.93	2.64	1.93	2.85	3.53	4.43	12.04	17.14	46.53	82.42	159.95
0.00	0.00	0.00	0.00	0.00	0.21	0.00	0.00	0.44	0.00	1.10	1.82
0.45	0.93	2.64	1.93	2.85	3.32	4.43	12.04	16.70	46.53	81.32	158.14
6.79	20.06	39.61	52.00	116.08	181.80	306.49	549.81	1127.52	2167.43	4449.35	8123.09
0.00	0.00	0.14	0.00	0.17	0.42	0.55	1.82	1.32	2.52	7.69	5.45
4.18	10.32	19.18	22.58	49.65	78.74	133.33	237.15	478.70	965.19	2040.61	3944.31
0.23	0.81	1.81	1.63	2.68	6.86	10.79	13.86	18.02	31.44	58.24	74.52
0.23	0.35	1.25	1.19	3.35	6.86	11.89	24.44	59.78	113.18	214.28	399.88
1.70	4.29	7.09	10.25	17.95	23.69	36.79	54.73	109.45	191.78	380.21	579.83
0.45	1.16	2.78	3.42	8.72	13.92	30.98	59.83	111.21	235.80	547.24	1088.77
0.23	0.46	2.08	1.93	6.71	13.51	23.24	47.43	109.89	260.32	576.91	1146.94
1.36	3.25	4.17	4.16	10.23	13.92	19.64	36.85	70.33	132.67	263.73	654.36

10-4-1 续表2

疾病名称(ICD-10)	合计	不满1岁	1-	5-	10-	15-	20-	25-
其他高血压病	21.05	0.00	0.00	0.00	0.00	0.00	0.27	0.12
脑血管病	91.79	2.70	0.59	0.38	0.29	0.42	1.74	1.18
循环系统的其他疾病	2.20	0.00	0.00	0.00	0.00	0.00	0.13	0.24
呼吸系统疾病小计	80.61	33.79	5.87	0.38	0.15	0.56	0.67	1.30
其中：肺炎	10.47	28.38	3.82	0.00	0.00	0.28	0.27	0.24
慢性下呼吸道疾病	59.77	0.00	0.00	0.00	0.15	0.14	0.13	0.59
尘肺	0.57	0.00	0.00	0.00	0.00	0.00	0.00	0.00
呼吸系统的其他疾病	9.80	5.41	2.05	0.38	0.00	0.14	0.27	0.47
消化系统疾病小计	19.84	13.51	0.29	0.00	0.00	0.28	0.54	1.42
其中：胃和十二指肠溃疡	2.05	0.00	0.00	0.00	0.00	0.00	0.00	0.00
阑尾炎	0.21	0.00	0.00	0.00	0.00	0.00	0.00	0.12
肠梗阻	1.90	4.05	0.00	0.00	0.00	0.00	0.13	0.00
肝疾病	10.48	1.35	0.29	0.00	0.00	0.14	0.27	1.06
消化系统的其他疾病	5.19	8.11	0.00	0.00	0.00	0.14	0.13	0.24
肌肉骨骼和结缔组织疾病小计	1.17	2.70	0.00	0.00	0.29	0.00	0.27	0.12
泌尿生殖系统疾病小计	7.53	0.00	0.00	0.19	0.15	0.14	0.94	0.83
其中：肾小球和肾小管间质疾病	3.08	0.00	0.00	0.19	0.15	0.14	0.54	0.71
前列腺增生	0.20	0.00	0.00	0.00	0.00	0.00	0.00	0.00
泌尿生殖系统的其他疾病	4.25	0.00	0.00	0.00	0.00	0.00	0.40	0.12
妊娠、分娩和产褥期并发症小计	0.04						0.00	0.12
其中：直接产科原因计	0.04						0.00	0.12
内：流产	0.00						0.00	0.00
妊娠高血压综合征	0.00						0.00	0.00
梗阻性分娩	0.00						0.00	0.00
产后出血	0.03						0.00	0.00
母体产伤	0.00						0.00	0.00
产褥期感染	0.01						0.00	0.12
间接产科原因计	0.00						0.00	0.00
妊娠、分娩和产褥期的其他情况	0.00						0.00	0.00
围生期疾病小计	1.87	233.81	0.00					
其中：早产儿和未成熟儿	0.41	51.36	0.00					
新生儿产伤和窒息	0.38	47.30	0.00					
新生儿溶血性疾病	0.00	0.00	0.00					
新生儿硬化病	0.03	4.05	0.00					
起源于围生期的其他情况	1.05	131.09	0.00					
先天畸形、变形和染色体异常小计	2.31	160.83	11.45	1.51	0.74	0.70	0.80	0.47
其中：先天性心脏病	1.27	78.39	4.70	0.95	0.59	0.56	0.80	0.47
其他先天畸形、变形和染色体异常	1.04	82.44	6.75	0.57	0.15	0.14	0.00	0.00
诊断不明小计	4.96	16.22	0.29	0.00	0.00	0.28	0.13	0.71
其他疾病小计	9.79	4.05	3.23	1.32	0.88	1.12	0.40	0.12
损伤和中毒外部原因小计	35.70	151.37	19.37	8.51	10.44	12.57	18.48	18.33
其中：机动车辆交通事故	7.30				0.59	3.21	6.56	4.49
机动车以外的运输事故	5.72	0.00	1.17	0.57	1.91	2.79	4.82	4.97
意外中毒	1.40	0.00	0.29	0.00	0.00	0.70	0.67	0.71
意外跌落	6.35	0.00	1.47	0.38	0.74	0.56	1.07	0.95
火灾	0.40	0.00	0.00	0.57	0.29	0.28	0.13	0.35
由自然环境因素所致的意外事故	0.24	0.00	0.00	0.00	0.15	0.00	0.00	0.00
淹死	3.17	1.35	12.04	4.35	5.15	2.10	1.74	1.18
意外的机械性窒息	0.50	9.46	0.59	0.00	0.15	0.00	0.00	0.00
砸死	0.54				0.15	0.28	0.13	0.12
由机器切割和穿刺工具所致的意外事故	0.04				0.00	0.00	0.00	0.00
触电	0.46				0.00	0.00	0.54	0.47
其他意外事故和有害效应	3.09	9.46	2.64	0.19	0.15	0.42	0.80	2.25
自杀	4.81				0.88	1.96	1.74	2.25
被杀	1.69				0.29	0.28	0.27	0.59

10-4-1 续表3

30-	35-	40-	45-	50-	55-	60-	65-	70-	75-	80-	85岁及以上
0.23	2.09	2.64	4.31	12.25	17.66	27.11	53.27	107.70	218.82	459.33	867.02
2.04	7.54	17.37	24.37	53.34	82.69	144.12	251.01	524.42	949.47	1902.16	3248.15
0.34	0.12	0.28	0.74	0.67	2.29	1.38	6.57	15.39	31.44	39.56	58.16
1.47	2.67	8.48	8.32	23.82	41.97	82.99	159.43	435.62	868.99	1883.48	3855.24
0.00	0.12	1.25	0.59	2.68	5.82	8.02	9.49	43.96	96.83	217.58	672.53
0.79	2.32	5.00	4.75	16.10	30.33	63.90	133.17	337.60	676.58	1437.33	2682.86
0.00	0.00	0.00	0.15	0.17	0.62	0.28	2.92	5.27	7.55	9.89	10.91
0.68	0.23	2.22	2.82	4.86	5.19	10.79	13.86	48.79	88.03	218.68	488.95
2.04	5.80	11.12	12.33	24.99	34.49	32.64	58.37	105.50	155.31	271.42	474.41
0.00	0.23	1.25	0.89	2.52	1.87	2.49	6.20	10.99	13.83	42.86	69.07
0.00	0.00	0.00	0.30	0.34	0.62	0.83	0.00	1.32	0.63	3.30	3.64
0.11	0.35	0.42	0.59	0.84	1.66	2.21	2.55	8.79	25.15	39.56	69.07
1.36	4.64	7.64	8.47	17.95	25.56	20.19	38.31	56.27	67.91	97.80	118.15
0.57	0.58	1.81	2.08	3.35	4.78	6.92	11.31	28.13	47.79	87.91	214.48
0.23	0.35	0.42	1.04	0.34	1.87	1.94	2.92	5.71	6.29	17.58	39.99
1.13	2.44	2.64	5.35	6.88	9.35	13.83	20.80	39.56	69.17	107.69	196.31
0.68	0.81	0.97	2.97	4.03	3.74	5.81	9.12	12.75	25.78	42.86	67.25
0.00	0.00	0.00	0.15	0.00	0.00	0.83	0.00	0.88	1.89	2.20	14.54
0.45	1.62	1.67	2.23	2.85	5.61	7.19	11.67	25.94	41.50	62.64	114.51
0.11	0.12	0.14	0.00	0.00							
0.11	0.12	0.14	0.00	0.00							
0.00	0.00	0.00	0.00	0.00							
0.00	0.00	0.00	0.00	0.00							
0.00	0.00	0.00	0.00	0.00							
0.11	0.12	0.14	0.00	0.00							
0.00	0.00	0.00	0.00	0.00							
0.00	0.00	0.00	0.00	0.00							
0.00	0.00	0.00	0.00	0.00							
0.00	0.00	0.00	0.00	0.00							
0.57	1.04	0.14	0.30	0.17	0.42	0.55	0.00	0.88	1.89	1.10	1.82
0.57	0.58	0.14	0.30	0.00	0.42	0.55	0.00	0.88	0.63	0.00	1.82
0.00	0.46	0.00	0.00	0.17	0.00	0.00	0.00	0.00	1.26	1.10	0.00
1.24	0.93	1.53	1.93	2.85	4.99	6.92	9.49	18.02	24.52	96.70	249.02
0.57	0.23	1.25	1.19	2.52	1.87	3.87	7.30	15.39	42.13	170.33	970.63
19.68	32.35	39.05	32.99	42.77	41.76	47.85	57.64	87.04	125.13	230.76	543.48
5.54	7.77	11.26	9.81	11.07	9.97	11.34	14.23	16.26	16.98	19.78	23.63
4.41	7.89	7.37	5.20	8.05	5.82	9.41	12.04	14.51	15.09	14.29	12.72
1.13	2.20	1.39	1.49	1.51	2.91	2.49	2.19	1.76	7.55	4.40	10.91
1.58	2.67	2.64	2.38	5.20	5.19	4.70	8.03	19.34	39.61	105.49	345.35
0.34	0.12	0.28	0.45	0.34	0.42	0.00	0.00	0.88	2.52	3.30	7.27
0.00	0.23	0.14	0.30	0.17	0.42	0.28	0.73	0.88	1.89	4.40	1.82
0.68	1.62	2.36	1.34	2.85	1.87	4.70	4.01	7.91	8.17	13.19	25.45
0.23	0.46	0.69	1.19	0.50	0.62	0.28	0.36	0.88	1.89	2.20	5.45
0.11	0.23	1.11	1.49	1.85	1.04	0.55	1.82	0.44	0.00	0.00	0.00
0.00	0.12	0.00	0.00	0.34	0.00	0.00	0.36	0.00	0.00	0.00	0.00
0.23	0.93	0.69	0.45	0.67	1.25	0.83	1.09	0.44	0.00	0.00	0.00
1.47	2.09	4.31	1.49	2.35	4.36	4.15	1.46	10.11	15.72	26.37	79.98
2.83	4.99	5.84	6.83	6.88	7.06	8.58	10.22	13.19	15.09	35.16	29.08
1.13	1.04	0.97	0.59	1.01	0.83	0.55	1.09	0.44	0.63	2.20	1.82

10-4-2　2008年中小城市居民年龄别疾病别死亡率(1/10万)(男)

疾病名称(ICD-10)	合计	不满1岁	1-	5-	10-	15-	20-	25-
总计	636.37	796.09	58.55	20.88	22.12	33.56	42.07	49.42
传染病和寄生虫病小计	9.85	17.75	1.10	0.71	0.00	0.00	1.05	1.66
其中：传染病计	9.61	17.75	1.10	0.71	0.00	0.00	1.05	1.66
内：伤寒和副伤寒	0.00	0.00	0.00	0.00	0.00	0.00	0.00	0.00
痢疾	0.00	0.00	0.00	0.00	0.00	0.00	0.00	0.00
肠道其他细菌性传染病	0.13	0.00	0.00	0.00	0.00	0.00	0.00	0.00
呼吸道结核	3.88	0.00	0.00	0.00	0.00	0.00	0.26	0.00
其他结核	0.06	0.00	0.00	0.00	0.00	0.00	0.00	0.00
钩端螺旋体病	0.00	0.00	0.00	0.00	0.00	0.00	0.00	0.00
破伤风	0.00	0.00	0.00	0.00	0.00	0.00	0.00	0.00
百日咳	0.00	0.00	0.00	0.00	0.00	0.00	0.00	0.00
脑膜炎球菌感染	0.06	2.54	0.00	0.00	0.00	0.00	0.00	0.00
败血症	0.53	10.14	0.55	0.35	0.00	0.00	0.00	0.24
流行性乙型脑炎	0.02	0.00	0.00	0.35	0.00	0.00	0.00	0.00
流行性出血热	0.00	0.00	0.00	0.00	0.00	0.00	0.00	0.00
麻疹	0.00	0.00	0.00	0.00	0.00	0.00	0.00	0.00
病毒性肝炎	3.30	0.00	0.00	0.00	0.00	0.00	0.79	0.24
艾滋病	0.25	0.00	0.00	0.00	0.00	0.00	0.00	0.24
寄生虫病计	0.23	0.00	0.00	0.00	0.00	0.00	0.00	0.00
内：疟疾	0.00	0.00	0.00	0.00	0.00	0.00	0.00	0.00
血吸虫病	0.17	0.00	0.00	0.00	0.00	0.00	0.00	0.00
肿瘤小计	199.87	12.68	6.63	3.18	4.76	4.64	4.73	6.86
其中：恶性肿瘤计	196.25	12.68	6.63	2.83	4.48	4.64	4.73	6.62
内：鼻咽癌	5.27					0.00	0.00	0.47
食道癌	20.67					0.00	0.26	0.00
胃癌	24.23					0.00	0.00	0.24
结肠、直肠和肛门癌	12.20					0.00	0.26	0.71
肝癌	42.65					1.09	0.26	2.13
肺癌	55.36					0.00	0.26	0.47
乳腺癌								
宫颈癌								
膀胱癌	2.58					0.00	0.00	0.00
白血病	3.85	0.00	2.76	0.71	2.52	2.18	1.84	0.00
良性肿瘤计	0.87	0.00	0.00	0.35	0.00	0.00	0.00	0.24
其他肿瘤计	2.75	0.00	0.00	0.00	0.28	0.00	0.00	0.00
血液、造血器官及免疫疾病小计	1.21	2.54	0.00	0.35	0.28	0.55	0.26	0.00
其中:贫血	0.85	0.00	0.00	0.35	0.28	0.55	0.00	0.00
血液、造血器官及免疫的其他疾病	0.36	2.54	0.00	0.00	0.00	0.00	0.26	0.00
内分泌、营养和代谢疾病小计	12.94	5.07	0.00	0.00	0.28	0.27	0.26	0.47
其中：糖尿病	11.14				0.00	0.27	0.00	0.24
内分泌、营养和代谢的其他疾病	1.80	2.54	0.00	0.00	0.28	0.00	0.26	0.24
精神障碍小计	3.11	0.00	0.00	0.00	0.00	0.27	0.79	0.71
神经系统疾病小计	5.02	17.75	4.97	1.42	0.28	3.00	0.79	0.95
其中:脑膜炎	0.11	2.54	0.00	0.00	0.00	0.00	0.00	0.24
神经系统的其他疾病	4.91	15.21	4.97	1.42	0.28	3.00	0.79	0.71
循环系统疾病小计	220.16	25.35	2.76	0.35	1.40	4.91	3.68	5.91
其中：急性风湿热	0.21	0.00	0.00	0.00	0.00	0.00	0.00	0.00
心脏病计	97.82	22.82	2.21	0.00	1.12	4.09	1.31	3.31
内：慢性风湿性心脏病	2.88				0.00	0.00	0.00	0.24
高血压性心脏病	9.44				0.28	0.00	0.00	0.00
急性心肌梗死	23.93				0.00	0.82	0.53	0.95
其他冠心病	22.83				0.28	0.27	0.00	0.71
肺源性心脏病	22.91				0.00	0.00	0.00	0.24
其他心脏病	15.82	10.14	0.55	0.00	0.56	3.00	0.79	1.18

10-4-2　续表1

30-	35-	40-	45-	50-	55-	60-	65-	70-	75-	80-	85岁及以上
76.91	145.06	263.01	320.38	658.07	903.36	1276.61	2087.05	3804.63	6397.11	11846.75	20890.63
2.48	4.80	10.04	10.17	13.18	16.85	17.53	30.80	50.41	81.80	130.58	138.08
2.48	4.58	10.04	10.17	12.85	16.85	17.53	28.60	49.49	77.57	125.02	138.08
0.00	0.00	0.00	0.00	0.00	0.00	0.00	0.00	0.00	0.00	0.00	0.00
0.00	0.00	0.00	0.00	0.00	0.00	0.00	0.00	0.00	0.00	0.00	0.00
0.00	0.00	0.00	0.00	0.00	0.82	0.00	0.00	0.92	1.41	5.56	0.00
1.35	1.14	2.44	2.90	2.97	3.70	9.31	12.47	28.41	38.08	75.01	86.30
0.00	0.00	0.00	0.29	0.00	0.00	0.00	0.00	0.92	0.00	2.78	0.00
0.00	0.00	0.00	0.00	0.00	0.00	0.00	0.00	0.00	0.00	0.00	0.00
0.00	0.00	0.00	0.00	0.00	0.00	0.00	0.00	0.00	0.00	0.00	0.00
0.00	0.00	0.00	0.00	0.00	0.00	0.00	0.00	0.00	0.00	0.00	0.00
0.00	0.00	0.00	0.00	0.00	0.41	0.00	0.00	0.00	1.41	0.00	0.00
0.00	0.23	0.54	0.00	0.33	1.23	0.55	0.73	2.75	4.23	2.78	11.51
0.00	0.00	0.00	0.00	0.00	0.00	0.00	0.00	0.00	0.00	0.00	0.00
0.00	0.00	0.00	0.00	0.00	0.00	0.00	0.00	0.00	0.00	0.00	0.00
0.00	0.00	0.00	0.00	0.00	0.00	0.00	0.00	0.00	0.00	0.00	0.00
1.13	2.75	5.16	5.23	6.92	8.22	5.48	11.73	8.25	16.92	16.67	23.01
0.00	0.23	1.36	0.29	0.33	0.41	0.55	0.73	0.00	0.00	0.00	0.00
0.00	0.23	0.00	0.00	0.33	0.00	0.00	2.20	0.92	4.23	5.56	0.00
0.00	0.00	0.00	0.00	0.00	0.00	0.00	0.00	0.00	0.00	0.00	0.00
0.00	0.23	0.00	0.00	0.33	0.00	0.00	0.73	0.92	2.82	5.56	0.00
22.10	43.70	97.44	135.36	311.73	425.37	580.23	892.46	1339.09	1800.95	2194.87	2485.47
21.20	42.79	96.35	132.16	308.44	418.80	568.18	876.32	1314.34	1762.87	2158.75	2439.45
0.23	2.75	2.99	9.59	12.85	14.80	12.60	22.73	20.16	28.21	25.00	57.53
0.90	1.14	5.16	11.04	33.28	48.50	77.80	98.27	134.73	193.21	213.93	293.42
0.45	2.52	6.51	11.91	27.02	48.09	60.82	110.73	203.48	283.47	344.51	310.68
1.35	3.20	5.97	7.26	15.82	19.32	30.13	52.07	89.82	124.11	169.48	212.88
9.25	18.08	45.60	49.67	100.84	113.02	127.66	149.60	186.06	214.37	308.39	322.19
3.16	6.64	12.21	23.53	70.52	111.79	168.21	304.33	441.78	571.17	625.12	696.16
0.23	0.00	0.81	0.00	2.31	4.93	4.93	10.27	17.41	43.72	55.57	34.52
2.26	2.29	4.34	2.61	4.94	5.75	6.57	9.53	19.25	19.74	47.23	0.00
0.00	0.46	0.27	0.58	0.66	2.05	2.19	3.67	8.25	7.05	5.56	11.51
0.90	0.46	0.81	2.61	2.64	4.52	9.86	12.47	16.50	31.03	30.56	34.52
0.68	0.00	0.54	0.58	1.65	0.82	2.74	3.67	4.58	12.69	25.00	23.01
0.23	0.00	0.54	0.58	0.99	0.82	2.19	1.47	4.58	9.87	19.45	5.75
0.45	0.00	0.00	0.00	0.66	0.00	0.55	2.20	0.00	2.82	5.56	17.26
0.68	1.60	2.44	3.78	12.52	14.80	27.94	49.13	75.16	149.49	291.72	500.55
0.68	1.60	2.44	3.78	11.86	13.97	25.75	45.47	71.49	133.98	244.49	293.42
0.00	0.00	0.00	0.00	0.66	0.82	2.19	3.67	3.67	15.51	47.23	207.12
1.35	1.60	1.63	3.20	3.95	4.93	1.10	1.47	9.17	25.39	61.12	184.11
0.45	1.14	4.07	2.61	3.62	4.11	4.93	12.47	20.16	52.18	77.79	189.86
0.00	0.00	0.00	0.00	0.00	0.41	0.00	0.00	0.92	0.00	0.00	5.75
0.45	1.14	4.07	2.61	3.62	3.70	4.93	12.47	19.25	52.18	77.79	184.11
10.60	27.46	56.73	72.03	160.15	244.95	391.75	673.19	1394.08	2582.26	5434.39	9613.95
0.00	0.00	0.00	0.00	0.33	0.41	1.10	0.73	0.92	2.82	5.56	0.00
6.99	13.27	26.06	33.11	66.56	103.98	163.82	287.46	567.35	1183.24	2483.82	4435.88
0.45	0.23	1.36	1.16	3.30	6.99	8.77	13.93	15.58	23.98	55.57	34.52
0.45	0.46	1.90	0.87	2.97	11.10	12.05	23.47	60.49	145.26	255.61	460.27
2.71	6.64	10.86	15.98	26.36	31.24	52.05	70.40	134.73	253.85	522.32	701.92
0.90	1.37	3.26	5.23	12.19	15.62	32.87	73.33	127.40	273.60	689.02	1236.98
0.45	0.46	2.71	2.90	9.56	20.14	30.13	60.13	142.07	320.14	661.24	1254.24
2.03	4.12	5.97	6.97	12.19	18.91	27.94	46.20	87.07	166.42	300.06	747.94

10-4-2 续表2

疾病名称(ICD-10)	合计	不满1岁	1-	5-	10-	15-	20-	25-
其他高血压病	21.60	0.00	0.00	0.00	0.00	0.00	0.53	0.24
脑血管病	97.75	2.54	0.55	0.35	0.28	0.82	1.58	2.13
循环系统的其他疾病	2.77	0.00	0.00	0.00	0.00	0.00	0.26	0.24
呼吸系统疾病小计	88.24	40.56	4.42	0.35	0.00	0.00	0.53	1.66
其中：肺炎	9.47	32.96	3.31	0.00	0.00	0.00	0.26	0.24
慢性下呼吸道疾病	68.13	0.00	0.00	0.00	0.00	0.00	0.26	0.71
尘肺	1.02	0.00	0.00	0.00	0.00	0.00	0.00	0.00
呼吸系统的其他疾病	9.64	7.61	1.10	0.35	0.00	0.00	0.00	0.71
消化系统疾病小计	24.27	25.35	0.55	0.00	0.00	0.27	0.79	2.13
其中：胃和十二指肠溃疡	2.44	0.00	0.00	0.00	0.00	0.00	0.00	0.00
阑尾炎	0.19	0.00	0.00	0.00	0.00	0.00	0.00	0.24
肠梗阻	1.97	7.61	0.00	0.00	0.00	0.00	0.26	0.00
肝疾病	14.65	2.54	0.55	0.00	0.00	0.27	0.53	1.66
消化系统的其他疾病	5.02	15.21	0.00	0.00	0.00	0.00	0.00	0.24
肌肉骨骼和结缔组织疾病小计	1.04	5.07	0.00	0.00	0.56	0.00	0.26	0.00
泌尿生殖系统疾病小计	7.94	0.00	0.00	0.35	0.28	0.00	0.79	0.71
其中：肾小球和肾小管间质疾病	3.26	0.00	0.00	0.35	0.28	0.00	0.00	0.47
前列腺增生	0.40	0.00	0.00	0.00	0.00	0.00	0.00	0.00
泌尿生殖系统的其他疾病	4.28	0.00	0.00	0.00	0.00	0.00	0.79	0.24
妊娠、分娩和产褥期并发症小计								
其中：直接产科原因计								
内：流产								
妊娠高血压综合征								
梗阻性分娩								
产后出血								
母体产伤								
产褥期感染								
间接产科原因计								
妊娠、分娩和产褥期的其他情况								
围生期疾病小计	2.08	245.92	0.00					
其中：早产儿和未成熟儿	0.34	40.56	0.00					
新生儿产伤和窒息	0.47	55.78	0.00					
新生儿溶血性疾病	0.00	0.00	0.00					
新生儿硬化病	0.02	2.54	0.00					
起源于围生期的其他情况	1.25	147.05	0.00					
先天畸形、变形和染色体异常小计	2.39	167.33	10.50	1.42	0.84	0.82	0.53	0.47
其中：先天性心脏病	1.08	68.45	3.31	0.71	0.56	0.55	0.53	0.47
其他先天畸形、变形和染色体异常	1.31	98.88	7.18	0.71	0.28	0.27	0.00	0.00
诊断不明小计	5.08	7.61	0.55	0.00	0.00	0.55	0.26	0.95
其他疾病小计	8.20	5.07	4.42	0.71	1.12	1.36	0.53	0.00
损伤和中毒外部原因小计	44.98	218.04	22.65	12.03	12.32	16.92	26.82	26.96
其中：机动车辆交通事故	10.29				0.28	4.37	11.04	6.86
机动车以外的运输事故	7.77	0.00	1.66	1.06	2.24	3.82	7.10	7.57
意外中毒	1.91	0.00	0.00	0.00	0.00	1.09	0.53	0.95
意外跌落	6.54	0.00	0.55	0.71	0.84	1.09	1.84	1.66
火灾	0.38	0.00	0.00	0.71	0.56	0.00	0.26	0.47
由自然环境因素所致的意外事故	0.25	0.00	0.00	0.00	0.00	0.00	0.00	0.00
淹死	3.94	0.00	15.47	5.66	7.28	3.55	2.10	1.89
意外的机械性窒息	0.64	5.07	1.10	0.00	0.00	0.00	0.00	0.00
砸死	0.95				0.28	0.55	0.00	0.24
由机器切割和穿刺工具所致的意外事故	0.06				0.00	0.00	0.00	0.00
触电	0.85				0.00	0.00	1.05	0.95
其他意外事故和有害效应	3.79	7.61	2.76	0.00	0.28	0.82	0.79	3.78
自杀	5.02				0.00	1.36	1.58	1.42
被杀	2.58				0.56	0.27	0.53	1.18

10-4-2 续表3

30-	35-	40-	45-	50-	55-	60-	65-	70-	75-	80-	85岁及以上
0.23	3.20	4.07	4.65	18.45	25.48	35.61	66.00	134.73	249.62	544.55	1024.11
2.71	10.75	26.06	33.11	74.14	111.79	188.48	310.93	668.17	1105.67	2342.12	4050.40
0.68	0.23	0.54	1.16	0.66	3.29	2.74	8.07	22.91	40.90	58.34	103.56
1.58	3.43	9.77	11.91	34.27	63.70	117.25	224.40	589.35	1173.37	2544.94	4970.95
0.00	0.00	1.09	1.16	3.95	8.22	8.22	11.00	49.49	121.29	263.94	696.16
1.13	2.97	5.97	5.81	23.40	47.26	93.14	189.93	467.44	930.80	2011.50	3705.20
0.00	0.00	0.00	0.29	0.33	0.82	0.55	5.13	11.00	12.69	25.00	34.52
0.45	0.46	2.71	4.65	6.59	7.40	15.34	18.33	61.41	108.59	244.49	535.07
2.93	9.38	15.20	21.20	43.17	49.32	44.38	71.87	139.32	204.49	347.29	500.55
0.00	0.23	1.63	1.45	4.28	2.05	3.29	5.87	16.50	22.56	69.46	69.04
0.00	0.00	0.00	0.29	0.33	0.41	1.10	0.00	0.92	1.41	2.78	0.00
0.00	0.46	0.54	1.16	1.32	2.47	3.29	2.93	10.08	28.21	47.23	74.79
2.26	7.55	10.86	14.81	31.96	39.04	28.49	50.60	78.82	101.54	136.14	149.59
0.68	1.14	2.17	3.49	5.27	5.34	8.22	12.47	33.00	50.77	91.68	207.12
0.00	0.69	0.27	0.58	0.33	2.47	1.64	2.93	2.75	7.05	19.45	51.78
1.80	2.52	2.71	6.68	8.90	7.81	12.60	24.20	41.25	87.44	155.59	287.67
0.90	0.69	1.09	3.49	5.60	3.70	3.29	11.73	15.58	32.44	63.90	92.05
0.00	0.00	0.00	0.29	0.00	0.00	1.64	0.00	1.83	4.23	5.56	46.03
0.90	1.83	1.63	2.90	3.30	4.11	7.67	12.47	23.83	50.77	86.13	149.59
0.68	1.14	0.27	0.29	0.33	0.00	0.00	0.00	0.00	2.82	2.78	0.00
0.68	0.46	0.27	0.29	0.00	0.00	0.00	0.00	0.00	1.41	0.00	0.00
0.00	0.69	0.00	0.00	0.33	0.00	0.00	0.00	0.00	1.41	2.78	0.00
2.03	1.37	1.90	3.20	3.30	6.99	9.86	12.47	20.16	31.03	102.80	304.93
0.90	0.23	1.36	1.74	4.94	2.05	5.48	10.27	14.66	50.77	205.60	1024.11
28.64	45.99	58.63	47.05	56.02	59.18	59.17	77.00	104.49	135.39	252.83	615.61
8.80	10.98	17.10	13.07	14.83	13.97	14.25	20.53	20.16	22.56	33.34	51.78
5.86	11.44	11.94	8.13	10.22	8.63	10.96	16.13	12.83	18.33	16.67	28.77
1.80	3.43	2.44	2.32	1.98	4.52	3.29	1.47	3.67	8.46	8.33	11.51
2.93	4.35	4.07	4.07	7.58	8.22	7.67	12.47	25.66	38.08	88.91	362.46
0.68	0.23	0.00	0.29	0.66	0.41	0.00	0.00	0.92	0.00	5.56	0.00
0.00	0.00	0.27	0.58	0.00	0.41	0.00	1.47	0.92	2.82	8.33	0.00
1.13	2.52	3.53	1.45	3.30	2.47	6.03	2.93	5.50	7.05	13.89	34.52
0.23	0.69	1.09	1.74	0.66	1.23	0.55	0.00	0.00	4.23	2.78	11.51
0.00	0.46	1.90	2.90	2.97	2.05	1.10	3.67	0.92	0.00	0.00	0.00
0.00	0.23	0.00	0.00	0.33	0.00	0.00	0.73	0.00	0.00	0.00	0.00
0.45	1.60	1.36	0.87	1.32	2.05	1.10	2.20	0.92	0.00	0.00	0.00
1.80	3.20	6.24	2.61	3.62	6.99	6.03	1.47	14.66	16.92	33.34	74.79
3.61	5.26	7.60	7.84	7.25	6.99	7.67	11.73	18.33	16.92	41.67	40.27
1.35	1.60	1.09	1.16	1.32	1.23	0.55	2.20	0.00	0.00	0.00	0.00

10-4-3 2008年中小城市居民年龄别疾病别死亡率(1/10万)(女)

疾病名称(ICD-10)	合计	不满1岁	1-	5-	10-	15-	20-	25-
总计	482.26	575.98	52.62	16.64	14.24	16.03	26.20	23.18
传染病和寄生虫病小计	4.00	14.47	1.25	1.62	0.31	0.29	1.09	0.47
其中：传染病计	3.81	14.47	1.25	1.62	0.31	0.29	1.09	0.47
内：伤寒和副伤寒	0.00	0.00	0.00	0.00	0.00	0.00	0.00	0.00
痢疾	0.00	0.00	0.00	0.00	0.00	0.00	0.00	0.00
肠道其他细菌性传染病	0.22	2.89	0.00	0.41	0.00	0.00	0.00	0.00
呼吸道结核	0.98	0.00	0.63	0.00	0.00	0.29	0.82	0.24
其他结核	0.09	2.89	0.00	0.00	0.00	0.00	0.00	0.00
钩端螺旋体病	0.00	0.00	0.00	0.00	0.00	0.00	0.00	0.00
破伤风	0.02	0.00	0.00	0.00	0.00	0.00	0.00	0.00
百日咳	0.00	0.00	0.00	0.00	0.00	0.00	0.00	0.00
脑膜炎球菌感染	0.04	0.00	0.00	0.00	0.00	0.00	0.00	0.00
败血症	0.35	2.89	0.00	0.41	0.00	0.00	0.27	0.00
流行性乙型脑炎	0.00	0.00	0.00	0.00	0.00	0.00	0.00	0.00
流行性出血热	0.00	0.00	0.00	0.00	0.00	0.00	0.00	0.00
麻疹	0.00	0.00	0.00	0.00	0.00	0.00	0.00	0.00
病毒性肝炎	1.15	0.00	0.00	0.00	0.00	0.00	0.00	0.00
艾滋病	0.04	0.00	0.00	0.00	0.00	0.00	0.00	0.24
寄生虫病计	0.20	0.00	0.00	0.00	0.00	0.00	0.00	0.00
内：疟疾	0.00	0.00	0.00	0.00	0.00	0.00	0.00	0.00
血吸虫病	0.20	0.00	0.00	0.00	0.00	0.00	0.00	0.00
肿瘤小计	105.38	8.68	5.01	4.06	1.86	2.86	6.28	5.68
其中：恶性肿瘤计	102.73	8.68	4.39	3.65	1.86	2.86	6.28	5.68
内：鼻咽癌	1.94					0.00	0.27	0.00
食道癌	5.64					0.00	0.27	0.00
胃癌	11.08					0.00	0.27	0.47
结肠、直肠和肛门癌	8.47					0.29	0.27	0.00
肝癌	13.89					0.00	0.00	0.95
肺癌	24.03					0.29	0.55	0.47
乳腺癌	6.79					0.00	0.27	0.00
宫颈癌	2.00					0.00	0.00	0.00
膀胱癌	0.63					0.00	0.00	0.00
白血病	3.37	0.00	1.88	2.44	0.93	1.15	1.64	1.89
良性肿瘤计	0.61	0.00	0.00	0.00	0.00	0.00	0.00	0.00
其他肿瘤计	2.05	0.00	0.63	0.41	0.00	0.00	0.00	0.00
血液、造血器官及免疫疾病小计	0.91	0.00	1.25	0.81	0.31	0.00	0.82	0.00
其中:贫血	0.76	0.00	0.63	0.81	0.31	0.00	0.55	0.00
血液、造血器官及免疫的其他疾病	0.15	0.00	0.63	0.00	0.00	0.00	0.27	0.00
内分泌、营养和代谢疾病小计	18.15	0.00	0.63	0.00	0.00	0.00	0.27	0.24
其中：糖尿病	14.13				0.00	0.00	0.27	0.24
内分泌、营养和代谢的其他疾病	4.03	0.00	0.63	0.00	0.00	0.00	0.00	0.00
精神障碍小计	3.44	0.00	0.00	0.00	0.00	0.00	0.55	0.24
神经系统疾病小计	5.11	28.94	5.64	1.22	0.31	0.29	0.55	0.95
其中:脑膜炎	0.04	2.89	0.00	0.00	0.00	0.00	0.00	0.00
神经系统的其他疾病	5.07	26.05	5.64	1.22	0.31	0.29	0.55	0.95
循环系统疾病小计	202.41	20.26	1.25	0.41	1.55	1.43	3.00	1.66
其中：急性风湿热	0.41	0.00	0.00	0.00	0.00	0.00	0.27	0.00
心脏病计	94.24	17.37	0.63	0.00	1.24	1.43	0.82	1.18
内：慢性风湿性心脏病	4.61				0.00	0.29	0.00	0.00
高血压性心脏病	10.25				0.00	0.00	0.00	0.00
急性心肌梗死	16.89				0.00	0.00	0.27	0.00
其他冠心病	24.18				0.31	0.29	0.55	0.24
肺源性心脏病	23.90				0.00	0.00	0.00	0.24
其他心脏病	14.41	11.58	0.63	0.00	0.93	0.86	0.00	0.71

10-4-3 续表1

30-	35-	40-	45-	50-	55-	60-	65-	70-	75-	80-	85岁及以上
32.22	72.19	120.17	140.53	272.31	396.24	651.97	1081.84	2103.27	3888.62	7449.69	15392.59
0.23	0.71	0.85	3.35	5.81	5.88	7.26	6.53	17.74	29.50	36.36	71.74
0.23	0.71	0.85	3.35	5.81	5.88	6.70	3.63	17.74	26.10	36.36	69.08
0.00	0.00	0.00	0.00	0.00	0.00	0.00	0.00	0.00	0.00	0.00	0.00
0.00	0.00	0.00	0.00	0.00	0.00	0.00	0.00	0.00	0.00	0.00	0.00
0.00	0.00	0.00	0.00	0.00	0.00	0.00	0.73	0.00	2.27	3.64	7.97
0.00	0.24	0.28	0.30	1.02	0.84	1.68	0.00	6.76	5.67	10.91	23.91
0.00	0.00	0.00	0.00	0.34	0.00	0.00	0.00	0.84	0.00	0.00	2.66
0.00	0.00	0.00	0.00	0.00	0.00	0.00	0.00	0.00	0.00	0.00	0.00
0.00	0.00	0.00	0.00	0.00	0.00	0.00	0.00	0.00	0.00	1.82	0.00
0.00	0.00	0.00	0.00	0.00	0.00	0.00	0.00	0.00	0.00	0.00	0.00
0.00	0.00	0.00	0.30	0.00	0.00	0.00	0.00	0.00	1.13	0.00	0.00
0.00	0.00	0.00	0.30	0.00	0.00	0.56	0.73	0.00	1.13	5.45	15.94
0.00	0.00	0.00	0.00	0.00	0.00	0.00	0.00	0.00	0.00	0.00	0.00
0.00	0.00	0.00	0.00	0.00	0.00	0.00	0.00	0.00	0.00	0.00	0.00
0.00	0.00	0.00	0.00	0.00	0.00	0.00	0.00	0.00	0.00	0.00	0.00
0.23	0.00	0.28	1.22	2.73	2.52	3.35	2.18	5.07	11.35	5.45	13.29
0.00	0.00	0.28	0.00	0.00	0.00	0.00	0.00	0.00	0.00	0.00	0.00
0.00	0.00	0.00	0.00	0.00	0.00	0.56	2.90	0.00	3.40	0.00	2.66
0.00	0.00	0.00	0.00	0.00	0.00	0.00	0.00	0.00	0.00	0.00	0.00
0.00	0.00	0.00	0.00	0.00	0.00	0.56	2.90	0.00	3.40	0.00	2.66
12.70	31.04	56.67	68.75	131.88	176.48	255.87	373.20	554.96	806.77	950.75	1264.78
12.02	30.10	54.39	67.53	129.83	171.86	250.29	364.49	540.60	784.08	930.76	1227.58
0.00	0.94	1.42	2.13	4.44	4.20	3.35	6.53	8.45	9.08	7.27	31.89
0.00	0.00	1.42	0.61	4.78	4.20	17.32	20.33	32.10	54.47	81.80	98.31
1.81	3.53	4.56	8.82	10.25	13.87	29.05	36.30	65.89	94.18	110.89	135.51
0.91	1.41	5.98	3.04	8.88	9.66	13.97	29.04	48.15	71.49	101.80	146.14
1.59	5.17	8.54	10.65	14.35	25.21	37.99	44.29	76.87	96.45	123.62	164.74
1.59	3.29	9.40	8.21	26.65	43.28	63.13	98.75	141.91	231.48	212.69	260.40
1.59	4.47	8.26	14.30	15.03	17.23	12.29	18.15	25.34	19.29	25.45	42.51
0.00	2.59	2.56	2.74	5.12	4.62	2.23	8.71	5.91	4.54	12.73	7.97
0.00	0.00	0.28	0.00	1.02	0.84	0.00	2.18	5.07	3.40	12.73	10.63
2.04	1.41	1.14	2.74	4.78	6.30	8.38	8.71	10.98	19.29	12.73	10.63
0.23	0.47	0.85	0.30	0.34	1.26	2.23	0.73	2.53	1.13	5.45	13.29
0.45	0.47	1.42	0.91	1.71	3.36	3.35	7.99	11.83	21.56	14.54	23.91
0.23	0.00	0.28	0.61	0.68	0.84	0.56	0.73	3.38	6.81	10.91	21.26
0.23	0.00	0.28	0.61	0.68	0.42	0.56	0.00	3.38	5.67	9.09	18.60
0.00	0.00	0.00	0.00	0.00	0.42	0.00	0.73	0.00	1.13	1.82	2.66
0.23	0.71	1.14	2.13	4.78	10.92	32.40	46.47	103.05	165.67	283.59	611.13
0.23	0.71	0.85	1.52	4.78	10.08	31.84	44.29	99.67	152.05	218.15	284.31
0.00	0.00	0.28	0.61	0.00	0.84	0.56	2.18	3.38	13.62	65.44	326.82
0.00	0.00	0.28	0.61	1.02	1.26	2.79	5.81	8.45	31.77	56.35	170.05
0.45	0.71	1.14	1.22	2.05	2.94	3.91	11.62	14.36	41.98	85.44	146.14
0.00	0.00	0.00	0.00	0.00	0.00	0.00	0.00	0.00	0.00	1.82	0.00
0.45	0.71	1.14	1.22	2.05	2.94	3.91	11.62	14.36	41.98	83.62	146.14
2.95	12.46	21.64	31.03	70.38	117.23	219.56	427.65	881.85	1833.68	3804.83	7434.57
0.00	0.00	0.28	0.00	0.00	0.42	0.00	2.90	1.69	2.27	9.09	7.97
1.36	7.29	11.96	11.56	32.12	52.94	102.24	187.33	397.00	789.75	1750.62	3717.28
0.00	1.41	2.28	2.13	2.05	6.72	12.85	13.80	20.27	37.45	59.99	93.00
0.00	0.24	0.57	1.52	3.76	2.52	11.73	25.41	59.13	87.37	187.24	371.99
0.68	1.88	3.13	4.26	9.22	15.97	21.23	39.21	86.16	141.84	287.23	523.45
0.00	0.94	2.28	1.52	5.12	12.19	29.05	46.47	96.29	205.38	454.47	1020.33
0.00	0.47	1.42	0.91	3.76	6.72	16.20	34.85	80.25	212.19	521.73	1097.38
0.68	2.35	2.28	1.22	8.20	8.82	11.17	27.59	54.90	105.53	239.96	611.13

10-4-3　续表2

疾病名称(ICD-10)	合计	不满1岁	1-	5-	10-	15-	20-	25-
其他高血压病	20.48	0.00	0.00	0.00	0.00	0.00	0.00	0.00
脑血管病	85.67	2.89	0.63	0.41	0.31	0.00	1.91	0.24
循环系统的其他疾病	1.61	0.00	0.00	0.00	0.00	0.00	0.00	0.24
呼吸系统疾病小计	72.76	26.05	7.52	0.41	0.31	1.15	0.82	0.95
其中：肺炎	11.49	23.15	4.39	0.00	0.00	0.57	0.27	0.24
慢性下呼吸道疾病	51.19	0.00	0.00	0.00	0.31	0.29	0.00	0.47
尘肺	0.11	0.00	0.00	0.00	0.00	0.00	0.00	0.00
呼吸系统的其他疾病	9.97	2.89	3.13	0.41	0.00	0.29	0.55	0.24
消化系统疾病小计	15.28	0.00	0.00	0.00	0.00	0.29	0.27	0.71
其中：胃和十二指肠溃疡	1.65	0.00	0.00	0.00	0.00	0.00	0.00	0.00
阑尾炎	0.24	0.00	0.00	0.00	0.00	0.00	0.00	0.00
肠梗阻	1.83	0.00	0.00	0.00	0.00	0.00	0.00	0.00
肝疾病	6.18	0.00	0.00	0.00	0.00	0.00	0.00	0.47
消化系统的其他疾病	5.38	0.00	0.00	0.00	0.00	0.29	0.27	0.24
肌肉骨骼和结缔组织疾病小计	1.31	0.00	0.00	0.00	0.00	0.00	0.27	0.24
泌尿生殖系统疾病小计	7.12	0.00	0.00	0.00	0.00	0.29	1.09	0.95
其中：肾小球和肾小管间质疾病	2.89	0.00	0.00	0.00	0.00	0.29	1.09	0.95
前列腺增生								
泌尿生殖系统的其他疾病	4.22	0.00	0.00	0.00	0.00	0.00	0.00	0.00
妊娠、分娩和产褥期并发症小计	0.09						0.00	0.24
其中：直接产科原因计	0.09						0.00	0.24
内：流产	0.00						0.00	0.00
妊娠高血压综合征	0.00						0.00	0.00
梗阻性分娩	0.00						0.00	0.00
产后出血	0.07						0.00	0.00
母体产伤	0.00						0.00	0.00
产褥期感染	0.02						0.00	0.24
间接产科原因计	0.00						0.00	0.00
妊娠、分娩和产褥期的其他情况	0.00						0.00	0.00
围生期疾病小计	1.65	219.97	0.00					
其中：早产儿和未成熟儿	0.48	63.68	0.00					
新生儿产伤和窒息	0.28	37.63	0.00					
新生儿溶血性疾病	0.00	0.00	0.00					
新生儿硬化病	0.04	5.79	0.00					
起源于围生期的其他情况	0.85	112.88	0.00					
先天畸形、变形和染色体异常小计	2.22	153.40	12.53	1.62	0.62	0.57	1.09	0.47
其中：先天性心脏病	1.46	89.73	6.26	1.22	0.62	0.57	1.09	0.47
其他先天畸形、变形和染色体异常	0.76	63.68	6.26	0.41	0.00	0.00	0.00	0.00
诊断不明小计	4.83	26.05	0.00	0.00	0.00	0.00	0.00	0.47
其他疾病小计	11.43	2.89	1.88	2.03	0.62	0.86	0.27	0.24
损伤和中毒外部原因小计	26.16	75.25	15.66	4.47	8.36	8.02	9.82	9.70
其中：机动车辆交通事故	4.22				0.93	2.00	1.91	2.13
机动车以外的运输事故	3.61	0.00	0.63	0.00	1.55	1.72	2.46	2.37
意外中毒	0.87	0.00	0.63	0.00	0.00	0.29	0.82	0.47
意外跌落	6.16	0.00	2.51	0.00	0.62	0.00	0.27	0.24
火灾	0.41	0.00	0.00	0.41	0.00	0.57	0.00	0.24
由自然环境因素所致的意外事故	0.22	0.00	0.00	0.00	0.31	0.00	0.00	0.00
淹死	2.37	2.89	8.14	2.84	2.79	0.57	1.36	0.47
意外的机械性窒息	0.37	14.47	0.00	0.00	0.31	0.00	0.00	0.00
砸死	0.11				0.00	0.00	0.27	0.00
由机器切割和穿刺工具所致的意外事故	0.02				0.00	0.00	0.00	0.00
触电	0.07				0.00	0.00	0.00	0.00
其他意外事故和有害效应	2.37	11.58	2.51	0.41	0.00	0.00	0.82	0.71
自杀	4.59				1.86	2.58	1.91	3.07
被杀	0.76				0.00	0.29	0.00	0.00

10-4-3 续表3

30-	35-	40-	45-	50-	55-	60-	65-	70-	75-	80-	85岁及以上
0.23	0.94	1.14	3.95	5.81	9.66	18.44	40.66	82.78	194.03	403.57	794.47
1.36	4.23	8.26	15.21	31.77	52.94	98.89	191.68	391.93	823.79	1614.28	2877.64
0.00	0.00	0.00	0.30	0.68	1.26	0.00	5.08	8.45	23.83	27.27	37.20
1.36	1.88	7.12	4.56	12.98	19.75	48.05	95.12	293.95	624.09	1450.67	3339.98
0.00	0.24	1.42	0.00	1.37	3.36	7.82	7.99	38.86	77.16	187.24	661.62
0.45	1.65	3.99	3.65	8.54	13.03	34.08	76.96	217.93	472.04	1061.64	2210.71
0.00	0.00	0.00	0.00	0.00	0.42	0.00	0.73	0.00	3.40	0.00	0.00
0.91	0.00	1.71	0.91	3.07	2.94	6.15	9.44	37.17	71.49	201.79	467.65
1.13	2.12	6.83	3.04	6.15	19.33	20.67	45.02	74.33	115.74	221.78	462.34
0.00	0.24	0.85	0.30	0.68	1.68	1.68	6.53	5.91	6.81	25.45	69.08
0.00	0.00	0.00	0.30	0.34	0.84	0.56	0.00	1.69	0.00	3.64	5.31
0.23	0.24	0.28	0.00	0.34	0.84	1.12	2.18	7.60	22.69	34.54	66.43
0.45	1.65	4.27	1.83	3.42	11.77	11.73	26.14	35.48	40.85	72.72	103.63
0.45	0.00	1.42	0.61	1.37	4.20	5.59	10.16	23.65	45.39	85.44	217.88
0.45	0.00	0.57	1.52	0.34	1.26	2.23	2.90	8.45	5.67	16.36	34.54
0.45	2.35	2.56	3.95	4.78	10.92	15.08	17.43	38.01	54.47	76.35	154.11
0.45	0.94	0.85	2.43	2.39	3.78	8.38	6.53	10.14	20.42	29.09	55.80
0.00	1.41	1.71	1.52	2.39	7.14	6.70	10.89	27.87	34.04	47.26	98.31
0.23	0.24	0.28	0.00	0.00							
0.23	0.24	0.28	0.00	0.00							
0.00	0.00	0.00	0.00	0.00							
0.00	0.00	0.00	0.00	0.00							
0.00	0.00	0.00	0.00	0.00							
0.23	0.24	0.28	0.00	0.00							
0.00	0.00	0.00	0.00	0.00							
0.00	0.00	0.00	0.00	0.00							
0.00	0.00	0.00	0.00	0.00							
0.00	0.00	0.00	0.00	0.00							
0.45	0.94	0.00	0.30	0.00	0.84	1.12	0.00	1.69	1.13	0.00	2.66
0.45	0.71	0.00	0.30	0.00	0.84	1.12	0.00	1.69	0.00	0.00	2.66
0.00	0.24	0.00	0.00	0.00	0.00	0.00	0.00	0.00	1.13	0.00	0.00
0.45	0.47	1.14	0.61	2.39	2.94	3.91	6.53	16.05	19.29	92.71	223.20
0.23	0.24	1.14	0.61	0.00	1.68	2.23	4.36	16.05	35.18	147.25	945.93
10.66	18.34	18.51	18.25	29.04	23.95	36.31	38.48	70.95	116.87	216.33	510.16
2.27	4.47	5.13	6.39	7.17	5.88	8.38	7.99	12.67	12.48	10.91	10.63
2.95	4.23	2.56	2.13	5.81	2.94	7.82	7.99	16.05	12.48	12.73	5.31
0.45	0.94	0.28	0.61	1.02	1.26	1.68	2.90	0.00	6.81	1.82	10.63
0.23	0.94	1.14	0.61	2.73	2.10	1.68	3.63	13.51	40.85	116.34	337.45
0.00	0.00	0.57	0.61	0.00	0.42	0.00	0.00	0.84	4.54	1.82	10.63
0.00	0.47	0.00	0.00	0.34	0.42	0.56	0.00	0.84	1.13	1.82	2.66
0.23	0.71	1.14	1.22	2.39	1.26	3.35	5.08	10.14	9.08	12.73	21.26
0.23	0.24	0.28	0.61	0.34	0.00	0.00	0.73	1.69	0.00	1.82	2.66
0.23	0.00	0.28	0.00	0.68	0.00	0.00	0.00	0.00	0.00	0.00	0.00
0.00	0.00	0.00	0.00	0.34	0.00	0.00	0.00	0.00	0.00	0.00	0.00
0.00	0.24	0.00	0.00	0.00	0.42	0.56	0.00	0.00	0.00	0.00	0.00
1.13	0.94	2.28	0.30	1.02	1.68	2.23	1.45	5.91	14.75	21.81	82.37
2.04	4.70	3.99	5.78	6.49	7.14	9.50	8.71	8.45	13.62	30.90	23.91
0.91	0.47	0.85	0.00	0.68	0.42	0.56	0.00	0.84	1.13	3.64	2.66

10-5-1 1990年农村居民主要疾病死亡率及构成

疾病名称	合计				男				女			
	粗死亡率(1/10万)	标化死亡率(1/10万)	构成(%)	位次	粗死亡率(1/10万)	标化死亡率(1/10万)	构成(%)	位次	粗死亡率(1/10万)	标化死亡率(1/10万)	构成(%)	位次
传染病（不含肺结核）	23.20	20.41	3.61	9	27.98	25.74	4.07	9	18.25	15.55	3.06	8
肺结核	11.88	9.83	1.85	8	15.29	13.47	2.22	8	8.35	6.58	1.40	10
寄生虫病	1.31	1.08	0.20	16	1.36	1.21	0.20	16	1.26	0.96	0.21	18
恶性肿瘤	112.36	92.97	17.47	2	140.41	123.92	20.41	2	83.32	64.05	13.96	3
内分泌、营养和代谢及免疫疾病	5.41	4.90	0.84	13	4.63	4.41	0.67	13	6.22	5.45	1.04	11
血液和造血器官疾病	1.28	1.13	0.20	17	1.28	1.22	0.19	17	1.28	1.05	0.21	17
精神病	5.42	4.27	0.84	12	5.08	4.50	0.74	12	5.77	3.98	0.97	12
神经系病	3.60	3.34	0.56	15	3.89	3.74	0.56	15	3.31	2.93	0.55	15
心脏病	69.60	51.48	10.82	4	66.77	58.46	9.70	5	72.53	46.49	12.15	4
脑血管病	103.93	76.41	16.16	3	104.04	91.31	15.12	3	103.81	64.35	17.39	2
呼吸系病	159.67	123.52	24.82	1	161.53	145.97	23.47	1	157.75	105.73	26.43	1
消化系病	32.20	26.97	5.01	6	36.75	33.29	5.34	6	27.49	21.04	4.61	6
泌尿、生殖系病	9.51	7.65	1.48	10	10.42	9.25	1.51	10	8.57	6.43	1.44	9
妊娠、分娩和产褥期并发症	1.06	0.91	0.16	18					2.15	1.84	0.36	16
先天异常	6.03	7.09	0.94	11	6.42	7.35	0.93	11	5.62	6.81	0.94	13
新生儿病	16.17	19.80	2.51	7	18.58	21.95	2.70	7	13.68	17.41	2.29	7
其他疾病	4.57	3.17	0.71	14	3.94	3.46	0.57	14	5.23	2.96	0.88	14
损伤和中毒	68.48	63.47	10.65	5	77.56	73.68	11.27	4	59.09	53.18	9.90	5

10-5-2 1995年农村居民主要疾病死亡率及构成

疾病名称	合计				男				女			
	粗死亡率(1/10万)	标化死亡率(1/10万)	构成(%)	位次	粗死亡率(1/10万)	标化死亡率(1/10万)	构成(%)	位次	粗死亡率(1/10万)	标化死亡率(1/10万)	构成(%)	位次
传染病(不含肺结核)	8.19	15.43	2.85	10	9.65	19.69	3.24	9	6.66	11.38	2.36	10
肺结核	10.21	8.04	1.58	8	13.02	10.81	1.86	7	7.27	5.49	1.23	9
寄生虫病	1.15	0.90	0.18	16	1.31	1.10	0.19	16	0.98	0.69	0.17	18
恶性肿瘤	111.43	88.29	17.25	2	138.60	115.83	19.80	2	83.00	61.90	14.09	3
内分泌、营养和代谢及免疫疾病	5.86	4.82	0.91	11	5.26	4.63	0.75	11	6.50	5.09	1.10	11
血液和造血器官疾病	1.12	0.96	0.17	17	1.03	0.96	0.15	17	1.22	0.94	0.21	17
精神病	4.89	3.44	0.76	13	4.53	3.74	0.65	13	5.26	3.07	0.89	13
神经系病	3.11	2.75	0.48	15	3.35	3.10	0.48	15	2.85	2.39	0.48	15
心脏病	61.98	43.79	9.60	5	62.55	50.67	8.94	5	61.38	37.95	10.42	4
脑血管病	108.05	74.97	16.73	3	113.28	91.43	16.18	3	102.58	61.14	17.41	2
呼吸系病	169.38	123.19	26.23	1	171.23	143.68	24.46	1	167.43	106.95	28.42	1
消化系病	30.17	24.11	4.67	6	35.28	30.11	5.04	6	24.82	18.39	4.21	6
泌尿、生殖系病	8.47	6.58	1.31	9	9.41	7.86	1.34	10	7.49	5.55	1.27	8
妊娠、分娩和产褥期并发症	0.75	0.65	0.12	18					1.54	1.31	0.26	16
先天异常	3.65	5.12	0.57	14	3.98	5.38	0.57	14	3.32	4.84	0.56	14
新生儿病	11.98	19.30	1.85	7	12.74	19.42	1.82	8	11.19	19.15	1.90	7
其他疾病	5.70	3.95	0.88	12	5.08	4.29	0.73	12	6.34	3.63	1.08	12
损伤和中毒	72.71	66.25	11.26	4	84.47	78.59	12.07	4	60.40	53.44	10.25	5

10-5-3 2000年农村居民主要疾病死亡率及构成

疾病名称	合计				男				女			
	粗死亡率(1/10万)	标化死亡率(1/10万)	构成(%)	位次	粗死亡率(1/10万)	标化死亡率(1/10万)	构成(%)	位次	粗死亡率(1/10万)	标化死亡率(1/10万)	构成(%)	位次
传染病(不含肺结核)	5.14	4.61	0.83	11	6.07	5.54	0.91	10	4.16	3.68	0.74	12
肺结核	7.31	5.57	1.19	8	9.10	7.32	1.36	8	5.42	3.95	0.97	10
寄生虫病	0.56	0.43	0.09	17	0.62	0.50	0.09	17	0.50	0.36	0.09	18
恶性肿瘤	112.57	87.33	18.30	3	139.12	112.77	20.82	2	84.62	62.81	15.12	3
内分泌、营养和代谢及免疫疾病	6.84	5.32	1.11	10	6.08	5.09	0.91	11	7.64	5.57	1.37	8
血液和造血器官疾病	0.86	0.75	0.14	16	0.82	0.76	0.12	16	0.90	0.74	0.16	17
精神病	4.14	2.80	0.67	12	3.93	3.07	0.59	12	4.36	2.48	0.78	11
神经系病	2.85	2.46	0.46	15	3.07	2.83	0.46	13	2.62	2.09	0.47	15
心脏病	73.43	49.40	11.94	4	72.03	55.14	10.78	5	74.90	44.48	13.39	4
脑血管病	115.20	78.18	18.73	2	124.05	95.37	18.57	3	105.89	63.02	18.93	2
呼吸系病	142.16	98.97	23.11	1	143.40	114.44	21.46	1	140.86	85.85	25.18	1
消化系病	23.89	18.99	3.88	6	28.06	23.57	4.20	6	19.50	14.49	3.48	6
泌尿、生殖系病	9.27	7.06	1.51	7	10.33	8.32	1.55	7	8.15	5.99	1.46	7
妊娠、分娩和产褥期并发症	0.56	0.50	0.09	18					1.16	1.03	0.21	16
先天异常	2.92	4.71	0.47	13	2.98	4.72	0.45	14	2.85	4.69	0.51	14
新生儿病	6.99	14.43	1.14	9	7.04	14.11	1.05	9	6.93	14.79	1.24	9
其他疾病	2.89	1.98	0.47	14	2.58	2.05	0.39	15	3.22	1.88	0.58	13
损伤和中毒	64.89	57.16	10.55	5	78.66	71.18	11.77	4	50.40	43.47	9.01	5

10-5-4 2008年农村居民主要疾病死亡率及死因构成

疾病名称	合计				男				女			
	粗死亡率(1/10万)	标化死亡率(1/10万)	构成(%)	位次	粗死亡率(1/10万)	标化死亡率(1/10万)	构成(%)	位次	粗死亡率(1/10万)	标化死亡率(1/10万)	构成(%)	位次
传染病(不含呼吸道结核)	4.72	5.60	0.76	11	6.10	7.56	0.88	10	3.28	3.78	0.61	12
呼吸道结核	1.84	2.19	0.30	16	2.82	3.73	0.40	15	0.83	0.91	0.16	18
寄生虫病	0.07	0.08	0.01	20	0.07	0.10	0.01	19	0.07	0.07	0.01	20
恶性肿瘤	156.73	189.81	25.39	1	204.59	267.83	29.32	1	107.06	121.22	20.06	2
血液、造血器官及免疫疾病	1.03	1.23	0.17	18	1.11	1.43	0.16	17	0.96	1.05	0.18	17
内分泌、营养和代谢疾病	11.05	13.82	1.79	8	9.71	13.65	1.39	7	12.43	13.99	2.33	7
精神障碍	4.27	5.78	0.69	12	3.65	5.71	0.52	12	4.92	5.64	0.92	9
神经系统疾病	4.35	5.41	0.71	10	4.37	6.01	0.63	11	4.34	4.81	0.81	11
心脏病	87.10	116.31	14.11	4	88.15	140.35	12.63	4	86.02	98.41	16.12	4
脑血管病	134.16	175.53	21.73	2	140.76	217.07	20.17	2	127.31	143.61	23.85	1
呼吸系统疾病	104.20	140.57	16.88	3	110.50	182.95	15.84	3	97.66	111.10	18.30	3
消化系统疾病	16.33	20.15	2.65	6	20.64	27.38	2.96	6	11.86	13.43	2.22	8
肌肉骨骼和结缔组织疾病	1.12	1.38	0.18	17	0.80	1.22	0.11	18	1.46	1.57	0.27	16
泌尿生殖系统疾病	5.70	6.94	0.92	9	6.64	9.15	0.95	9	4.73	5.28	0.89	10
妊娠、分娩和产褥期并发症	0.23	0.20	0.04	19	0.00	0.00	0.00		0.48	0.42	0.09	19
围生期疾病	3.05	4.73	0.49	13	3.43	4.97	0.49	13	2.67	4.45	0.50	13
先天畸形、变性和染色体异常	2.04	2.77	0.33	15	2.35	3.06	0.34	16	1.72	2.42	0.32	15
诊断不明	2.74	3.57	0.44	14	3.05	4.49	0.44	14	2.42	2.83	0.45	14
其他疾病	12.58	20.27	2.04	7	9.49	20.56	1.36	8	15.79	19.79	2.96	6
损伤和中毒外部原因	53.02	59.98	8.59	5	67.59	78.37	9.69	5	37.90	41.79	7.10	5

10-6-1　2008年农村居民年龄别疾病别死亡率(1/10万)(合计)

疾病名称(ICD-10)	合计	不满1岁	1-	5-	10-	15-	20-	25-
总计	617.26	592.97	62.76	21.68	17.58	40.72	53.82	46.65
传染病和寄生虫病小计	6.63	17.07	3.77	0.86	0.35	1.08	0.97	1.19
其中：传染病计	6.56	17.07	3.77	0.86	0.35	1.08	0.97	1.19
内：伤寒和副伤寒	0.01	0.00	0.00	0.00	0.00	0.00	0.00	0.00
痢疾	0.03	1.11	0.27	0.00	0.00	0.00	0.00	0.00
肠道其他细菌性传染病	0.16	1.11	0.72	0.05	0.04	0.05	0.00	0.09
呼吸道结核	1.84	0.00	0.09	0.00	0.04	0.15	0.23	0.09
其他结核	0.13	0.00	0.09	0.16	0.00	0.10	0.00	0.04
钩端螺旋体病	0.00	0.00	0.00	0.00	0.00	0.00	0.00	0.00
破伤风	0.09	1.48	0.00	0.00	0.00	0.15	0.00	0.00
百日咳	0.00	0.00	0.00	0.00	0.00	0.00	0.00	0.00
脑膜炎球菌感染	0.09	0.74	0.54	0.11	0.08	0.05	0.06	0.04
败血症	0.65	7.05	0.54	0.16	0.08	0.10	0.17	0.26
流行性乙型脑炎	0.01	0.74	0.18	0.00	0.00	0.00	0.00	0.00
流行性出血热	0.01	0.00	0.00	0.00	0.00	0.00	0.00	0.00
麻疹	0.02	0.37	0.36	0.00	0.00	0.00	0.00	0.00
病毒性肝炎	2.12	0.37	0.00	0.00	0.00	0.05	0.11	0.26
艾滋病	0.42	0.00	0.00	0.05	0.04	0.05	0.17	0.26
寄生虫病计	0.07	0.00	0.00	0.00	0.00	0.00	0.00	0.00
内：疟疾	0.00	0.00	0.00	0.00	0.00	0.00	0.00	0.00
血吸虫病	0.06	0.00	0.00	0.00	0.00	0.00	0.00	0.00
肿瘤小计	158.91	6.68	5.29	2.95	2.85	5.92	8.04	7.06
其中：恶性肿瘤计	156.73	5.94	4.75	2.74	2.73	5.77	7.87	6.75
内：鼻咽癌	1.36					0.10	0.17	0.04
食道癌	24.54					0.05	0.00	0.09
胃癌	26.33					0.05	0.34	0.35
结肠、直肠和肛门癌	7.84					0.05	0.23	0.18
肝癌	30.72					0.46	0.91	1.72
肺癌	34.46					0.05	0.57	0.40
乳腺癌	2.97					0.00	0.00	0.26
宫颈癌	0.91					0.00	0.00	0.13
膀胱癌	1.31					0.00	0.06	0.00
白血病	3.59	3.71	2.69	1.56	1.62	3.04	3.02	1.63
良性肿瘤计	0.67	0.37	0.09	0.11	0.00	0.05	0.06	0.18
其他肿瘤计	1.51	0.37	0.45	0.11	0.12	0.10	0.11	0.13
血液、造血器官及免疫疾病小计	1.03	1.86	0.72	0.11	0.12	0.36	0.17	0.13
其中:贫血	0.84	1.48	0.72	0.11	0.04	0.21	0.17	0.09
血液、造血器官及免疫的其他疾病	0.20	0.37	0.00	0.00	0.08	0.15	0.00	0.04
内分泌、营养和代谢疾病小计	11.05	2.60	0.09	0.11	0.04	0.31	0.17	0.35
其中：糖尿病	10.30					0.10	0.17	0.31
内分泌、营养和代谢的其他疾病	0.74	2.60	0.09	0.05	0.04	0.21	0.00	0.04
精神障碍小计	4.27	0.00	0.00	0.00	0.04	0.15	0.57	0.75
神经系统疾病小计	4.35	5.57	2.06	0.75	1.04	1.54	1.71	0.97
其中:脑膜炎	0.10	0.74	0.54	0.11	0.04	0.05	0.00	0.04
神经系统的其他疾病	4.25	4.82	1.52	0.64	1.00	1.49	1.71	0.93
循环系统疾病小计	229.99	9.65	2.15	0.48	0.96	1.96	4.56	4.46
其中：急性风湿热	0.31	0.00	0.09	0.00	0.04	0.00	0.06	0.13
心脏病计	87.10	7.05	1.79	0.38	0.62	0.93	2.57	1.90
内：慢性风湿性心脏病	2.86				0.04	0.00	0.11	0.26
高血压性心脏病	5.98				0.00	0.05	0.00	0.04
急性心肌梗死	34.12				0.15	0.46	1.25	0.75
其他冠心病	17.77				0.04	0.00	0.17	0.04
肺源性心脏病	16.71	0.37	0.00	0.00	0.04	0.10	0.00	0.04
其他心脏病	9.66	5.94	1.70	0.21	0.35	0.31	1.03	0.75

10-6-1　续表1

30-	35-	40-	45-	50-	55-	60-	65-	70-	75-	80-	85岁及以上
62.02	128.92	251.76	238.10	510.17	842.13	1175.08	1726.92	3174.74	5431.74	10024.81	19837.54
1.55	3.49	5.91	5.77	10.64	12.93	11.58	19.46	29.60	39.22	62.71	70.29
1.55	3.49	5.91	5.77	10.64	12.68	11.58	19.46	29.01	38.35	60.39	69.58
0.04	0.00	0.05	0.00	0.00	0.08	0.00	0.00	0.00	0.00	0.39	0.00
0.00	0.00	0.00	0.00	0.00	0.00	0.00	0.00	0.00	0.44	0.00	0.71
0.04	0.00	0.00	0.15	0.06	0.08	0.10	0.93	0.74	0.22	0.39	2.84
0.30	0.52	1.41	1.29	2.63	2.93	3.57	7.69	12.28	16.56	18.58	17.04
0.08	0.04	0.33	0.00	0.19	0.08	0.10	0.35	0.44	0.65	1.94	0.71
0.00	0.00	0.00	0.00	0.00	0.00	0.00	0.00	0.00	0.00	0.00	0.00
0.00	0.09	0.05	0.10	0.00	0.16	0.10	0.00	0.00	0.22	2.32	0.71
0.00	0.00	0.00	0.00	0.00	0.00	0.00	0.00	0.00	0.00	0.00	0.00
0.08	0.00	0.00	0.00	0.00	0.08	0.10	0.35	0.15	0.00	0.00	1.42
0.08	0.30	0.27	0.31	0.44	0.65	0.39	1.98	1.63	2.61	10.84	18.46
0.00	0.00	0.00	0.00	0.00	0.00	0.00	0.00	0.00	0.00	0.00	0.00
0.00	0.04	0.00	0.00	0.06	0.00	0.00	0.12	0.00	0.00	0.00	0.00
0.00	0.00	0.00	0.00	0.00	0.00	0.00	0.00	0.00	0.00	0.00	0.00
0.53	1.21	2.11	2.32	5.20	5.77	5.02	6.52	10.21	9.37	15.48	14.20
0.23	0.91	1.03	1.13	0.88	0.89	0.48	0.00	0.00	0.44	0.00	1.42
0.00	0.00	0.00	0.00	0.00	0.24	0.00	0.00	0.59	0.87	2.32	0.71
0.00	0.00	0.00	0.00	0.00	0.00	0.00	0.00	0.00	0.00	0.00	0.00
0.00	0.00	0.00	0.00	0.00	0.16	0.00	0.00	0.59	0.87	2.32	0.00
14.69	36.29	88.40	100.32	220.47	377.78	497.43	645.35	946.07	1278.84	1501.19	1557.10
14.39	35.22	86.45	98.93	218.03	373.06	492.51	636.85	933.49	1262.93	1484.15	1530.12
0.26	0.56	1.63	1.13	2.94	5.04	4.24	3.84	6.96	6.75	4.65	8.52
0.23	0.60	4.55	7.32	28.23	61.54	92.52	120.94	170.04	222.47	243.88	232.18
1.21	3.28	8.67	11.59	28.67	56.26	81.33	120.59	181.43	246.66	287.62	301.76
0.60	2.03	3.63	4.17	8.45	15.04	20.26	29.71	45.58	73.21	113.42	112.18
5.06	14.27	31.92	33.80	62.16	88.86	94.64	100.78	139.55	168.87	195.49	215.14
1.85	3.45	12.68	15.87	38.12	74.87	115.00	154.73	235.74	320.53	373.55	335.84
0.57	1.25	3.41	4.53	8.76	10.89	9.07	7.92	8.44	9.37	12.77	18.46
0.19	0.73	1.52	1.29	1.63	2.36	3.57	2.56	2.52	3.27	4.26	7.10
0.04	0.17	0.22	0.21	0.50	1.46	2.12	4.19	10.06	19.17	21.29	29.82
1.47	2.37	4.61	3.30	5.95	6.10	6.27	7.22	8.88	10.68	17.03	7.10
0.11	0.43	0.49	0.36	0.69	1.14	1.64	3.26	4.14	4.36	4.26	7.81
0.19	0.65	1.46	1.03	1.75	3.58	3.28	5.24	8.44	11.55	12.77	19.17
0.68	0.65	1.03	0.26	1.19	1.63	1.74	3.03	4.14	5.01	11.61	17.75
0.38	0.39	0.65	0.21	0.81	1.38	1.54	2.91	3.70	4.79	9.68	15.62
0.30	0.26	0.38	0.05	0.38	0.24	0.19	0.12	0.44	0.22	1.94	2.13
0.64	1.94	3.04	3.45	7.20	15.85	27.40	43.46	75.77	113.31	163.74	232.89
0.34	1.68	2.76	3.30	6.45	15.04	26.43	42.29	73.55	107.64	151.74	198.81
0.30	0.26	0.27	0.15	0.75	0.81	0.96	1.17	2.22	5.67	12.00	34.08
0.64	1.51	2.06	1.85	2.19	3.82	3.47	4.54	12.73	37.70	82.84	254.90
1.25	1.72	2.28	2.01	2.38	3.98	5.40	6.18	15.69	34.43	73.55	144.14
0.08	0.13	0.05	0.15	0.19	0.00	0.00	0.00	0.15	0.44	0.00	0.00
1.17	1.59	2.22	1.85	2.19	3.98	5.40	6.18	15.54	33.99	73.55	144.14
7.33	20.00	49.11	49.57	128.89	225.84	356.87	607.37	1252.85	2348.50	4782.27	9598.19
0.08	0.22	0.16	0.21	0.63	0.65	0.68	0.82	1.04	2.61	1.55	5.68
4.19	10.09	21.30	20.51	49.01	82.84	126.96	218.92	443.96	818.86	1758.61	4091.91
0.34	1.42	1.68	1.65	3.26	6.34	5.98	8.04	17.46	26.15	32.52	48.28
0.15	0.22	0.70	0.57	1.56	3.25	7.62	10.72	30.34	61.23	146.33	332.29
2.27	5.17	13.12	11.80	27.23	42.03	61.55	96.94	170.04	299.17	609.69	1368.94
0.23	0.47	1.84	2.11	5.32	11.22	21.03	39.73	88.05	167.78	384.39	1087.06
0.34	0.65	1.08	1.49	4.57	10.08	18.23	44.04	98.11	183.03	387.10	808.01
0.87	2.16	2.87	2.89	7.07	9.92	12.54	19.46	39.96	81.49	198.58	447.32

10-6-1　续表2

疾病名称(ICD-10)	合计	不满1岁	1-	5-	10-	15-	20-	25-
其他高血压病	7.87	0.00	0.00	0.00	0.00	0.00	0.00	0.13
脑血管病	134.16	2.23	0.27	0.11	0.31	0.98	1.88	2.21
循环系统的其他疾病	0.56	0.37	0.00	0.00	0.00	0.05	0.06	0.09
呼吸系统疾病小计	104.20	50.84	6.10	0.48	0.42	0.72	0.86	0.75
其中：肺炎	6.61	44.16	4.84	0.27	0.27	0.36	0.34	0.22
慢性下呼吸道疾病	94.24	0.74	0.27	0.11	0.08	0.15	0.11	0.26
尘肺	0.27	0.00	0.00	0.00	0.00	0.00	0.00	0.00
呼吸系统的其他疾病	3.09	5.94	0.99	0.11	0.08	0.21	0.40	0.26
消化系统疾病小计	16.33	6.68	1.34	0.05	0.15	0.46	0.57	0.93
其中：胃和十二指肠溃疡	2.69	0.00	0.00	0.00	0.00	0.05	0.00	0.04
阑尾炎	0.13	0.00	0.00	0.00	0.00	0.05	0.00	0.00
肠梗阻	0.66	1.86	0.27	0.00	0.00	0.00	0.00	0.04
肝疾病	8.19	0.37	0.09	0.00	0.12	0.26	0.51	0.75
消化系统的其他疾病	4.66	4.45	0.99	0.05	0.04	0.10	0.06	0.09
肌肉骨骼和结缔组织疾病小计	1.12	0.00	0.00	0.05	0.12	0.21	0.34	0.31
泌尿生殖系统疾病小计	5.70	0.74	0.27	0.27	0.15	0.72	1.14	1.10
其中：肾小球和肾小管间质疾病	2.95	0.74	0.27	0.11	0.04	0.46	0.57	0.62
前列腺增生	0.21	0.00	0.00	0.00	0.00	0.00	0.00	0.00
泌尿生殖系统的其他疾病	2.55	0.00	0.00	0.16	0.12	0.26	0.57	0.49
妊娠、分娩和产褥期并发症小计	0.23						0.23	0.93
其中：直接产科原因计	0.23						0.23	0.88
内：流产	0.01						0.00	0.09
妊娠高血压综合征	0.03						0.00	0.22
梗阻性分娩	0.01						0.00	0.00
产后出血	0.10						0.17	0.22
母体产伤	0.00						0.00	0.00
产褥期感染	0.03						0.00	0.31
间接产科原因计	0.00						0.00	0.04
妊娠、分娩和产褥期的其他情况	0.00						0.00	0.00
围生期疾病小计	3.05	299.46	0.90					
其中：早产儿和未成熟儿	0.83	82.75	0.00					
新生儿产伤和窒息	0.75	74.21	0.00					
新生儿溶血性疾病	0.01	1.11	0.00					
新生儿硬化病	0.04	4.45	0.00					
起源于围生期的其他情况	1.42	136.93	0.90					
先天畸形、变形和染色体异常小计	2.04	113.55	5.92	1.50	0.81	1.49	1.25	0.71
其中：先天性心脏病	1.36	66.42	4.84	1.02	0.54	1.34	1.25	0.57
其他先天畸形、变形和染色体异常	0.67	47.13	1.08	0.48	0.27	0.15	0.00	0.13
诊断不明小计	2.74	9.65	0.81	0.16	0.19	0.72	0.97	0.62
其他疾病小计	12.58	7.79	1.08	0.59	0.23	0.72	0.57	0.66
损伤和中毒外部原因小计	53.02	59.37	32.28	13.25	10.12	24.19	31.70	25.73
其中：机动车辆交通事故	10.89	4.45	3.50	2.15	1.08	4.74	7.98	7.11
机动车以外的运输事故	8.33	0.74	1.97	2.20	1.35	5.46	7.81	5.87
意外中毒	2.25	1.48	1.08	0.21	0.23	1.13	0.97	1.06
意外跌落	7.14	1.48	1.34	0.64	0.27	1.13	1.77	1.54
火灾	0.54	0.37	0.18	0.05	0.00	0.21	0.23	0.09
由自然环境因素所致的意外事故	2.90	2.60	2.06	0.64	0.46	0.67	1.60	0.75
淹死	5.36	4.45	17.39	5.74	5.15	4.02	2.11	1.41
意外的机械性窒息	1.09	30.06	0.99	0.27	0.12	0.21	0.29	0.31
砸死	0.75	0.00	0.36	0.00	0.04	0.51	0.46	0.40
由机器切割和穿刺工具所致的意外事故	0.11				0.00	0.05	0.29	0.09
触电	0.95				0.12	0.98	0.68	0.97
其他意外事故和有害效应	3.74	11.87	2.87	0.80	0.65	1.70	2.17	1.37
自杀	8.25				0.31	2.88	4.11	3.71
被杀	0.70				0.35	0.51	1.25	1.06

10-6-1 续表3

30-	35-	40-	45-	50-	55-	60-	65-	70-	75-	80-	85岁及以上
0.04	0.65	1.84	1.49	5.95	8.29	17.94	24.23	46.02	85.63	148.26	248.51
2.98	9.01	25.58	26.95	72.93	133.00	209.84	361.88	759.61	1436.38	2864.95	5236.48
0.04	0.04	0.22	0.41	0.38	1.06	1.45	1.51	2.22	5.01	8.90	15.62
1.13	2.80	6.94	6.34	24.48	56.91	118.47	225.10	570.63	1150.72	2548.30	5228.67
0.19	0.52	0.76	0.41	1.82	3.25	4.24	7.69	20.42	44.67	130.45	476.43
0.76	1.90	5.20	5.46	20.85	50.81	109.98	210.30	536.00	1077.28	2345.85	4589.64
0.04	0.09	0.11	0.05	0.50	0.65	1.25	1.86	1.18	1.31	1.55	2.84
0.15	0.30	0.87	0.41	1.31	2.19	2.99	5.24	13.02	27.46	70.45	159.76
1.93	4.78	11.54	12.37	23.16	33.57	41.10	50.57	78.73	125.51	188.91	318.80
0.19	0.30	0.92	1.29	2.82	4.72	5.11	8.74	14.80	27.24	43.74	68.87
0.00	0.00	0.11	0.00	0.19	0.08	0.10	0.47	0.89	0.65	2.32	5.68
0.00	0.04	0.05	0.05	0.44	0.33	1.54	1.63	3.70	5.45	15.10	24.85
1.44	3.84	8.89	9.02	15.96	22.19	24.31	26.68	35.52	51.86	48.78	58.93
0.30	0.60	1.57	2.01	3.76	6.26	10.03	13.05	23.83	40.31	78.97	160.47
0.26	0.52	0.49	0.41	1.13	1.63	1.74	2.91	5.33	8.93	16.65	30.53
1.25	2.41	4.28	3.25	6.45	10.32	13.41	18.18	27.08	46.19	57.68	110.76
0.72	0.95	2.17	2.06	3.57	5.04	6.95	10.25	13.76	23.32	27.87	54.67
0.00	0.00	0.00	0.00	0.00	0.00	0.19	0.35	0.89	2.40	5.81	13.49
0.53	1.47	2.11	1.19	2.88	5.28	6.27	7.57	12.43	20.48	24.00	42.60
0.49	0.69	0.05	0.05	0.00							
0.49	0.69	0.05	0.05	0.00							
0.04	0.00	0.00	0.00	0.00							
0.08	0.09	0.00	0.00	0.00							
0.00	0.00	0.00	0.00	0.00							
0.26	0.47	0.00	0.05	0.00							
0.00	0.04	0.00	0.00	0.00							
0.00	0.04	0.00	0.00	0.00							
0.00	0.00	0.00	0.00	0.00							
0.00	0.00	0.00	0.00	0.00							
0.38	0.52	0.54	0.36	0.31	0.16	0.19	0.00	0.30	0.87	1.55	0.71
0.30	0.39	0.43	0.21	0.13	0.16	0.19	0.00	0.15	0.22	0.77	0.00
0.08	0.13	0.11	0.15	0.19	0.00	0.00	0.00	0.15	0.65	0.77	0.71
0.45	1.51	2.28	1.80	2.44	2.76	3.09	5.24	9.92	11.77	30.97	121.42
0.45	0.56	1.46	1.80	2.38	3.50	5.11	9.09	18.79	47.72	201.68	1505.26
28.89	49.53	72.36	48.49	76.87	91.46	88.08	86.33	127.12	183.03	301.17	646.13
7.40	12.16	18.92	13.60	20.16	21.54	20.26	19.57	20.87	25.71	24.77	22.01
5.70	9.05	14.36	8.60	13.33	15.85	13.70	12.12	18.65	18.52	23.61	27.69
1.25	2.24	3.31	2.83	3.88	5.12	4.44	4.43	4.88	6.75	8.90	12.07
2.08	4.48	7.53	5.82	8.89	10.65	10.90	8.85	18.50	36.17	87.10	284.72
0.15	0.26	0.33	0.10	0.25	0.57	0.58	1.51	2.96	4.36	6.58	18.46
1.74	3.19	3.85	1.60	3.19	5.77	5.21	4.89	9.62	12.86	18.97	37.63
1.47	2.59	4.88	2.52	4.26	4.88	5.21	6.76	13.47	18.96	37.55	65.32
0.45	1.08	1.73	1.19	1.00	1.38	1.25	0.93	1.18	1.09	5.42	2.13
0.34	1.08	1.84	0.88	1.44	1.79	1.54	0.82	0.89	1.09	1.16	1.42
0.08	0.13	0.05	0.00	0.31	0.16	0.39	0.35	0.00	0.22	0.00	0.71
1.06	1.68	1.63	1.13	1.94	1.22	0.96	0.47	0.59	0.65	1.55	3.55
1.96	2.89	4.12	2.58	4.01	3.90	4.73	4.54	8.14	14.82	33.68	107.21
4.34	7.59	9.16	7.01	13.40	17.72	18.52	20.51	26.93	41.18	51.87	62.48
0.87	1.12	0.65	0.62	0.81	0.89	0.39	0.58	0.44	0.65	0.00	0.71

10-6-2　2008年农村居民年龄别疾病别死亡率(1/10万)(男)

疾病名称(ICD-10)	合计	不满1岁	1-	5-	10-	15-	20-	25-
总计	697.77	634.04	71.32	25.41	22.74	53.50	72.24	59.77
传染病和寄生虫病小计	8.99	17.98	4.60	0.91	0.30	1.49	1.37	1.49
其中：传染病计	8.92	17.98	4.60	0.91	0.30	1.49	1.37	1.49
内：伤寒和副伤寒	0.03	0.00	0.00	0.00	0.00	0.00	0.00	0.00
痢疾	0.04	1.38	0.49	0.00	0.00	0.00	0.00	0.00
肠道其他细菌性传染病	0.15	1.38	0.49	0.10	0.07	0.10	0.00	0.09
呼吸道结核	2.82	0.00	0.16	0.00	0.00	0.30	0.46	0.00
其他结核	0.18	0.00	0.16	0.10	0.00	0.10	0.00	0.09
钩端螺旋体病	0.00	0.00	0.00	0.00	0.00	0.00	0.00	0.00
破伤风	0.09	0.69	0.00	0.00	0.00	0.30	0.00	0.00
百日咳	0.00	0.00	0.00	0.00	0.00	0.00	0.00	0.00
脑膜炎球菌感染	0.13	0.69	0.99	0.10	0.07	0.00	0.11	0.09
败血症	0.70	8.99	0.82	0.20	0.07	0.10	0.23	0.26
流行性乙型脑炎	0.01	0.69	0.16	0.00	0.00	0.00	0.00	0.00
流行性出血热	0.01	0.00	0.00	0.00	0.00	0.00	0.00	0.00
麻疹	0.01	0.00	0.16	0.00	0.00	0.00	0.00	0.00
病毒性肝炎	3.15	0.69	0.00	0.00	0.00	0.10	0.00	0.35
艾滋病	0.54	0.00	0.00	0.10	0.07	0.10	0.23	0.44
寄生虫病计	0.07	0.00	0.00	0.00	0.00	0.00	0.00	0.00
内：疟疾	0.00	0.00	0.00	0.00	0.00	0.00	0.00	0.00
血吸虫病	0.06	0.00	0.00	0.00	0.00	0.00	0.00	0.00
肿瘤小计	206.87	5.53	5.42	3.02	3.69	6.95	10.96	8.14
其中：恶性肿瘤计	204.59	4.84	4.77	3.02	3.62	6.85	10.73	7.88
内：鼻咽癌	1.92					0.20	0.11	0.00
食道癌	33.65					0.10	0.00	0.09
胃癌	35.46					0.10	0.34	0.35
结肠、直肠和肛门癌	8.64					0.10	0.34	0.18
肝癌	44.70					0.69	1.48	2.45
肺癌	49.07					0.00	1.03	0.35
乳腺癌								
宫颈癌								
膀胱癌	2.03					0.00	0.11	0.00
白血病	3.92	3.46	2.63	1.51	2.36	3.87	3.54	2.10
良性肿瘤计	0.70	0.69	0.16	0.00	0.00	0.00	0.00	0.18
其他肿瘤计	1.58	0.00	0.49	0.00	0.07	0.10	0.23	0.09
血液、造血器官及免疫疾病小计	1.11	3.46	0.82	0.00	0.15	0.40	0.34	0.18
其中:贫血	0.97	2.77	0.82	0.00	0.00	0.30	0.34	0.18
血液、造血器官及免疫的其他疾病	0.14	0.69	0.00	0.00	0.15	0.10	0.00	0.00
内分泌、营养和代谢疾病小计	9.71	2.07	0.16	0.10	0.00	0.40	0.00	0.26
其中：糖尿病	9.10					0.20	0.00	0.26
内分泌、营养和代谢的其他疾病	0.61	2.07	0.16	0.10	0.00	0.20	0.00	0.00
精神障碍小计	3.65	0.00	0.00	0.00	0.07	0.20	0.68	0.96
神经系统疾病小计	4.37	5.53	1.81	1.11	1.48	1.89	2.28	1.40
其中:脑膜炎	0.10	0.69	0.33	0.20	0.00	0.10	0.00	0.09
神经系统的其他疾病	4.27	4.84	1.48	0.91	1.48	1.79	2.28	1.31
循环系统疾病小计	238.59	10.37	2.79	0.20	0.96	2.28	5.48	5.51
其中：急性风湿热	0.27	0.00	0.16	0.00	0.07	0.00	0.00	0.09
心脏病计	88.15	6.91	2.14	0.00	0.52	1.09	2.85	2.19
内：慢性风湿性心脏病	2.10				0.07	0.00	0.11	0.26
高血压性心脏病	5.50				0.00	0.10	0.00	0.00
急性心肌梗死	37.67				0.15	0.50	1.71	0.96
其他冠心病	16.19				0.00	0.00	0.23	0.09
肺源性心脏病	17.22	0.69	0.00	0.00	0.07	0.20	0.00	0.00
其他心脏病	9.46	4.84	1.97	0.00	0.22	0.30	0.80	0.88

10-6-2 续表1

30-	35-	40-	45-	50-	55-	60-	65-	70-	75-	80-	85岁及以上
82.55	169.63	332.87	314.46	674.23	1084.67	1515.52	2239.63	4145.59	7165.01	13019.21	24380.33
2.49	5.03	7.93	8.79	16.69	17.43	14.99	27.32	44.11	58.99	102.11	115.13
2.49	5.03	7.93	8.79	16.69	17.43	14.99	27.32	43.18	57.52	100.12	112.87
0.08	0.00	0.11	0.00	0.00	0.16	0.00	0.00	0.00	0.00	0.99	0.00
0.00	0.00	0.00	0.00	0.00	0.00	0.00	0.00	0.00	0.49	0.00	0.00
0.08	0.00	0.00	0.10	0.12	0.16	0.19	0.69	0.31	0.00	0.00	4.51
0.53	0.85	2.22	1.92	4.05	3.77	5.18	12.50	21.90	27.53	32.71	47.41
0.15	0.09	0.32	0.00	0.25	0.16	0.00	0.69	0.93	0.49	3.97	2.26
0.00	0.00	0.00	0.00	0.00	0.00	0.00	0.00	0.00	0.00	0.00	0.00
0.00	0.00	0.11	0.20	0.00	0.16	0.00	0.00	0.00	0.49	1.98	2.26
0.00	0.00	0.00	0.00	0.00	0.00	0.00	0.00	0.00	0.00	0.00	0.00
0.15	0.00	0.00	0.00	0.00	0.00	0.19	0.69	0.00	0.00	0.00	2.26
0.08	0.17	0.42	0.51	0.74	1.10	0.37	0.93	1.85	3.44	16.85	15.80
0.00	0.00	0.00	0.00	0.00	0.00	0.00	0.00	0.00	0.00	0.00	0.00
0.00	0.09	0.00	0.00	0.00	0.00	0.00	0.00	0.00	0.00	0.00	0.00
0.00	0.00	0.00	0.00	0.00	0.00	0.00	0.00	0.00	0.00	0.00	0.00
0.98	2.13	3.07	4.04	8.59	8.01	7.22	10.19	14.19	15.73	26.77	20.32
0.30	1.19	0.95	1.42	1.10	1.10	0.74	0.00	0.00	0.49	0.00	4.51
0.00	0.00	0.00	0.00	0.00	0.00	0.00	0.00	0.93	1.47	1.98	2.26
0.00	0.00	0.00	0.00	0.00	0.00	0.00	0.00	0.00	0.00	0.00	0.00
0.00	0.00	0.00	0.00	0.00	0.00	0.00	0.00	0.93	1.47	1.98	0.00
18.08	44.90	111.13	130.19	294.60	502.38	678.44	896.87	1354.41	1879.37	2289.99	2508.01
17.70	43.62	109.97	128.78	292.15	496.89	673.44	886.68	1338.68	1858.23	2270.16	2476.41
0.30	0.68	2.01	1.82	4.66	7.54	7.03	6.02	9.87	8.85	5.95	9.03
0.30	1.02	7.82	10.82	43.80	88.23	130.69	173.63	246.45	327.40	379.68	390.54
1.13	3.83	11.00	16.17	38.65	80.85	115.33	181.97	271.13	362.31	449.08	458.26
0.90	1.96	3.70	4.45	10.06	17.58	23.14	35.42	55.83	92.42	150.68	148.99
7.83	23.34	49.27	54.08	99.26	135.33	139.95	144.69	204.19	249.24	284.51	374.73
2.49	4.94	17.45	20.92	54.36	104.87	169.56	230.82	367.06	533.87	656.26	595.96
0.08	0.34	0.32	0.20	0.49	2.35	3.70	7.87	17.27	32.45	42.63	63.21
1.88	2.30	5.29	3.34	5.15	6.91	7.22	6.02	10.18	11.31	25.77	11.29
0.15	0.60	0.21	0.61	0.61	1.26	1.67	3.94	4.94	4.92	3.97	11.29
0.23	0.68	0.95	0.81	1.84	4.24	3.33	6.25	10.80	16.22	15.86	20.32
0.60	0.51	0.85	0.30	1.72	1.26	2.41	2.55	6.17	6.88	16.85	18.06
0.45	0.43	0.85	0.20	1.23	1.10	2.04	2.55	5.55	6.39	15.86	18.06
0.15	0.09	0.00	0.10	0.49	0.16	0.37	0.00	0.62	0.49	0.99	0.00
0.68	2.39	2.64	3.64	6.50	15.23	28.88	41.44	74.65	109.63	158.61	241.55
0.45	1.87	2.43	3.44	5.52	14.29	28.14	40.75	72.18	104.22	141.76	225.74
0.23	0.51	0.21	0.20	0.98	0.94	0.74	0.69	2.47	5.41	16.85	15.80
0.90	2.04	2.22	2.63	2.82	4.55	4.44	5.09	12.03	37.85	85.25	216.71
1.13	2.39	2.54	2.22	3.07	5.49	6.85	7.87	16.35	37.36	79.31	142.22
0.08	0.17	0.11	0.10	0.00	0.00	0.00	0.00	0.00	0.98	0.00	0.00
1.05	2.22	2.43	2.12	3.07	5.49	6.85	7.87	16.35	36.38	79.31	142.22
9.87	25.64	64.08	61.56	164.79	274.43	436.50	741.76	1552.44	2963.83	5919.27	11467.79
0.08	0.26	0.21	0.20	0.37	0.16	0.74	0.46	0.93	2.95	2.97	9.03
5.72	12.44	27.92	25.17	64.42	98.91	147.16	262.53	543.80	1010.23	2157.15	4826.40
0.23	1.11	0.85	0.71	3.07	4.87	5.00	4.86	14.81	24.58	31.72	36.12
0.15	0.34	1.06	0.61	1.72	4.08	8.89	12.73	37.32	72.26	162.58	345.39
3.24	7.67	18.82	15.87	39.39	54.48	74.05	122.24	211.60	393.28	780.18	1747.26
0.38	0.60	2.11	2.73	6.63	13.03	22.58	42.83	103.64	202.05	436.19	1171.61
0.60	0.43	1.27	1.62	5.40	12.56	22.58	56.49	127.08	228.59	502.61	979.73
1.13	2.30	3.81	3.64	8.22	9.89	14.07	23.38	49.35	89.47	243.87	546.30

10-6-2 续表2

疾病名称(ICD-10)	合计	不满1岁	1-	5-	10-	15-	20-	25-
其他高血压病	8.77	0.00	0.00	0.00	0.00	0.00	0.00	0.26
脑血管病	140.76	3.46	0.49	0.20	0.37	1.09	2.63	2.89
循环系统的其他疾病	0.64	0.00	0.00	0.00	0.00	0.10	0.00	0.09
呼吸系统疾病小计	110.50	56.70	6.90	0.50	0.30	1.09	0.91	0.96
其中：肺炎	6.19	50.47	5.75	0.20	0.15	0.60	0.46	0.35
慢性下呼吸道疾病	100.52	0.00	0.49	0.10	0.07	0.20	0.00	0.26
尘肺	0.50	0.00	0.00	0.00	0.00	0.00	0.00	0.00
呼吸系统的其他疾病	3.30	6.22	0.66	0.20	0.07	0.30	0.46	0.35
消化系统疾病小计	20.64	8.30	1.48	0.10	0.15	0.79	0.46	0.96
其中：胃和十二指肠溃疡	3.37	0.00	0.00	0.00	0.00	0.10	0.00	0.00
阑尾炎	0.12	0.00	0.00	0.00	0.00	0.10	0.00	0.00
肠梗阻	0.70	2.77	0.33	0.00	0.00	0.00	0.00	0.09
肝疾病	11.36	0.69	0.16	0.00	0.07	0.40	0.46	0.79
消化系统的其他疾病	5.10	4.84	0.99	0.10	0.07	0.20	0.00	0.09
肌肉骨骼和结缔组织疾病小计	0.80	0.00	0.00	0.00	0.15	0.10	0.23	0.26
泌尿生殖系统疾病小计	6.64	0.69	0.33	0.40	0.07	0.69	1.26	1.66
其中：肾小球和肾小管间质疾病	3.26	0.69	0.33	0.20	0.00	0.40	0.68	0.96
前列腺增生	0.41	0.00	0.00	0.00	0.00	0.00	0.00	0.00
泌尿生殖系统的其他疾病	2.96	0.00	0.00	0.20	0.07	0.30	0.57	0.70
妊娠、分娩和产褥期并发症小计								
其中：直接产科原因计								
内：流产								
妊娠高血压综合征								
梗阻性分娩								
产后出血								
母体产伤								
产褥期感染								
间接产科原因计								
妊娠、分娩和产褥期的其他情况								
围生期疾病小计	3.43	318.06	0.99					
其中：早产儿和未成熟儿	0.86	80.90	0.00					
新生儿产伤和窒息	0.88	82.28	0.00					
新生儿溶血性疾病	0.01	1.38	0.00					
新生儿硬化病	0.07	6.22	0.00					
起源于围生期的其他情况	1.61	147.28	0.99					
先天畸形、变形和染色体异常小计	2.35	132.76	5.75	1.81	0.89	1.49	1.48	0.35
其中：先天性心脏病	1.58	78.82	4.77	1.31	0.52	1.39	1.48	0.26
其他先天畸形、变形和染色体异常	0.77	53.93	0.99	0.50	0.37	0.10	0.00	0.09
诊断不明小计	3.05	7.61	0.66	0.20	0.30	0.89	1.03	0.70
其他疾病小计	9.49	9.68	1.15	0.71	0.15	0.89	0.68	0.79
损伤和中毒外部原因小计	67.59	55.31	38.45	16.23	14.10	33.94	45.08	36.14
其中：机动车辆交通事故	15.64	6.91	3.78	2.52	1.18	6.85	12.21	11.29
机动车以外的运输事故	12.39	1.38	2.63	2.22	1.77	7.44	12.90	9.54
意外中毒	3.08	2.07	1.15	0.30	0.15	1.49	0.80	1.14
意外跌落	8.54	1.38	1.64	0.81	0.44	1.89	2.63	2.36
火灾	0.63	0.00	0.16	0.10	0.00	0.30	0.11	0.18
由自然环境因素所致的意外事故	2.74	1.38	2.46	0.50	0.30	0.60	1.83	0.61
淹死	6.13	2.07	20.87	7.86	7.90	6.25	3.31	1.84
意外的机械性窒息	1.43	29.04	1.15	0.30	0.15	0.30	0.34	0.44
砸死	1.24	0.00	0.66	0.00	0.07	0.69	0.68	0.70
由机器切割和穿刺工具所致的意外事故	0.20				0.00	0.10	0.57	0.18
触电	1.68				0.15	1.69	1.26	1.84
其他意外事故和有害效应	4.30	8.99	3.45	0.91	1.18	2.68	3.08	1.75
自杀	8.62				0.30	3.18	3.54	3.06
被杀	0.97				0.52	0.50	1.83	1.23

10-6-2 续表3

30-	35-	40-	45-	50-	55-	60-	65-	70-	75-	80-	85岁及以上
0.00	0.85	2.22	1.52	7.24	10.20	20.73	31.95	61.38	110.12	208.18	320.56
3.99	12.01	33.31	34.17	92.39	163.74	265.64	445.66	942.94	1834.64	3539.07	6286.97
0.08	0.09	0.42	0.51	0.37	1.41	2.22	1.16	3.39	5.90	11.90	24.83
1.21	3.15	8.14	7.68	30.67	69.71	149.02	295.41	740.59	1535.25	3419.12	6724.91
0.08	0.60	1.27	0.51	2.82	3.77	5.92	11.58	25.60	52.11	150.68	505.67
0.83	2.04	5.82	6.57	24.79	61.23	136.61	273.18	695.56	1441.36	3173.27	6025.10
0.08	0.17	0.21	0.10	0.98	1.26	2.22	3.47	1.85	2.95	2.97	9.03
0.23	0.34	0.85	0.51	2.09	3.45	4.26	7.18	17.58	38.84	92.19	185.11
3.39	7.41	18.08	18.70	31.53	47.26	59.42	71.54	110.12	165.67	229.99	386.02
0.38	0.43	1.59	2.12	4.17	6.75	6.85	12.96	20.36	40.31	54.52	90.30
0.00	0.00	0.11	0.00	0.00	0.16	0.00	0.69	0.62	1.47	2.97	4.51
0.00	0.00	0.00	0.00	0.25	0.31	2.59	2.78	5.24	3.93	20.82	27.09
2.41	5.88	14.27	14.35	22.82	31.71	37.21	37.50	49.66	68.33	66.42	81.27
0.60	1.11	2.11	2.22	4.29	8.32	12.77	17.59	34.24	51.62	85.25	182.85
0.08	0.09	0.00	0.10	0.98	2.04	0.93	2.55	4.01	8.36	13.88	38.38
1.13	2.81	4.97	3.44	6.63	13.03	15.92	20.37	36.71	67.84	84.26	180.60
0.90	1.19	2.96	2.12	3.68	6.28	8.33	10.65	16.66	31.95	36.68	63.21
0.00	0.00	0.00	0.00	0.00	0.00	0.37	0.69	1.85	5.41	14.87	42.89
0.23	1.62	2.01	1.31	2.94	6.75	7.22	9.03	18.20	30.48	32.71	74.50
0.45	0.68	0.53	0.51	0.25	0.16	0.19	0.00	0.62	0.00	1.98	0.00
0.45	0.51	0.32	0.30	0.12	0.16	0.19	0.00	0.31	0.00	0.99	0.00
0.00	0.17	0.21	0.20	0.12	0.00	0.00	0.00	0.31	0.00	0.99	0.00
0.60	2.22	3.07	2.32	3.56	4.24	4.07	7.64	12.34	13.76	36.68	151.25
0.60	0.68	2.01	2.02	2.70	4.24	6.11	10.65	22.21	53.58	235.94	1447.02
41.35	69.69	104.68	70.35	107.73	123.24	107.37	108.35	158.85	226.63	345.98	742.70
11.83	18.83	28.66	19.51	29.33	31.40	24.62	23.38	28.38	44.24	43.62	38.38
9.34	14.23	23.58	12.64	20.25	22.14	18.70	19.45	27.45	27.53	37.67	40.63
1.58	3.07	4.86	4.45	5.77	8.32	5.74	5.32	8.64	8.36	10.90	31.60
3.54	7.67	12.79	10.41	13.87	16.80	16.10	10.42	20.67	43.75	80.30	273.15
0.15	0.26	0.53	0.20	0.37	0.63	0.93	2.55	4.01	5.90	4.96	29.35
1.21	3.41	3.81	1.62	3.07	5.34	5.55	3.47	10.18	12.29	26.77	49.66
1.66	2.98	5.50	3.64	5.28	5.02	4.63	6.25	13.26	17.21	30.73	65.47
0.75	1.36	2.96	2.02	1.60	1.88	0.74	1.39	1.54	1.47	9.91	6.77
0.68	1.87	3.17	1.62	2.58	3.30	2.59	1.39	1.23	0.49	0.00	0.00
0.15	0.26	0.00	0.00	0.49	0.31	0.74	0.69	0.00	0.49	0.00	0.00
1.96	3.15	2.96	1.92	3.19	2.20	1.67	0.93	0.62	0.98	2.97	9.03
2.94	3.49	6.66	3.54	5.77	5.49	6.66	4.86	10.80	16.22	29.74	90.30
4.29	7.33	8.46	7.78	14.85	19.31	17.96	27.32	31.46	47.19	68.40	106.10
1.28	1.79	0.74	1.01	1.35	1.10	0.74	0.93	0.62	0.49	0.00	2.26

10-6-3　2008年农村居民年龄别疾病别死亡率(1/10万)(女)

疾病名称(ICD-10)	合计	不满1岁	1-	5-	10-	15-	20-	25-
总　　　　计	533.69	545.40	52.49	17.43	11.97	26.95	35.43	33.30
传染病和寄生虫病小计	4.18	16.02	2.76	0.80	0.40	0.64	0.57	0.89
其中：传染病计	4.11	16.02	2.76	0.80	0.40	0.64	0.57	0.89
内：伤寒和副伤寒	0.00	0.00	0.00	0.00	0.00	0.00	0.00	0.00
痢疾	0.02	0.80	0.00	0.00	0.00	0.00	0.00	0.00
肠道其他细菌性传染病	0.17	0.80	0.99	0.00	0.00	0.00	0.00	0.09
呼吸道结核	0.83	0.00	0.00	0.00	0.08	0.00	0.00	0.18
其他结核	0.08	0.00	0.00	0.23	0.00	0.11	0.00	0.00
钩端螺旋体病	0.00	0.00	0.00	0.00	0.00	0.00	0.00	0.00
破伤风	0.08	2.40	0.00	0.00	0.00	0.00	0.00	0.00
百日咳	0.00	0.00	0.00	0.00	0.00	0.00	0.00	0.00
脑膜炎球菌感染	0.05	0.80	0.00	0.11	0.08	0.11	0.00	0.00
败血症	0.60	4.81	0.20	0.11	0.08	0.11	0.11	0.27
流行性乙型脑炎	0.02	0.80	0.20	0.00	0.00	0.00	0.00	0.00
流行性出血热	0.02	0.00	0.00	0.00	0.00	0.00	0.00	0.00
麻疹	0.03	0.80	0.59	0.00	0.00	0.00	0.00	0.00
病毒性肝炎	1.06	0.00	0.00	0.00	0.00	0.00	0.23	0.18
艾滋病	0.30	0.00	0.00	0.00	0.00	0.00	0.11	0.09
寄生虫病计	0.07	0.00	0.00	0.00	0.00	0.00	0.00	0.00
内：疟疾	0.00	0.00	0.00	0.00	0.00	0.00	0.00	0.00
血吸虫病	0.06	0.00	0.00	0.00	0.00	0.00	0.00	0.00
肿瘤小计	109.14	8.01	5.13	2.87	1.93	4.81	5.13	5.97
其中：恶性肿瘤计	107.06	7.21	4.74	2.41	1.77	4.60	5.01	5.61
内：鼻咽癌	0.79					0.00	0.23	0.09
食道癌	15.09					0.00	0.00	0.09
胃癌	16.86					0.00	0.34	0.36
结肠、直肠和肛门癌	7.01					0.00	0.11	0.18
肝癌	16.20					0.21	0.34	0.98
肺癌	19.30					0.11	0.11	0.45
乳腺癌	5.97					0.00	0.00	0.53
宫颈癌	1.86					0.00	0.00	0.27
膀胱癌	0.57					0.00	0.00	0.00
白血病	3.25	4.00	2.76	1.61	0.80	2.14	2.51	1.16
良性肿瘤计	0.64	0.00	0.00	0.23	0.00	0.11	0.11	0.18
其他肿瘤计	1.44	0.80	0.39	0.23	0.16	0.11	0.00	0.18
血液、造血器官及免疫疾病小计	0.96	0.00	0.59	0.23	0.08	0.32	0.00	0.09
其中：贫血	0.70	0.00	0.59	0.23	0.08	0.11	0.00	0.00
血液、造血器官及免疫的其他疾病	0.26	0.00	0.00	0.00	0.00	0.21	0.00	0.09
内分泌、营养和代谢疾病小计	12.43	3.20	0.00	0.11	0.08	0.21	0.34	0.45
其中：糖尿病	11.55					0.00	0.34	0.36
内分泌、营养和代谢的其他疾病	0.87	3.20	0.00	0.00	0.08	0.21	0.00	0.09
精神障碍小计	4.92	0.00	0.00	0.00	0.00	0.11	0.46	0.53
神经系统疾病小计	4.34	5.61	2.37	0.34	0.56	1.18	1.14	0.53
其中：脑膜炎	0.11	0.80	0.79	0.00	0.08	0.00	0.00	0.00
神经系统的其他疾病	4.23	4.81	1.58	0.34	0.48	1.18	1.14	0.53
循环系统疾病小计	221.07	8.81	1.38	0.80	0.96	1.60	3.65	3.38
其中：急性风湿热	0.35	0.00	0.00	0.00	0.00	0.00	0.11	0.18
心脏病计	86.02	7.21	1.38	0.80	0.72	0.75	2.28	1.60
内：慢性风湿性心脏病	3.65				0.00	0.00	0.11	0.27
高血压性心脏病	6.47				0.00	0.00	0.00	0.09
急性心肌梗死	30.44				0.16	0.43	0.80	0.53
其他冠心病	19.42				0.08	0.00	0.11	0.00
肺源性心脏病	16.18				0.00	0.00	0.00	0.09
其他心脏病	9.85	7.21	1.38	0.46	0.48	0.32	1.25	0.62

10-6-3　续表1

30-	35-	40-	45-	50-	55-	60-	65-	70-	75-	80-	85岁及以上
41.36	87.24	166.47	158.71	339.30	581.67	804.53	1207.47	2279.39	4051.85	8106.44	17753.08
0.61	1.92	3.78	2.63	4.35	8.09	7.86	11.49	16.21	23.48	37.47	49.72
0.61	1.92	3.78	2.63	4.35	7.59	7.86	11.49	15.93	23.09	34.93	49.72
0.00	0.00	0.00	0.00	0.00	0.00	0.00	0.00	0.00	0.00	0.00	0.00
0.00	0.00	0.00	0.00	0.00	0.00	0.00	0.00	0.00	0.39	0.00	1.04
0.00	0.00	0.00	0.21	0.00	0.00	0.00	1.17	1.14	0.39	0.64	2.07
0.08	0.17	0.56	0.63	1.15	2.02	1.81	2.81	3.41	7.83	9.53	3.11
0.00	0.00	0.33	0.00	0.13	0.00	0.20	0.00	0.00	0.78	0.64	0.00
0.00	0.00	0.00	0.00	0.00	0.00	0.00	0.00	0.00	0.00	0.00	0.00
0.00	0.17	0.00	0.00	0.00	0.17	0.20	0.00	0.00	0.00	2.54	0.00
0.00	0.00	0.00	0.00	0.00	0.00	0.00	0.00	0.00	0.00	0.00	0.00
0.00	0.00	0.00	0.00	0.00	0.17	0.00	0.00	0.28	0.00	0.00	1.04
0.08	0.44	0.11	0.11	0.13	0.17	0.40	3.05	1.42	1.96	6.99	19.68
0.00	0.00	0.00	0.00	0.00	0.00	0.00	0.00	0.00	0.00	0.00	0.00
0.00	0.00	0.00	0.00	0.13	0.00	0.00	0.23	0.00	0.00	0.00	0.00
0.00	0.00	0.00	0.00	0.00	0.00	0.00	0.00	0.00	0.00	0.00	0.00
0.08	0.26	1.11	0.53	1.66	3.37	2.62	2.81	6.54	4.31	8.26	11.39
0.15	0.61	1.11	0.84	0.64	0.67	0.20	0.00	0.00	0.39	0.00	0.00
0.00	0.00	0.00	0.00	0.00	0.51	0.00	0.00	0.28	0.39	2.54	0.00
0.00	0.00	0.00	0.00	0.00	0.00	0.00	0.00	0.00	0.00	0.00	0.00
0.00	0.00	0.00	0.00	0.00	0.34	0.00	0.00	0.28	0.39	2.54	0.00
11.29	27.48	64.50	69.26	143.26	243.96	300.41	390.53	569.49	800.74	995.84	1120.77
11.06	26.61	61.72	67.90	140.83	240.09	295.58	383.72	559.82	789.00	980.60	1095.91
0.23	0.44	1.22	0.42	1.15	2.36	1.21	1.64	4.27	5.09	3.81	8.29
0.15	0.17	1.11	3.68	12.01	32.88	50.98	67.55	99.56	138.94	156.87	159.52
1.29	2.70	6.23	6.83	18.27	29.84	44.33	58.40	98.71	154.59	184.18	229.95
0.30	2.09	3.56	3.89	6.77	12.31	17.13	23.92	36.13	57.92	89.55	95.30
2.27	4.97	13.68	12.72	23.51	38.95	45.33	56.29	79.93	104.89	138.45	141.91
1.21	1.92	7.67	10.62	21.21	42.66	55.61	77.64	114.64	150.68	192.44	216.49
1.06	2.53	7.01	9.25	17.89	22.09	18.94	15.25	15.93	16.05	20.96	26.93
0.38	1.48	3.11	2.63	3.32	4.89	7.45	5.16	4.84	5.87	6.99	10.36
0.00	0.00	0.11	0.21	0.51	0.51	0.40	0.47	3.41	8.61	7.62	14.50
1.06	2.44	3.89	3.26	6.77	5.23	5.24	8.44	7.68	10.18	11.43	5.18
0.08	0.26	0.78	0.11	0.77	1.01	1.61	2.58	3.41	3.91	4.45	6.21
0.15	0.61	2.00	1.26	1.66	2.87	3.22	4.22	6.26	7.83	10.80	18.64
0.76	0.79	1.22	0.21	0.64	2.02	1.01	3.52	2.28	3.52	8.26	17.61
0.30	0.35	0.44	0.21	0.38	1.69	1.01	3.28	1.99	3.52	5.72	14.50
0.45	0.44	0.78	0.00	0.26	0.34	0.00	0.23	0.28	0.00	2.54	3.11
0.61	1.48	3.45	3.26	7.92	16.52	25.79	45.50	76.80	116.24	167.03	228.92
0.23	1.48	3.11	3.15	7.41	15.85	24.58	43.86	74.81	110.37	158.14	186.45
0.38	0.00	0.33	0.11	0.51	0.67	1.21	1.64	1.99	5.87	8.89	42.47
0.38	0.96	1.89	1.05	1.53	3.03	2.42	3.99	13.37	37.57	81.29	272.42
1.36	1.05	2.00	1.79	1.66	2.36	3.83	4.46	15.08	32.09	69.86	145.02
0.08	0.09	0.00	0.21	0.38	0.00	0.00	0.00	0.28	0.00	0.00	0.00
1.29	0.96	2.00	1.58	1.28	2.36	3.83	4.46	14.79	32.09	69.86	145.02
4.77	14.22	33.36	37.10	91.50	173.66	270.19	471.21	976.56	1858.61	4053.86	8740.33
0.08	0.17	0.11	0.21	0.89	1.18	0.60	1.17	1.14	2.35	0.64	4.14
2.65	7.68	14.35	15.66	32.97	65.59	104.97	174.74	351.88	666.50	1503.29	3754.88
0.45	1.74	2.56	2.63	3.45	7.92	7.05	11.26	19.91	27.40	33.03	53.86
0.15	0.09	0.33	0.53	1.41	2.36	6.25	8.68	23.89	52.44	135.91	326.29
1.29	2.62	7.12	7.57	14.57	28.66	47.95	71.30	131.71	224.25	500.46	1195.35
0.08	0.35	1.56	1.47	3.96	9.27	19.34	36.59	73.68	140.50	351.21	1048.26
0.08	0.87	0.89	1.37	3.71	7.42	13.50	31.43	71.40	146.76	313.11	729.22
0.61	2.01	1.89	2.10	5.88	9.95	10.88	15.48	31.29	75.14	169.57	401.90

10-6-3　续表2

疾病名称(ICD-10)	合计	不满1岁	1-	5-	10-	15-	20-	25-
其他高血压病	6.93	0.00	0.00	0.00	0.00	0.00	0.00	0.00
脑血管病	127.31	0.80	0.00	0.00	0.24	0.86	1.14	1.51
循环系统的其他疾病	0.46	0.80	0.00	0.00	0.00	0.00	0.11	0.09
呼吸系统疾病小计	97.66	44.05	5.13	0.46	0.56	0.32	0.80	0.53
其中：肺炎	7.04	36.84	3.75	0.34	0.40	0.11	0.23	0.09
慢性下呼吸道疾病	87.72	1.60	0.00	0.11	0.08	0.11	0.23	0.27
尘肺	0.04	0.00	0.00	0.00	0.00	0.00	0.00	0.00
呼吸系统的其他疾病	2.86	5.61	1.38	0.00	0.08	0.11	0.34	0.18
消化系统疾病小计	11.86	4.81	1.18	0.00	0.16	0.11	0.68	0.89
其中：胃和十二指肠溃疡	1.99	0.00	0.00	0.00	0.00	0.00	0.00	0.09
阑尾炎	0.14	0.00	0.00	0.00	0.00	0.00	0.00	0.00
肠梗阻	0.62	0.80	0.20	0.00	0.00	0.00	0.00	0.00
肝疾病	4.91	0.00	0.00	0.00	0.16	0.11	0.57	0.71
消化系统的其他疾病	4.19	4.00	0.99	0.00	0.00	0.00	0.11	0.09
肌肉骨骼和结缔组织疾病小计	1.46	0.00	0.00	0.11	0.08	0.32	0.46	0.36
泌尿生殖系统疾病小计	4.73	0.80	0.20	0.11	0.24	0.75	1.03	0.53
其中：肾小球和肾小管间质疾病	2.61	0.80	0.20	0.00	0.08	0.53	0.46	0.27
前列腺增生								
泌尿生殖系统的其他疾病	2.11	0.00	0.00	0.11	0.16	0.21	0.57	0.27
妊娠、分娩和产褥期并发症小计	0.48					0.32	0.46	1.87
其中：直接产科原因计	0.47					0.32	0.46	1.78
内：流产	0.02					0.00	0.00	0.18
妊娠高血压综合征	0.07					0.00	0.00	0.45
梗阻性分娩	0.02					0.21	0.00	0.00
产后出血	0.21					0.11	0.34	0.45
母体产伤	0.01					0.00	0.00	0.00
产褥期感染	0.06					0.00	0.00	0.62
间接产科原因计	0.01					0.00	0.00	0.09
妊娠、分娩和产褥期的其他情况	0.00					0.00	0.00	0.00
围生期疾病小计	2.67	277.91	0.79					
其中：早产儿和未成熟儿	0.81	84.89	0.00					
新生儿产伤和窒息	0.62	64.87	0.00					
新生儿溶血性疾病	0.01	0.80	0.00					
新生儿硬化病	0.02	2.40	0.00					
起源于围生期的其他情况	1.22	124.94	0.79					
先天畸形、变形和染色体异常小计	1.72	91.30	6.12	1.15	0.72	1.50	1.03	1.07
其中：先天性心脏病	1.14	52.06	4.93	0.69	0.56	1.28	1.03	0.89
其他先天畸形、变形和染色体异常	0.58	39.24	1.18	0.46	0.16	0.21	0.00	0.18
诊断不明小计	2.42	12.01	0.99	0.11	0.08	0.53	0.91	0.53
其他疾病小计	15.79	5.61	0.99	0.46	0.32	0.53	0.46	0.53
损伤和中毒外部原因小计	37.90	64.07	24.86	9.86	5.78	13.69	18.34	15.14
其中：机动车辆交通事故	5.96	1.60	3.16	1.72	0.96	2.46	3.76	2.85
机动车以外的运输事故	4.12	0.00	1.18	2.18	0.88	3.31	2.73	2.14
意外中毒	1.38	0.80	0.99	0.11	0.32	0.75	1.14	0.98
意外跌落	5.70	1.60	0.99	0.46	0.08	0.32	0.91	0.71
火灾	0.45	0.80	0.20	0.00	0.00	0.11	0.34	0.00
由自然环境因素所致的意外事故	3.07	4.00	1.58	0.80	0.64	0.75	1.37	0.89
淹死	4.57	7.21	13.22	3.33	2.17	1.60	0.91	0.98
意外的机械性窒息	0.74	31.23	0.79	0.23	0.08	0.11	0.23	0.18
砸死	0.24	0.00	0.00	0.00	0.00	0.32	0.23	0.09
由机器切割和穿刺工具所致的意外事故	0.02			0.00	0.00	0.00	0.00	0.00
触电	0.21			0.00	0.08	0.21	0.11	0.09
其他意外事故和有害效应	3.16	15.22	2.17	0.69	0.08	0.64	1.25	0.98
自杀	7.87				0.32	2.57	4.67	4.36
被杀	0.43				0.16	0.53	0.68	0.89

10-6-3 续表3

30-	35-	40-	45-	50-	55-	60-	65-	70-	75-	80-	85岁及以上
0.08	0.44	1.45	1.47	4.60	6.24	14.91	16.42	31.86	66.14	109.87	215.45
1.97	5.93	17.46	19.44	52.65	99.98	149.10	277.00	590.54	1119.32	2433.08	4754.46
0.00	0.00	0.00	0.32	0.38	0.67	0.60	1.88	1.14	4.31	6.99	11.39
1.06	2.44	5.67	4.94	18.02	43.16	85.23	153.87	413.89	844.58	1990.41	4542.11
0.30	0.44	0.22	0.32	0.77	2.70	2.42	3.75	15.65	38.75	117.49	463.02
0.68	1.74	4.56	4.31	16.74	39.62	81.00	146.59	388.86	787.44	1815.76	3930.97
0.00	0.00	0.00	0.00	0.00	0.00	0.20	0.23	0.57	0.00	0.64	0.00
0.08	0.26	0.89	0.32	0.51	0.84	1.61	3.28	8.82	18.39	56.52	148.12
0.45	2.09	4.67	5.78	14.44	18.88	21.16	29.32	49.78	93.54	162.59	287.96
0.00	0.17	0.22	0.42	1.41	2.53	3.22	4.46	9.67	16.83	36.84	59.04
0.00	0.00	0.11	0.00	0.38	0.00	0.20	0.23	1.14	0.00	1.91	6.21
0.00	0.09	0.11	0.11	0.64	0.34	0.40	0.47	2.28	6.65	11.43	23.82
0.45	1.74	3.22	3.47	8.82	11.97	10.28	15.71	22.47	38.75	37.47	48.68
0.00	0.09	1.00	1.79	3.19	4.05	7.05	8.44	14.22	31.31	74.94	150.20
0.45	0.96	1.00	0.74	1.28	1.18	2.62	3.28	6.54	9.39	18.42	26.93
1.36	2.01	3.56	3.05	6.26	7.42	10.68	15.95	18.21	28.96	40.65	78.72
0.53	0.70	1.33	2.00	3.45	3.71	5.44	9.85	11.09	16.44	22.23	50.76
0.83	1.31	2.22	1.05	2.81	3.71	5.24	6.10	7.11	12.52	18.42	27.97
0.98	1.40	0.11	0.11	0.00							
0.98	1.40	0.11	0.11	0.00							
0.08	0.00	0.00	0.00	0.00							
0.15	0.17	0.00	0.00	0.00							
0.00	0.00	0.00	0.00	0.00							
0.53	0.96	0.00	0.11	0.00							
0.00	0.09	0.00	0.00	0.00							
0.00	0.09	0.00	0.00	0.00							
0.00	0.00	0.00	0.00	0.00							
0.00	0.00	0.00	0.00	0.00							
0.30	0.35	0.56	0.21	0.38	0.17	0.20	0.00	0.00	1.57	1.27	1.04
0.15	0.26	0.56	0.11	0.13	0.17	0.20	0.00	0.00	0.39	0.64	0.00
0.15	0.09	0.00	0.11	0.26	0.00	0.00	0.00	0.00	1.17	0.64	1.04
0.30	0.79	1.45	1.26	1.28	1.18	2.01	2.81	7.68	10.18	27.31	107.73
0.30	0.44	0.89	1.58	2.04	2.70	4.03	7.51	15.65	43.05	179.73	1531.99
16.36	28.88	38.36	25.75	44.73	57.32	67.09	64.03	97.85	148.33	272.46	601.82
2.95	5.32	8.67	7.46	10.61	10.96	15.51	15.71	13.94	10.96	12.70	14.50
2.05	3.75	4.67	4.41	6.13	9.10	8.26	4.69	10.53	11.35	14.61	21.75
0.91	1.40	1.67	1.16	1.92	1.69	3.02	3.52	1.42	5.48	7.62	3.11
0.61	1.22	2.00	1.05	3.71	4.05	5.24	7.27	16.50	30.14	91.45	290.03
0.15	0.26	0.11	0.00	0.13	0.51	0.20	0.47	1.99	3.13	7.62	13.47
2.27	2.97	3.89	1.58	3.32	6.24	4.84	6.33	9.10	13.31	13.97	32.11
1.29	2.18	4.23	1.37	3.19	4.72	5.84	7.27	13.65	20.35	41.92	65.26
0.15	0.79	0.44	0.32	0.38	0.84	1.81	0.47	0.85	0.78	2.54	0.00
0.00	0.26	0.44	0.11	0.26	0.17	0.40	0.23	0.57	1.57	1.91	2.07
0.00	0.00	0.11	0.00	0.13	0.00	0.00	0.00	0.00	0.00	0.00	1.04
0.15	0.17	0.22	0.32	0.64	0.17	0.20	0.00	0.57	0.39	0.64	1.04
0.98	2.27	1.45	1.58	2.17	2.19	2.62	4.22	5.69	13.70	36.20	114.98
4.39	7.85	9.90	6.20	11.89	16.02	19.14	13.60	22.76	36.40	41.28	42.47
0.45	0.44	0.56	0.21	0.26	0.67	0.00	0.23	0.28	0.78	0.00	0.00

十一、卫 生 监 督

简要说明

一、本篇反映我国卫生监督、监测及行政执法情况。主要包括食品卫生、公共场所卫生、化妆品卫生、生活饮用水卫生、职业卫生、放射卫生等监督、监测、行政执法情况及传染病防治、医疗卫生、采供血卫生监督执法情况。

二、本篇数据来源于2008年卫生监督统计年报。

三、除在表下方标明所缺省份外，其他数据包括全国31个省、自治区、直辖市数据。

主要指标解释

卫生监督户次 即卫生监督的生产、经营企业的户次数。

卫生监测合格率 即卫生抽样监测合格件数/监测件数×100%。

11-1　2008年建设项目卫生审查情况

专业类别	建设项目数(个)				投资规模(万元)	选址(预评价)卫生审查		设计卫生审查		竣工验收	
	合计	新建	改建	扩建		通过	未通过	通过	未通过	通过	未通过
总计	**409791**	**349311**	**45564**	**14916**	**303653576**	**310445**	**5513**	**3E+05**	**10348**	**328242**	**10107**
食品卫生	263002	215789	36795	10418	43960278	203234	4580	2E+05	8672	215553	8390
公共场所卫生	109905	100805	6538	2562	28202790	97155	534	99191	1262	101249	1197
化妆品卫生	517	292	177	48	34382	417	6	449	1	469	14
生活饮用水卫生	4146	3306	345	495	4187302	2332	86	2950	55	2946	73
职业卫生	24059	22361	735	963	193865779	3056	221	3474	220	3120	281
放射卫生	4924	4016	769	139	4659015	3404	71	3298	64	3596	114
其他	3238	2742	205	291	28744029	847	15	2240	74	1309	38

11-2-1　2008年食品卫生被监督单位情况

单位类别	单位数	职工总数(人)	从业人员数(人)	持健康证明人数(人)	有效卫生许可证(份)	卫生许可证	
						新发	变更
总计	**5838649**	**23708768**	**20831273**	**20414846**	**5915209**	**2018002**	**166773**
生产加工单位	350411	3946793	3423455	3362046	364052	109909	12619
经营(销售)单位	3352606	6542065	6220003	6098995	3382447	1189471	82443
餐饮业和集体用餐配送单位	2033817	12969302	10966183	10735193	2064975	684862	69618
餐饮业	2030563	12856343	10919838	10689171	2061604	683863	69497
餐馆	896685	6858311	6533241	6399635	911286	297601	33644
小吃店	709396	2073385	2010422	1956439	715987	256905	22033
快餐店	170894	776530	741597	723001	173657	63036	6513
食堂小计	253588	3148117	1634578	1610096	260674	66321	7307
学校	140838	1458885	980218	969280	146594	32587	4532
工地	16132	101502	58950	57533	16313	8531	195
其他	96618	1587730	595410	583283	97767	25203	2580
集体用餐配送单位	3254	112959	46345	46022	3371	999	121
其他单位	101815	250608	221632	218612	103735	33760	2093

注：本表不包括上海。以下3表同。

11-2-1　续表

单位类别	发放情况(份)		量化分级管理等级评定情况			
	延续	注销	合计	A级	B级	C级
总计	**2053331**	**153721**	**2629305**	**24943**	**253191**	**2351171**
生产加工单位	147859	9652	141268	3521	18548	119199
经营(销售)单位	1143039	75728	936255	1568	60218	874469
餐饮业和集体用餐配送单位	735871	63858	1541848	19822	173714	1348312
餐饮业	734443	63780	1539208	19538	126479	1346667
餐馆	324607	28312	703801	9190	91691	602920
小吃店	248182	23605	509315	1238	24693	483114
快餐店	63214	6172	125630	924	10095	114611
食堂小计	98440	5691	200462	8186	46254	146022
学校	61907	1927	117439	6397	28936	82106
工地	3285	1389	6999	34	599	6366
其他	33248	2375	76024	1755	16719	57550
集体用餐配送单位	1428	78	2640	284	711	1645
其他单位	26562	4483	9934	32	711	9191

11-2-2　2008年食品生产经营单位经常性监督监测情况

单位类别	卫生监督			餐具消毒监测		
	监督户次数	合格户次数	合格率(%)	监测件数	合格件数	合格率(%)
总计	**16394144**	**14960499**	**91.3**	**8259083**	**6990673**	**84.6**
生产加工单位	1027240	932235	90.8			
经营(销售)单位	7144976	6704741	93.8			
餐饮业和集体用餐配送单位	8040911	7162337	89.1	8224066	6959654	84.6
餐饮业	7998509	7122093	89.0	8202688	6940426	84.6
餐馆	3682598	3320709	90.2	4203122	3595655	85.6
小吃店	2709139	2368174	87.4	2051861	1676370	81.7
快餐店	679378	597446	87.9	762546	629425	82.5
食堂小计	927394	835764	90.1	1185159	1038976	87.7
学校	580324	528478	91.1	812695	713538	87.8
工地	56389	45305	80.3	58182	50078	86.1
其他	290681	261981	90.1	314282	275360	87.6
集体用餐配送单位	42402	40244	94.9	21378	19228	89.9
其他单位	181017	161186	89.0	35017	31019	88.6

11-2-3　2008年食品抽样监测情况

食品分类	合计			生产加工业			经营和餐饮服务		
	监测件数	合格件数	合格率(%)	监测件数	合格件数	合格率(%)	监测件数	合格件数	合格率(%)
总计	**1150766**	**1053990**	**91.6**	**321089**	**297466**	**92.6**	**829677**	**756524**	**91.2**
粮食及其制品	96732	90955	94.0	36169	34342	95.0	60563	56613	93.5
肉及肉制品	175667	153930	87.6	50316	45098	89.6	125351	108832	86.8
乳和乳制品	42585	40027	94.0	9899	9224	93.2	32686	30803	94.2
蛋及蛋制品	16706	15618	93.5	6989	6468	92.6	9717	9150	94.2
糖及糖果制品	26100	24942	95.6	9177	8665	94.4	16923	16277	96.2
冷冻饮品	37882	34577	91.3	10563	9438	89.4	27319	25139	92.0
(软)饮料	58145	54098	93.0	14304	12812	89.6	43841	41286	94.2
酒类	56296	55049	97.8	21435	20844	97.2	34861	34205	98.1
焙烤食品	124595	115205	92.5	62537	58199	93.1	62058	57006	91.9
水产品	20185	18966	94.0	5084	4717	92.8	15101	14249	94.4
豆制品	34316	31043	90.5	16098	14590	90.6	18218	16453	90.3
调味品	60922	57558	94.5	12194	11339	93.0	48728	46219	94.9
果蔬制品	19468	18245	93.7	4630	4257	91.9	14838	13988	94.3
罐头	12964	12543	96.8	3778	3702	98.0	9186	8841	96.2
茶叶	15483	15061	97.3	5114	4989	97.6	10369	10072	97.1
食用油脂	48893	46816	95.8	12120	11568	95.5	36773	35248	95.9
酱腌菜	19279	17768	92.2	6981	6399	91.7	12298	11369	92.5
婴幼儿食品	11792	11316	96.0	1186	1112	93.8	10606	10204	96.2
保健食品	11020	10561	95.8	2471	2344	94.9	8549	8217	96.1
新资源食品	387	367	94.8	152	141	92.8	235	226	96.2
食品添加剂	6856	6568	95.8	2041	1976	96.8	4815	4592	95.4
其他	254493	222777	87.5	27851	25242	90.6	226642	197535	87.2

11-2-4　2008年食品卫生监督处罚案件(件)

指标	总计	生产加工单位	经营/销售单位	餐饮业和集体用餐配送单位									其他
				合计	餐饮业							集体用餐配送单位	
					餐馆	小吃店	快餐店	食堂					
								小计	学校	工地	其他		
案件数	**276626**	**20912**	**65771**	**187748**	**95504**	**56691**	**14301**	**20808**	**14899**	**1248**	**4661**	**444**	**2195**
结案数	268970	20419	64467	181952	92735	55022	13666	20096	14349	1226	4521	433	2132
违法事实													
造成食物中毒事故或其他食源性疾患	2138	187	342	1582	761	315	88	404	244	39	121	14	27
无卫生许可证从事食品生产经营活动	64114	5375	16718	41513	18926	13397	3849	5260	3071	577	1612	81	508
食品生产经营过程不符合卫生要求	100950	7107	12444	80591	41607	24315	5793	8680	6621	452	1607	196	808
生产经营禁止生产经营的食品	16117	1467	8500	6048	3704	1183	311	803	614	22	167	47	102
生产经营不符合营养、卫生标准专供婴幼儿的主辅食品	1203	54	516	608	325	158	40	84	77	2	5	1	25
生产经营或使用不符卫生标准(规定)的食品用产品	7134	611	1580	4849	2738	1311	320	469	379	7	83	11	94
未经审批生产经营具有特定保健功能食品或该食品说明书内容虚假	6537	525	2884	3102	1746	932	173	247	173	14	60	4	26
定型包装食品和食品添加剂包装标识或产品说明书不符要求	7041	598	4020	2386	1390	372	181	425	325	19	81	18	37
生产经营人员未取得健康证明或有碍疾病未按规定调离	80598	6153	20283	53585	28069	16686	4129	4591	3216	246	1129	110	577
其他违法行为	14418	831	3512	9969	5197	2299	714	1715	1321	66	328	44	106
处罚程序													
简易程序	147025	9250	36226	100196	47757	35483	6586	10231	7301	645	2285	139	1353
一般程序	121945	11169	28241	81756	44978	19539	7080	9865	7048	581	2236	294	779
其中：听证	5204	741	1073	3362	2015	631	369	344	265	16	63	3	28
处罚决定													
责令改正	141369	10363	33572	96222	49341	28824	6632	11156	8024	633	2499	269	1212
警告	63810	4666	12849	45771	24522	12143	3539	5395	3810	285	1300	172	524
罚款	191110	15166	46109	128614	68164	35510	9870	14721	10422	780	3519	349	1221
罚款金额(万元)	18550	2182	3591	12619	7345	2135	808	2232	1440	148	644	99	158
没收违法所得	1332	200	595	530	326	82	59	56	37	3	16	7	7
没收金额(万元)	330.5	34.8	114.7	180.7	146.4	10.3	5.6	16.3	12.4	0.1	3.7	2.1	0.3
责令停止生产经营/使	8944	968	3483	4425	2368	1090	393	562	379	37	146	12	68
公告收回并销毁食品	7183	956	3893	2297	1504	304	207	267	212	4	51	15	37
重量(公斤)	566736	283691	217052	65355	24883	11379	3158	25771	24452	448	872	164	638
取缔	21614	1806	3402	16141	7175	5857	1553	1527	737	193	597	29	265
吊销卫生许可证	628	120	79	425	220	132	41	29	4	2	23	3	4
其他	406	80	99	209	160	23	14	12	6	0	6	0	18
行政复议	326	2	81	242	114	53	12	63	59	0	4	0	1
行政诉讼	12	0	1	11	3	0	0	8	7	0	1	0	0
结案情况													
自觉履行	259474	19856	62397	175351	90045	52456	13013	19408	13821	1174	4413	429	1870
强制执行	5163	324	1237	3591	1428	1453	435	272	222	6	44	3	11
不作行政处罚	4333	239	833	3010	1262	1113	218	416	306	46	64	1	251

11-3-1　2008年公共场所卫生被监督单位情况

指标	总计	住宿场所	沐浴场所	游泳场所	美容美发场所	候车(机、船)场所	其他
单位数(户)	**999834**	**235163**	**66127**	**7332**	**524883**	**3260**	**163069**
职工总数(人)	5988257	1809932	541171	70124	1736222	77150	1753658
从业人员数(人)	5077847	1435342	465723	52217	1521157	49295	1554113
持健康合格证明人数(人)	4920858	1396345	452221	51409	1464343	47437	1509103
有集中空调通风系统	47088	19696	4601	757	11935	374	9725
有效卫生许可证(份)	1005779	236836	66804	7368	527567	3318	163886
卫生许可证发放情况(份)							
新发	321170	75572	20125	1888	168111	907	54567
变更	34561	8085	2272	315	17369	57	6463
延续	374838	96096	28662	3110	192695	1654	52621
注销	29750	4080	1775	126	17156	28	6585
量化分级管理等级评定情况							
合计	155429	44875	11929	2251	77071	342	18961
A级	3195	1432	372	345	797	8	241
B级	27837	8194	2768	1064	12774	82	2955
C级	119281	33768	7846	767	61000	247	15653
D级	5116	1481	943	75	2500	5	112

11-3-2　2008年公共场所经常性卫生监督监测情况

指标	总计	住宿场所	沐浴场所	游泳场所	美容美发场所	候车(机/船)场所	其他
卫生监督户次数	2446233	608421	174699	23933	1290924	10935	337321
合格率(%)	90.9	91.9	90.1	90.3	90.2	93.8	92.4
卫生监测样品数	3689559	1546583	402995	58662	1060637	27486	593196
用品	2072021	882158	242177	17709	739066	8139	182772
非用品	1617538	664425	160818	40953	321571	19347	410424
卫生监测合格率(%)	92.9	93.0	93.3	87.2	92.9	91.8	92.8
用品	92.5	93.1	92.9	88.5	92.2	88.2	91.1
非用品	93.3	92.7	93.9	86.7	94.5	93.2	93.6

11-3-3　2008年公共场所卫生监督处罚案件(件)

指标	总计	住宿场所	沐浴场所	游泳场所	美容美发场所	候车(机/船)场所	其他
案件数	**42214**	**10780**	**3981**	**646**	**21124**	**39**	**5644**
结案数	40865	10546	3788	636	20307	38	5550
违法事实							
未取得卫生许可证或超出许可范围开展经营活动	11753	2560	1072	117	6438	8	1558
未建立卫生管理制度、设立卫生管理组织或配备卫生管理人员	4464	1156	464	35	2326	5	478
从业人员未进行卫生知识培训或培训不合格	4767	1417	358	68	2506	8	410
违反从业人员健康管理的有关规定	12450	2774	1505	82	6367	7	1715
水质、空气质量、用品用具、采光、照明、噪声不符合国家卫生标准或卫生要求	3677	1415	216	310	1454	1	281
缺少相应的清洗消毒场所和卫生设施、设备	4448	1118	461	41	2233	2	593
违反公共场所禁烟的有关规定	703	203	41	8	116	5	330
提供或使用的健康相关产品不符合卫生要求	744	212	88	5	318	6	115
发生传染病和公众健康危害事故	872	287	20	6	352		207
其他违法行为	1230	301	119	11	540	1	258
健康危害事故							
受害人数	57	14	23	7	1		12
死亡人数							
处罚程序							
简易程序	24624	6715	2041	447	11860	28	3533
一般程序	16241	3831	1747	189	8447	10	2017
其中：听证	228	26	9	1	121	4	67
处罚决定							
责令限期改正	17100	4650	1684	243	8210	22	2291
警告	14177	3810	1201	266	6814	12	2074
罚款	24886	6030	2536	363	12652	17	3288
罚款金额(万元)	1137	285	166	16	472	3	195
取缔	396	75	47	9	242		23
责令停止营业	221	71	13	6	110		21
吊销卫生许可证	7	3	1		3		
其他	58	2		1	53		2
行政复议	50	19	5	1	22	1	2
行政诉讼	4	1			3		
结案情况							
自觉履行	39358	10179	3628	626	19434	35	5456
强制执行	748	111	55	2	513		67
不作行政处罚	759	256	105	8	360	3	27

11-4-1　2008年饮用水卫生(供水)被监督单位情况

单位类别	单位数(户)	职工总数(人)	从业人员(人)	持健康合格证明人数(人)	有效卫生许可证(份)	卫生许可证发放情况(份)			
						新发	变更	延续	注销
总计	**67286**	**1987365**	**313331**	**298614**	**53112**	**12245**	**949**	**24106**	**627**
集中式供水单位	30211	828734	160695	148757	30649	5426	455	13239	399
市政	4109	299610	89457	83473	4297	607	115	2552	28
乡镇	16988	71948	45086	40403	17193	2776	201	7624	263
自建	9114	457176	26152	24881	9159	2043	139	3063	108
二次供水单位	37075	1158631	152636	149857	22463	6819	494	10867	228

11-4-2　2008年饮用水卫生(涉水产品)被监督单位情况

单位类别	单位数(户)	职工总数(人)	从业人员数(人)	产品品种数
总计	**2836**	**128245**	**61104**	**4036**
输配水设备单位	2072	98335	47440	3084
防护材料单位	37	1422	324	39
水处理材料单位	91	5955	4470	112
化学处理剂单位	396	15075	5347	460
水质处理器单位	240	7458	3523	341

11-4-3　2008年饮用水经常性卫生监督监测情况

单位类别	卫生监督		卫生监测							
	户次数	合格率(%)	合计		水源水		出厂水		末梢水	
			样品数	合格率(%)	样品数	合格率(%)	样品数	合格率(%)	样品数	合格率(%)
合计	**253754**	**85.7**	**375406**	**88.6**	**74120**	**87.2**	**78577**	**88.1**	**222709**	**89.3**
集中式供水	176438	83.3	311193	87.8	64671	86.3	71475	87.6	175047	88.4
市政	38373	94.7	168808	93.4	25824	91.6	29244	94.7	113740	93.5
乡镇	81612	84.6	106579	81.1	27705	84.0	33295	82.0	45579	78.6
自建	56453	73.8	35806	81.1	11142	79.7	8936	85.5	15728	79.6
二次供水	77316	90.9	64213	92.9	9449	93.1	7102	92.7	47662	92.9

11-4-4　2008年涉水产品抽样监测情况

类别	监测件数	合格件数	合格率(%)
总 计	**3194**	**3007**	**94.2**
输配水设备单位	1113	1050	94.3
防护材料单位	309	299	96.8
水处理材料单位	476	466	97.9
化学处理剂单位	840	799	95.1
水质处理器单位	456	393	86.2

11-4-5 2008年饮用水卫生监督处罚案件(件)

指标	总计	集中式供水				二次供水	涉水产品
		合计	市政	乡镇	自建		
案件数	**2341**	**1482**	**172**	**933**	**377**	**722**	**137**
结案数	2213	1384	171	852	361	703	126
违法事实							
违反供、管水人员健康管理有关规定	583	387	41	264	82	196	
影响饮用水水源保护区水质卫生	93	77	11	50	16	16	
新改扩建项目未经选址、设计审查和竣工验收	90	61	7	38	16	29	
未取得卫生许可证	767	527	35	326	166	240	
生产或者销售无卫生许可批件的涉水产品	110						110
生活饮用水不符合卫生标准	702	511	80	331	100	191	
其他违法行为	240	105	19	58	28	119	16
处罚程序							
简易程序	1163	813	69	566	178	333	17
一般程序	1050	571	102	286	183	370	109
其中：听证	15	13	4	5	4	1	1
处罚决定							
责令限期改进	1437	973	120	626	227	423	41
罚款	1267	733	98	432	203	423	111
罚款金额(万元)	262.13	123.5	29.25	52.43	41.82	75.89	62.75
其他	96	48	3	10	35	48	
行政复议	2	2	1	1			
行政诉讼							
结案情况							
自觉履行	2099	1284	163	776	345	689	126
强制执行	24	21	3	12	6	3	
不作行政处罚	90	79	5	64	10	11	

11-5-1　2008年化妆品卫生被监督单位情况

产品类别	单位数(户)	职工总数(人)	从业人员数(人)	持健康证明人数(人)	生产车间空气净化装置(个)	有检验室数(个)	有效卫生许可证(份)	卫生许可证发放情况(份)			
								新发	变更	延续	注销
总计	**1621**	**40675**	**22312**	**21845**	**428**	**1671**	**1749**	**183**	**78**	**283**	**67**
普通化妆品	1235	28650	14841	14563	272	1305	1363	159	61	227	62
特殊用途化妆品	62	1061	689	678	18	56	62	3	3	8	3
普通和特殊用途化妆品	324	10964	6782	6604	138	310	324	21	14	48	2

注:本表不包括北京、上海、广东。以下2表同。

11-5-2　2008年化妆品经常性卫生监督监测情况

产品类型	合计		生产加工企业		经营销售单位	
	样品数	合格率(%)	样品数	合格率(%)	样品数	合格率(%)
卫生监督	**168882**	**93.8**	**4484**	**92.9**	**164398**	**93.9**
卫生监测	30510	95.7	4405	98.6	26105	95.2
国产	28256	95.8	4287	98.7	23969	95.2
普通化妆品	23127	96.0	3899	98.6	19228	95.5
特殊用途化妆品	5129	94.6	388	99.0	4741	94.2
进口	2254	95.2	118	97.5	2136	95.1
普通化妆品	1589	95.7	99	97.0	1490	95.6
特殊用途化妆品	665	94.1	19	100.0	646	94.0

注：卫生监督系户次数。

11-5-3　2008年化妆品卫生监督处罚案件(件)

指标	总计	化妆品生产单位	化妆品经营单位
案件数	**2702**	**37**	**2665**
结案数	2678	37	2641
违法事实			
未取得卫生许可证擅自生产化妆品	11	11	
生产或经营未取得批准文号的特殊用途化妆品	884	6	878
使用化妆品禁用原料或未经批准的化妆品新原料	107	2	105
进口或销售未经批准或检验的进口化妆品	250		250
生产或销售不符合国家卫生标准或要求的化妆品	347	11	336
违反化妆品生产人员健康管理的有关规定	1	1	
涂改、转让、伪造、倒卖卫生许可证、卫生审查批件或批准文号	78		78
化妆品生产企业不符合卫生要求	4	4	
标签标识不符合规定	814	2	812
其他违法行为	340	1	339
处罚程序			
简易程序	1666	10	1656
一般程序	1012	27	985
其中：听证	34		34
处罚决定			
责令限期改进	1004	12	992
警告	754	8	746
罚款	1675	26	1649
罚款金额(万元)	195.4	27.9	167.5
没收产品	948	16	932
没收产品的重量(公斤)	9916	2854	7062
没收违法所得	491	18	473
没收金额(万元)	46.6	10.2	36.4
责令停止生产经营	224	5	219
行政复议	1		1
行政诉讼			
结案情况			
自觉履行	2633	37	2596
强制执行	16		16
不作行政处罚	29		29

11-6-1　2008年消毒产品被监督单位情况

产品类别	单位数（户）	职工总数（人）	从业人员数（人）	有检验室数	有效卫生许可证（份）	卫生许可证发放情况（份）			
						新发	变更	延续	注销
总计	**4803**	**162764**	**66209**	**2876**	**4835**	**813**	**275**	**664**	**712**
消毒剂、消毒器械	1255	57544	16385	1026	1264	186	78	181	201
消毒剂	938	38447	11890	782	947	137	66	140	156
消毒器械	297	18692	4236	228	297	43	10	40	42
生物指示物	3	63	51	3	3	1	1		2
化学指示物	9	147	84	7	9	2	1	1	1
灭菌包装物	8	195	124	6	8	3			
卫生用品	3548	105220	49824	1850	3571	627	197	483	511
妇女经期用	622	20917	12688	326	622	68	44	86	96
尿布等排泄物用	149	3373	1950	66	150	35	7	10	26
皮肤、粘膜用	1190	23959	10514	839	1205	229	68	141	139
隐形眼镜护理用	14	1770	687	9	14			2	1
其他	1573	55201	23985	610	1580	295	78	244	249

11-6-2　2008年消毒产品经常性卫生监督监测情况

产品名称	合计		生产加工企业		经营销售单位		医疗卫生机构	
	监测样品数	合格率（%）	监测样品数	合格率（%）	监测样品数	合格率（%）	监测样品数	合格率（%）
卫生监督	**401655**	**94.2**	**11003**	**91.4**	**110230**	**94.5**	**280422**	**94.1**
卫生监测总计	460666	94.9	10805	97.6	25411	95.0	424450	94.8
消毒剂、消毒器械	426063	94.8	4547	97.0	9378	94.8	412138	94.8
消毒剂	227646	95.1	3463	97.1	6775	94.0	217408	95.1
消毒器械	131055	93.6	483	97.1	1569	96.6	129003	93.5
生物指示物	20223	95.3	15	100.0	208	99.0	20000	95.3
化学指示物	6439	95.9			197	95.9	6242	95.9
灭菌包装物	40700	96.8	586	96.4	629	98.1	39485	96.8
卫生用品	34603	95.6	6258	97.9	16033	95.0	12312	95.1
妇女经期用	9324	97.5	2202	98.8	6469	97.1	653	97.4
尿布等排泄物用	3995	97.5	555	98.2	3098	97.4	342	97.7
皮肤、粘膜用	9584	93.2	1114	97.7	3533	92.0	4937	93.0
隐形眼镜护理用	1301	92.3	30	100.0	855	89.4	416	97.8
其他	10399	95.7	2357	97.2	2078	92.5	5964	96.2

注：卫生监督系户次数。

11-7-1　2008年职业卫生技术机构被监督单位情况

指标	合计	职业卫生技术服务机构	职业健康检查机构	职业病诊断机构
机构数(个)	2530	888	1318	324
职工总数(人)	390904	80746	225654	84504
业务人员数(人)	158732	42880	90346	25506
其中：专业技术人数(人)	76904	22017	45402	9485
内：取得相应资格人数(人)	26510	8420	15099	2991
有效资质证数 (份)	4707	1643	2531	533
机构资质证发放情况(份)				
新发	640	212	361	67
变更	143	71	56	16
延续	933	374	416	143
注销	58	7	44	7
批准的职业卫生技术服务的业务范围				
建设项目职业病危害评价资质等级				
甲等	40	40		
乙等	353	353		
职业病危害因素检测与评价	860	860		
化学品毒性鉴定资质等级				
甲等	3	3		
乙等	6	6		
丙等				
丁等	2	2		
放射卫生防护检测与评价	286	286		
职业病防护设施与防护用品的效果评价				
放射防护器材和含放射性产品检测	6	6		

11-7-2　2008年职业卫生被监督单位情况

指标	合计	煤炭	石油和天然气	石化	电力	核工业	金属	机械
机构数(个)	220297	12597	1675	9318	2109	25	12352	20484
职工总数(人)	32024118	3296479	895607	519980	732182	30373	2757640	3950712
职业病危害因素接触总人数(人)	11428704	1904224	200578	279666	273454	10794	1227165	1155527
粉尘类	5232079	1624162	24846	41122	120513	1752	674200	472392
其中:矽尘	951112	391811	1672	1654	19177	320	138440	68814
放射性物质类	84660	20004	2501	1390	1774	7101	11044	8416
化学物质类	2942343	46540	106211	161978	21765	747	191159	179483
其中:高毒	670074	5441	4466	50807	4600	315	49357	42905
物理因素类	3118478	212544	67012	75073	129202	1194	349451	493766
其中:噪声	2110509	156888	50052	44339	80796	897	212457	360831
生物因素类	51144	974	8	103	200	0	1311	1470
职业健康监护档案建立情况								
全部建立	85039	5728	870	8611	909	17	4555	8335
部分建立	58272	3440	295	358	381	3	3592	6024
职业健康检查								
应检人数(人)	10000691	1591972	195527	258761	241838	7754	1066421	1034437
实检人数(人)	5903120	1061494	177961	219410	175520	6212	656868	638141
检出疑似职业病	33541	11498	209	872	959	32	7515	2512
检出职业禁忌或健康损害	60619	10454	361	1070	934	6	6888	6510
职业卫生培训								
培训法定代表人	91682	5739	756	822	1014	19	6629	10525
培训劳动者	95363	5680	876	8614	1008	19	5833	10232
应急措施								
有应急预案	84380	5737	1113	829	1136	21	5866	8737
应急装备完备	49943	3630	656	640	786	13	3038	5057
应急装备不完备	59729	2754	405	301	372	5	3777	6121

11-7-2 续表

电子	化工	医药	建材	交通	铁道	水利	农业	轻工	森林工业	纺织	其他
11737	17910	4036	22993	862	113	270	849	43059	810	7881	51217
3101451	2367847	615672	1821714	333802	196112	28288	66807	5175768	109187	1591416	4433081
535919	1054875	151613	901416	88391	33109	8789	27026	1259373	59050	780909	1476826
62163	195732	35767	630898	48688	16466	2039	12651	332715	18797	356807	560369
2198	25420	2554	151371	21439	5088	182	4978	23781	450	20407	71356
3110	2761	6548	3795	156	130	150	293	3525	160	110	11692
328707	704240	75057	64224	20488	4348	1779	7753	586185	11892	36562	393225
79330	160821	13901	12561	5363	1077	827	1096	156382	7268	4391	69166
141576	149466	32718	192632	18985	12165	4608	4994	333443	11862	383578	504209
86830	91165	18105	128567	11767	5557	3914	3185	239331	9466	318217	288145
363	2676	1523	9867	74	0	213	1335	3505	16339	3852	7331
5375	8996	1987	6861	367	95	123	387	10415	180	2547	18681
3524	4308	733	5510	192	13	56	183	13766	248	2072	13574
468002	949610	135983	769035	83818	24704	8362	24268	1191800	51910	656713	1239776
332648	609018	104738	346835	61527	17765	5031	15936	579900	13595	232131	648390
512	2400	313	2836	66	71	50	13	1962	2	525	1194
4332	6115	498	3262	925	113	8	163	11674	7	1176	6123
4485	8544	1859	9279	359	49	129	472	14819	356	3455	22372
4558	9136	1820	8398	395	70	110	539	14164	297	2977	20637
4430	10350	2209	8059	385	88	128	524	12882	313	2961	18612
2420	6945	1483	4344	298	79	41	305	6211	163	1697	12137
3215	4611	786	6407	250	5	95	314	12697	260	2514	14840

11-7-3　2008年职业卫生监督处罚案件(件)

指标	合计	用　人									
		小计	煤炭	石油和天然气	石化	电力	核工业	金属	机械	电子	化工
案件数	7652	7382	950	106	59	67		516	904	366	566
结案数	7295	7059	917	106	59	68		503	844	356	537
违法事实											
违反建设项目职业病危害评价制度有关规定	1114	1094	145	10	21	16		135	159	34	98
未按照规定组织职业健康检查	4310	4144	663	71	32	49		285	482	174	329
未建立职业健康监护档案或未将检查结果如实告知劳动者	1978	1953	293	26	10	18		104	185	30	164
用人单位或医疗卫生机构未按规定报告职业病和疑似职业病	86	77	6		1	1		1	15	1	14
用人单位违法造成劳动者生命健康的严重损害	34	34	1					3	2	3	6
未取得资质认证擅自从事职业卫生技术服务	3										
未经批准擅自从事职业健康检查或职业病诊断	2										
超出资质认证或批准范围从事职业卫生技术服务或职业健康检查和职业病诊断	4										
出具虚假证明文件	2										
收受当事人的财物或其他好处											
其他违法行为	1791	1758	28		12	3		154	285	210	107
处罚程序											
简易程序	4733	4557	641	92	47	49		306	456	247	344
一般程序	2562	2502	276	14	12	19		197	388	109	193
其中：听证	259	254	22	3	1	2		27	27	26	23
处罚决定											
责令限期改正	4583	4428	398	93	33	30		357	612	305	322
警告	5588	5478	587	74	45	59		396	693	340	447
罚款	1451	1432	234	15	9	11		105	166	62	118
罚款金额(万元)	2505.0	2480.1	269.0	42.8	15.6	12.0		243.9	249.8	196.3	225.3
没收违法所得	3	1									
没收金额(万元)											
其他	18	18	10					1			1
行政复议	27	25	4			2		4	1		3
行政诉讼	9	9				1		1		1	1
结案情况											
自觉履行	6798	6675	811	101	59	65		481	784	353	518
强制执行	153	153	22	4		1		21	49	2	11
不作行政处罚	344	231	84	1		2		1	11	1	8

11-7-3 续表

单位										职业卫生技术服务机构	职业健康检查机构	职业病诊断机构	职业病诊断鉴定成员	其他
医药	建材	交通	铁道	水利	农业	轻工	森林工业	纺织	其他					
101	927	81	3	5	90	1105	60	192	1285	5	12			253
99	864	73	3	4	90	1060	51	183	1242	5	9			222
43	94	9				138	1	19	173					20
50	487	47	2	4	86	607	19	100	657					166
7	351	9		1	2	217	4	76	456					25
3	23					4			8		1			8
	1					11	2		5					
										3				
											1			1
										2	2			
														2
28	126	35	2	1	8	367	32	30	330	2	5			26
57	604	38	1		6	664	20	133	852	5	1			170
42	260	35	2	4	84	396	31	50	390		8			52
4	22					45	3	5	44		1			4
73	470	61	3	4	8	654	34	124	847	2	5			148
89	592	48	3	3	14	902	48	134	1004	4	6			100
21	151	1		3	82	176	28	39	211		6			13
48.2	302.5	5.0		6.0	28.7	423.8	44.1	40.5	326.2		3.4			21.5
1											2			
						4			2					
	2			1	1	3	1		3	2				
	1			1				1	2					
97	796	71	3	4	89	1021	50	176	1196	5	9			109
1	12				1	8	1	2	18					
1	56	2				31		5	28					113

11-8-1　2008年放射卫生被监督单位情况

指标	合计	医用辐射单位	非医用辐射单位
单位数(户)	47606	44215	3391
职工总数(人)	6685521	4137773	2547748
放射工作人员数(人)	215080	179745	35335
持有效放射工作人员证数(份)	161082	139603	21479
有效放射诊疗许可证(份)	47968	47968	0
放射诊疗许可证发放情况(份)			
新发	12927	12927	0
变更	1196	1196	0
延续	16725	16725	0
注销	439	439	0
职业健康检查应检人数(人)	193137	163097	30040
实检人数	169694	142310	27384
其中：检出疑似放射病病人数	246	237	9
检出职业禁忌或健康损害人数	1378	1175	203
个人剂量应监测人数(人)	200896	166456	34440
实监测人数	167751	138549	29202
其中：超标人数	1303	1188	115

11-8-2　2008年放射卫生监督处罚案件(件)

指标	总计	医用辐射单位	非医用辐射单位
案件数	2890	2818	72
结案数	2804	2733	71
违法事实			
未取得放射诊疗许可从事放射诊疗工作的	1231	1231	
未办理诊疗科目登记或者未按照规定进行校验的	181	181	
未经批准擅自变更放射诊疗项目或超出批准范围从事放射诊疗工作的	68	68	
使用不具备相应资质的人员从事放射工作的	217	217	
违反建设项目职业病危害评价制度的有关规定	201	191	10
购置\使用不合格或按规定应淘汰的放射诊疗设备	78	78	
未按照规定使用安全防护装置和个人防护用品的	382	375	7
未按规定对放射工作人员进行健康检查并建立健康档案	436	409	27
未按规定对放射工作人员进行个人剂量检测并建立个人剂量档案	569	532	37
发生放射事件并造成人员健康严重损害	40	39	1
发生放射事件未立即采取应急救援和控制措施或未按照规定及时报告的	9	9	
其他违法行为	201	196	5
处罚程序			
简易程序	1819	1753	66
一般程序	985	980	5
其中：听证	16	16	
处罚决定			
责令限期改正	1805	1751	54
警告	1682	1619	63
罚款	1077	1071	6
罚款金额(万元)	237.7	236.5	1.2
吊销许可证	6	6	
其他	17	16	1
行政复议	3	3	
行政诉讼			
结案情况			
自觉履行	2542	2476	66
强制执行	24	24	
不作行政处罚	238	233	5

11-9 2008年医疗卫生监督处罚案件

指标	总计	医疗					
		合计	医院	妇幼保健院	社区卫生服务机构	卫生院	疗养院
案件数(件)	104467	69721	5307	240	2643	3179	15
结案数(件)	97296	67403	5108	227	2475	3092	15
违法事实(件)							
未取得执业许可证擅自执业	35818	14951	217	9	150	97	
逾期不校验医疗机构执业许可证	3350	3350	116	14	97	199	
出卖/转让/出借医疗机构执业许可证	2573	2573	242	15	79	212	
诊疗活动超出登记范围	15227	15227	911	38	698	553	2
使用非卫生技术人员	15780	14872	1982	94	781	1314	7
出具虚假证明文件	1092	386	43	1	9	52	
造成、发生医疗事故	924	599	88	4	17	65	
未获许可开展人类辅助生殖技术	1459	1289	58	4	69	81	
以不正当手段、非法取得执业证书	1146						
违反医疗技术规范	945						
未取得资格证或未注册从事医疗工作	2549						
擅自购置、违规使用大型医用设备	248	163	31		9	12	
其他违法行为	21548	18528	1887	76	769	808	7
处罚程序(件)							
简易程序	36563	28893	1630	86	996	1070	6
一般程序	60733	38510	3478	141	1479	2022	9
其中：听证	3631	2046	176	7	111	96	1
处罚决定							
警告(件)	23351	19501	2121	98	738	1186	3
罚款(件)	72189	49159	3667	151	1839	2126	14
罚款金额(万元)	12412.8	8003.5	1504.8	43.1	348.5	443.5	2.9
没收违法所得(件)	1968	918	178	3	37	56	
没收金额(万元)	675.1	447.4	301.8	2.8	8.5	22.4	
没收药品器械(件)	14102	5949	64	1	68	40	
责令停止执业(件)	18608	7282	215	8	73	134	
责令限期补办校验手续(件)	881	864	23	2	14	69	
责令暂停执业活动(件)	147						
取缔(件)	17000	6038	27		35	12	
其他(件)	1745	1523	204	11	66	118	
行政复议(件)	57	33	11				
行政诉讼(件)	14	8					
结案情况(件)							
自觉履行	88968	63309	4901	218	2397	2956	15
强制执行	6245	2647	61	1	13	15	
不作行政处罚	2083	1447	146	8	65	121	

11-9 续表

机构			非医疗机构	卫生技术人员						非卫生技术人员
门诊部	诊所	其他		合计	医师	药师	护士	医技	乡村医生	
4049	42723	11565	24672	6514	1755	180	813	224	3542	3560
3867	41466	11153	22009	5250	1455	80	397	123	3195	2634
456	11156	2866	20401	466	466					
184	2508	232								
188	1713	124								
1062	9730	2233								
1321	7565	1808	908							
36	190	55	74	393	41	26	75	31	220	239
19	324	82	120	169	31		6	5	127	36
69	851	157	170							
				884	53	15	135	16	665	262
				804	67		25	7	705	141
				1008	491	8	130	16	363	1541
18	75	18	85							
922	9762	4297	1006	1561	319	32	26	49	1135	453
1301	17652	6152	4623	2400	366	64	258	79	1633	647
2566	23814	5001	17386	2850	1089	16	139	44	1562	1987
146	1293	216	1301	159	119	2	6	2	30	125
1230	10566	3559	2077	1274	475	35	172	44	548	499
2898	30283	8181	17735	3333	887	29	131	64	2222	1962
825.1	3835.0	1000.8	3376.5	480.5	209.1	4.3	12.3	16.0	238.7	552.3
155	394	95	870	70	50			2	18	110
40.6	55.8	15.6	179.5	22.9	12.3			0.3	10.2	25.2
168	4235	1373	8153							
274	5346	1232	9751	644	272	9	98	2	263	931
48	527	181		17	4			3	10	
				147	80	3	13	5	46	
118	4439	1407	10962							
127	501	496	92	42	9	13	3	1	16	88
	17	5	11	12	4			8		1
	6	2	4	2	2					
3705	38920	10197	18655	4801	1344	68	281	106	3002	2203
82	1761	714	3142	149	18	0	47	3	81	307
80	785	242	212	300	93	12	69	14	112	124

11-10 2008年采供血卫生监督处罚案件(件)

指标	总计	单位									个人			
		合计	血液中心	中心血站	中心血库	脐带血造血干细胞库	其他类型血库	单采血浆站	医疗机构	其他	合计	医务人员	供血(浆)者	其他
案件数	221	195	1	15	9		2	26	136	6	26	1		25
结案数	220	193	1	15	9		2	26	134	6	27	2		25
违法事实														
非法采集、供应、倒卖血液(血浆、脐带血)	4	4		1			1	1	1					
非法组织他人出卖血液	3	3		1					1	1				
血站、医疗机构出售无偿献血的血液	4	4		1					3					
涂改、伪造、转让供浆证件	8	8						1	6	1				
采集供应违反操作规程和制度	28	27	1	5	1		1	6	12	1	1	1		
包装、储运不符国家卫生标准和要求	26	26			2			2	22					
向医疗机构提供不符国家规定标准的血液	12	12		2	3				7					
将不符国家规定标准血液用于患者														
其他违法行为	137	111		5	3		1	17	82	3	26	1		25
处罚程序														
简易程序	142	116		9	6			6	94	1	26	1		25
一般程序	78	77	1	6	3		2	20	40	5	1	1		
其中：听证	2	2						2						
处罚决定														
责令改正	146	120		13	4		1	12	87	3	26	1		25
警告	128	103		4	6			10	80	3	25			25
罚款	57	56	1	2	1		1	23	28		1	1		
罚款金额(万元)	114.6	114.4	0.3	0.6	0.1		26.6	79.2	7.6		0.2	0.2		
停业整顿	1	1					1							
吊销许可证														
取缔														
其他	2	2						1	1					
行政复议														
行政诉讼														
结案情况														
自觉履行	190	163	1	8	8		2	26	112	6	27	2		25
强制执行	3	3		1					2					
不作行政处罚	27	27		6	1				20					

11-11　2008年传染病防治监督处罚案件(件)

指标	总计	疾病预防控制机构	医疗机构	采供血机构	消毒产品生产单位	消毒产品经营单位	其他有关单位及个人
案件数	29509	81	25069	24	310	1614	2411
结案数	29188	78	24981	24	301	1564	2240
违法事实							
违反《传染病防治法》规定							
违反传染病疫情监测信息报告管理规定	965	11	913	1			40
未依据职责采取/承担传染病疫情防控措施	96	4	84				8
未按规定提供医疗救治	94		92				2
违反消毒隔离制度	2158	10	2050	5			93
违反病历管理规定	697		666				31
违反规定导致经血液传播疾病的发生	49	1	40				8
非法采集或组织他人出卖血液	3		2	1			
在国家确认的自然疫源地违法建大型建设项目							
用于传染病防治消毒产品不符卫生标准(规范)	479	5	232	1	20	168	53
导致或可能导致传染病传播流行的	118	1	39		3	39	36
违反《突发公共卫生事件应急条例》规定	72		55				17
违反《艾滋病防治条例》规定	286		8				278
违反《病原微生物实验室生物安全管理条例》规定	85	4	78	1			2
违反《疫苗流通和预防接种管理条例》规定	367	7	274				86
违反《医疗废物管理条例》规定	11780	33	10812	10			925
违反《消毒管理办法》规定	12846	12	10659	4	274	1362	535
其他违法行为	1253	3	751	3	12	129	355
处罚程序							
简易程序	17118	52	15007	14	89	692	1264
一般程序	12070	26	9974	10	212	872	976
其中：听证	317	1	239	1	2	43	31
处罚决定							
警告	10369	45	9362	17	15	169	761
罚款	23610	19	20368	7	290	1335	1591
罚款金额(万元)	2040.2	5.1	1625.9	10.5	66.1	172.1	160.6
没收违法所得	79	1	70			2	6
没收金额(万元)	23.4	0.8	15.6			0.1	6.9
暂扣或吊销许可证	7		5		1		1
取缔	196	1	152		3		40
吊销执业证书							
其他	19		18				1
行政复议	6		6				
行政诉讼	5		5				
结案情况							
自觉履行	28719	66	24543	22	300	1564	2224
强制执行	213	5	198				10
不作行政处罚	256	7	240	2	1		6

十二、医疗保障制度

简要说明

一、本篇反映我国推行新型农村合作医疗制度、城镇职工和城镇居民基本医疗保险制度、政府医疗救治情况。主要包括参保人数、参保率、基金收入和支出、医疗救助人次和救助金额等。

二、新型农村合作医疗数据来源于新型农村合作医疗年报，城镇职工和城镇居民基本医疗保险数据来源于人力资源与社会保障部，政府医疗救治数据摘自民政部《民政事业年报》。

主要指标解释

参加新农合人数 指根据本地新农合实施方案到年内新农合筹资截止时已缴纳新农合资金的人口数。

新农合当年基金支出 指本年度实际从新农合基金账户中支出用于新农合补偿的金额。

新农合本年度筹资总额 指为本年度筹集的、实际进入新农合专用账户的基金数额。包括本年度中央及地方财政配套资金、农民个人缴纳资金（含民政部门及其他相关部门代缴的救助资金）、新农合基金本年度产生的全部利息收入及其他渠道实际筹集到的新农合基金额。筹资数额以进入新农合专用账户的基金数额为准，不含上年结转资金。

新农合补偿支出受益人次 指年内新农合参合人员因病就医获得补偿的人次数，包括住院、家庭账户形式、门诊、特殊病种大额门诊、住院正常分娩、体检和其他补偿人次之和。

城镇职工基本医疗保险参保人数 指报告期末城镇职工中按国家有关规定参加基本医疗保险的人数。包括参加保险的在职职工和退休人员。

城镇职工基本医疗保险基金收入 指根据国家有关规定，由纳入基本医疗保险范围的缴费单位和个人，按国家规定的缴费基数和缴费比例缴纳的基金，以及通过其他方式取得的形成基金来源的款项，包括：单位缴纳的社会统筹基金收入、个人缴纳的个人账户基金收入、财政补贴收入、利息收入、其他收入。

城镇职工基本医疗保险基金支出 指按照国家政策规定的开支范围和开支标准从社会统筹基金中支付给参加基本医疗保险的职工和退休人员的医疗保险待遇支出，和从个人账户基金中支付给参加基本医疗保险的职工和退休人员的医疗费用支出以及其他支出。包括：住院医疗费用支出、门急诊医疗费用支出、个人账户基金支出和其他支出。

城镇职工基本医疗保险累计结余 指截至报告期末基本医疗保险的社会统筹和个人账户基金累计结余金额。包括银行存款、财政专户、债券投资和其他。

城镇居民基本医疗保险参保人数 指报告期末按国家有关规定参加城镇居民基本医疗保险（在经办机构参保登记并建立当年缴费记录）的人数。城镇居民基本医疗保险参保范围为城镇非从业人口。

生育保险参保人数 指报告期末依据有关规定参加生育保险的职工人数。

生育保险基金收入 指根据国家有关规定，由参加生育保险的单位按照国家规定的缴费基数和缴费比例缴纳的生育保险基金，以及通过其他方式取得的形成基金来源的款项，包括：单位缴纳的基金收入、利息收入和其他收入。

生育保险基金支出 指按照国家政策规定的开支范围和开支标准，从生育保险基金中支付给参加生育保险的职工，因妊娠、分娩和计划生育手术而享受的待遇及其他支出。包括：生育津贴、医疗费用支出及其他支出。

生育保险基金累计结余　指截至报告期末生育保险基金累计结余金额。包括银行存款、财政专户、债券投资和其他。

12-1 新型农村合作医疗情况

年份	开展新农合县(市、区)(个)	参加新农合人数(亿人)	参合率(%)	当年基金支出(亿元)	补偿支出受益人次(亿人次)
2004	333	0.80	75.20	26.37	0.76
2005	678	1.79	75.66	61.75	1.22
2006	1451	4.10	80.66	155.81	2.72
2007	2451	7.26	86.20	346.63	4.53
2008	2729	8.15	91.53	662.31	5.85

12-2 2008年各地区新型农村合作医疗情况

地区	县(市、区)数(个)	开展新农合县(市、区)(个)	参加新农合人数(万人)	补偿受益人次(万人次)	本年度筹资总额(万元)
总　计	**2859**	**2729**	**81517.55**	**58521.08**	**7845836.53**
东　部	889	810	28898.99	27102.60	3198100.23
中　部	894	866	27436.52	12534.34	2442204.76
西　部	1076	1053	25182.05	18884.15	2205531.54
北　京	18	13	272.48	277.51	91565.45
天　津	18	12	357.81	347.75	52101.38
河　北	172	164	4668.19	1797.38	418794.87
山　西	119	115	2089.78	1006.74	193826.91
内蒙古	101	95	1180.47	489.14	108429.17
辽　宁	100	91	1953.53	1308.77	189647.48
吉　林	60	60	1216.60	525.68	98190.89
黑龙江	128	121	1351.20	720.09	112122.40
上　海	19	10	177.40	1561.13	95264.67
江　苏	106	90	4408.55	7076.08	553866.58
浙　江	90	86	3082.75	3976.79	437466.03
安　徽	105	100	4523.93	1798.43	430155.79
福　建	85	78	2317.65	213.53	205106.48
江　西	99	96	2930.17	798.96	270067.70
山　东	140	134	6357.78	8888.91	557372.75
河　南	159	157	7279.84	3649.83	649226.82
湖　北	102	95	3543.49	2698.94	330445.55
湖　南	122	122	4501.50	1335.67	358168.70
广　东	121	111	4836.04	1539.80	551728.31
广　西	109	109	3542.06	1575.10	274960.61
海　南	20	21	466.81	114.95	45186.23
重　庆	40	39	2008.02	2687.25	177896.87
四　川	181	176	6141.26	2714.54	508642.27
贵　州	88	88	2831.87	1874.61	251546.62
云　南	129	129	3222.06	5934.66	288614.18
西　藏	73	73	220.42	385.24	34376.82
陕　西	107	104	2526.75	814.59	227254.75
甘　肃	86	87	1869.12	1050.45	168444.45
青　海	43	43	331.28	247.56	34696.21
宁　夏	21	21	358.46	264.53	33077.98
新　疆	98	89	950.27	846.49	97591.61

12-3 城镇居民和职工基本医疗保险情况

年份 地区	参保人数(万人)					城镇职工基本医疗保险收支(亿元)		
	合计	城镇居民基本医保	城镇职工基本医保	在职职工	退休人员	基金收入	基金支出	累计结余
2004			12404	9045	3359	5780.0	4627.0	4493.0
2005			13783	10022	3761	6969.0	5401.0	6066.0
2006			15732	11580	4152	1747.1	1276.7	1752.4
2007	22311	4291	18020	13420	4600	2214.2	1551.7	2440.8
2008	31822	11826	19996	14988	5008	3040.0	2084.0	3432.0
东　部	11666	1687	9979	7718	2261	1371.9	965.9	1502.3
中　部	6285	1764	4521	3268	1253	415.9	286.5	472.9
西　部	4360	840	3520	2434	1086	426.4	299.3	465.6
北　京	929	146	783	610	173	155.1	112.8	129.2
天　津	404	21	382	249	133	54.8	41.4	35.1
河　北	746	60	686	502	184	75.1	57.1	77.2
山　西	461	55	406	307	98	44.6	29.2	55.1
内蒙古	452	99	353	249	104	35.1	24.7	35.8
辽　宁	1200	112	1088	741	347	114.9	84.2	115.8
吉　林	767	339	428	310	118	30.7	21.5	34.4
黑龙江	827	74	752	550	202	69.9	46.5	73.6
上　海	1097	0	1097	790	306	202.8	179.6	111.9
江　苏	2137	701	1436	1070	365	203.5	133.7	224.6
浙　江	946	91	855	669	186	129.4	74.9	193.9
安　徽	953	467	486	349	137	51.2	36.8	52.9
福　建	477	71	406	315	91	61.2	35.9	97.5
江　西	785	381	403	282	122	26.8	15.2	26.8
山　东	1292	176	1116	888	228	135.8	101.9	128.7
河　南	898	117	781	584	197	63.9	44.8	77.9
湖　北	871	226	645	448	196	61.7	46.1	78.4
湖　南	724	104	621	439	182	67.1	46.5	73.8
广　东	2282	259	2022	1804	218	229.8	136.8	382.0
广　西	361	22	339	240	99	39.2	23.0	56.2
海　南	155	48	107	78	30	9.4	7.6	6.4
重　庆	328	43	285	180	105	37.7	24.8	40.8
四　川	1020	205	815	544	271	95.0	62.5	126.3
贵　州	294	66	228	162	66	20.9	15.1	21.8
云　南	400	54	346	244	102	58.4	44.4	52.7
西　藏	19	0	19	13	6	4.5	2.6	4.0
陕　西	459	49	410	287	123	34.8	26.0	35.4
甘　肃	450	228	221	160	62	22.5	17.6	17.0
青　海	96	26	70	47	23	15.0	10.2	16.4
宁　夏	114	36	78	57	21	9.7	6.8	11.5
新　疆	368	13	355	250	105	53.6	41.4	47.7

注：①本表数据来源于人力资源与社会保障部；②各地区系2007年数字。

12-4 生育保险情况

年份 地区	年末参加 生育保险人数 (万人)	享受待遇人数 (万人)	基金收支(亿元)		
			基金收入	基金支出	累计结余
2006	6458.90	107.89	62.13	37.49	96.89
2007	7775.26	113.04	83.58	55.62	126.65
2008	9254.00	140.00	114.00	71.00	168.00
东　部	4676.56	75.57	58.12	43.80	83.00
中　部	1681.15	16.58	11.15	4.84	18.52
西　部	1417.53	20.90	14.31	6.93	25.12
北　京	290.56	9.84	7.50	4.70	8.88
天　津	194.03	3.86	4.41	2.09	6.68
河　北	338.46	2.47	1.29	0.90	1.60
山　西	104.44	0.33	0.62	0.23	1.11
内蒙古	139.10	1.68	1.05	0.65	1.20
辽　宁	422.96	13.23	3.26	2.63	4.03
吉　林	173.60	1.58	0.91	0.38	1.55
黑龙江	216.76	3.08	2.13	1.01	3.11
上　海	591.96	7.31	7.76	11.50	4.71
江　苏	794.11	14.48	11.19	6.93	20.85
浙　江	504.96	6.10	5.36	4.22	8.09
安　徽	175.62	1.92	1.17	0.55	1.38
福　建	250.41	2.66	2.41	1.25	3.91
江　西	137.75	0.78	0.46	0.20	1.72
山　东	563.26	8.16	6.52	4.30	9.98
河　南	279.06	2.15	1.44	0.70	2.66
湖　北	224.58	1.11	1.75	0.36	3.15
湖　南	369.34	5.63	2.67	1.42	3.84
广　东	659.12	6.64	7.96	5.15	13.15
广　西	163.46	2.35	1.67	0.84	3.93
海　南	66.71	0.83	0.45	0.14	1.11
重　庆	116.91	2.25	1.18	0.51	1.52
四　川	323.26	3.58	3.46	1.81	6.39
贵　州	89.09	1.22	0.53	0.17	0.73
云　南	165.14	2.16	1.96	0.87	4.43
西　藏	9.39		0.09		0.08
陕　西	120.86	0.90	0.83	0.23	1.07
甘　肃	53.31	0.66	0.38	0.19	0.79
青　海	6.18	0.16	0.09		0.20
宁　夏	19.23	0.35	0.15	0.12	0.17
新　疆	211.60	5.60	2.93	1.54	4.61

注：①本表数据来源于人力资源与社会保障部；②各地区系2007年数字。

12-5 民政部门医疗救助情况

年份 地区	城市医疗 救助人次	农村医疗救助人次			城市医疗 救助支出 (万元)	农村医疗 救助支出 (万元)
		小计	医疗救助	资助参加 合作医疗		
2005	1150000	8550000			32000.0	57000.0
2006	1872000	15584000	2413000	13171000	81240.9	114198.1
2007	4420227	28944383	3770970	25173413	144379.2	280508.0
2008	4436000	41919000	7595000	34324000	297000.0	383000.0
东　部	1057098	5573649	487009	5086640	41830.8	65994.0
中　部	1421293	10330088	1218203	9111885	65240.3	108632.5
西　部	1941836	13040646	2065758	10974888	37308.1	105881.5
北　京	12827	75308	211	75097	2487.9	634.7
天　津	22772	40627	2937	37690	2539.6	651.3
河　北	55721	968948	104221	864727	3773.7	10226.6
山　西	55511	537717	54819	482898	3923.1	9969.4
内蒙古	45280	462968	42921	420047	1868.8	6639.7
辽　宁	287721	418687	26860	391827	7230.4	2922.8
吉　林	50637	273908	19594	254314	1930.2	2848.5
黑龙江	468248	903979	242095	661884	11419.2	14723.4
上　海	94077	9120	9120		7800.2	3648.4
江　苏	77827	704810	29135	675675	3214.7	7023.0
浙　江	28829	417830	39793	378037	4698.3	17961.4
安　徽	42966	1460382	103604	1356778	5314.6	12417.4
福　建	13431	582471	16235	566236	403.2	2984.1
江　西	567708	1491306	403777	1087529	23040.0	28348.4
山　东	49487	745432	70783	674649	4046.7	9063.0
河　南	74492	2557920	137720	2420200	5193.1	12506.6
湖　北	34668	1419232	54581	1364651	6059.1	9920.0
湖　南	127063	1685644	202013	1483631	8361.0	17898.8
广　东	400350	1391305	159626	1231679	5192.8	9587.9
广　西	16294	1359528	118112	1241416	1127.3	5547.4
海　南	14056	219111	28088	191023	443.3	1290.8
重　庆	124245	1384536	375075	1009461	2925.7	7980.0
四　川	627561	2878572	597114	2281458	9783.7	25374.1
贵　州	7761	1827315	29688	1797627	679.0	6441.2
云　南	63559	1323273	65202	1258071	2771.6	8253.5
西　藏	882	6148	3803	2345	208.6	684.6
陕　西	46683	943227	96187	847040	3255.7	11936.8
甘　肃	219301	668831	73958	594873	1847.0	9596.2
青　海	68157	461429	62370	399059	1626.8	3952.9
宁　夏	80419	309265	47924	261341	1555.5	3961.7
新　疆	641694	1415554	553404	862150	9658.4	15513.4

注：①本表数据来源于民政部；②各地区系2007年数字。

十三、人口指标

简要说明

一、本篇反映五次人口普查及历年人口方面的基本情况，包括全国及31个省、自治区、直辖市的主要人口指标，如全国人口总数及增长率、城乡人口、性比例、人口年龄结构、人口密度、老少抚养比和受教育程度等。

二、本篇资料主要摘自《中国统计年鉴》，市县人口、农业与非农业人口摘自公安部《分市县人口统计资料》。

三、1964、1982、1990、2000年人口数系人口普查数，其他年份人口数系人口抽样调查推算数。

四、1964年文盲人口为13岁及以上不识字人口，1982、1990、2000年文盲人口为15岁及以上不识字或识字很少人口。

主要指标解释

人口数 指一定时点、一定范围内的有生命的个人的总和。年度统计的年末人口数指每年12月31号24时的人口数。年度统计的全国人口总数不包括台湾省和港澳同胞以及海外华侨人数。

城镇人口和乡村人口 其定义有三种口径。第一种口径（按行政建制）：城镇人口是指市辖区内和县辖镇的全部人口；乡村人口指县辖乡人口。第二种口径（按常住人口划分）：城镇是指设区的市的区人口，不设区的市的街道人口和不设区的市所辖镇的居民委员会人口，县辖镇的居民委员会人口；乡村人口指上述人口以外的全部人口。第三种口径：按国家统计局1999年发布的《关于统计上划分城乡的规定（试行）》计算的。1952～1980年为第一种口径的数据，1981～1999年为第二种口径的数据，2000年人口普查数据按第三种口径计算。

性比例 即男性人数与女性人数之比。计算公式：性比例＝男性人数/女性人数×100。

人口密度 是指一定时期单位土地面积上的人口数。计算公式：人口密度＝某地区人口数/该地区土地面积（人/平方公里）。

总抚养比 也称总负担系数。指人口总体中非劳动年龄人口数与劳动年龄人口数之比。通常用百分比表示。说明每100名劳动年龄人口大致要负担多少名非劳动年龄人口。用于从人口角度反映人口与经济发展的基本关系。计算公式：负担老年系数＝（0～14以上人口＋65岁以上人口）/（15～64岁人口）×100%。

少年儿童抚养比 也称少年儿童抚养系数。指某一人口中少年儿童人口数与劳动年龄人口数之比。通常用百分比表示。以反映每100名劳动年龄人口要负担多少名少年儿童。计算公式：负担少年系数＝0～14以上人口/15～64岁人口×100%。

老年人口抚养比 也称老年人口抚养系数。指某一人口中老年人口数与劳动年龄人口数之比。通常用百分比表示。用以表明每100名劳动年龄人口要负担多少名老年人。老年人口抚养比是从经济角度反映人口老化社会后果的指标之一。计算公式：负担老年系数＝65岁以上人口/（15～64岁人口）×100%。

学龄儿童净入学率 指学龄人口中正在接受小学教育人数所占比重。

文盲率 指15周岁（或12周岁）及以上不识字或识字很少的人数与15周岁（或12周岁）及以上人口之比。

13-1　人口数及构成

年份	年末总人口（万人）	按城乡分（万人）		城镇人口（%）	按农业非农业分（万人）		按性别分（万人）		性比例
		城镇	乡村		农业	非农业	男性	女性	
1952	57482	7163	50319	12.5	49191	8291	29833	27649	107.9
1955	61465	8285	53180	13.5	52130	9335	31809	29656	107.3
1960	66207	13073	53134	19.8	52476	13731	34283	31924	107.4
1965	72538	13045	59493	18.0	60416	12122	37128	35410	104.9
1970	82992	14424	6868	17.4	70332	12660	42686	40306	105.9
1975	92420	16030	76390	17.3	78142	14278	47564	44856	106.0
1978	96259	17245	79014	17.9	81029	15230	49567	46692	106.2
1979	97542	18495	79047	19.0	81356	16186	50192	47350	106.0
1980	98705	19140	79565	19.4	81905	16350	50785	47920	106.0
1981	100072	20171	79901	20.2	82659	16936	51519	48553	106.1
1982	101654	21480	80174	21.1	83320	18334	52352	49302	106.3
1983	103008	22274	80734	21.6	84117	18378	53152	49856	106.5
1984	104357	24017	80340	23.0	83789	19686	53848	50509	106.7
1985	105851	25094	80757	23.7	83478	21054	54725	51126	107.0
1986	107507	26366	81141	24.5	84819	20902	55581	51926	106.8
1987	109300	27674	81626	25.3	85648	21592	56290	53010	106.9
1988	111026	28661	82365	25.8	86427	22551	57201	53825	106.9
1989	112704	29540	83164	26.2	87305	23371	58099	54605	106.9
1990	114333	30195	84138	26.4	90446	23887	58904	55429	106.3
1991	115823	31203	84620	26.9	90093	24418	59466	56357	106.8
1992	117171	32175	84996	27.5	90265	25298	59811	57360	106.9
1993	118517	33173	85344	28.0	90208	26068	60472	58045	106.4
1994	119850	34169	85681	28.5	90036	27318	61246	58604	106.4
1995	121121	35174	85947	29.0	90233	28235	61808	59313	104.2
1996	122389	37304	85085	30.5	90407	29139	62200	60189	103.3
1997	123626	39449	84177	31.9	90692	29891	63131	60495	104.0
1998	124761	41608	83153	33.4	91033	30465	63604	61157	104.1
1999	125786	43748	82038	34.8	91249	31242	64126	61660	104.0
2000	126743	45906	80837	36.2	94244	32499	65437	61306	106.7
2001	127627	48064	79563	37.7	94175	33452	65672	61955	106.0
2002	128453	50212	78241	39.1	93269	35184	66115	62338	106.1
2003	129227	52376	76851	40.5	91550	37677	66556	62671	106.2
2004	129988	54283	75705	41.8	87898	39140	66976	63012	106.3
2005	130756	56212	74544	43.0	89628	41128	67375	63381	106.3
2006	131448	57706	73742	43.9	89162	42286	67728	63720	106.3
2007	132129	59379	72750	44.9	87755	43077	68048	64081	106.2
2008	132802	60667	72135	45.7	88159	43971	68357	64445	106.1

注：①农业和非农业人口系公安部统计的户籍人口数；②其他人口数摘自《中国统计年鉴》。

13-2　人口基本情况

指标	单位	1982	1990	1995	2000	2005	2006	2007	2008
总人口	万人	101654	114333	121121	126743	130756	131448	132129	132802
按性别分									
男性人口	万人	52352	58904	61808	65437	67375	67728	68048	68357
女性人口	万人	49302	55429	59313	61306	63381	63720	64081	64445
按城乡分									
城镇人口	万人	21480	30195	35174	45906	56212	57706	59379	60667
农村人口	万人	80174	84138	85947	80837	74544	73742	72750	72135
按农业非农业分									
农业人口	万人	83320	90446	92558	94244	89628	89162	87755	88159
非农业人口	万人	18334	23887	28563	32499	41128.0	42286	43077	43971
性别比重									
男性人口	%	51.5	51.5	51.0	51.6	51.5	51.5	51.5	51.5
女性人口	%	48.5	48.5	49.0	48.4	48.5	48.5	48.5	48.5
城乡比重									
城镇人口	%	21.1	26.4	29.0	36.2	43.0	43.9	44.9	45.7
农村人口	%	78.9	73.6	71.0	63.8	57.0	56.1	55.1	54.3
出生率	‰	22.28	21.06	17.12	14.03	12.40	12.09	12.10	12.14
死亡率	‰	6.60	6.67	6.57	6.45	6.51	6.81	6.93	7.06
自然增长率	‰	15.68	14.39	10.55	7.58	5.89	5.28	5.17	5.08
家庭户数	万户	22203	27738	31676	34881	39558	40593	40807	
人口年龄构成									
0～14岁人口	%	33.6	27.7	26.6	22.9	20.3	19.8	19.4	19.0
15～64岁人口	%	61.5	66.7	67.2	70.1	72.0	72.3	72.5	72.7
65岁人口	%	4.9	5.6	6.2	7.0	7.7	7.9	8.1	8.3
人口总抚养比	%	62.6	49.9	48.8	42.7	38.9	38.3	37.9	37.4
少年儿童抚养比	%	54.6	41.5	39.6	32.7	28.2	27.4	26.8	26.0
老年人口抚养比	%	8.0	8.4	9.2	10.0	10.7	10.9	11.2	11.3
文化程度人口占总人口比重									
小学	%	35.4	37.2	38.4	35.7	31.2	31.0	29.9	29.3
初中	%	17.8	23.3	27.3	34	35.8	36.6	37.8	38.4
高中	%	6.6	8.0	8.3	11.1	11.5	12.1	12.6	12.9
大专及以上	%	0.6	1.4	2.0	3.6	5.2	5.8	6.2	6.3
文盲人口及文盲率									
文盲人口	万人	22996	18003		8507				
文盲率(%)	%	22.81	15.88		6.72				

注：①总人口包括中国人民解放军现役军人数，不包括香港、澳门特别行政区和台湾省人口；②城镇人口及非农业人口中包括中国人民解放军现役军人；③农业、非农业人口系公安部统计的户籍人口数；④文盲人口指15岁及15岁以上不识字或识字很少的人口。

13-3 各地区总人口（万人）

	1990	2000	2004	2005	2006	2007	2008
总　计	**114333**	**126743**	**129988**	**130756**	**131448**	**132129**	**132802**
东　部	42583	47684	49251	50609	51177	51774	52280
中　部	38266	42182	43037	41738	41797	41847	42025
西　部	32202	36192	37127	35976	36157	36298	36522
北　京	1082	1357	1493	1538	1581	1633	1695
天　津	879	1001	1024	1043	1075	1115	1176
河　北	6108	6674	6809	6851	6898	6943	6989
山　西	2876	3248	3335	3355	3375	3393	3411
内蒙古	2146	2372	2384	2386	2397	2405	2414
辽　宁	3946	4184	4217	4221	4271	4298	4315
吉　林	2466	2682	2709	2716	2723	2730	2734
黑龙江	3521	3807	3817	3820	3823	3824	3825
上　海	1334	1641	1742	1778	1815	1858	1888
江　苏	6706	7327	7433	7475	7550	7625	7677
浙　江	4145	4596	4720	4898	4980	5060	5120
安　徽	5618	6286	6461	6120	6110	6118	6135
福　建	3005	3410	3511	3535	3558	3581	3604
江　西	3771	4149	4284	4311	4339	4368	4400
山　东	8439	8998	9180	9248	9309	9367	9417
河　南	8551	9488	9717	9380	9392	9360	9429
湖　北	5397	5960	6016	5710	5693	5699	5711
湖　南	6066	6562	6698	6326	6342	6355	6380
广　东	6283	7707	8304	9194	9304	9449	9544
广　西	4225	4750	4889	4660	4719	4768	4816
海　南	656	789	818	828	836	845	854
重　庆	2886	3092	3122	2798	2808	2816	2839
四　川	7836	8602	8725	8212	8169	8127	8138
贵　州	3239	3756	3904	3730	3757	3762	3793
云　南	3697	4241	4415	4450	4483	4514	4543
西　藏	220	258	274	277	281	284	287
陕　西	3288	3644	3705	3720	3735	3748	3762
甘　肃	2237	2557	2619	2594	2606	2617	2628
青　海	446	517	539	543	548	552	554
宁　夏	466	554	588	596	604	610	618
新　疆	1516	1849	1963	2010	2050	2095	2131

注: ①1990、2000年系人口普查数，2004~2008年系推算人口数；②各地区人口不含现役军人数。

13-4 各地区市县人口及城乡人口

地 区	2008年农业、非农业人口（人）		2008年市、县人口（人）		2007年城乡人口（万人）		2007年城镇人口比重(%)
	农业	非农业	市	县	城镇	乡村	
总 计	**881593541**	**439714093**	**625635416**	**695672218**	**59378.8**	**72750.0**	**44.9**
东 部	277594632	213002673	302989238	187608067	28657.0	23117.0	55.4
中 部	317254171	131390678	191457504	257187345	17422.0	24425.0	41.6
西 部	286744738	95320742	131188674	250876806	13416.7	22881.3	37.0
北 京	2795459	9527341	11611274	711526	1379.9	253.1	84.5
天 津	3845337	5897405	7991134	1751608	850.9	264.1	76.3
河 北	49284673	22093878	26077467	45301084	2795.0	4148.0	40.3
山 西	23251661	11035002	13597499	20689164	1493.9	1899.1	44.0
内蒙古	14500619	9859765	8699346	15661038	1206.1	1198.9	50.2
辽 宁	21262922	21198450	30148972	12312400	2544.4	1753.6	59.2
吉 林	14857566	12248079	18652620	8453025	1451.3	1278.7	53.2
黑龙江	19824121	18482585	22896814	15409892	2061.1	1762.9	53.9
上 海	1744877	12165550	13216995	693432	1648.0	210.0	88.7
江 苏	38969487	34916842	49934161	23952168	4056.5	3568.5	53.2
浙 江	32923662	13954820	31531341	15347141	2894.3	2165.7	57.2
安 徽	52425064	14983395	22177562	45230897	2367.7	3750.3	38.7
福 建	23174111	11597286	17766144	17005253	1743.9	1837.1	48.7
江 西	33334319	12488088	15317341	30505066	1738.5	2629.5	39.8
山 东	58603416	35323652	53330324	40596744	4379.1	4987.9	46.8
河 南	82235449	22918123	35607154	69546418	3214.2	6145.8	34.3
湖 北	37398163	23709745	39457848	21650060	2524.7	3174.3	44.3
湖 南	53927828	15525661	23750666	45702823	2570.6	3784.4	40.5
广 东	39693057	42977828	56061351	26609534	5966.1	3482.9	63.1
广 西	41761050	9640655	18155694	33246011	1727.9	3040.1	36.2
海 南	5297631	3349621	5320075	3327177	398.8	446.2	47.2
重 庆	23496687	9073783	15345025	17225445	1361.3	1454.7	48.3
四 川	67044307	22033565	33109497	55968375	2893.2	5233.8	35.6
贵 州	33856577	6510948	10236572	30130953	1062.4	2699.6	28.2
云 南	36788186	7388160	10223892	33952454	1426.4	3087.6	31.6
西 藏	2321591	491788	312706	2500673	80.4	203.6	28.3
陕 西	27460342	10678825	13953020	24186147	1522.4	2225.6	40.6
甘 肃	20056437	6719737	8650089	18126085	826.7	1790.3	31.6
青 海	3716112	1601400	1072687	4244825	221.2	330.8	40.1
宁 夏	3930609	2314560	3040325	3204844	268.5	341.5	44.0
新 疆	11812221	9007556	8389821	12429956	820.2	1274.8	39.2

注：①2008年农业非农业人口和市县人口系公安部统计的户籍人口数；②2007年城乡人口系人口变动抽样调查数字。

13-5　各年龄段人口数

年龄组	1982年人口数（万人）			1990年人口数（万人）			2000年人口数（万人）			2007年人口数（人）		
	合计	男	女	合计	男	女	合计	男	女	合计	男	女
总计	**101654**	**52352**	**49302**	**114333**	**58904**	**55429**	**126743**	**65437**	**61306**	**1188739**	**602740**	**585999**
0～4岁	9470	4898	4572	11644	6105	5539	6898	3765	3133	59996	33163	26833
5～9岁	11074	5703	5371	9934	5163	4771	9015	4830	4185	68202	37275	30927
10～14岁	13181	6784	6397	9723	5019	4704	12540	6535	6005	84278	45342	38936
15～19岁	12537	6381	6156	12016	6165	5851	10303	5288	5015	98916	52436	46481
20～24岁	7436	3788	3648	12576	6423	6153	9457	4794	4664	78601	38520	40081
25～29岁	9256	4774	4482	10427	5351	5076	11760	6023	5737	76755	37245	39510
30～34岁	7296	3793	3503	8388	4371	4017	12731	6536	6195	86753	42623	44130
35～39岁	5422	2857	2565	8635	4457	4178	10915	5614	5301	115391	57121	58270
40～44岁	4844	2583	2261	6371	3334	3037	8124	4224	3900	115847	57649	58198
45～49岁	4740	2507	2233	4909	2586	2323	8552	4394	4158	76085	37944	38140
50～54岁	4082	2153	1929	4562	2411	2151	6330	3280	3050	92481	46624	45858
55～59岁	3389	1749	1640	4171	2184	1987	4637	2406	2231	73224	36982	36243
60～64岁	2736	1371	1365	3397	1748	1649	4170	2168	2003	50998	25948	25050
65～69岁	2126	1017	1109	2633	1292	1341	3478	1755	1723	39849	20296	19554
70～74岁	1435	644	791	1805	834	971	2557	1244	1314	33236	16385	16851
75～79岁	862	350	512	1093	469	624	1593	718	875	20985	10070	10915
80～84岁	371	135	235	535	199	336	799	320	479	11302	4951	6352
85～89岁	109	34	75	191	61	130	303	106	197	4436	1760	2676
90～94岁（人）	218046	59583	158463	351602	94520	257082	783594	229758	553836	1123	332	791
95岁（人）	35294	10729	24565	57851	14549	43302	169756	51373	118383	}280	}75	}206
100岁及以上（人）	3851	1135	2716	6681	1555	5126	17877	4635	13242			

注：1982、1990、2000年系人口普查数字，2007年系人口变动抽样调查数字。

13-6 各地区人口年龄结构

地区	年龄别人口(万人)						年龄构成(%)								
	1990			2000			1990			2000			2007		
	0～14岁	15～64岁	65岁以上	0～14岁	15～64岁	65岁以上	0～14岁	15～64岁	65岁以上	0～14岁	15～64岁	65岁以上	0～14岁	15～64岁	65岁以上
总　计	**31300**	**75451**	**6300**	**28979**	**88793**	**8811**	**27.7**	**66.7**	**5.6**	**22.9**	**70.1**	**7.0**	**17.9**	**72.8**	**9.4**
东　部	11196	28735	2652	10152	35198	3783	26.3	67.5	6.2	20.7	71.6	7.7	15.5	74.7	9.8
中　部	10923	25316	2031	9877	28931	2756	28.5	66.2	5.3	23.8	69.6	6.6	18.3	72.6	9.1
西　部	9181	21400	1617	8933	24339	2260	28.5	66.5	5.0	25.1	68.5	6.4	20.7	70.2	9.1
北　京	218	795	69	188	1078	116	20.2	73.5	6.4	13.6	78.0	8.4	9.6	80.2	10.2
天　津	200	622	57	168	750	83	22.8	70.8	6.5	16.8	74.9	8.3	11.3	77.8	10.9
河　北	1774	3980	356	1539	4742	463	29.0	65.1	5.8	22.8	70.3	6.9	16.8	74.4	8.9
山　西	810	1911	155	851	2242	204	28.2	66.5	5.4	25.8	68.0	6.2	19.5	73.2	7.3
内蒙古	610	1449	86	506	1743	127	28.4	67.6	4.0	21.3	73.4	5.4	15.7	76.1	8.2
辽　宁	916	2806	224	749	3157	332	23.2	71.1	5.7	17.7	74.5	7.8	12.7	76.7	10.6
吉　林	645	1709	111	517	2051	160	26.2	69.3	4.5	19.0	75.2	5.9	13.1	78.1	8.8
黑龙江	937	2452	133	697	2792	200	26.6	69.6	3.8	18.9	75.7	5.4	13.2	77.9	8.9
上　海	243	966	125	204	1277	193	18.2	72.4	9.4	12.2	76.3	11.5	8.0	77.8	14.3
江　苏	1592	4658	455	1462	5325	651	23.7	69.5	6.8	19.7	71.6	8.8	14.3	74.6	11.2
浙　江	965	2896	283	845	3418	414	23.3	69.9	6.8	18.1	73.1	8.8	14.7	74.7	10.6
安　徽	1595	3719	304	1528	4012	446	28.4	66.2	5.4	25.5	67.0	7.5	20.9	68.6	10.5
福　建	946	1907	152	799	2445	227	31.5	63.5	5.1	23.0	70.4	6.5	17.6	72.3	10.1
江　西	1199	2380	192	1076	2811	253	31.8	63.1	5.1	26.0	67.9	6.1	22.6	68.4	8.9
山　东	2245	5671	523	1893	6457	729	26.6	67.2	6.2	20.9	71.1	8.0	15.4	74.8	9.7
河　南	2505	5550	499	2401	6211	644	29.3	64.9	5.8	25.9	67.1	7.0	20.4	72.1	7.6
湖　北	1536	3565	297	1379	4269	380	28.5	66.0	5.5	22.9	70.8	6.3	15.7	74.4	9.9
湖　南	1696	4030	340	1428	4543	469	28.0	66.4	5.6	22.2	70.5	7.3	16.8	72.9	10.3
广　东	1880	4031	373	2089	6030	523	29.9	64.2	5.9	24.2	69.8	6.1	19.1	73.5	7.4
广　西	1410	2586	229	1178	2991	320	33.4	61.2	5.4	26.2	66.6	7.1	21.9	68.9	9.2
海　南	217	403	35	216	519	52	33.1	61.5	5.3	27.5	66.0	6.6	21.3	69.8	8.9
重　庆				678	2168	244				21.9	70.2	7.9	18.9	69.4	11.7
四　川	2485	7625	612	1887	5822	620	23.2	71.1	5.7	22.7	69.9	7.5	19.1	69.9	11.0
贵　州	1058	2031	149	1068	2253	204	32.7	62.7	4.6	30.3	63.9	5.8	27.2	64.5	8.3
云　南	1170	2346	181	1116	2915	257	31.7	63.5	4.9	26.0	68.0	6.0	22.5	70.0	7.4
西　藏	78	131	10	82	168	12	35.6	59.8	4.6	31.2	64.3	4.5	21.7	71.6	6.6
陕　西	949	2169	169	902	2490	214	28.9	66.0	5.1	25.0	69.1	5.9	17.4	73.0	9.6
甘　肃	626	1520	91	692	1742	128	28.0	68.0	4.1	27.0	68.0	5.0	20.7	71.5	7.8
青　海	137	295	14	138	358	22	30.7	66.1	3.1	26.6	69.1	4.3	22.4	71.0	6.5
宁　夏	157	292	16	160	377	25	33.8	62.8	3.4	28.4	67.2	4.5	23.5	70.3	6.2
新　疆	501	956	60	526	1312	87	33.0	63.0	4.0	27.3	68.2	4.5	21.4	71.7	6.8

注：1990、2000年系人口普查数字，2007年各地区系人口变动抽样调查数字。

13-7 各地区性比例、人口密度与抚养比

地区	性比例			人口密度(人/公里²)		少年儿童抚养比			老年人口抚养比		
	1990	2000	2007	1990	2000	1990	2000	2007	1990	2000	2007
总 计	**106.3**	**106.7**	**106.2**	**118**	**132**	**41.5**	**32.7**	**24.6**	**8.4**	**10.0**	**12.9**
北 京	107.0	109.0	99.1	644	823	27.4	17.4	12.0	8.7	10.8	12.7
天 津	103.6	104.0	100.3	777	886	32.2	22.4	14.6	9.2	11.1	14.0
河 北	104.5	103.7	103.7	325	359	44.6	32.5	22.5	8.9	9.8	11.9
山 西	108.4	107.3	103.9	184	211	42.4	38.0	26.7	8.1	9.1	10.0
内蒙古	108.3	107.2	103.1	18	20	42.1	29.0	20.6	5.9	7.3	10.7
辽 宁	104.4	104.0	101.2	270	290	32.6	23.7	16.5	8.0	10.5	13.9
吉 林	104.9	104.9	102.6	132	146	37.7	25.2	16.8	5.4	7.8	11.3
黑龙江	105.1	104.6	102.1	78	81	38.2	25.0	16.9	8.0	7.2	11.5
上 海	104.2	105.7	99.3	2118	2657	25.2	16.0	10.2	12.9	15.1	18.3
江 苏	103.6	102.6	95.6	654	725	34.2	27.5	19.1	9.8	12.2	15.0
浙 江	106.4	105.6	104.7	407	459	33.3	24.7	19.6	9.8	12.1	14.2
安 徽	106.9	106.6	102.5	404	429	42.9	38.1	30.4	8.2	11.1	15.3
福 建	105.6	106.4	101.1	248	286	49.6	32.7	24.4	8.0	9.3	13.9
江 西	107.0	108.3	104.6	226	248	50.4	38.3	33.1	8.1	9.0	13.1
山 东	103.5	102.5	100.9	539	579	39.6	29.3	20.6	9.2	11.3	13.0
河 南	105.1	106.6	103.9	512	554	45.1	38.7	28.3	9.0	10.4	10.5
湖 北	106.5	108.6	103.4	290	324	43.1	32.3	21.1	8.3	8.9	13.3
湖 南	108.0	109.0	106.3	286	304	42.1	31.4	23.0	8.4	10.3	14.2
广 东	104.8	103.8	103.7	353	486	46.6	34.6	26.0	9.3	8.7	10.0
广 西	110.3	112.7	108.6	178	190	54.5	39.4	31.8	8.9	10.7	13.3
海 南	108.9	109.8	110.0	193	232	53.9	41.6	30.6	8.7	10.0	12.7
重 庆		108.0	102.6		375		31.3	27.3		11.3	16.8
四 川	107.5	107.0	101.1	188	172	32.6	32.4	27.4	8.0	10.6	15.7
贵 州	107.4	110.1	107.1	184	200	52.1	47.4	42.2	7.3	9.1	12.9
云 南	105.7	110.1	106.3	94	109	49.9	38.3	32.2	7.7	8.8	10.6
西 藏	100.1	102.6	96.4	1.8	2.1	59.5	48.8	30.3	7.6	7.1	9.3
陕 西	108.0	108.4	101.6	160	175	43.8	36.2	23.8	7.8	8.6	13.2
甘 肃	107.6	107.6	102.8	49	56	41.2	39.7	29.0	6.0	7.3	10.9
青 海	107.6	107.1	102.7	6	7.2	46.4	38.5	31.6	4.8	6.1	9.2
宁 夏	105.5	105.3	103.1	90	108	53.8	42.4	33.4	5.5	6.6	8.9
新 疆	106.6	107.3	103.5	9	12	52.4	40.1	29.9	6.3	6.6	9.5

注：1990、2000年系人口普查数字，2007年系人口变动抽样调查数字。

13-8 入学率、升学率及每十万人口在校学生数

年份 地区	学龄儿童净入学率(%)	升学率(%)			每十万人口平均在校学生数				
		小学毕业	初中毕业	高中毕业	幼儿园	小　学	初中阶段	高中阶段	高等学校
1990	97.8	74.6	40.6	27.3	1725	10707	3426	1337	326
1995	98.5	90.8	48.3	49.9	2262	11010	3945	1610	457
2000	99.1	94.9	51.1	73.2	1782	10335	4969	2000	723
2002	98.6	97.0	58.3	83.5	1595	9525	5240	2283	1146
2003	98.7	97.9	59.6	83.4	1560	9100	5209	2523	1298
2004	98.9	98.1	62.9	82.5	1617	8725	5058	2824	1420
2005	99.2	98.4	69.7	76.3	1676	8358	4781	3070	1613
2006	99.3	100.1	75.7	75.1	1731	8192	4557	3321	1816
2007	99.5	99.9	80.5	70.3	1787	8037	4364	3409	1924
2008	99.5	99.7	83.4	72.7	1873	7819	4227	3440	2042
北　京	100.0	99.5	134.8	200.7	1356	4216	2106	3223	6826
天　津	99.3	92.0	110.5	146.9	1774	4784	2985	3686	4600
河　北	99.7	99.9	75.1	62.4	1965	6747	4442	3715	1712
山　西	99.9	99.9	78.3	59.4	1861	9879	5557	4051	1863
内蒙古	99.7	100.0	90.8	54.8	1211	6611	3927	3567	1507
辽　宁	99.9	99.4	88.6	90.0	1705	5742	3462	3090	2498
吉　林	99.8	103.6	78.4	85.8	1143	5644	3531	2905	2493
黑龙江	98.4	99.8	68.1	96.6	1117	5338	3830	2580	2207
上　海	99.9	100.2	100.0	141.1	1726	2938	2355	2393	4317
江　苏	99.9	101.1	90.0	86.1	2236	5685	3949	4029	2542
浙　江	100.0	99.5	99.8	78.6	2967	6736	3604	3351	2246
安　徽	99.8	103.6	69.4	59.7	1280	8993	5275	3744	1485
福　建	100.0	98.6	82.7	69.0	2584	7259	4387	3813	1788
江　西	99.9	100.8	84.0	85.5	2032	9623	3915	3631	2111
山　东	99.9	101.5	88.6	64.7	1754	6811	3618	3661	1917
河　南	99.9	100.5	67.9	51.7	1697	10847	5401	3940	1455
湖　北	99.8	104.8	89.5	73.5	1151	6505	5014	4347	2683
湖　南	99.8	102.9	85.4	68.8	1478	7014	3526	3618	1838
广　东	99.7	96.7	77.3	73.3	2393	10937	5191	3244	1718
广　西	99.3	97.6	68.8	66.3	2169	9589	4706	2935	1273
海　南	99.7	95.0	61.9	101.2	1554	11763	5678	2956	1602
重　庆	100.0	100.1	96.7	89.1	1907	8492	4689	3523	2043
四　川	99.1	101.5	84.7	63.2	1911	8527	4460	3103	1500
贵　州	97.2	95.6	55.8	50.6	1950	12412	5436	2435	904
云　南	98.3	96.2	58.7	61.0	1925	10112	4367	2218	1081
西　藏	96.6	98.4	53.1	65.2	395	11409	4865	2248	1174
陕　西	99.6	99.7	87.1	75.8	1314	8180	5456	4532	2683
甘　肃	99.1	99.0	72.8	52.6	1267	10922	5460	3515	1548
青　海	99.4	104.4	96.3	35.0	1624	9694	4012	3119	930
宁　夏	99.7	96.7	82.8	45.2	1756	11602	4771	3527	1518
新　疆	99.6	100.5	63.2	48.3	1766	10043	5442	3131	1414

13-9 各地区文盲人口和文盲率

地区	1990年文盲人口(万人)			2000年文盲人口(万人)			文盲率(%)	
	合计	城镇	乡村	合计	城镇	乡村	1990	2000
总　计	**18003**	**2693**	**15310**	**8507**	**1842**	**6665**	**15.9**	**6.7**
北　京	94	53	41	59	34	25	8.7	4.2
天　津	78	44	34	49	30	19	8.9	4.9
河　北	929	89	840	448	43	405	15.2	6.7
山　西	325	58	267	138	33	105	11.3	4.2
内蒙古	330	70	260	217	52	164	15.4	9.1
辽　宁	348	135	213	202	78	124	8.8	4.8
吉　林	259	80	179	125	45	80	10.5	4.6
黑龙江	383	139	244	188	77	111	10.9	5.1
上　海	147	66	81	90	65	25	11.0	5.4
江　苏	1156	149	1007	469	143	326	17.2	6.3
浙　江	724	163	561	330	115	215	17.5	7.1
安　徽	1373	131	1242	602	114	489	24.4	10.1
福　建	470	66	404	250	75	175	15.6	7.2
江　西	612	62	550	214	39	175	16.2	5.2
山　东	1423	276	1147	768	169	599	16.9	8.5
河　南	1381	111	1270	543	79	465	16.2	5.9
湖　北	852	144	708	431	110	321	15.8	7.2
湖　南	734	74	660	299	49	251	12.1	4.7
广　东	656	180	476	332	135	197	10.5	3.8
广　西	448	39	409	170	35	136	10.6	3.8
海　南	92	13	79	55	14	41	14.0	7.0
重　庆				215	40	175	14.0	7.0
四　川	1741	217	1524	636	89	547	17.1	7.6
贵　州	786	91	695	490	55	435	24.3	13.9
云　南	941	67	874	488	60	429	25.4	11.4
西　藏	98	6	92	85	9	76	44.4	32.5
陕　西	579	49	530	263	44	218	17.6	7.3
甘　肃	625	56	569	367	32	336	27.9	14.3
青　海	123	11	112	93	14	79	27.7	18.0
宁　夏	103	11	92	75	10	65	22.1	13.4
新　疆	193	43	150	107	26	81	12.8	5.6

附录一 主要社会经济指标

简要说明

一、本篇反映我国及31个省、自治区、直辖市主要社会和经济情况。内容包括行政区划、国内生产总值、国民总收入、财政收支、价格指数、城乡居民家庭收支、就业和工资、农村居民贫困状况、城市设施等。

二、本篇资料摘自《中国统计年鉴》。国家统计局调整了个别年份数据，历史数据以最近年鉴数据为准。

主要指标解释

地级区划数 包括地级市、地区、自治州、自治盟。

县级区划数 包括县（自治县、旗）、县级市和市辖区数。

国内生产总值（GDP） 指一个国家或地区所有常住单位在一定时期内生产活动的最终成果。

国民总收入 即国民生产总值。指一个国家或地区所有常住单位在一定时期内收入初次分配的最终结果。它等于国内生产总值加上来自国外的净要素收入。与国内生产总值不同，国民总收入是个收入概念，而国内生产总值是个生产概念。

三次产业 是根据社会生产活动历史发展的顺序对产业结构的划分。我国第一产业是指农、林、牧、渔业；第二产业是指采矿业、制造业，电力、煤气及水的生产和供应业，建筑业；第三产业是指除第一、第二产业以外的其他各业。第三产业包括分为交通运输、仓储及邮政业，信息传输、计算机服务和软件业，批发和零售业，金融业，房地产业，租赁和商务服务业，社会服务业，科学研究、技术服务和地质勘察业，水里、环境和公共设施管理专业，居民服务和其他服务业，教育、卫生、社会保障和社会福利业，文化、体育和娱乐业，公共管理和社会组织，国际组织。

财政收入 指国家财政参与社会产品分配所取得的收入，是实现国家职能的财力保证。财政收入所包括的内容几经变化，目前主要包括：各项税收、专项收入（征收排污费收入、征收城市水资源费收入、教育费附加收入等）、其他收入（基本建设贷款归还收入、基本建设收入、捐赠收入等）、国有企业亏损补贴（负收入、冲减财政收入）。财政收入按财政体制上划分为中央本级收入和地方本级收入。

财政支出 国家财政将筹集起来的资金进行分配使用，以满足经济建设和各项事业的需要。主要包括：基本建设支出、企业挖潜改造资金、地质勘探费用、科技三项费用、支援农村生产支出、农林水利气象等部门的事业费用、工业交通商业等部门的事业费、文教科学卫生事业费、抚恤和社会福利救济费、社会保障补助支出、国防支出、行政管理费、政策性补贴支出等。财政支出按政府在经济和社会活动中的不同职权，划分为中央财政支出和地方财政支出。

价格指数 指从生产者、购买者和市场的角度，分别反映不同时期货物和服务商品价格总水平变动趋势幅度的相对数。目前编制的价格指数主要有商品零售价格指数、居民消费价格指数等。

从业人员 指在一定年龄内，有劳动能力，从事一定社会劳动并取得劳动报酬或经营收入的人员。

城镇登记失业人员 指有非农业户口，在劳动年龄内（16周岁至退休年龄），有劳动能力，无业而要求就业，并在当地就业服务机构进行求职登记的人员。

城镇登记失业率 指城镇登记失业人数/（城镇从业人员－使用的农村劳动力－聘用的离退休人员－聘用的港澳台及外方人员＋不在岗职工＋城镇私营业主＋城镇个体户主＋城镇私企及个体从业人员＋城镇登记失业人员）×100%。

恩格尔系数 指食品支出在生活消费总支出中所占的比例。即食品支出/生活消费总支出×100%。

贫困发生率 也称贫困人口比重，是指生活水平低于贫困标准的人口数占总人口数的比重。

城市用水普及率 指报告期末城市用水人口数与城市人口总数之比。

城市燃气普及率 指报告期末使用燃气的城市人口数与城市人口总数之比。

附录1-1-1　全国行政区划(2008年底)

地区	地级区划数（个）	地级市	县级区划数（个）	县级市	市辖区	县
全国	**333**	**283**	**2859**	**368**	**856**	**1635**
北京市			18		16	2
天津市			18		15	3
河北省	11	11	172	22	36	114
山西省	11	11	119	11	23	85
内蒙古自治区	12	9	101	11	21	69
辽宁省	14	14	100	17	56	27
吉林省	9	8	60	20	20	20
黑龙江省	13	12	128	18	64	46
						0
上海市			19		18	
江苏省	13	13	106	27	54	25
浙江省	11	11	90	22	32	36
安徽省	17	17	105	5	44	56
福建省	9	9	85	14	26	45
江西省	11	11	99	10	19	70
山东省	17	17	140	31	49	60
河南省	17	17	159	21	50	88
湖北省	13	12	102	24	38	40
湖南省	14	13	122	16	34	72
广东省	21	21	121	23	54	44
广西壮族自治区	14	14	109	7	34	68
海南省	2	2	20	6	4	10
						0
重庆市			40		19	21
四川省	21	18	181	14	43	124
贵州省	9	4	88	9	10	69
云南省	16	8	129	9	12	108
西藏自治区	7	1	73	1	1	71
陕西省	10	10	107	3	24	80
甘肃省	14	12	86	4	17	65
青海省	8	1	43	2	4	37
宁夏回族自治区	5	5	21	2	8	11
新疆维吾尔自治区	14	2	98	19	11	68
香港特别行政区						
澳门特别行政区						
台湾省						

注：县包括自治县（旗）、2个特区和1个林区。

附录1-1-2　城乡基层组织情况

年份 地区	街道数 (个)	乡镇数(个)			村委会数 (个)
		合计	乡	镇	
1990		55838	44446	11392	743278
2000		43735	24043	19692	734715
2001		40161	20606	19555	709257
2002	5576	39240	18639	20601	681000
2003	5751	38290	18064	20226	663000
2004	5904	37334	17451	19883	644000
2005	6152	35473	15951	19522	629079
2006	6355	34675	15306	19369	624428
2007	6434	34369	15120	19249	612712
2008	6524	34301	15067	19234	604285
北　京	135	182	40	142	3951
天　津	107	136	20	116	3838
河　北	266	1961	992	969	49216
山　西	201	1196	633	563	28144
内蒙古	218	640	182	458	11271
辽　宁	557	941	369	572	11723
吉　林	273	621	198	423	9127
黑龙江	374	898	431	467	9057
上　海	101	112	3	109	1781
江　苏	303	1039	109	930	16686
浙　江	318	1193	446	747	30068
安　徽	254	1269	361	908	15856
福　建	173	928	338	590	15170
江　西	133	1397	627	770	16876
山　东	487	1381	270	1111	79882
河　南	469	1889	1033	856	47447
湖　北	285	943	210	733	25551
湖　南	240	2164	1063	1101	43550
广　东	434	1150	11	1139	19472
广　西	105	1126	424	702	14353
海　南	18	204	21	183	2554
重　庆	136	871	291	580	8967
四　川	248	4409	2588	1821	47906
贵　州	104	1449	758	691	17332
云　南	68	1305	725	580	10442
西　藏	10	682	542	140	5261
陕　西	166	1579	672	907	27396
甘　肃	122	1225	763	462	16143
青　海	32	366	229	137	4153
宁　夏	41	191	93	98	2312
新　疆	146	854	625	229	8800

附录1-2-1　国内生产总值和财政收支

年份	国内生产总值（亿元）	人均GDP（元）	国家财政收入（亿元）	国家财政支出（亿元）	财政收入占GDP%
1955	910.0	150	249.3	262.7	27.4
1960	1457.0	218	572.3	643.7	39.3
1965	1716.1	240	473.3	460.0	27.6
1970	2252.7	275	662.9	649.4	29.4
1975	2997.3	217	815.6	820.9	27.2
1976	2943.7	316	776.6	806.2	26.4
1977	3201.9	339	874.5	843.5	27.3
1978	3645.2	381	1132.3	1122.1	31.1
1979	4062.6	419	1146.4	1281.8	28.2
1980	4545.6	463	1159.9	1228.8	25.5
1981	4891.6	492	1175.8	1138.4	24.0
1982	5323.4	526	1212.3	1230.0	22.8
1983	5962.7	583	1367.0	1409.5	22.9
1984	7208.1	695	1642.9	1701.0	22.8
1985	9016.0	858	2004.8	2004.3	22.2
1986	10275.2	963	2122.0	2204.9	20.7
1987	12058.6	1112	2199.4	2262.2	18.2
1988	15042.8	1366	2357.2	2491.2	15.7
1989	16992.3	1519	2664.9	2823.8	15.7
1990	18667.8	1644	2937.1	3083.6	15.7
1991	21781.5	1893	3149.5	3386.6	14.5
1992	26923.5	2311	3483.4	3742.2	12.9
1993	35333.9	2998	4349.0	4642.3	12.3
1994	48197.9	4044	5218.1	5792.6	10.8
1995	60793.7	5046	6242.2	6823.7	10.3
1996	71176.6	5846	7408.0	7937.6	10.4
1997	78973.0	6420	8651.1	9233.6	11.0
1998	84402.3	6796	9876.0	10798.2	11.7
1999	89677.1	7159	11444.1	13187.7	12.8
2000	99214.6	7858	13395.2	15886.5	13.5
2001	109655.2	8622	16386.0	18902.6	14.9
2002	120332.7	9398	18903.6	22053.2	15.7
2003	135822.8	10542	21715.3	24649.9	16.0
2004	159878.3	12336	26396.5	28486.9	16.5
2005	183217.5	14053	31649.3	33930.3	17.3
2006	211923.5	16165	38760.2	40422.7	18.3
2007	257305.6	19524	51321.8	49781.4	20.6
2008	300670.0	22698	61316.9	62427.0	20.4

注：①本表按当年价格计算；②财政收入包括中央和地方财政收入，财政支出包括中央和地方财政支出。

附录1-2-2　2008年各地区生产总值与财政收支

地　区	地区生产总值（亿元）	人均地区生产总值（元）	地方财政收入（亿元）	地方财政支出（亿元）
北　京	10488.0	63029	1837.3	1956.0
天　津	6354.4	55473	675.5	869.0
河　北	16188.6	23239	944.6	1851.7
山　西	6938.7	20398	747.9	1313.1
内蒙古	7761.8	32214	649.6	1465.2
辽　宁	13461.6	31259	1356.1	2151.9
吉　林	6424.1	23514	422.8	1180.1
黑龙江	8310.0	21727	578.4	1542.3
上　海	13698.2	73124	2358.7	2593.9
江　苏	30312.6	39622	2731.1	3201.6
浙　江	21486.9	42214	1933.1	2208.3
安　徽	8874.2	14485	724.6	1621.6
福　建	10823.1	30123	833.3	1125.3
江　西	6480.3	14781	488.6	1208.4
山　东	31072.1	33083	1956.9	2704.8
河　南	18407.8	19593	1009.1	2283.9
湖　北	11330.4	19860	710.2	1638.0
湖　南	11156.6	17521	722.7	1717.7
广　东	35696.5	37589	3310.0	3756.7
广　西	7171.6	14966	518.7	1287.1
海　南	1459.2	17175	145.0	356.0
重　庆	5096.7	18025	577.2	1010.7
四　川	12506.3	15378	1041.7	2965.4
贵　州	3333.4	8824	349.5	1048.6
云　南	5700.1	12587	613.6	1470.7
西　藏	395.9	13861	24.9	380.7
陕　西	6851.3	18246	591.3	1435.6
甘　肃	3176.1	12110	264.9	965.4
青　海	961.5	17389	71.6	363.8
宁　夏	1098.5	17892	95.0	323.1
新　疆	4203.4	19893	361.1	1056.1

附录1-3　价格指数(上年=100)

年份 地区	商品零售价格指数	中西药品及保健用品	居民消费价格指数	医疗保健	医疗保健服务
1995	114.8	111.5	117.1	111.3	111.1
2000	98.5	100.2	100.4	100.3	111.1
2001	99.2	98.5	100.7	100.3	110.5
2002	98.7	96.5	99.2	98.5	108.2
2003	99.9	98.4	101.2	101.2	108.9
2004	102.8	96.7	103.9	99.1	105.2
2005	100.8	97.6	101.8	99.5	105.2
2006	101.0	99.1	101.5	100.2	103.2
2007	103.8	102.0	104.8	102.1	102.1
2008	105.9	103.1	105.9	102.9	104.4
北　京	100.8	100.2	105.1	102.0	100.0
天　津	103.2	99.3	105.4	102.3	100.0
河　北	104.1	100.7	106.2	103.4	100.6
山　西	104.2	101.2	107.2	101.9	100.2
内蒙古	103.6	100.1	105.7	101.9	100.6
辽　宁	104.4	102.4	104.6	103.1	100.3
吉　林	103.3	99.1	105.1	101.8	104.6
黑龙江	105.6	101.7	105.6	104.3	102.6
上　海	102.4	98.0	105.8	103.1	97.9
江　苏	102.9	101.1	105.4	102.5	100.2
浙　江	103.8	101.6	105.0	105.8	101.9
安　徽	104.5	101.1	106.2	102.2	100.1
福　建	104.3	103.8	104.6	102.8	99.9
江　西	104.0	101.5	106.0	103.1	100.2
山　东	103.6	101.1	105.3	102.2	101.1
河　南	104.4	100.6	107.0	103.6	100.8
湖　北	104.2	102.1	106.3	103.5	104.5
湖　南	104.3	103.8	106.0	101.5	99.0
广　东	103.4	105.5	105.6	102.9	103.6
广　西	104.8	103.7	107.8	103.2	101.7
海　南	103.8	100.6	106.9	101.6	96.6
重　庆	103.7	98.9	105.6	101.9	98.2
四　川	105.3	100.5	105.1	102.4	100.5
贵　州	104.2	101.4	107.6	100.7	99.6
云　南	104.4	105.5	105.7	104.9	101.5
西　藏	101.7	98.6	105.7	102.7	103.5
陕　西	105.0	104.1	106.4	102.7	100.2
甘　肃	104.4	110.3	108.2	103.5	104.5
青　海	106.0	106.8	110.1	106.1	104.6
宁　夏	104.1	100.2	108.5	102.6	100.4
新　疆	105.1	100.2	108.1	103.5	100.5

注: 各地区价格指数系2007年数字。

附录1-4 就业和工资情况

指标	1990	1995	2000	2003	2004	2005	2006	2007	2008
年底就业人员(万人)	64749	68065	72085	74432	75200	75825	76400	76990	77480
按三次产业分									
第一产业	38914	35530	36043	36546	35269	33918	32561	31444	30654
第二产业	13856	15655	16219	16077	16920	18092	19225	20629	21109
第三产业	11979	16880	19823	21809	23011	23815	24614	24917	25717
按城乡分									
城镇就业人员	17041	19040	23151	25639	26476	27331	28310	29350	30210
其中：国有单位	10346	11261	8102	6876	6710	6488	6430	6424	6447
城镇集体单位	3549	3147	1499	1000	897	810	764	718	662
其他单位	164	894	2011	3094	3492	4211	4519	4882	5084
乡村就业人员	47708	49025	48934	48793	48724	48494	48090	47640	47270
其中：乡镇企业	9265	12862	12820	13573	13866	14272	14680	15090	15451
年底职工人数(万人)	14059	14908	11259	10492	10576	10942	11161	11427	11515
国有单位	10346	10955	7878	6621	6438	6232	6170	6148	6126
城镇集体单位	3549	3076	1447	951	851	769	726	684	623
其他单位	164	877	1935	2920	3287	3941	4264	4595	4766
年底离退休(职)人数(万人)	2301	3094	3876	4523	4675	5088	…	…	…
企业单位	…	2366	2978	3486	3610	3842	…	…	…
事业单位	…	525	647	747	767	831	…	…	…
机关单位	…	203	251	290	298	312	…	…	…
城镇登记失业人数(万人)	383	520	595	800	827	839	847	830	886
城镇登记失业率(%)	2.5	2.9	3.1	4.3	4.2	4.2	4.1	4.0	4.2
职工平均工资(元)	2140	5500	9371	14040	16024	18405	21001	24932	29229
国有单位	2284	5625	9552	14577	16729	19313	22112	26620	31005
城镇集体单位	1681	3931	6262	8678	9814	11283	13014	15595	18338
其他单位	2987	7463	10984	14574	16259	18362	20755	24058	28387

附录1-5 农村居民贫困状况

指标	2000	2001	2002	2003	2004	2005	2006	2007	2008
贫困标准(元/人)	625	630	627	637	668	683	693	785	1196
贫困人口(万人)	3209	2927	2820	2900	2610	2365	2148	1479	4007
贫困发生率(%)	3.5	3.2	3.0	3.1	2.8	2.5	2.3	1.6	4.2

附录1-6-1　城乡居民家庭收支情况

指标	1990	1995	2000	2003	2004	2005	2006	2007	2008
城镇居民家庭									
平均每人全部年收入(元)	1522.8	4288.1	6316.8	9061.2	10128.5	11320.8	12719.2	14908.6	17067.8
其中：可支配收入(元)	1510.2	4283.0	6280.0	8472.2	9421.6	10493.0	11759.5	13785.8	15780.8
人均每年消费性支出(元)	1278.9	3537.6	4998.0	6510.9	7182.1	7942.9	8696.6	9997.5	11242.9
食品	693.8	1766.0	1971.3	2416.9	2709.6	2914.4	3111.9	3628.0	4259.8
衣着	170.9	479.2	500.5	637.7	686.8	800.5	901.8	1042.0	1165.9
家庭设备用品及服务	108.5	296.9	439.3	410.3	407.4	446.5	498.5	601.8	691.8
医疗保健	25.7	110.1	318.1	476.0	528.2	600.9	620.5	699.1	786.2
交通及通讯	40.5	171.0	427.0	721.1	843.6	996.7	1147.1	1357.4	1417.1
娱乐教育文化服务	112.3	312.7	669.6	934.4	1032.8	1097.5	1203.0	1329.2	1358.3
居住	60.9	250.2	565.3	699.4	733.5	808.7	904.2	982.3	1145.4
杂项商品与服务	66.6	151.4	258.5	215.1	240.2	277.8	309.5	357.7	418.3
人均消费性支出构成(%)									
食品(恩格尔系数)	54.3	49.9	39.2	37.1	37.7	36.7	35.8	36.3	37.9
衣着	13.4	13.6	10.0	9.8	9.6	10.1	10.4	10.4	10.4
家庭设备用品及服务	10.1	8.4	8.5	6.3	5.7	5.6	5.7	6.0	6.2
医疗保健	2.0	3.1	6.4	7.3	7.4	7.6	7.1	7.0	7.0
交通及通讯	1.2	4.8	7.9	11.1	11.8	12.6	13.2	13.6	12.6
娱乐教育文化服务	11.1	8.8	12.6	14.4	14.4	13.8	13.8	13.3	12.1
居住	7.0	7.1	10.0	10.7	10.2	10.2	10.4	9.8	10.2
杂项商品与服务	0.9	4.3	5.2	3.3	3.3	3.5	3.6	3.6	3.7
农村居民家庭									
平均每人年总收入(元)	990.4	2337.9	3146.2	3582.4	4039.6	4631.2	5025.1	5791.1	6700.7
其中：纯收入(元)	686.3	1577.7	2253.4	2622.2	2936.4	3254.9	3587.0	4140.4	4760.6
平均每人年总支出(元)	903.5	2138.3	2652.4	3025.0	3430.1	4126.9	4485.4	5137.7	5915.7
人均每年生活消费支出(元)	584.6	1310.4	1670.1	1943.3	2184.7	2555.4	2829.0	3223.9	3660.7
食品	343.8	768.2	820.5	886.0	1031.9	1162.2	1217.0	1389.0	1598.7
衣着	45.4	89.8	96.0	110.3	120.2	148.6	168.0	193.4	211.8
居住	101.4	182.2	258.3	308.4	324.3	370.2	469.0	573.8	678.8
家庭设备用品及服务	30.9	68.5	75.5	81.7	89.2	111.4	126.6	149.1	174.0
医疗保健	19.0	42.5	87.6	115.8	130.6	168.1	288.8	328.4	360.2
交通及通讯	8.4	33.8	93.1	162.5	192.6	245.0	305.1	305.7	314.5
娱乐教育文化服务	31.4	102.4	186.7	235.7	247.6	295.5	191.5	210.2	246.0
其他商品及服务	4.3	23.1	52.5	43.1	48.3	54.5	63.1	74.2	76.7
人均生活消费支出构成(%)									
食品(恩格尔系数)	58.8	58.6	49.1	45.6	47.2	45.5	43.0	43.1	43.7
衣着	7.8	6.9	5.8	5.7	5.5	5.8	5.9	6.0	5.8
居住	17.3	13.9	15.5	15.9	14.8	14.5	16.6	17.8	18.5
家庭设备用品及服务	5.3	5.2	4.5	4.2	4.1	4.4	4.5	4.6	4.8
医疗保健	3.3	3.2	5.2	6.0	6.0	6.6	10.2	10.2	9.8
交通及通讯	1.4	2.6	5.6	8.4	8.8	9.6	10.8	9.5	8.6
娱乐教育文化服务	5.4	7.8	11.2	12.1	11.3	11.6	6.8	6.5	6.7
其他商品及服务	0.7	1.8	3.1	2.2	2.2	2.1	2.2	2.3	2.1

资料来源：城市和农村住户调查。

附录1-6-2　各地区城乡居民家庭收支情况

地区	城市居民家庭人均						农村居民家庭人均					
	可支配收入(元)		其中:消费性支出(元)		恩格尔系数(%)	医疗保健(元)	纯收入(元)		其中:生活消费支出(元)		恩格尔系数(%)	医疗保健(元)
	2007	2008	2007	2008	2008	2007	2007	2008	2007	2008	2008	2007
总　计	**13785.8**	**15780.8**	**9997.5**	**11242.9**	**37.9**	**699.1**	**4140.4**	**4760.6**	**3223.9**	**3660.7**	**43.7**	**210.2**
北　京	21988.7	24724.9	15330.4	16460.3	33.8	1294.1	9439.6	10661.9	6399.3	7284.7	33.9	629.6
天　津	16357.4	19422.5	12028.9	13422.5	37.3	1164.0	7010.1	7910.8	3538.3	3825.4	41.0	306.2
河　北	11690.5	13441.1	8235.0	9086.7	34.7	833.5	4293.4	4795.5	2786.8	3125.6	38.2	188.0
山　西	11565.0	13119.1	8101.8	8806.6	33.8	640.2	3665.7	4097.2	2682.6	3097.5	39.0	170.9
内蒙古	12377.8	14432.6	9281.5	10828.6	32.8	719.1	3953.1	4656.2	3256.2	3618.1	41.0	281.5
辽　宁	12300.4	14392.7	9429.7	11231.5	39.0	879.1	4773.4	5576.5	3368.2	3814.0	40.6	265.0
吉　林	11285.5	12829.5	8560.3	9729.1	34.0	854.8	4191.3	4932.7	3065.4	3443.2	39.6	311.4
黑龙江	10245.3	11581.3	7519.3	8623.0	36.3	729.6	4132.3	4855.6	3117.4	3844.7	33.0	272.5
上　海	23622.7	26674.9	17255.4	19397.9	36.6	857.1	10144.6	11440.3	8844.9	9119.7	40.9	571.1
江　苏	16378.0	18679.5	10715.2	11977.6	37.9	689.4	6561.0	7356.5	4786.2	5328.4	41.3	263.9
浙　江	20573.8	22726.7	14091.2	15158.3	36.4	859.1	8265.2	9257.9	6801.6	7534.1	36.9	452.4
安　徽	11473.6	12990.4	8531.9	9524.0	41.0	554.4	3556.3	4202.5	2754.0	3284.1	44.3	177.0
福　建	15505.4	17961.5	11055.1	12501.1	40.6	502.4	5467.1	6196.1	4053.5	4661.9	46.4	174.1
江　西	11451.7	12866.4	7810.7	8717.4	41.7	385.9	4044.7	4697.2	2994.5	3309.2	49.4	167.7
山　东	14264.7	16305.4	9666.6	11006.6	33.6	708.6	4985.3	5641.4	3621.6	4077.1	38.1	230.8
河　南	11477.1	13231.1	7826.7	8837.5	34.8	626.6	3851.6	4454.2	2676.4	3044.2	38.3	173.2
湖　北	11485.8	13152.9	8701.2	9477.5	42.2	525.3	3997.5	4656.4	3090.0	3652.6	46.9	178.8
湖　南	12293.5	13821.2	8990.7	9945.5	39.9	668.5	3904.2	4512.5	3377.4	3805.0	51.2	219.9
广　东	17699.3	19732.9	14336.9	15528.0	37.8	752.5	5624.0	6399.8	4202.3	4872.5	49.0	199.3
广　西	12200.4	14146.0	8151.3	9627.4	42.4	542.1	3224.1	3690.3	2747.5	2985.0	53.4	149.0
海　南	10996.9	12607.8	8292.9	9408.5	44.9	503.8	3791.4	4390.0	2556.6	2883.1	53.3	95.6
重　庆	12590.8	14367.6	9890.3	11146.8	39.6	749.5	3509.3	4126.2	2526.7	2884.9	53.3	168.6
四　川	11098.3	12633.4	8692.0	9679.1	44.0	511.8	3546.7	4121.2	2747.3	3127.9	52.0	174.8
贵　州	10678.4	11758.8	7758.7	8349.2	43.1	354.5	2374.0	2796.9	1913.7	2165.7	51.7	79.3
云　南	11496.1	13250.2	7921.8	9076.6	47.1	631.7	2634.1	3102.6	2637.2	2990.6	49.6	167.9
西　藏	11130.9	12481.5	7532.1	8323.5	51.2	272.8	2788.2	3175.8	2217.6	2199.6	52.4	50.0
陕　西	10763.3	12857.9	8427.1	9772.1	36.7	678.4	2644.7	3136.5	2559.6	2979.4	37.4	222.5
甘　肃	10012.3	10969.4	7875.8	8308.6	38.3	564.3	2328.9	2723.8	2017.2	2401.0	47.2	149.8
青　海	10276.1	11640.4	7512.4	8192.6	40.5	613.2	2683.8	3061.2	2446.5	2896.6	42.1	229.3
宁　夏	10859.3	12931.5	7817.3	9558.3	35.1	646.0	3180.8	3681.4	2528.8	3094.9	41.6	239.4
新　疆	10313.4	11432.1	7874.3	8669.4	37.3	598.8	3183.0	3502.9	2350.6	2691.8	42.6	210.7

附录1-7 城市设施水平

年份 地区	人均住宅建筑面积(平方米)	城市用水普及率(%)	城市燃气普及率(%)	每万人拥有公共交通车辆(标台)	人均城市道路面积(平方米)	人均公园绿地面积(平方米)	每万人拥有公共厕所(座)
1985	10.0	81.0	22.4	3.9		2.8	5.8
1990	13.7	89.2	42.2	4.8	3.1	3.9	6.6
1995	16.3	93.0	70.0	7.3	4.4	5.0	6.1
2000	20.3	96.7	84.2	10.8	6.1	6.8	5.1
2003	23.7	86.2	76.7	7.7	9.3	6.5	3.2
2004	25.0	88.9	81.5	8.4	10.3	7.4	3.2
2005	26.1	91.1	82.1	8.6	10.9	7.9	3.2
2006	27.1	86.7	79.1	9.1	11.0	8.3	2.9
2007	27.1	93.8	87.4	10.2	11.4	9.0	3.0
北　京	26.7	100.0	100.0	21.6	5.6	8.6	3.9
天　津	26.1	100.0	100.0	12.7	11.9		2.1
河　北	26.8	100.0	95.3	9.0	13.6	8.4	3.8
山　西	25.9	93.0	79.5	6.6	8.6	7.1	4.2
内蒙古	24.8	81.5	75.6	6.9	12.2	10.6	6.0
辽　宁	23.0	96.9	92.0	10.0	9.6	9.0	3.9
吉　林	23.0	88.0	82.4	8.7	9.6	8.3	5.1
黑龙江	22.6	81.8	74.5	9.0	8.7	8.2	7.8
上　海	34.8	100.0	100.0	12.4	4.5	7.5	2.9
江　苏	30.0	99.5	97.4	11.6	19.3	12.6	3.7
浙　江	37.2	99.6	97.8	11.3	14.6	8.8	3.8
安　徽	24.0	94.4	83.2	8.7	13.6	8.7	2.4
福　建	32.6	98.9	97.3	9.5	11.0	8.6	1.6
江　西	26.1	94.6	86.2	9.4	10.5	8.7	2.3
山　东	27.6	98.8	97.1	11.4	18.7	13.3	2.0
河　南	26.1	88.6	68.9	7.8	10.8	8.9	3.3
湖　北	26.1	97.6	89.7	11.9	12.8	9.3	2.6
湖　南	27.0	93.7	83.3	10.6	11.4	7.6	2.4
广　东	27.8	84.8	79.0	7.9	9.4	9.2	1.4
广　西	24.0	91.9	81.5	8.1	11.3	8.6	2.1
海　南	25.2	77.2	65.4	6.8	12.5	10.1	1.6
重　庆	31.4	91.5	88.4	9.6	9.2	7.6	2.4
四　川	28.2	86.6	78.9	9.6	10.3	8.4	2.4
贵　州	22.0	82.5	62.1	8.0	6.2	5.9	2.0
云　南	28.2	95.4	77.6	10.8	9.3	7.4	1.5
西　藏	28.5	90.6	65.1	16.7	15.5	6.9	5.8
陕　西	24.6	95.7	86.2	11.0	11.6	8.0	2.7
甘　肃	24.1	91.8	64.5	7.6	9.8	6.8	1.9
青　海	23.0	100.0	89.4	18.7	10.5	8.5	4.9
宁　夏	25.3	90.1	74.6	8.1	17.2	10.4	4.1
新　疆	23.0	99.1	92.8	15.6	13.3	8.1	4.7

附录二　世界各国卫生状况

简要说明

一、本篇主要介绍世界各国卫生状况，包括期望寿命、死亡率、卫生服务覆盖、危险因素、卫生资源、卫生经费及人口。

二、本篇数据摘自世界卫生组织《2009 世界卫生统计》。

三、部分中国数据系世界卫生组织估算数。

主要指标解释

健康寿命　即出生时的健康寿命。指去除疾病或伤残后，人在健康状态下所能存活的平均年龄。

低出生体重发病率　指出生体重低于 2500g 的婴儿数与活产数之比。

5 岁以下儿童发育迟缓率　是指 5 岁以下儿童中低于 WHO 年龄别身高参考值至少 2 个标准差的生长迟缓者所占百分比。

5 岁以下儿童低体重率　是指 5 岁以下儿童中低于 WHO 年龄别体重参考值至少 2 个标准差的低体重者所占百分比。

5 岁以下儿童超重率　是指 5 岁以下儿童中高于 WHO 年龄别体重参考值至少 2 个标准差的超重者所占百分比。

总和生育率　每个妇女度过她的整个育龄期根据现时年龄别生育率可能生育的孩子数。

附录2-1　死亡及疾病负担

序列	国家	期望寿命(岁)								
		合计			男			女		
		1990	2000	2007	1990	2000	2007	1990	2000	2007
1	阿富汗	42	41	42	41	40	41	42	42	42
2	阿尔巴尼亚	67	69	72	65	66	71	70	72	74
3	阿尔及利亚	66	70	71	65	68	70	68	71	73
4	安道尔	77	80	81	74	76	78	81	83	85
5	安哥拉	42	42	53	40	40	51	44	44	55
6	安提瓜和巴布达	70	72	74	68	69	74	73	74	75
7	阿根廷	72	74	75	69	71	71	76	78	79
8	亚美尼亚	65	70	69	61	67	66	69	73	73
9	澳大利亚	77	80	82	74	77	79	80	82	84
10	奥地利	76	78	80	72	75	77	79	81	83
11	阿塞拜疆	62	63	68	59	61	66	65	65	70
12	巴哈马群岛	70	73	74	67	70	71	74	76	77
13	巴林群岛	73	73	75	73	72	75	74	74	76
14	孟加拉国	55	61	64	55	61	63	54	62	64
15	巴巴多斯岛	74	75	76	70	71	72	77	78	78
16	巴拉若斯	71	69	70	66	63	65	76	75	76
17	比利时	76	78	80	73	75	77	79	81	82
18	伯利兹	74	70	68	72	67	64	76	74	72
19	贝宁湾	51	53	57	50	53	57	51	54	58
20	不丹	53	61	63	51	59	61	55	63	65
21	玻利维亚	58	63	66	57	61	64	59	64	68
22	波黑	72	74	75	69	72	73	75	77	78
23	博茨瓦纳	66	50	56	64	49	56	68	51	56
24	巴西	67	70	73	63	67	70	70	73	76
25	文莱	72	76	76	71	74	74	73	77	77
26	保加利亚	71	72	73	68	68	69	75	75	76
27	布基纳法索	48	48	49	47	47	48	49	49	50
28	布隆迪	50	48	49	49	47	48	51	49	50
29	柬埔寨	59	58	61	56	55	58	61	62	64
30	喀麦隆	56	52	52	55	51	51	58	54	52
31	加拿大	77	79	81	74	77	78	80	82	83
32	佛得角	67	69	70	65	66	66	68	71	73
33	中非	52	48	48	52	48	48	53	48	48
34	乍得	49	47	46	48	46	46	50	48	47
35	智利	72	77	78	69	74	75	76	80	81
36	中国	68	71	74	68	70	72	69	72	75
37	哥伦比亚	68	71	75	65	67	72	71	76	79
38	科摩罗	58	62	65	56	60	63	61	65	67
39	刚果	60	54	55	58	53	54	62	55	56
40	库克岛	68	71	73	66	68	71	70	73	75
41	哥斯达黎加	76	77	79	74	74	77	78	79	81
42	科特迪瓦	54	53	54	51	50	52	58	56	57
43	克罗地亚	72	74	76	69	70	73	76	78	79
44	古巴	74	78	78	72	75	76	76	80	81
45	塞浦路斯	76	77	80	74	75	78	78	79	82
46	捷克	71	75	77	68	72	74	75	79	80
47	朝鲜	67	67	66	64	64	64	68	68	68
48	刚果	48	46	52	47	44	50	50	49	54

附录2-1 续表1

健康寿命(岁) 2007			标化死亡率(1/10万) 2004				寿命损失人年归因% 2004			孕产妇死亡率(1/10万) 2005
合计	男	女	非传染性疾病	心血管病	恶性肿瘤	伤害	传染性疾病	非传染性疾病	伤害	
36	36	36	1 309	719	164	97	77	18	5	1 800
64	64	64	752	485	149	58	12	71	16	92
62	62	63	565	268	98	60	43	42	15	180
74	72	76	373	127	127	29	7	80	12	…
45	44	47	1 071	480	190	206	81	11	8	1 400
66	65	66	674	296	160	45	17	70	12	…
67	64	69	515	207	139	46	18	67	15	77
61	59	63	1 064	673	178	44	13	79	7	76
74	72	75	355	136	126	32	6	78	16	4
72	70	74	409	176	131	38	4	82	13	4
59	59	60	856	593	110	27	37	57	6	82
65	63	68	509	231	115	76	36	45	19	16
66	66	66	678	289	114	37	12	68	20	32
56	56	55	730	411	107	100	61	27	12	570
67	65	69	531	213	144	38	22	66	12	16
62	58	66	854	614	140	150	5	71	24	18
72	70	74	437	175	150	44	5	81	15	8
60	57	63	677	351	122	118	33	41	26	52
50	50	50	835	388	144	82	78	16	6	840
55	54	56	708	407	102	99	57	30	13	440
58	57	59	765	241	239	74	54	34	11	290
67	65	68	670	467	120	41	6	83	11	3
49	49	48	594	277	104	111	84	10	7	380
64	62	66	625	286	133	78	30	50	20	110
66	66	67	473	193	106	29	16	65	20	13
66	63	69	733	529	129	42	5	87	8	11
43	42	43	924	431	160	110	82	12	6	700
43	42	43	919	429	158	200	80	11	9	1 100
53	51	55	832	381	147	73	67	25	8	540
45	45	45	840	389	147	96	78	15	7	1 000
73	71	75	374	131	135	33	6	79	15	7
61	59	64	591	274	102	66	53	31	16	210
42	43	42	868	404	152	173	78	13	9	980
40	40	40	910	418	160	117	82	12	6	1 500
70	67	72	458	160	132	46	10	71	19	16
66	65	68	627	279	143	73	20	59	21	45
66	64	69	483	215	117	150	22	34	44	130
56	55	58	713	323	123	61	66	25	9	400
48	48	49	716	341	125	99	79	13	8	740
65	63	66	570	301	64	35	29	58	13	…
69	68	71	439	163	119	54	14	64	22	30
47	45	48	946	422	170	250	74	14	12	810
68	66	70	578	318	166	49	5	84	12	7
69	68	71	437	207	131	50	9	75	16	45
70	69	71	412	265	82	27	9	78	14	10
70	68	72	559	304	178	52	4	83	14	4
59	57	61	642	345	95	62	40	49	11	370
45	44	46	921	427	159	207	81	10	9	1 100

附录2-1　续表2

序列	国家	期望寿命(岁)								
		合计			男			女		
		1990	2000	2007	1990	2000	2007	1990	2000	2007
49	丹麦	75	77	78	72	75	76	78	79	81
50	吉布提	52	55	56	49	52	53	56	58	58
51	多米尼加	73	74	74	71	72	72	75	76	76
52	多米尼加共和国	65	70	72	63	67	70	69	73	74
53	厄瓜多尔	67	70	73	64	68	70	69	73	76
54	埃及	62	66	68	60	65	66	63	68	70
55	萨尔瓦多	65	70	72	61	66	68	69	73	75
56	赤道几内亚	52	48	53	51	47	52	54	49	54
57	厄立特里亚	55	61	63	53	58	61	58	63	65
58	爱沙尼亚	70	71	73	65	65	67	75	76	79
59	埃塞俄比亚	49	53	57	46	52	55	51	55	59
60	斐济	66	68	69	63	65	67	69	71	72
61	芬兰	75	78	79	71	74	76	79	81	83
62	法国	77	79	81	73	75	77	81	83	84
63	加蓬	62	60	59	59	58	57	65	63	61
64	冈比亚	55	57	59	53	55	57	57	59	61
65	乔治亚	68	70	72	64	66	68	71	73	76
66	德国	75	78	80	72	75	77	78	81	82
67	加纳	58	58	57	57	57	56	60	59	58
68	希腊	77	78	80	75	76	77	79	81	82
69	格林纳达	65	67	68	64	65	67	66	69	70
70	危地马拉	63	66	69	61	64	65	65	69	72
71	几内亚	45	51	54	43	49	52	47	53	56
72	几内亚比绍	44	47	48	41	44	46	48	50	51
73	圭亚那	59	60	60	56	57	57	61	62	63
74	海地	55	58	62	53	56	59	56	60	64
75	洪都拉斯	66	67	71	64	64	68	68	70	74
76	匈牙利	69	72	73	65	68	69	74	76	78
77	冰岛	78	80	82	75	78	80	81	82	83
78	印度	58	61	64	58	60	63	58	62	65
79	印尼	60	66	68	59	64	67	61	67	70
80	伊朗	63	68	72	61	65	70	65	70	74
81	伊拉克	67	67	63	64	65	58	69	70	69
82	爱尔兰	75	76	80	72	74	77	78	79	82
83	以色列	77	78	81	75	76	79	78	81	82
84	意大利	77	79	82	74	76	79	80	82	84
85	牙买加	70	72	72	69	70	69	71	74	74
86	日本	79	81	83	76	78	79	82	85	86
87	约旦	67	70	72	65	68	70	70	73	74
88	哈萨克斯坦	65	63	64	61	58	59	70	68	70
89	肯尼亚	61	53	54	58	51	53	63	54	56
90	基里巴斯	61	65	65	61	63	63	62	67	68
91	科威特	73	76	78	72	75	78	75	76	79
92	吉尔吉斯	65	65	66	61	62	63	68	69	69
93	老挝	52	58	61	51	57	60	53	59	62
94	拉脱维亚	70	71	71	64	65	66	75	76	76
95	黎巴嫩	67	69	70	65	67	68	69	72	73
96	莱索托	61	50	45	59	46	43	63	54	47

附录2-1　续表3

健康寿命(岁) 2007			标化死亡率(1/10万) 2004				寿命损失人年归因% 2004			孕产妇死亡率(1/10万) 2005
合计	男	女	非传染性疾病	心血管病	恶性肿瘤	伤害	传染性疾病	非传染性疾病	伤害	
72	70	73	495	190	167	38	4	85	11	3
48	47	50	862	495	100	84	72	20	8	650
66	65	67	580	242	167	32	20	69	11	…
63	62	64	794	411	157	109	40	40	20	150
64	63	66	484	186	117	83	34	44	22	210
60	59	62	891	515	81	36	31	61	8	130
61	58	63	518	184	106	99	37	39	24	170
46	45	46	938	430	166	136	78	15	7	680
55	54	56	686	330	117	90	73	16	11	450
66	61	71	664	400	162	113	5	72	22	25
50	49	51	817	384	142	105	82	12	6	720
62	60	64	767	440	81	36	24	66	10	210
72	70	75	405	185	113	64	4	75	21	7
73	71	76	387	123	154	45	6	79	15	8
52	50	53	716	333	127	97	68	21	11	520
51	50	53	830	387	145	84	72	21	8	690
64	62	67	554	430	67	20	25	70	5	66
73	71	75	429	199	135	28	5	86	9	4
50	49	50	699	343	127	80	73	20	7	560
72	71	74	436	244	132	31	4	83	12	3
61	61	62	827	426	186	47	26	64	11	…
60	58	62	515	163	119	103	51	32	17	290
47	46	48	844	389	149	101	77	16	7	910
42	40	43	925	428	161	104	83	12	5	1 100
53	52	55	835	449	112	119	41	43	17	470
54	53	55	740	372	111	178	67	16	17	670
62	61	64	761	347	142	68	47	39	14	280
66	62	69	693	359	204	63	3	86	11	6
74	73	75	375	161	126	34	4	79	18	4
56	56	57	713	382	100	116	56	30	14	450
60	60	61	690	344	127	233	31	32	37	420
61	60	62	687	437	106	95	28	47	25	140
54	50	58	1 018	586	152	486	42	25	34	300
73	71	74	459	190	155	30	7	79	13	1
73	72	74	368	121	121	29	9	76	15	4
74	73	76	372	155	132	29	5	85	10	3
64	62	66	605	289	134	71	35	48	17	170
76	73	78	284	103	120	39	8	76	16	6
63	62	64	711	433	126	59	29	53	18	62
56	53	60	1 145	792	168	152	25	56	20	140
48	47	48	729	344	129	113	82	11	8	560
58	56	60	730	245	52	22	42	55	3	…
69	69	69	454	275	69	32	13	61	25	4
57	55	59	1 012	653	111	95	35	50	14	150
54	53	54	828	440	141	129	62	24	14	660
64	59	68	710	471	156	115	5	73	21	10
62	60	64	715	435	90	91	20	60	19	150
40	38	41	581	278	101	72	86	10	5	960

附录2-1 续表4

序列	国家	期望寿命(岁)								
		合计			男			女		
		1990	2000	2007	1990	2000	2007	1990	2000	2007
97	利比里亚	45	44	56	43	43	54	47	46	58
98	利比亚	68	72	72	67	70	70	70	74	75
99	立陶宛	71	72	71	66	67	65	76	77	77
100	卢森堡	75	78	80	72	75	77	79	81	83
101	马达加斯加	53	56	59	51	55	58	54	58	61
102	马拉维	47	48	50	45	47	49	48	50	51
103	马来西亚	70	71	72	68	69	70	73	74	75
104	马尔代夫	58	67	73	58	67	72	56	67	75
105	马里	43	46	49	42	44	47	45	47	50
106	马耳他	76	78	80	74	76	78	78	80	82
107	马歇尔群岛	55	60	58	54	58	57	57	62	59
108	毛利塔尼亚	57	58	58	55	56	56	59	60	61
109	毛里求斯	69	71	73	66	68	70	73	75	76
110	墨西哥	70	73	76	67	71	73	74	76	78
111	密克罗尼西亚	66	67	69	65	66	68	67	68	70
112	摩纳哥	78	80	81	74	76	78	81	83	85
113	蒙古	62	64	64	59	61	60	65	67	69
114	黑山	76	74	74	73	72	72	79	77	76
115	摩洛哥	65	70	72	63	67	70	68	72	75
116	莫桑比克	45	49	48	44	48	47	45	50	48
117	缅甸	57	59	56	55	56	53	60	62	59
118	纳米比亚	63	61	59	60	58	58	65	63	61
119	瑙鲁	57	61	61	55	58	59	61	64	64
120	尼泊尔	54	60	63	54	59	62	54	60	63
121	荷兰	77	78	80	74	76	78	80	81	82
122	新西兰	75	79	81	72	76	78	78	81	83
123	尼加拉瓜	67	72	73	63	69	70	71	74	76
124	尼日尔	34	40	51	34	40	50	35	41	53
125	尼日利亚	46	47	49	45	46	48	46	48	50
126	纽埃岛	70	70	70	67	66	63	74	76	78
127	挪威	77	79	81	73	76	78	80	81	83
128	阿曼	70	73	74	68	71	71	72	76	77
129	巴基斯坦	58	61	63	58	61	63	59	62	64
130	帕劳群岛	69	69	72	64	67	69	76	72	76
131	巴拿马	73	76	76	71	73	74	75	78	79
132	巴布亚新几内亚	58	61	63	57	59	61	60	63	64
133	巴拉圭	73	74	74	71	71	71	75	77	77
134	秘鲁	67	69	76	65	67	75	69	71	77
135	菲律宾	65	67	71	61	64	67	68	71	74
136	波兰	71	74	75	67	70	71	75	78	80
137	葡萄牙	74	77	79	71	73	76	77	80	82
138	卡塔尔	75	76	76	75	76	76	75	76	76
139	韩国	72	76	79	68	72	76	76	80	82
140	摩尔多瓦	68	68	69	64	64	65	71	71	73
141	罗马尼亚	70	71	73	67	68	70	73	75	77
142	俄罗斯	69	65	66	64	59	60	74	72	73
143	卢旺达	50	46	50	49	46	49	52	47	51
144	圣基茨和尼维斯	67	70	72	64	68	69	71	72	76

附录2-1　续表5

健康寿命(岁) 2007			标化死亡率(1/10万)　2004				寿命损失人年归因%　2004			孕产妇死亡率(1/10万) 2005
合计	男	女	非传染性疾病	心血管病	恶性肿瘤	伤害	传染性疾病	非传染性疾病	伤害	
48	47	49	931	432	161	192	84	9	7	1 200
64	63	66	654	409	80	60	29	54	17	97
63	58	68	635	393	153	128	5	69	26	11
73	71	75	419	186	136	46	7	77	16	12
52	51	53	799	372	139	81	74	19	8	510
44	43	44	796	376	140	105	87	8	5	1 100
64	62	66	623	275	137	53	28	55	17	62
64	64	64	953	334	306	165	35	35	30	120
42	41	43	967	451	166	112	83	11	5	970
72	71	74	433	206	123	25	6	85	9	8
52	52	53	961	502	121	61	34	56	10	…
51	49	52	812	383	140	90	73	18	9	820
63	61	65	731	453	89	43	10	78	12	15
67	65	69	501	174	92	55	25	58	18	60
62	61	62	682	364	83	33	32	58	10	…
73	71	76	321	114	118	39	7	77	16	…
58	55	62	923	475	289	86	32	51	17	46
65	65	66	…	…	…	…	…	…	…	…
62	61	63	655	394	65	49	39	48	13	240
42	42	42	777	365	136	108	81	12	7	520
50	48	52	775	419	112	96	56	33	11	380
52	52	53	513	243	91	73	82	11	6	210
55	53	57	1 093	619	135	129	24	60	15	…
55	55	55	769	420	116	119	60	27	13	830
73	72	74	425	154	155	24	6	85	9	6
73	72	74	398	162	136	39	5	77	18	9
64	63	66	705	309	128	71	39	44	17	170
44	44	45	1 030	471	182	127	86	10	4	1 800
42	42	42	909	417	158	109	81	13	6	1 100
62	56	68	595	314	70	36	33	56	11	…
73	72	74	391	158	140	42	4	79	16	7
65	64	67	664	396	103	39	16	63	21	64
55	56	55	717	409	103	91	64	26	10	320
64	62	67	735	390	91	36	29	62	9	…
67	65	68	417	168	104	52	35	45	20	130
56	55	57	772	419	113	100	65	25	11	470
64	63	66	602	278	138	74	33	44	23	150
67	66	67	534	173	163	60	41	45	15	240
62	59	64	620	320	93	59	44	43	13	230
67	64	70	583	314	177	54	4	81	15	8
71	69	73	456	200	134	40	9	78	12	11
67	68	66	512	273	56	35	17	59	25	12
71	68	74	470	168	161	67	6	72	22	14
61	58	63	963	634	129	97	10	74	16	22
65	63	68	706	463	138	54	9	79	12	24
60	55	65	904	645	142	218	8	62	29	28
43	43	44	878	409	153	147	83	10	7	1 300
64	62	67	691	424	108	43	27	63	11	…

附录2-1　续表6

序列	国家	期望寿命(岁)								
		合计			男			女		
		1990	2000	2007	1990	2000	2007	1990	2000	2007
145	圣卢西亚岛	71	74	75	69	71	72	73	77	78
146	圣文森特和格林纳丁斯	71	70	70	68	67	66	74	73	75
147	萨摩亚群岛	63	67	68	62	65	66	64	70	70
148	圣马力诺	79	81	82	76	78	81	82	84	84
149	圣多美和普林西比	61	61	61	59	60	59	63	63	63
150	沙特阿拉伯	68	70	71	66	68	69	70	72	74
151	塞内加尔	55	57	59	53	55	57	57	59	61
152	塞黑	72	72	73	69	69	71	74	74	76
153	塞舌尔	69	72	71	64	67	68	75	76	75
154	塞拉利昂	38	37	41	37	34	39	41	41	43
155	新加坡	75	78	81	73	76	78	77	81	83
156	斯洛伐克	71	73	75	67	69	71	76	77	78
157	斯洛文尼亚	74	76	78	70	72	75	78	80	81
158	所罗门群岛	61	65	67	60	63	66	62	66	68
159	索马里	49	52	52	49	50	50	49	53	55
160	南非	63	58	54	59	56	52	67	61	55
161	西班牙	77	79	81	73	76	78	80	83	84
162	斯里兰卡	67	69	71	63	64	68	72	74	75
163	苏丹	58	59	58	58	58	57	59	60	58
164	苏里南	66	68	69	63	65	66	69	71	73
165	斯威士兰	60	51	48	58	49	47	62	53	49
166	瑞典	70	80	81	68	77	79	72	82	83
167	瑞士	77	80	82	74	77	79	81	83	84
168	叙利亚	67	71	72	65	69	70	70	74	75
169	塔吉克斯坦	60	61	67	57	59	66	63	63	68
170	泰国	69	70	70	66	67	66	72	73	74
171	马其顿	72	72	74	70	69	72	74	75	76
172	东帝汶	51	60	61	48	57	58	55	63	64
173	多哥	55	56	58	52	54	56	59	59	61
174	汤加	67	69	70	66	68	71	68	71	69
175	特立尼达和多巴哥	69	69	69	66	66	66	71	72	73
176	突尼斯	67	71	74	65	69	72	70	73	76
177	土耳其	65	70	73	63	67	71	67	72	76
178	土库曼斯坦	62	62	63	58	59	60	65	65	67
179	图瓦卢	60	63	65	60	63	64	61	63	65
180	乌干达	50	46	48	48	46	46	52	47	51
181	乌克兰	70	67	68	65	62	62	74	73	73
182	阿联酋	73	76	78	72	75	77	75	78	80
183	英国	76	78	80	73	75	77	78	80	82
184	坦桑尼亚	51	49	52	50	48	51	52	49	52
185	美国	75	77	78	72	74	76	79	80	81
186	乌拉圭	72	75	75	69	71	72	76	79	79
187	乌兹别克斯坦	66	66	68	63	63	65	70	69	71
188	瓦努阿图	63	67	69	63	66	67	65	68	70
189	委内瑞拉	72	73	75	70	71	72	74	77	78
190	越南	66	70	72	65	68	70	69	72	75
191	也门	56	60	64	55	58	62	58	61	66
192	赞比亚	52	42	46	50	41	45	53	43	47
193	津巴布韦	62	45	45	58	44	45	65	46	44

附录2-1 续表7

健康寿命(岁) 2007			标化死亡率(1/10万) 2004				寿命损失人年归因% 2004			孕产妇死亡率(1/10万) 2005
合计	男	女	非传染性疾病	心血管病	恶性肿瘤	伤害	传染性疾病	非传染性疾病	伤害	
66	64	69	522	205	128	67	17	60	22	…
63	60	66	674	289	152	64	31	54	16	…
61	60	63	766	408	93	40	32	58	9	…
75	74	76	357	214	127	18	5	87	9	…
53	52	54	788	400	140	103	71	18	11	…
62	61	64	678	396	107	76	24	49	27	18
51	50	52	852	398	149	96	74	18	8	980
65	64	66	…	…	…	…	…	…	…	…
63	60	65	650	340	119	62	17	63	19	…
35	34	37	1 033	468	184	171	83	11	6	2 100
73	71	75	345	164	113	27	12	73	14	14
67	64	70	628	368	164	48	5	82	13	6
71	69	74	480	209	165	57	4	80	16	6
59	59	60	694	370	78	36	50	41	9	220
45	44	46	1 148	601	156	247	72	16	12	1 400
48	47	48	867	389	151	159	69	19	12	400
74	71	76	379	131	131	30	7	81	12	4
63	61	65	681	301	114	458	8	30	62	58
50	50	50	986	543	125	235	57	21	23	450
61	58	64	728	389	109	87	31	52	17	72
42	42	42	707	331	125	122	83	10	7	390
74	72	75	372	171	115	32	5	83	12	3
75	73	76	360	140	125	34	5	81	13	5
63	62	65	679	382	57	46	25	59	15	130
57	58	57	884	642	75	34	72	23	5	170
62	59	65	516	164	134	92	42	40	19	110
66	65	66	737	482	147	79	6	74	21	10
53	52	55	663	365	96	83	70	21	9	380
51	49	52	818	381	143	86	78	16	7	510
63	64	62	658	346	83	28	31	61	8	…
62	59	64	751	364	123	60	26	61	14	45
66	65	67	537	332	58	53	41	44	15	100
66	64	67	701	437	112	39	26	63	11	44
55	53	57	1 100	832	95	71	48	42	11	130
58	58	58	979	507	123	71	30	59	11	…
42	41	44	786	369	138	169	80	10	10	550
60	55	64	881	632	127	130	9	72	19	18
68	68	68	410	243	65	37	18	53	28	37
72	71	73	441	175	147	26	7	84	9	8
45	45	45	851	395	150	130	79	13	8	950
70	68	72	450	179	133	50	9	73	18	11
67	64	70	521	204	167	52	12	74	15	20
59	58	60	880	663	68	49	48	42	10	24
61	61	62	749	397	89	37	39	52	9	…
66	64	68	441	209	100	92	21	44	35	57
64	62	66	611	295	115	64	39	46	15	150
54	53	55	941	544	108	110	60	27	12	430
40	39	40	833	389	146	125	85	9	6	83
39	40	38	816	377	145	147	85	8	6	880

附录2-2 5岁以下儿童死亡率

序列	国家	新生儿死亡率(‰) 2004	婴儿死亡					
			合计			男		
			1990	2000	2007	1990	2000	2007
1	阿富汗	60	168	165	165	179	176	176
2	阿尔巴尼亚	9	37	21	13	39	22	14
3	阿尔及利亚	22	54	37	33	58	40	35
4	安道尔	2	8	4	3	8	4	3
5	安哥拉	54	150	126	116	157	132	121
6	安提瓜和巴布达	8	25	13	9	28	14	11
7	阿根廷	10	24	17	14	26	19	15
8	亚美尼亚	18	47	32	22	50	34	23
9	澳大利亚	3	8	5	5	9	6	5
10	奥地利	3	8	5	4	9	5	4
11	阿塞拜疆	35	78	58	34	81	60	36
12	巴哈马群岛	5	22	15	12	25	17	14
13	巴林群岛	4	15	10	9	15	11	9
14	孟加拉国	36	105	66	47	116	73	52
15	巴巴多斯岛	8	15	12	11	18	12	11
16	巴拉若斯	3	12	9	5	13	11	6
17	比利时	2	8	5	4	9	5	4
18	伯利兹	17	35	24	22	38	28	25
19	贝宁湾	36	111	89	78	114	92	80
20	不丹	30	91	68	56	98	74	61
21	玻利维亚	24	89	63	48	94	66	50
22	波黑	10	18	14	13	20	16	15
23	博茨瓦纳	46	45	64	33	46	75	33
24	巴西	13	48	27	20	54	30	22
25	文莱	4	10	8	8	11	9	9
26	保加利亚	7	14	14	10	16	15	10
27	布基纳法索	32	112	104	104	116	107	108
28	布隆迪	41	114	109	108	129	125	122
29	柬埔寨	48	87	80	70	95	88	77
30	喀麦隆	30	85	88	87	92	95	94
31	加拿大	3	7	5	5	8	6	5
32	佛得角	9	45	31	24	50	34	27
33	中非	52	113	120	113	117	123	117
34	乍得	42	120	122	124	127	130	132
35	智利	5	18	10	8	19	10	9
36	中国	18	37	30	19	31	25	16
37	哥伦比亚	13	26	20	17	31	24	20
38	科摩罗	25	88	62	49	97	69	55
39	刚果	30	67	74	79	69	77	82
40	库克岛	10	26	20	16	20	23	19
41	哥斯达黎加	8	13	11	10	18	14	11
42	科特迪瓦	64	106	95	89	123	111	104
43	克罗地亚	5	10	7	5	12	7	5
44	古巴	4	11	6	5	13	8	5
45	塞浦路斯	2	11	5	3	12	5	3
46	捷克	2	11	4	3	13	5	4
47	朝鲜	22	42	42	42	43	43	43
48	刚果	47	127	129	108	134	123	114

附录2-2 续表1

率(‰)			5岁以下儿童死亡率(‰)								
女			合计			男			女		
1990	2000	2007	1990	2000	2007	1990	2000	2007	1990	2000	2007
156	154	154	260	257	257	263	260	260	257	254	254
35	20	13	46	24	15	47	27	16	43	23	14
50	34	30	69	44	37	75	48	40	63	40	34
6	3	3	9	5	4	10	5	4	8	5	4
143	120	110	260	191	158	276	203	168	241	179	148
22	11	8	29	15	11	32	17	12	26	13	10
21	15	12	28	20	16	31	22	17	25	17	14
45	30	20	55	36	24	62	40	27	48	31	21
7	5	4	9	6	6	10	7	6	8	6	5
7	4	3	10	6	4	10	6	5	9	5	4
74	55	33	98	69	39	102	72	41	93	65	37
18	13	11	29	19	13	33	21	15	25	17	12
16	9	9	19	12	10	18	13	10	20	11	10
93	59	42	149	92	61	160	96	64	143	86	57
12	12	10	17	13	12	20	13	11	14	13	12
9	8	5	15	12	7	17	14	8	12	11	6
7	4	3	10	6	4	11	7	5	8	5	4
31	16	18	43	28	25	47	32	28	39	25	22
108	92	75	185	144	123	185	144	123	186	145	124
83	63	52	148	106	84	158	113	90	137	98	78
84	60	45	125	84	57	127	85	58	123	83	56
16	12	10	22	17	14	24	20	17	19	14	11
44	73	32	57	87	40	60	91	41	56	84	38
42	24	18	58	30	22	63	35	24	52	29	19
9	7	7	11	9	9	12	10	10	10	8	8
12	12	10	18	16	12	20	18	12	15	15	12
108	100	100	206	194	191	207	195	192	204	188	189
98	95	94	190	181	180	195	189	185	183	178	174
76	70	63	119	107	91	129	115	98	109	97	83
78	81	79	139	151	148	145	158	155	133	144	141
6	5	5	8	6	6	9	7	6	7	5	5
40	28	21	60	42	32	62	44	33	58	40	31
109	115	109	172	186	172	172	185	171	173	186	172
112	114	116	201	205	209	205	210	214	196	201	204
16	9	7	21	11	9	23	12	10	19	10	8
43	36	22	46	37	22	40	32	19	52	42	26
21	17	14	35	26	20	40	30	24	29	21	17
79	55	44	120	84	66	130	91	71	110	77	60
64	72	76	103	117	125	107	122	131	98	112	120
32	16	13	32	24	18	27	28	21	38	20	15
14	11	10	14	12	11	16	13	13	16	12	10
87	79	74	153	137	127	178	158	147	126	113	105
9	6	5	12	8	6	14	8	6	10	7	6
9	5	4	13	8	6	15	10	7	11	7	6
10	5	3	12	6	4	13	7	5	11	6	4
9	4	3	12	5	4	14	6	5	11	5	3
41	41	41	55	55	55	57	57	57	53	53	53
120	122	102	200	179	161	212	189	171	188	168	152

附录2-2 续表2

序列	国家	新生儿死亡率(‰) 2004	婴儿死亡					
			合计			男		
			1990	2000	2007	1990	2000	2007
49	丹麦	3	7	5	4	9	6	5
50	吉布提	45	116	97	84	132	110	95
51	多米尼加	10	15	15	12	18	16	13
52	多米尼加共和国	18	50	33	31	59	37	35
53	厄瓜多尔	13	43	27	20	45	29	22
54	埃及	17	67	40	30	72	43	32
55	萨尔瓦多	12	29	66	21	51	31	22
56	赤道几内亚	47	103	120	91	128	109	97
57	厄立特里亚	21	88	61	46	98	68	51
58	爱沙尼亚	4	12	9	5	14	10	5
59	埃塞俄比亚	41	122	92	75	137	104	85
60	斐济	10	19	16	16	21	18	17
61	芬兰	2	6	4	3	6	4	3
62	法国	2	7	4	3	8	5	4
63	加蓬	31	60	60	60	72	72	72
64	冈比亚	44	103	93	81	110	100	87
65	乔治亚	25	39	32	27	44	35	27
66	德国	3	7	4	4	8	5	4
67	加纳	43	76	72	73	82	77	79
68	希腊	3	9	6	4	10	7	4
69	格林纳达	11	30	21	15	27	22	16
70	危地马拉	19	60	39	29	61	40	30
71	几内亚	39	139	111	93	154	123	103
72	几内亚比绍	47	142	129	118	157	142	130
73	圭亚那	22	64	52	45	71	58	46
74	海地	32	105	79	57	113	85	61
75	洪都拉斯	17	45	32	20	49	35	22
76	匈牙利	5	15	9	6	17	10	6
77	冰岛	1	5	3	2	6	3	2
78	印度	39	82	66	54	81	65	54
79	印尼	17	60	36	25	64	38	26
80	伊朗	19	54	36	29	62	41	33
81	伊拉克	63	41	37	36	44	40	39
82	爱尔兰	4	8	6	3	9	7	4
83	以色列	3	10	6	4	11	6	4
84	意大利	3	8	5	3	9	5	4
85	牙买加	10	27	27	26	30	29	28
86	日本	1	5	3	3	5	4	3
87	约旦	16	33	25	18	34	26	18
88	哈萨克斯坦	32	50	37	28	57	42	32
89	肯尼亚	34	64	77	80	71	85	89
90	基里巴斯	25	65	52	46	68	56	50
91	科威特	7	13	9	9	15	10	10
92	吉尔吉斯	30	63	44	33	68	48	36
93	老挝	30	120	77	56	135	87	63
94	拉脱维亚	6	14	11	9	16	12	8
95	黎巴嫩	19	33	29	26	36	31	28
96	莱索托	52	81	86	68	86	91	72

附录2-2 续表3

率(‰)			5岁以下儿童死亡率(‰)								
女			合计			男			女		
1990	2000	2007	1990	2000	2007	1990	2000	2007	1990	2000	2007
6	4	3	9	6	5	10	6	5	8	5	4
100	84	73	175	147	127	192	161	142	154	129	112
12	13	11	18	17	14	21	18	15	14	15	13
48	30	28	66	37	38	70	43	40	61	34	35
41	25	18	57	32	22	59	34	25	55	30	20
61	37	28	93	51	36	95	53	38	86	48	34
43	27	19	60	35	24	66	38	26	54	31	21
112	95	85	198	168	150	204	174	155	191	162	145
77	53	40	147	97	70	160	105	76	134	89	64
10	7	5	16	11	6	18	13	7	14	9	6
105	80	65	204	150	119	219	162	127	189	139	110
17	15	14	22	18	18	25	19	19	19	17	17
6	3	2	7	4	3	7	5	4	7	4	3
6	4	3	9	5	4	10	6	5	8	5	4
48	48	48	92	91	91	103	102	102	81	80	80
96	86	76	153	131	109	163	141	116	142	122	101
36	27	26	46	37	30	51	42	31	42	29	30
6	4	3	9	5	4	10	6	5	8	5	4
70	66	67	120	113	115	122	113	118	119	110	114
9	5	3	11	7	4	11	8	5	10	6	4
33	17	14	37	26	19	35	32	21	39	24	17
59	38	29	82	53	39	81	53	39	83	53	39
121	98	82	235	184	150	250	197	160	214	172	140
127	115	105	240	217	198	264	239	218	215	196	178
56	46	44	88	70	60	97	75	61	79	65	59
97	73	53	152	109	76	158	113	79	146	105	73
41	29	19	57	40	24	60	42	25	54	37	23
13	9	5	17	11	7	19	12	7	15	10	6
5	2	1	6	3	3	7	4	3	6	3	2
84	67	55	115	91	72	108	84	67	124	97	77
56	34	23	91	48	31	97	51	33	85	45	29
46	31	25	72	44	33	75	46	34	69	42	31
38	35	33	53	47	45	57	51	48	48	43	41
8	5	3	10	7	4	11	8	5	9	6	4
9	5	4	12	7	5	13	8	5	11	6	5
7	4	3	9	5	4	10	6	4	8	5	4
25	25	24	34	33	31	35	35	33	32	31	30
4	3	2	6	5	4	7	5	4	6	4	3
31	22	17	40	27	20	42	31	21	38	26	19
44	32	24	60	44	32	69	49	36	51	38	27
57	68	71	97	117	121	105	126	131	89	107	111
62	48	43	88	70	63	92	71	64	83	69	62
14	7	9	16	11	11	18	13	11	15	10	10
57	40	30	75	51	38	80	55	41	69	47	36
104	67	49	163	101	70	172	107	74	154	95	66
11	9	9	17	13	10	20	15	10	15	11	10
29	26	23	38	33	29	43	36	33	34	28	26
76	81	64	102	107	84	108	113	89	96	100	78

附录2-2　续表4

序列	国家	新生儿死亡率(‰) 2004	婴儿死亡					
			合计			男		
			1990	2000	2007	1990	2000	2007
97	利比里亚	66	138	113	93	153	125	103
98	利比亚	11	35	20	17	35	20	17
99	立陶宛	5	10	8	6	11	8	6
100	卢森堡	3	8	4	3	9	4	3
101	马达加斯加	41	103	84	70	111	91	76
102	马拉维	26	124	103	71	130	108	74
103	马来西亚	5	16	11	10	18	12	11
104	马尔代夫	24	79	43	26	81	43	27
105	马里	54	148	129	117	160	139	126
106	马耳他	3	10	6	5	12	7	6
107	马歇尔群岛	24	63	55	49	70	62	55
108	毛利塔尼亚	40	81	77	75	90	86	84
109	毛里求斯	9	21	16	15	23	20	15
110	墨西哥	11	38	24	18	42	27	19
111	密克罗尼西亚	11	45	37	33	45	37	33
112	摩纳哥	2	7	5	4	8	5	5
113	蒙古	18	71	49	35	79	54	39
114	黑山	…	12	13	9	12	14	9
115	摩洛哥	24	69	45	32	80	52	37
116	莫桑比克	35	135	125	115	139	129	119
117	缅甸	49	91	78	79	102	88	88
118	纳米比亚	20	57	50	47	65	73	54
119	瑙鲁	14	25	25	25	22	23	23
120	尼泊尔	32	99	64	43	98	63	43
121	荷兰	3	7	5	4	8	6	5
122	新西兰	3	9	6	5	10	7	5
123	尼加拉瓜	16	52	34	28	57	37	31
124	尼日尔	41	143	109	83	148	112	85
125	尼日利亚	47	120	107	97	128	114	103
126	纽埃岛	16	31	23	37	8	23	58
127	挪威	2	7	4	3	8	4	3
128	阿曼	5	25	12	11	26	13	11
129	巴基斯坦	53	102	85	73	111	92	79
130	帕劳群岛	13	18	13	9	22	11	8
131	巴拿马	11	26	20	18	28	21	20
132	巴布亚新几内亚	32	69	60	50	72	63	53
133	巴拉圭	12	33	23	24	37	26	27
134	秘鲁	11	58	33	17	62	35	18
135	菲律宾	15	41	30	23	49	34	26
136	波兰	5	16	8	6	17	9	7
137	葡萄牙	3	11	6	3	13	7	3
138	卡塔尔	4	18	13	8	20	13	8
139	韩国	4	8	5	4	8	5	5
140	摩尔多瓦	12	30	21	16	36	25	19
141	罗马尼亚	10	23	19	12	26	21	13
142	俄罗斯	7	17	16	10	19	18	11
143	卢旺达	48	117	113	109	121	117	113
144	圣基茨和尼维斯	11	30	21	16	38	21	16

附录2-2　续表5

率(‰)			5岁以下儿童死亡率(‰)								
女			合计			男			女		
1990	2000	2007	1990	2000	2007	1990	2000	2007	1990	2000	2007
122	100	83	206	164	133	218	174	141	193	154	125
35	20	16	41	22	18	41	22	18	41	22	18
10	9	6	13	11	7	15	11	7	12	11	7
7	4	3	10	5	4	11	6	4	8	5	4
94	77	64	168	137	112	176	143	117	160	131	107
118	98	67	209	170	110	220	178	116	198	160	105
14	10	9	22	14	11	24	15	12	20	13	10
75	42	25	111	55	30	113	57	31	109	53	30
135	118	107	250	217	196	262	228	205	237	206	186
8	5	5	11	7	6	13	8	6	9	6	5
55	48	43	92	68	54	102	76	60	81	60	48
71	67	66	130	122	118	139	131	127	119	112	109
18	12	15	23	18	17	27	22	17	20	14	16
34	22	16	46	29	21	50	31	23	42	26	19
45	37	33	58	47	40	58	47	40	57	46	40
6	4	3	8	5	5	9	6	6	7	5	3
63	43	31	108	61	43	118	66	47	98	55	39
12	11	8	16	13	10	16	14	11	16	11	9
58	38	27	89	54	34	98	60	38	80	48	31
131	121	112	201	184	168	203	187	171	198	182	166
78	67	69	130	110	113	144	122	124	115	97	101
49	55	41	86	99	68	95	76	75	77	89	61
28	28	28	30	30	30	28	28	28	33	32	32
99	64	43	142	85	55	144	87	55	140	84	54
6	5	3	9	6	5	10	7	6	8	6	4
7	6	4	11	8	6	13	9	7	9	7	5
47	31	25	68	43	35	74	47	38	62	39	31
139	105	80	304	230	176	308	233	178	299	226	173
112	100	91	230	207	189	235	212	193	225	202	184
55	22	14	31	28	46	8	29	73	55	27	17
6	3	3	9	5	4	10	5	4	7	4	3
24	11	10	31	14	12	33	15	12	30	14	12
91	77	66	130	108	90	132	107	92	130	105	89
14	14	11	20	14	10	24	13	9	16	16	12
24	19	16	34	26	23	36	26	25	32	25	20
66	55	46	94	76	65	97	80	69	90	71	61
28	20	21	41	33	29	46	37	31	36	30	26
54	31	16	78	41	20	82	42	21	73	37	19
36	25	19	62	37	28	72	43	33	51	30	23
14	7	6	18	9	7	20	10	8	16	8	6
10	5	3	14	8	4	16	9	4	12	7	3
15	12	7	21	15	10	24	15	11	19	14	9
8	5	4	9	5	5	9	6	5	8	5	4
24	16	12	37	24	18	45	30	22	28	19	14
21	17	10	31	22	14	34	24	16	27	20	12
14	13	8	21	20	12	24	22	14	18	17	11
112	109	105	195	189	181	201	194	185	190	184	176
22	21	16	36	25	18	44	24	17	28	26	19

附录2-2 续表6

序列	国家	新生儿死亡率(‰) 2004	婴儿死亡					
			合计			男		
			1990	2000	2007	1990	2000	2007
145	圣卢西亚岛	11	18	14	12	20	15	12
146	圣文森特和格林纳丁斯	13	20	19	15	21	21	18
147	萨摩亚群岛	14	40	28	22	42	44	35
148	圣马力诺	2	14	5	2	12	6	2
149	圣多美和普林西比	38	65	63	64	69	67	68
150	沙特阿拉伯	11	35	23	20	37	24	21
151	塞内加尔	35	72	66	59	80	74	66
152	塞黑	…	25	11	7	26	13	8
153	塞舌尔	7	17	13	14	19	10	13
154	塞拉利昂	56	169	162	155	184	177	169
155	新加坡	1	7	3	2	8	3	2
156	斯洛伐克	4	12	8	6	14	10	7
157	斯洛文尼亚	2	8	5	3	10	6	3
158	所罗门群岛	23	85	64	53	87	66	54
159	索马里	49	121	100	88	123	102	89
160	南非	17	49	56	46	51	58	48
161	西班牙	2	7	4	4	8	5	4
162	斯里兰卡	8	26	16	17	31	22	20
163	苏丹	27	79	73	70	76	70	67
164	苏里南	17	41	32	27	44	35	32
165	斯威士兰	40	70	93	66	75	99	71
166	瑞典	2	6	3	2	7	4	3
167	瑞士	3	7	5	4	7	5	5
168	叙利亚	7	30	19	15	36	23	18
169	塔吉克斯坦	38	91	75	57	99	83	63
170	泰国	9	26	11	6	30	13	7
171	马其顿	9	33	14	15	34	15	16
172	东帝汶	29	138	100	77	155	112	87
173	多哥	39	88	78	65	103	88	75
174	汤加	12	26	22	19	24	20	17
175	特立尼达和多巴哥	10	30	30	31	33	34	33
176	突尼斯	13	41	25	18	45	28	20
177	土耳其	16	67	38	21	70	39	22
178	土库曼斯坦	37	81	59	45	94	68	52
179	图瓦卢	21	42	34	30	46	40	29
180	乌干达	30	106	92	82	110	96	86
181	乌克兰	7	18	17	14	21	19	16
182	阿联酋	4	13	9	7	15	10	8
183	英国	3	8	6	5	9	6	5
184	坦桑尼亚	35	96	89	73	97	89	74
185	美国	4	10	7	6	11	8	7
186	乌拉圭	7	22	14	12	24	16	14
187	乌兹别克斯坦	26	61	52	36	70	60	41
188	瓦努阿图	18	48	38	28	48	38	29
189	委内瑞拉		27	20	17	30	24	19
190	越南	12	40	23	13	38	23	12
191	也门	41	90	71	55	96	76	59
192	赞比亚	40	99	108	103	101	109	105
193	津巴布韦	36	62	77	59	66	81	62

附录2-2　续表7

率(‰)			5岁以下儿童死亡率(‰)								
女			合计			男			女		
1990	2000	2007	1990	2000	2007	1990	2000	2007	1990	2000	2007
15	13	12	22	16	13	25	17	13	19	15	13
19	17	11	25	23	17	26	26	20	24	20	14
38	10	8	50	34	27	51	48	38	49	19	15
16	4	1	15	5	2	12	6	3	18	4	1
61	60	60	101	100	99	103	101	102	98	96	95
34	22	19	44	29	25	48	32	27	40	26	23
64	58	52	149	133	114	158	140	120	141	125	107
23	9	6	28	13	8	29	15	9	25	11	7
12	15	16	19	14	16	24	14	15	12	14	17
153	147	141	289	276	262	307	293	278	271	256	245
7	2	2	9	4	3	10	4	3	8	4	2
10	7	6	14	10	8	16	12	9	12	8	7
7	4	4	10	6	4	12	6	4	8	5	4
84	64	53	121	88	70	118	86	69	124	90	72
119	98	87	203	165	142	200	163	140	206	166	144
47	53	44	64	74	59	66	77	61	61	71	57
7	4	3	9	6	4	10	6	5	8	5	4
20	12	13	32	23	21	38	27	24	27	19	17
82	76	72	125	115	109	118	109	103	133	122	115
36	28	22	51	38	28	54	41	33	48	35	24
64	86	62	96	132	91	101	140	96	90	125	86
5	3	2	6	4	3	7	5	3	6	3	3
6	4	4	9	6	5	9	6	5	8	5	4
24	15	12	38	22	17	44	27	20	29	17	13
82	67	49	115	93	67	124	100	74	108	87	61
22	10	6	31	13	7	36	14	7	26	11	7
32	13	13	38	16	17	39	17	19	37	15	14
120	87	67	184	129	97	208	146	110	158	111	83
75	66	55	150	122	100	171	138	114	129	105	86
30	25	21	32	26	23	29	24	21	35	28	25
27	26	29	34	34	35	38	40	36	31	29	34
36	22	15	52	31	21	57	35	24	47	27	18
64	36	21	82	44	23	85	45	24	79	43	22
67	49	37	99	71	50	113	80	57	85	61	43
38	28	31	53	42	37	58	45	36	48	40	37
101	88	79	160	149	131	182	156	137	167	143	125
16	14	12	25	19	16	24	22	18	18	16	14
12	8	6	15	10	8	16	11	9	13	9	7
7	5	4	10	6	6	11	7	6	8	6	5
96	88	73	161	143	116	160	146	118	154	141	113
8	7	6	11	9	8	13	9	8	10	8	7
21	12	11	25	16	14	27	19	16	23	14	13
51	44	30	74	62	41	86	73	48	61	51	34
46	37	28	62	48	34	64	49	35	60	46	33
24	17	15	32	25	19	35	27	21	29	21	17
40	23	13	56	30	15	58	31	16	53	29	14
83	66	51	127	98	73	131	101	75	123	95	70
100	106	102	163	178	170	171	186	178	155	169	162
58	72	56	95	122	90	101	129	95	90	115	85

附录2-3　卫生服务覆盖

序列	国家	产前检查率(至少4次)(%) 2000~2008	熟练卫生人员接生比例(%) 2000~2008	1岁儿童疫苗接种率(%) 2007			DOTS结核病人检出率(%) 2006	DOTS下结核病人完成治疗% 2006	HIV感染者接受ARV治疗率(%) 2006
				麻疹	百白破	乙肝			
1	阿富汗	…	14	70	83	83	66	90	…
2	阿尔巴尼亚	41	100	97	98	98	37	77	…
3	阿尔及利亚	41	95	92	95	90	102	87	14
4	安道尔	…	…	94	96	91	125	80	…
5	安哥拉	…	47	88	83	83	76	72	16
6	安提瓜和巴布达	…	100	99	99	97	…	…	…
7	阿根廷	89	99	99	96	92	71	53	71
8	亚美尼亚	71	98	92	88	85	59	72	8
9	澳大利亚	…	99	94	92	94	40	80	…
10	奥地利	…	…	79	85	85	46	75	…
11	阿塞拜疆	45	89	97	95	97	50	59	…
12	巴哈马群岛	…	99	96	95	93	…	…	…
13	巴林群岛	…	99	99	97	97	72	93	…
14	孟加拉国	21	18	88	90	90	65	91	3
15	巴巴多斯岛	…	100	75	93	93	29	91	67
16	巴拉若斯	…	100	99	95	91	40	73	15
17	比利时	…	…	92	99	94	55	66	…
18	伯利兹	…	96	96	96	96	100	75	42
19	贝宁湾	61	78	61	67	67	86	87	42
20	不丹	…	51	95	95	95	112	91	…
21	玻利维亚	58	66	81	81	81	69	78	18
22	波黑	…	100	96	95	94	62	97	…
23	博茨瓦纳	97	94	90	97	85	80	70	76
24	巴西	88	97	99	98	95	55	77	78
25	文莱	…	100	97	99	99	91	71	…
26	保加利亚	…	99	96	95	95	94	86	…
27	布基纳法索	18	54	94	99	99	17	71	31
28	布隆迪	79	34	75	74	74	24	79	17
29	柬埔寨	27	44	79	82	82	62	93	54
30	喀麦隆	60	63	74	82	82	91	74	16
31	加拿大	…	100	94	94	14	55	68	…
32	佛得角	72	78	74	81	79	33	64	…
33	中非	…	54	62	54	…	69	65	6
34	乍得	18	14	23	20	…	…	…	11
35	智利	…	100	91	94	94	141	78	68
36	中国	…	98	94	93	92	79	94	19
37	哥伦比亚	83	96	95	93	93	83	71	34
38	科摩罗	…	62	65	75	75	42	91	…
39	刚果	75	86	67	80	80	51	28	12
40	库克岛	…	100	98	99	99	0	100	…
41	哥斯达黎加	…	94	90	89	89	102	89	>95
42	科特迪瓦	45	57	67	76	76	37	75	19
43	克罗地亚	…	100	96	96	95	…	…	…
44	古巴	…	100	99	93	93	94	91	>95
45	塞浦路斯	…	100	87	97	93	42	63	…
46	捷克	…	100	97	99	99	57	72	60
47	朝鲜	95	97	99	92	92	97	89	…
48	刚果	47	74	79	87	87	61	85	15

附录2-3　续表1

序列	国家	产前检查率（至少4次）(%) 2000~2008	熟练卫生人员接生比例(%) 2000~2008	1岁儿童疫苗接种率(%) 2007			DOTS结核病人检出率(%) 2006	DOTS下结核病人完成治疗% 2006	HIV感染者接受ARV治疗率(%) 2006
				麻疹	百白破	乙肝			
49	丹麦	…	…	89	75	…	62	83	…
50	吉布提	7	93	74	88	25	40	80	14
51	多米尼加	…	94	96	96	93	165	…	…
52	多米尼加共和国	95	98	96	79	70	66	85	24
53	厄瓜多尔	57	99	99	99	99	34	83	24
54	埃及	65	79	97	98	98	59	79	…
55	萨尔瓦多	79	84	98	96	96	61	91	46
56	赤道几内亚	37	63	51	33	…	…	…	14
57	厄立特里亚	41	28	95	97	97	35	88	12
58	爱沙尼亚	…	100	96	95	95	66	72	33
59	埃塞俄比亚	12	6	65	73	73	27	78	18
60	斐济	…	99	81	83	84	88	71	…
61	芬兰	…	100	98	99	…	…	…	…
62	法国	…	…	87	98	29	…	…	…
63	加蓬	63	86	55	38	38	58	46	39
64	冈比亚	…	57	85	90	90	64	87	19
65	乔治亚	75	98	97	98	94	109	73	…
66	德国	…	100	94	97	87	54	71	…
67	加纳	69	50	95	94	94	38	73	12
68	希腊	…	…	88	88	88	…	…	…
69	格林纳达	…	99	98	99	99	…	…	…
70	危地马拉	66	41	93	82	82	56	…	31
71	几内亚	49	38	71	75	83	55	72	26
72	几内亚比绍	62	39	76	63	…	64	69	9
73	圭亚那	…	83	96	94	94	45	67	37
74	海地	54	26	58	53	…	55	81	26
75	洪都拉斯	81	67	89	86	86	85	88	41
76	匈牙利	…	100	99	99	…	49	45	22
77	冰岛	…	…	95	97	…	71	100	…
78	印度	37	47	67	62	6	64	86	…
79	印尼	81	73	80	75	74	73	91	15
80	伊朗	94	97	97	99	97	69	83	3
81	伊拉克	…	89	69	62	58	40	86	…
82	爱尔兰	…	100	87	92	…	…	…	…
83	以色列	…	…	97	96	99	31	78	…
84	意大利	68	99	87	96	96	71	74	…
85	牙买加	…	97	76	85	85	73	57	33
86	日本	…	100	98	98	…	79	60	…
87	约旦	94	99	95	98	98	76	83	…
88	哈萨克斯坦	…	100	99	93	94	69	71	23
89	肯尼亚	52	42	80	81	81	70	82	27
90	基里巴斯	…	90	93	94	96	82	93	…
91	科威特	…	100	99	99	99	95	63	…
92	吉尔吉斯	…	98	99	94	94	63	85	…
93	老挝	…	20	40	50	50	77	90	94
94	拉脱维亚	…	100	97	98	97	85	74	18
95	黎巴嫩	76	98	53	74	74	55	92	25
96	莱索托	70	55	85	83	85	79	73	22

附录2-3　续表2

序列	国家	产前检查率(至少4次)(%) 2000~2008	熟练卫生人员接生比例(%) 2000~2008	1岁儿童疫苗接种率(%) 2007			DOTS结核病人检出率(%) 2006	DOTS下结核病人完成治疗% 2006	HIV感染者接受ARV治疗率(%) 2006
				麻疹	百白破	乙肝			
97	利比里亚	66	46	95	88	…	55	76	10
98	利比亚	…	100	98	98	98	156	69	…
99	立陶宛	…	100	97	95	96	109	70	…
100	卢森堡	…	100	96	99	87	4	…	…
101	马达加斯加	40	51	81	82	82	73	74	3
102	马拉维	57	54	83	87	87	42	73	21
103	马来西亚	…	100	90	96	87	80	70	16
104	马尔代夫	91	84	97	98	98	87	86	…
105	马里	35	49	68	68	68	26	75	43
106	马耳他	…	100	79	74	82	36	100	…
107	马歇尔群岛	…	95	94	93	93	79	87	…
108	毛利塔尼亚	16	61	67	75	74	34	55	8
109	毛里求斯	…	99	98	97	97	67	86	12
110	墨西哥	…	94	96	98	98	118	77	54
111	密克罗尼西亚	…	88	92	79	90	82	50	…
112	摩纳哥	…	…	99	99	99	…	…	…
113	蒙古	…	99	98	95	98	97	88	…
114	黑山	…	99	90	92	90	…	…	…
115	摩洛哥	31	63	95	95	95	95	81	29
116	莫桑比克	53	48	77	72	72	47	79	12
117	缅甸	66	57	81	86	85	109	85	7
118	纳米比亚	70	81	69	86	…	83	75	68
119	瑙鲁	…	97	99	99	99	42	67	…
120	尼泊尔	29	19	81	82	82	64	88	3
121	荷兰	…	100	96	96	…	36	84	…
122	新西兰	…	94	79	88	88	61	60	…
123	尼加拉瓜	78	74	99	87	87	89	85	26
124	尼日尔	15	18	47	39	…	49	74	8
125	尼日利亚	47	35	62	54	41	20	75	13
126	纽埃岛	…	100	99	99	99	0	…	…
127	挪威	…	…	92	93	…	39	91	…
128	阿曼	83	98	97	99	99	122	90	…
129	巴基斯坦	28	39	80	83	83	50	83	1
130	帕劳群岛	…	100	91	94	91	129	100	…
131	巴拿马	…	91	89	88	88	134	80	42
132	巴布亚新几内亚	…	39	58	60	59	21	71	26
133	巴拉圭	79	77	80	66	66	48	91	25
134	秘鲁	87	73	99	80	80	96	91	42
135	菲律宾	70	60	92	87	88	77	89	24
136	波兰	…	100	98	99	98	67	77	38
137	葡萄牙	…	100	95	97	97	88	89	…
138	卡塔尔	…	100	92	94	94	52	83	…
139	韩国	…	100	92	91	91	18	83	…
140	摩尔多瓦	89	100	96	92	95	69	62	…
141	罗马尼亚	76	99	97	97	99	79	82	81
142	俄罗斯	…	100	99	98	98	44	58	…
143	卢旺达	13	52	99	97	97	27	83	52
144	圣基茨和尼维斯	…	100	99	99	99	40	…	…

附录2-3　续表3

序列	国家	产前检查率（至少4次）（%） 2000~2008	熟练卫生人员接生比例（%） 2000~2008	1岁儿童疫苗接种率（%） 2007			DOTS 结核病人检出率（%） 2006	DOTS下结核病人完成治疗% 2006	HIV感染者接受ARV治疗率（%） 2006
				麻疹	百白破	乙肝			
145	圣卢西亚岛	…	98	94	99	99	104	69	…
146	圣文森特和格林纳丁斯	…	100	99	99	99	50	…	…
147	萨摩亚群岛	…	100	63	71	69	80	91	…
148	圣马力诺	…	…	92	92	92	…	…	…
149	圣多美和普林西比	…	81	86	97	99	…	…	…
150	沙特阿拉伯	…	96	96	96	96	40	65	…
151	塞内加尔	40	52	84	94	94	…	…	57
152	塞黑	…	99	95	94	99	79	85	18
153	塞舌尔	…	…	99	99	99	…	…	…
154	塞拉利昂	68	42	67	64	64	35	86	12
155	新加坡	…	100	95	96	95	107	83	…
156	斯洛伐克	…	100	99	99	99	43	92	…
157	斯洛文尼亚	…	100	96	97	…	71	84	…
158	所罗门群岛	…	43	78	79	79	42	85	2
159	索马里	6	33	34	39	…	83	89	21
160	南非	56	91	83	97	97	71	71	…
161	西班牙	…	…	97	96	96	…	…	10
162	斯里兰卡	…	99	98	98	98	85	86	1
163	苏丹	…	49	79	84	78	30	82	35
164	苏里南	…	90	85	84	84	…	…	35
165	斯威士兰	79	74	91	95	95	49	42	…
166	瑞典	…	…	96	99	4	…	…	…
167	瑞士	…	100	86	93	…	…	…	…
168	叙利亚	42	93	98	99	98	48	89	4
169	塔吉克斯坦	…	83	85	86	84	33	86	46
170	泰国	74	97	96	98	96	73	75	…
171	马其顿	…	98	96	95	96	66	84	…
172	东帝汶	30	19	63	70	…	33	82	18
173	多哥	…	62	80	88	…	19	71	…
174	汤加	…	99	99	99	99	127	73	53
175	特立尼达和多巴哥	…	98	91	88	89	…	…	33
176	突尼斯	68	90	98	98	98	81	90	…
177	土耳其	54	83	96	96	96	80	89	…
178	土库曼斯坦	83	100	99	98	98	58	81	…
179	图瓦卢	…	100	95	97	97	29	100	27
180	乌干达	47	42	68	64	68	44	73	…
181	乌克兰	75	99	98	98	96	65	…	…
182	阿联酋	…	100	92	92	92	17	73	…
183	英国	…	…	86	92	…	…	…	14
184	坦桑尼亚	62	46	90	83	83	46	82	…
185	美国	…	99	93	96	92	88	64	55
186	乌拉圭	…	99	96	94	94	77	84	30
187	乌兹别克斯坦	…	100	99	96	98	48	81	…
188	瓦努阿图	…	93	65	76	76	73	81	…
189	委内瑞拉	…	95	55	71	71	71	83	…
190	越南	29	88	83	92	67	85	92	14
191	也门	14	36	74	87	87	43	80	…
192	赞比亚	72	47	85	80	80	5	84	26
193	津巴布韦	71	69	66	62	62	42	68	11

附录2-4　环境危险因素

序列	国家	安全饮用水普及率(%)						卫生厕所普及率(%)					
		城市		农村		合计		城市		农村		合计	
		2000	2006	2000	2006	2000	2006	2000	2006	2000	2006	2000	2006
1	阿富汗	37	37	17	17	21	22	43	45	27	25	30	30
2	阿尔巴尼亚	100	97	94	97	97	97	97	98	83	97	89	97
3	阿尔及利亚	93	87	84	81	89	85	99	98	82	87	92	94
4	安道尔	100	100	100	100	100	100	100	100	100	100	100	100
5	安哥拉	49	62	39	39	44	51	67	79	13	16	40	50
6	安提瓜和巴布达	95	95	89	…	91	…	98	98	94	…	95	…
7	阿根廷	98	98	78	80	96	96	91	92	74	83	89	91
8	亚美尼亚	99	99	83	96	93	98	95	96	79	81	89	91
9	澳大利亚	100	100	100	100	100	100	100	100	100	100	100	100
10	奥地利	100	100	100	100	100	100	100	100	100	100	100	100
11	阿塞拜疆	93	95	58	59	76	78	90	90	70	70	80	80
12	巴哈马群岛	98	98	86	…	97	…	100	100	100	100	100	100
13	巴林群岛	100	100	…	…	…	…	100	100	…	…	…	…
14	孟加拉国	86	85	77	78	79	80	51	48	26	32	32	36
15	巴巴多斯岛	100	100	100	100	100	100	99	99	100	100	100	99
16	巴拉若斯	100	100	100	99	100	100	91	91	96	97	92	93
17	比利时	100	100	…	…	…	…	…	…	…	…	…	…
18	伯利兹	100	100	82	…	91	…	71	…	25	…	47	…
19	贝宁湾	76	78	57	57	64	65	51	59	8	11	24	30
20	不丹	98	98	79	79	81	81	71	71	50	50	52	52
21	玻利维亚	94	96	62	69	82	86	52	54	19	22	39	43
22	波黑	99	100	96	98	97	99	99	99	93	92	96	95
23	博茨瓦纳	100	100	90	90	95	96	60	60	28	30	45	47
24	巴西	96	97	57	58	89	91	83	84	37	37	74	77
25	文莱	…	…	…	…	…	…	…	…	…	…	…	…
26	保加利亚	100	100	97	97	99	99	100	100	96	96	99	99
27	布基纳法索	83	97	51	66	56	72	33	41	4	6	9	13
28	布隆迪	89	84	69	70	71	71	43	44	42	41	42	41
29	柬埔寨	60	80	33	61	38	65	51	62	9	19	16	28
30	喀麦隆	84	88	41	47	63	70	54	58	39	42	47	51
31	加拿大	100	100	99	99	100	100	100	100	99	99	100	100
32	佛得角	86	…	73	…	80	…	61	…	19	…	41	…
33	中非	85	90	49	51	63	66	32	40	16	25	22	31
34	乍得	46	71	30	40	34	48	21	23	3	4	7	9
35	智利	98	98	65	72	93	95	95	97	67	74	91	94
36	中国	97	98	71	81	80	88	69	74	53	59	59	65
37	哥伦比亚	98	99	73	77	91	93	83	85	51	58	74	78
38	科摩罗	93	91	85	81	88	85	42	49	22	26	29	35
39	刚果	95	95	35	35	70	71	19	19	21	21	20	20
40	库克岛	99	98	87	88	95	95	100	100	99	100	100	100
41	哥斯达黎加	99	99	95	96	97	98	96	96	95	95	96	96
42	科特迪瓦	87	98	66	66	75	81	38	38	10	12	22	24
43	克罗地亚	100	100	98	98	99	99	99	99	98	98	99	99
44	古巴	95	95	78	78	91	91	99	99	95	95	98	98
45	塞浦路斯	100	100	100	100	100	100	100	100	100	100	100	100
46	捷克	100	100	100	100	100	100	100	100	98	98	99	99
47	朝鲜	100	100	100	100	100	100	58	…	60	…	59	…
48	刚果	85	82	28	29	45	46	45	42	17	25	25	31

附录2-4 续表1

低出生体重发生率(%) 2000~2006	5岁以下儿童 2000~2007			成人(>15岁)肥胖率(%) 2000~2007		成人(>15岁)平均饮酒量(L) 2003	成人(>15岁)吸烟率(%) 2005		未成年人(13~15岁)吸烟率(%) 2000~2008	
	发育迟缓率(%)	低体重率(%)	超重率(%)	男	女		男	女	男	女
…	59.3	32.9	4.6	…	…	0.0	…	…	13.1	3.2
7	27.0	6.6	25.2	…	…	2.0	40.5	4.0	17.3	9.4
6	21.6	10.2	15.4	…	…	0.2	29.9	0.3	25.5	5.7
…	…	…	…	…	…	…	36.5	29.2	…	…
12	50.8	27.5	5.3	…	…	3.9	…	…	…	…
5	…	…	…	…	…	5.7	…	…	…	…
7	8.2	2.3	9.9	…	19.4	8.4	34.6	25.4	26.1	29.7
8	18.2	4.2	11.7	…	15.5	1.5	55.1	3.7	13.0	2.7
7	…	…	…	20.6	25.5	9.0	27.7	21.8	…	…
7	…	…	…	…	…	11.1	46.4	40.1	…	…
12	24.1	14.0	6.2	4.9	17.9	4.5	…	0.9	…	…
…	…	…	…	…	…	…	…	…	12.9	10.2
…	…	…	…	…	…	7.0	26.1	2.9	28.0	11.7
22	47.0	39.8	0.7	…	0.7	0.0	47.0	3.8	9.1	5.1
13	…	…	…	…	…	…	18.4	3.0	34.5	23.2
4	4.5	1.3	9.7	…	…	5.5	63.7	21.1	31.6	22.2
…	…	…	…	11.9	13.4	10.6	30.1	24.1	…	…
…	22.2	4.9	13.7	…	…	6.3	…	…	21.8	15.3
16	44.7	20.2	11.4	…	5.8	1.3	…	…	14.6	5.8
…	…	…	…	…	…	0.2	…	…	28.6	12.4
7	32.5	5.9	9.2	…	15.1	3.2	34.1	29.2	24.7	16.6
5	11.8	1.6	25.6	16.5	25.2	9.1	49.3	35.1	16.3	10.5
10	29.1	10.7	10.4	…	…	4.3	…	…	27.0	20.5
8	7.1	2.2	7.3	8.9	13.1	5.8	…	…	17.2	15.7
…	…	…	…	…	…	0.1	…	…	…	…
10	8.8	1.6	13.6	11.3	23.1	5.9	47.5	27.8	26.4	31.8
16	43.1	35.2	5.4	…	2.4	5.0	22.0	11.2	19.9	6.7
11	63.1	38.9	1.4	…	…	9.1	…	…	20.7	16.8
11	43.7	28.4	1.7	…	1.2	1.5	40.5	6.5	4.3	2.3
11	35.4	15.1	8.7	…	8.2	3.8	12.6	2.2	14.0	8.2
6	…	…	…	22.9	23.2	7.8	24.3	18.9	…	…
…	…	…	…	…	…	4.8	…	…	14.7	11.7
13	44.6	21.8	10.8	…	…	1.5	…	…	29.5	34.5
22	44.8	33.9	4.4	…	1.5	0.3	16.0	2.6	…	…
6	2.1	0.6	9.8	19.0	25.0	6.6	42.1	33.6	29.8	39.8
2	21.8	6.8	9.2	2.4	3.4	5.2	59.5	3.7	7.1	4.1
9	16.2	5.1	4.2	8.8	16.6	5.7	…	…	27.0	27.8
25	46.9	25.0	21.5	…	…	0.3	27.7	13.5	21.8	14.8
13	…	…	…	…	7.5	2.6	12.1	1.0	26.1	21.9
3	…	…	…	57.4	65.7	3.7	36.1	20.0	39.9	49.6
7	…	…	…	…	…	5.7	26.1	7.3	13.1	15.9
17	40.1	16.7	9.0	…	…	1.8	15.4	2.4	21.7	10.3
6	…	…	…	21.6	22.7	12.3	38.9	29.1	23.3	25.6
5	…	…	…	8.0	11.8	2.3	43.4	28.3	10.9	9.5
…	…	…	…	12.9	11.8	11.5	…	…	13.2	8.4
7	2.6	2.1	4.4	13.7	16.3	13.0	36.6	25.4	35.8	34.1
7	44.7	17.8	0.9	…	…	3.3	58.6	…	…	…
12	45.8	28.2	6.8	…	2.4	1.9	13.5	2.6	36.5	29.3

附录2-4　续表2

序列	国家	安全饮用水普及率(%)						卫生厕所普及率(%)					
		城市		农村		合计		城市		农村		合计	
		2000	2006	2000	2006	2000	2006	2000	2006	2000	2006	2000	2006
49	丹麦	100	100	100	100	100	100	100	100	100	100	100	100
50	吉布提	88	98	61	54	83	92	76	76	11	11	65	67
51	多米尼加	100	100	90	…	97	…	86	…	75	…	83	…
52	多米尼加共和国	97	97	84	91	92	95	79	81	67	74	74	79
53	厄瓜多尔	92	98	81	91	88	95	90	91	65	72	80	84
54	埃及	99	99	95	98	97	98	79	85	47	52	61	66
55	萨尔瓦多	92	94	60	68	79	84	89	90	72	80	82	86
56	赤道几内亚	45	45	42	42	43	43	60	60	46	46	51	51
57	厄立特里亚	70	74	50	57	54	60	16	14	2	3	4	5
58	爱沙尼亚	100	100	99	99	100	100	96	96	94	94	95	95
59	埃塞俄比亚	87	96	19	31	29	42	24	27	4	8	7	11
60	斐济	43	43	51	51	47	47	87	87	55	55	70	71
61	芬兰	100	100	100	100	100	100	100	100	100	100	100	100
62	法国	100	100	100	100	100	100	…	…	…	…	…	…
63	加蓬	95	95	47	47	85	87	37	37	30	30	36	36
64	冈比亚	95	91	77	81	86	86	49	50	49	55	49	52
65	乔治亚	95	100	78	97	87	99	95	94	91	92	93	93
66	德国	100	100	100	100	100	100	100	100	100	100	100	100
67	加纳	88	90	59	71	72	80	14	15	5	6	9	10
68	希腊	100	100	97	99	99	100	99	99	96	97	98	98
69	格林纳达	97	97	93	…	94	…	96	96	97	97	97	97
70	危地马拉	96	99	86	94	91	96	89	90	72	79	80	84
71	几内亚	84	91	50	59	61	70	28	33	11	12	16	19
72	几内亚比绍	79	82	49	47	58	57	48	48	22	26	30	33
73	圭亚那	97	98	86	91	89	93	86	85	80	80	82	81
74	海地	67	70	50	51	56	58	38	29	16	12	24	19
75	洪都拉斯	94	95	69	74	80	84	74	78	45	55	58	66
76	匈牙利	100	100	98	100	99	100	100	100	100	100	100	100
77	冰岛	100	100	100	100	100	100	100	100	100	100	100	100
78	印度	94	96	77	86	82	89	49	52	13	18	23	28
79	印尼	90	89	68	71	77	80	69	67	39	37	52	52
80	伊朗	99	99	84	…	94	…	86	…	78	…	83	…
81	伊拉克	94	88	51	56	80	77	77	80	63	69	72	76
82	爱尔兰	100	100	…	…	…	…	…	…	…	…	…	…
83	以色列	100	100	100	100	100	100	100	100	…	…	…	…
84	意大利	100	100	…	…	…	…	…	…	…	…	…	…
85	牙买加	98	97	87	88	93	93	82	82	84	84	83	83
86	日本	100	100	100	100	100	100	100	100	100	100	100	100
87	约旦	99	99	91	91	97	98	93	88	78	71	90	85
88	哈萨克斯坦	99	99	91	91	96	96	97	97	97	98	97	97
89	肯尼亚	87	85	42	49	51	57	19	19	46	48	41	42
90	基里巴斯	77	77	50	53	62	65	43	46	20	20	30	33
91	科威特	…	…	…	…	…	…	…	…	…	…	…	…
92	吉尔吉斯	98	99	73	83	82	89	93	94	93	93	93	93
93	老挝	76	86	39	53	46	60	57	87	14	38	22	48
94	拉脱维亚	100	100	96	96	99	99	82	82	71	71	78	78
95	黎巴嫩	100	100	100	100	100	100	100	100	87	…	98	…
96	莱索托	93	93	74	74	77	78	43	43	32	34	34	36

附录2-4 续表3

低出生体重发生率(%) 2000~2006	5岁以下儿童 2000~2007			成人(>15岁)肥胖率(%) 2000~2007		成人(>15岁)平均饮酒量(L) 2003	成人(>15岁)吸烟率(%) 2005		未成年人(13~15岁)吸烟率(%) 2000~2008	
	发育迟缓率(%)	低体重率(%)	超重率(%)	男	女		男	女	男	女
5	…	…	…	11.8	11.0	11.7	36.1	30.6	…	…
10	…	…	…	…	…	1.8	…	…	17.9	10.7
10	…	…	…	…	…	7.5	…	…	19.3	13.5
11	11.7	4.2	8.6	…	…	6.7	17.5	13.3	18.4	11.9
…	29.0	6.2	5.1	…	…	2.4	23.9	5.8	31.2	26.1
14	23.8	5.4	14.1	…	46.6	0.2	28.7	1.3	16.0	7.6
7	24.6	6.1	5.8	…	…	3.7	…	…	24.4	15.4
13	35.0	10.6	8.3	…	…	3.4	…	…	25.1	17.3
14	43.7	34.5	1.6	2.3	3.4	0.6	16.9	1.2	7.8	4.6
4	…	…	…	14.9	16.5	9.0	49.9	27.5	33.8	27.8
20	50.7	34.6	5.1	…	0.7	0.9	7.6	0.9	9.9	4.9
…	…	…	…	9.8	26.4	1.7	23.6	5.1	11.6	10.2
4	…	…	…	16.0	14.0	9.3	31.8	24.4	…	…
…	…	…	…	16.1	17.6	11.4	36.6	26.7	…	
14	26.3	8.8	5.6	…	8.2	8.0	…	…	…	…
20	27.6	15.8	2.7	…	…	2.6	29.3	2.9	34.0	36.6
7	…	…	…	…	…	1.5	57.1	6.3	36.4	13.6
…	…	…	…	20.5	21.1	12.0	37.4	25.8	…	…
9	28.1	13.9	2.6	…	8.1	1.6	10.2	0.8	11.6	10.9
…	…	…	…	26.0	18.2	9.0	63.6	39.8	17.1	14.4
9	…	…	…	…	…	6.7	…	…	17.6	15.7
12	54.3	17.7	5.6	…	…	1.5	24.5	4.1	19.7	13.3
12	39.3	22.5	5.1	…	3.0	0.2	…	…	…	…
24	47.7	17.4	17.0		…	2.2	…	…	…	…
13	13.8	11.9	5.5	14.3	26.9	3.8	…	…	17.6	12.2
25	29.7	18.9	3.9	…	6.3	8.3	…	…	21.7	23.9
10	29.9	8.6	5.8	…	18.8	2.9	…	3.4	22.8	18.2
9	…	…	…	17.1	18.2	13.6	45.7	33.9	27.9	26.7
4	…	…	…	12.4	12.3	7.0	26.1	26.6	…	…
…	47.9	43.5	1.9	1.3	2.8	0.3	33.1	3.8	16.8	9.4
9	28.6	19.7	5.1	1.1	3.6	0.1	65.9	4.5	24.1	4.0
…	…	…	…	9.1	19.2	0.0	29.6	5.5	32.9	19.5
15	27.5	7.1	15.0	26.2	38.2	0.2	25.8	2.5	17.7	15.2
…	…	…	…	14.0	12.0	13.7	26.5	26.0	…	…
8	…	…	…	19.8	25.4	2.5	31.1	17.9		…
…	…	…	…	7.4	8.9	8.0	32.8	19.2	…	…
12	4.5	3.1	7.5	…	…	1.7	20.8	9.2	24.0	15.3
8	…	…	…	2.9	3.3	7.6	44.3	14.3	…	…
12	12.0	3.6	4.7	21.1	20.1	0.3	62.7	9.8	33.7	26.1
6	17.5	4.9	14.8	…	…	3.0	43.2	9.7	15.2	8.1
10	35.8	16.5	5.8	…	6.3	1.5	27.1	2.2	14.9	14.5
…	…	…	…	…	…	0.5	…	…	…	…
…	…	…	…	…	…	0.0	…	…	28.0	14.3
5	18.1	2.7	10.7	…	…	3.6	46.9	2.2	10.3	4.4
14	48.2	36.4	2.7	0.7	1.6	6.9	65.0	15.6	13.2	4.9
5	…	…	…	12.3	18.1	9.6	54.4	24.1	41.8	33.9
6	…	…	…	…	…	3.2	29.1	7.0	65.8	54.1
13	45.2	16.6	6.8	…	16.1	1.8	…	…	26.4	21.7

附录2-4 续表4

序列	国家	安全饮用水普及率(%)						卫生厕所普及率(%)					
		城市		农村		合计		城市		农村		合计	
		2000	2006	2000	2006	2000	2006	2000	2006	2000	2006	2000	2006
97	利比里亚	75	72	49	52	63	64	51	49	10	7	32	32
98	利比亚	72	…	68	…	71	…	97	97	96	96	97	97
99	立陶宛	…	…	…	…	…	…	…	…	…	…	…	…
100	卢森堡	100	100	100	100	100	100	100	100	100	100	100	100
101	马达加斯加	78	76	33	36	45	47	17	18	9	10	11	12
102	马拉维	94	96	58	72	63	76	51	51	56	62	55	60
103	马来西亚	100	100	96	96	98	99	95	95	93	93	94	94
104	马尔代夫	99	98	82	76	87	83	100	100	42	42	58	59
105	马里	74	86	42	48	51	60	57	59	36	39	42	45
106	马耳他	100	100	100	100	100	100	100	100	…	…	…	…
107	马歇尔群岛	83	…	96	…	88	…	93	…	57	…	81	…
108	毛利塔尼亚	52	70	48	54	50	60	39	44	11	10	22	24
109	毛里求斯	100	100	100	100	100	100	95	95	94	94	94	94
110	墨西哥	97	98	81	85	93	95	88	91	42	48	76	81
111	密克罗尼西亚	94	95	92	94	92	94	59	61	16	14	26	25
112	摩纳哥	100	100	…	…	…	…	100	100	…	…	…	…
113	蒙古	93	90	35	48	68	72	65	64	26	31	48	50
114	黑山	…	100	…	96	…	98	…	96	…	86	…	91
115	摩洛哥	98	100	58	58	80	83	83	85	43	54	65	72
116	莫桑比克	77	71	25	26	41	42	51	53	16	19	27	31
117	缅甸	83	80	66	80	71	80	74	85	53	81	59	82
118	纳米比亚	99	99	72	90	81	93	68	66	15	18	32	35
119	瑙鲁	…	…	…	…	…	…	…	…	…	…	…	…
120	尼泊尔	95	94	81	88	83	89	42	45	17	24	20	27
121	荷兰	100	100	100	100	100	100	100	100	100	100	100	100
122	新西兰	100	100	…	…	…	…	…	…	…	…	…	…
123	尼加拉瓜	90	90	59	63	77	79	57	57	32	34	46	48
124	尼日尔	79	91	34	32	41	42	23	27	2	3	5	7
125	尼日利亚	71	65	32	30	49	47	34	35	24	25	28	30
126	纽埃岛	100	100	100	100	100	100	100	100	100	100	100	100
127	挪威	100	100	100	100	100	100	…	…	…	…	…	…
128	阿曼	85	…	73	…	82	…	97	97	61	…	87	…
129	巴基斯坦	95	95	85	87	88	90	85	90	30	40	48	58
130	帕劳群岛	78	79	95	94	90	89	92	96	52	52	65	67
131	巴拿马	98	96	80	81	92	92	77	78	53	63	69	74
132	巴布亚新几内亚	88	88	32	32	39	40	67	67	41	41	44	45
133	巴拉圭	89	94	44	52	69	77	88	89	40	42	67	70
134	秘鲁	91	92	56	63	81	84	80	85	28	36	65	72
135	菲律宾	94	96	84	88	90	93	78	81	64	72	72	78
136	波兰	100	100	…	…	…	…	…	…	…	…	…	…
137	葡萄牙	99	99	98	100	99	99	99	99	95	98	97	99
138	卡塔尔	100	100	100	100	100	100	100	100	100	100	100	100
139	韩国	97	97	71	…	92	…	…	…	…	…	…	…
140	摩尔多瓦	97	96	88	85	92	90	86	85	72	73	78	79
141	罗马尼亚	97	99	70	76	85	88	88	88	54	54	73	72
142	俄罗斯	99	100	88	88	96	97	93	93	70	70	87	87
143	卢旺达	86	82	62	61	65	65	33	34	24	20	25	23
144	圣基茨和尼维斯	99	99	99	99	99	99	96	96	96	96	96	96

附录2-4　续表5

低出生体重发生率(%)2000~2006	5岁以下儿童2000~2007			成人(>15岁)肥胖率(%)2000~2007		成人(>15岁)平均饮酒量(L)2003	成人(>15岁)吸烟率(%)2005		未成年人(13~15岁)吸烟率(%)2000~2008	
	发育迟缓率(%)	低体重率(%)	超重率(%)	男	女		男	女	男	女
…	39.4	20.4	4.2	…	5.7	3.8	…	…	14.2	11.8
…	…	…	…	…	…	0.0	…	…	15.5	6.1
4	…	…	…	20.6	19.2	9.9	45.1	20.8	36.8	28.1
8	…	…	…	…	…	15.6	39.1	30.3	…	…
17	52.8	36.8	6.2	…	1.0	1.6	…	…	33.2	14.3
13	52.5	18.4	10.2	…	2.4	1.4	23.7	6.2	19.1	17.9
9	…	…	…	10.1q	18.8q	1.1	54.4	2.8	40.0	11.5
22	31.9	25.7	3.9	…	…	…	44.5	11.6	8.5	3.4
23	38.5	27.9	4.7	…	5.2	0.5	19.5	2.8	23.1	8.8
6	…	…	…	25.0	21.3	6.0	32.8	24.5	…	…
…	…	…	…	…	…	…	…	…	…	…
…	39.5	30.4	3.8	…	16.7	0.0	22.3	3.7	31.5	29.5
14	…	…	…	…	…	3.0	35.7	1.1	20.3	7.7
8	15.5	3.4	7.6	24.2	34.5	4.6	36.9	12.4	27.8	28.5
18	…	…	…	…	…	1.2	…	…	51.9	39.8
…	…	…	…	…	…	…	…	…	…	…
6	27.5	5.3	14.2	7.2	12.5	2.8	45.8	6.5	25.7	16.0
4	7.9	2.2	15.6	…	…	…	…	…	6.6	5.9
15	23.1	9.9	13.3	8.2	11.0	0.5	29.5	0.3	12.5	8.2
15	47.0	21.2	6.3	…	3.9	0.5	22.0	3.4	12.7	7.4
15	40.6	29.6	2.4	…	…	0.3	46.5	13.6	22.5	8.2
14	29.6	17.5	4.6	…	11.7	6.0	38.6	10.9	28.6	22.9
…	…	…	…	55.7	60.5	0.9	46.1	52.4	…	…
21	49.3	38.8	0.6	…	0.9	0.2	34.8	26.4	13.0	5.3
…	…	…	…	10.2	11.9	9.7	38.3	30.3	…	…
6	…	…	…	21.9	23.2	9.7	29.7	27.5	14.7	26.4
12	25.2	7.8	7.1	…	18.7	2.5	…	…	30.4	20.5
13	54.8	39.9	3.5	…	3.2	0.1	…	…	15.2	8.0
14	43.0	27.2	6.2	…	5.8	10.6	13.0	1.2	19.2	11.2
…	…	…	…	…	…	9.5	…	…	…	…
5	…	…	…	6.4	5.9	5.5	33.6	30.4	…	…
8	…	…	…	16.7	23.8	0.3	24.7	1.3	17.8	11.3
…	41.5	31.3	4.8	…	…	0.0	35.4	6.6	12.4	7.5
…	…	…	…	…	…	…	38.1	9.7	…	…
10	…	…	…	…	…	6.0	…	…	10.5	6.5
…	…	…	…	…	…	1.6	…	…	55.4	40.3
9	…	…	…	…	…	3.7	33.0	14.8	20.8	12.9
11	31.3	5.2	11.8	11.5	12.5	3.8	…	…	18.2	19.9
20	33.8	20.7	2.4	…	…	3.5	42.0	9.8	28.2	17.3
6	…	…	…	15.7	19.9	8.1	43.9	27.2	21.4	17.3
8	…	…	…	15.0	13.4	11.5	40.6	31.0	…	…
…	…	…	…	…	…	4.4	…	…	25.2	13.1
4	…	…	…	…	…	7.9	53.3	5.7	10.9	8.8
6	11.3	3.2	9.1	…	18.2	13.2	45.8	5.8	20.8	7.1
8	12.8	3.5	8.3	7.7	9.5	9.7	40.6	24.5	22.2	14.8
6	…	…	…	11.8	20.1	10.3	70.1	26.5	30.1	24.4
6	51.7	18.0	6.7	…	1.3	6.9	…	…	13.3	9.5
9	…	…	…	…	…	6.7	…	…	18.2	13.6

附录2-4　续表6

序列	国家	安全饮用水普及率(%)						卫生厕所普及率(%)					
		城市		农村		合计		城市		农村		合计	
		2000	2006	2000	2006	2000	2006	2000	2006	2000	2006	2000	2006
145	圣卢西亚岛	98	98	98	98	98	98	89	…	89	…	89	…
146	圣文森特和格林纳丁斯	…	…	93	…	…	…	…	…	96	96	…	…
147	萨摩亚群岛	92	90	88	87	89	88	100	100	100	100	100	100
148	圣马力诺	…	…	…	…	…	…	…	…	…	…	…	…
149	圣多美和普林西比	89	88	73	83	82	86	28	29	15	18	22	24
150	沙特阿拉伯	97	97	…	…	…	…	100	100	…	…	…	…
151	塞内加尔	92	93	59	65	72	77	53	54	9	9	27	28
152	塞黑	…	99	…	98	…	99	…	96	…	88	…	92
153	塞舌尔	100	100	75	…	87	…	…	…	100	100	…	…
154	塞拉利昂	75	83	46	32	57	53	21	20	6	5	12	11
155	新加坡	100	100	…	…	…	…	100	100	…	…	…	…
156	斯洛伐克	100	100	100	100	100	100	100	100	99	99	100	100
157	斯洛文尼亚	…	…	…	…	…	…	…	…	…	…	…	…
158	所罗门群岛	94	94	65	65	70	70	98	98	18	18	31	32
159	索马里	36	63	17	10	23	29	44	51	10	7	21	23
160	南非	99	100	75	82	89	93	65	66	47	49	57	59
161	西班牙	100	100	100	100	100	100	100	100	100	100	100	100
162	斯里兰卡	96	98	73	79	77	82	88	89	80	86	81	86
163	苏丹	79	78	63	64	69	70	51	50	24	24	34	35
164	苏里南	98	97	73	79	91	92	90	89	65	60	83	82
165	斯威士兰	87	87	51	51	59	60	64	64	46	46	50	50
166	瑞典	100	100	100	100	100	100	100	100	100	100	100	100
167	瑞士	100	100	100	100	100	100	100	100	100	100	100	100
168	叙利亚	95	95	77	83	86	89	95	96	79	88	87	92
169	塔吉克斯坦	92	93	47	58	59	67	91	95	84	91	86	92
170	泰国	98	99	96	97	97	98	94	95	92	96	93	96
171	马其顿	100	100	99	99	100	100	92	92	81	81	88	89
172	东帝汶	77	77	56	56	61	62	64	64	32	32	40	41
173	多哥	83	86	39	40	55	59	24	24	5	3	12	12
174	汤加	100	100	100	100	100	100	98	98	96	96	96	96
175	特立尼达和多巴哥	95	97	91	93	91	94	92	92	92	92	92	92
176	突尼斯	98	99	76	84	90	94	95	96	57	64	81	85
177	土耳其	96	98	87	95	93	97	96	96	71	72	87	88
178	土库曼斯坦	…	…	…	…	…	…	…	…	…	…	…	…
179	图瓦卢	94	94	91	92	93	93	90	93	81	84	86	89
180	乌干达	85	90	52	60	56	64	28	29	32	34	32	33
181	乌克兰	100	97	92	97	97	97	98	97	91	83	96	93
182	阿联酋	100	100	100	100	100	100	98	98	95	95	97	97
183	英国	100	100	100	100	100	100	…	…	…	…	…	…
184	坦桑尼亚	84	81	44	46	53	55	31	31	35	34	34	33
185	美国	100	100	94	94	99	99	100	100	99	99	100	100
186	乌拉圭	100	100	100	100	100	100	100	100	99	99	100	100
187	乌兹别克斯坦	98	98	83	82	89	88	97	97	93	95	94	96
188	瓦努阿图	86	…	52	…	59	…	78	…	42	…	50	…
189	委内瑞拉	…	…	…	…	…	…	…	…	…	…	…	…
190	越南	94	98	72	90	77	92	78	88	43	56	51	65
191	也门	77	68	67	65	70	66	84	88	24	30	39	46
192	赞比亚	89	90	36	41	54	58	53	55	47	51	49	52
193	津巴布韦	99	98	71	72	80	81	64	63	36	37	45	46

附录2-4　续表7

低出生体重发生率(%) 2000~2006	5岁以下儿童 2000~2007			成人(>15岁)肥胖率(%) 2000~2007		成人(>15岁)平均饮酒量(L) 2003	成人(>15岁)吸烟率(%) 2005		未成年人(13~15岁)吸烟率(%) 2000~2008	
	发育迟缓率(%)	低体重率(%)	超重率(%)	男	女		男	女	男	女
12	…	…	…	…	…	11.5	28.9	12.1	22.4	14.5
5	…	…	…	…	…	7.0	…	…	22.0	16.6
…	…	…	…	44.9	66.3	1.7	58.3	23.4	25.8	20.4
…	…	…	…	…	…	…	…	…	…	…
8	35.2	10.1	9.2	…	…	7.0	23.2	10.6	…	…
…	…	…	…	26.4	44.0	0.0	25.6	3.6	20.2	10.7
19	20.1	14.5	2.4	…	7.2	0.5	19.8	1.5	20.4	9.6
5	8.1	1.8	19.3	…	…	…	42.3	42.3	10.8	9.6
…	…	…	…	15.0	35.2	3.4	35.2	7.0	27.1	25.3
24	46.9	28.3	5.9	…	…	6.4	…	…	20.3	24.1
8	4.4	3.3	2.6	6.4	7.3	2.2	…	…	10.5	7.5
7	…	…	…	13.5	15.0	10.4	41.6	20.1	28.5	24.5
6	…	…	…	16.5	13.8	6.7	31.8	21.1	16.9	24.2
…	…	…	…	…	…	1.0	…	…	…	…
11	42.1	32.8	4.7	…	…	0.0	…	…	15.5	12.3
…	…	…	…	8.8	27.4	6.7	27.5	9.1	29.0	20.0
…	…	…	…	13.0	13.5	11.7	36.4	30.9	…	…
22	18.4	22.8	1.0	…	…	0.3	30.2	2.6	12.4	5.8
…	47.6	38.4	5.2	…	…	0.3	…	…	18.0	10.1
13	…	…	…	…	…	…	…	…	12.6	8.6
9	29.5	6.1	11.4	3.9	23.1	4.6	14.6	3.2	14.7	9.0
…	…	…	…	11.0	14.0	6.0	19.6	24.5	…	…
…	…	…	…	7.9	7.5	10.8	30.7	22.2	…	…
9	28.6	10.0	18.7	15.5	27.7	0.5	44.0	…	38.6	19.5
10	33.1	14.9	6.7	…	…	0.4	…	…	6.8	2.8
9	15.7	7.0	8.0	3.3	10.2	5.6	39.8	3.4	21.7	8.4
6	11.5	1.8	16.2	…	…	5.7	…	…	9.6	8.2
12	55.7	40.6	5.7	…	…	…	…	…	54.5	29.8
12	27.8	22.3	4.7	…	…	1.2	…	…	17.7	7.9
3	…	…	…	56.1	74.9	0.8	61.8	15.8	…	…
19	5.3	4.4	4.9	…	…	4.2	36.4	7.6	20.8	17.8
7	…	…	…	…	…	1.2	51.0	1.9	27.8	8.8
…	15.6	3.5	9.1	…	22.7	1.4	51.6	19.2	11.1	4.4
4	…	…	…	…	10.3	1.2	…	…	…	…
5	…	…	…	…	…	1.4	…	…	41.6	32.7
12	38.7	16.4	4.9	…	4.1	…	20.9	3.2	17.3	15.3
4	22.9	4.1	26.5	…	11.3	6.1	…	…	29.8	22.2
…	…	…	…	25.6	39.9	0.0	26.1	2.6	25.2	13.2
8	…	…	…	22.3	23.0	11.8	36.7	34.7	…	…
10	44.4	16.7	4.9	…	4.4	5.5	24.8	4.3	8.7	4.7
8	3.9	1.3	8.0	31.1	33.2	8.6	26.3	21.5	…	…
8	13.9	6.0	9.4	…	…	7.7	37.1	28.0	21.4	24.5
5	19.6	4.4	12.8	5.4	7.1	1.5	24.2	1.2	2.7	1.6
6	…	…	…	14.4	25.2	0.8	49.1	8.1	34.1	19.6
9	…	…	…	…	…	6.7	32.5	27.0	…	…
7	35.8	20.2	…	0.3	0.6	0.9	45.7	2.5	6.5	1.5
…	…	…	…	…	…	0.0	…	…	14.5	10.5
12	52.5	23.3	5.9	…	3.0	2.4	21.7	5.0	25.7	25.6
…	35.8	14.0	9.1	3.9	19.4	4.4	25.5	4.4	14.9	8.2

附录2-5　卫生资源

序列	国家	人数　2000~2007			每万人口　2000~2007			每万人口医院床位 2000~2008
		医师	口腔医师	护士和助产士	医师	口腔医师	护士和助产士	
1	阿富汗	5970	900	14930	2	<1	5	4
2	阿尔巴尼亚	3626	1035	12746	12	3	41	30
3	阿尔及利亚	35368	9553	69749	11	3	22	17
4	安道尔	244	46	259	36	7	39	32
5	安哥拉	1165	222	18485	1	<1	14	8
6	安提瓜和巴布达	12	13	233	2	2	33	20
7	阿根廷	108800	28900	29000	30	8	8	41
8	亚美尼亚	11133	1255	14806	37	4	49	44
9	澳大利亚	47875	21296	187837	25	11	97	40
10	奥地利	30068	4467	53782	37	5	66	76
11	阿塞拜疆	30766	2431	71265	36	3	84	80
12	巴哈马群岛	312	21	1323	11	<1	45	32
13	巴林群岛	1980	300	3850	27	4	61	27
14	孟加拉国	42881	2344	39471	3	<1	3	3
15	巴巴多斯岛	322	63	988	12	2	37	66
16	巴拉若斯	46359	4647	121357	48	5	125	113
17	比利时	44124	8305	146846	42	8	142	53
18	伯利兹	251	32	303	11	1	13	12
19	贝宁湾	311	12	5789	<1	<1	8	5
20	不丹	52	65	545	<1	<1	3	16
21	玻利维亚	10329	5997	18091	12	7	21	11
22	波黑	5540	629	18332	14	2	47	30
23	博茨瓦纳	715	38	4753	4	<1	27	24
24	巴西	198153	190448	659111	12	11	38	24
25	文莱	400	70	2120	11	2	61	28
26	保加利亚	28111	6512	35028	37	9	46	64
27	布基纳法索	708	58	6557	1	<1	5	9
28	布隆迪	200	14	1348	<1	<1	2	7
29	柬埔寨	2047	209	11125	2	<1	9	…
30	喀麦隆	3124	147	26042	2	<1	16	15
31	加拿大	62307	38310	327224	19	12	101	34
32	佛得角	231	11	410	5	<1	9	21
33	中非	331	13	1613	1	<1	4	12
34	乍得	345	15	2499	<1	<1	3	4
35	智利	17250	6750	10000	11	4	6	23
36	中国	1862630	136520	1259240	14	1	10	22
37	哥伦比亚	58761	33951	23940	14	8	6	10
38	科摩罗	115	29	588	2	<1	7	22
39	刚果	756	12	3672	2	<1	10	16
40	库克岛	20	10	80	12	6	47	63
41	哥斯达黎加	5204	1905	3653	13	5	9	13
42	科特迪瓦	2081	339	10180	1	<1	6	4
43	克罗地亚	11250	3230	24872	25	7	55	53
44	古巴	66567	9841	83880	59	9	74	49
45	塞浦路斯	1950	715	3361	23	9	40	37
46	捷克	36595	6933	91120	36	7	89	82
47	朝鲜	74597	8315	93414	33	4	41	132
48	刚果	5827	159	28789	1	<1	5	8

附录2-5　续表1

序列	国家	人数　2000~2007			每万人口　2000~2007			每万人口医院床位 2000~2008
		医师	口腔医师	护士和助产士	医师	口腔医师	护士和助产士	
49	丹麦	19287	4530	54073	36	8	101	38
50	吉布提	140	60	296	2	1	4	…
51	多米尼加	38	4	317	5	1	42	40
52	多米尼加共和国	15670	7000	15352	19	8	18	10
53	厄瓜多尔	18335	2062	20586	15	2	17	17
54	埃及	179900	25170	248010	24	3	34	21
55	萨尔瓦多	7938	3465	5103	12	5	8	7
56	赤道几内亚	153	15	271	3	<1	5	…
57	厄立特里亚	215	16	2506	1	<1	6	12
58	爱沙尼亚	4414	1175	9247	33	9	70	57
59	埃塞俄比亚	1936	93	15544	<1	<1	2	2
60	斐济	380	60	1660	5	1	20	21
61	芬兰	17357	4490	46930	33	9	89	68
62	法国	207277	41374	486006	34	7	80	73
63	加蓬	395	66	6778	3	1	50	20
64	冈比亚	156	43	1881	1	<1	13	8
65	乔治亚	20597	1269	17871	47	3	40	33
66	德国	284427	65683	662000	34	8	80	83
67	加纳	3240	393	19707	2	<1	9	9
68	希腊	55556	13438	40000	50	12	36	48
69	格林纳达	80	20	326	10	2	40	26
70	危地马拉	9965	2046	44986	9	2	41	7
71	几内亚	987	60	4408	1	<1	5	3
72	几内亚比绍	188	22	1072	1	<1	7	7
73	圭亚那	366	30	1738	5	<1	23	25
74	海地	1949	94	834	3	<1	1	13
75	洪都拉斯	3676	1371	8528	6	2	13	10
76	匈牙利	30575	4997	92171	30	5	92	71
77	冰岛	1120	286	2960	38	10	101	53
78	印度	645825	61424	1372059	6	1	13	7
79	印尼	29499	7093	179959	1	<1	8	6
80	伊朗	61870	13210	98020	9	2	16	17
81	伊拉克	19010	3460	36300	7	1	13	13
82	爱尔兰	12394	2414	65415	29	6	195	…
83	以色列	25138	7726	42609	37	11	62	60
84	意大利	215000	37000	403000	37	6	72	39
85	牙买加	2253	212	4374	9	1	17	20
86	日本	270371	95197	1210633	21	7	95	140
87	约旦	13460	4330	16770	24	8	32	19
88	哈萨克斯坦	57514	5612	113098	39	4	76	81
89	肯尼亚	4506	1340	37113	1	<1	12	14
90	基里巴斯	20	3	260	2	<1	30	15
91	科威特	4840	810	9940	18	3	37	19
92	吉尔吉斯	12710	1017	30824	24	2	58	49
93	老挝	2000	…	5600	4	…	10	12
94	拉脱维亚	7200	1561	12840	31	7	56	75
95	黎巴嫩	8440	3260	4720	24	9	13	34
96	莱索托	89	16	1123	1	<1	6	13

附录2-5 续表2

序列	国家	人数 2000~2007			每万人口 2000~2007			每万人口医院床位 2000~2008
		医师	口腔医师	护士和助产士	医师	口腔医师	护士和助产士	
97	利比里亚	103	13	1035	<1	<1	3	…
98	利比亚	7070	850	27160	13	2	48	37
99	立陶宛	13510	2249	26140	40	7	77	81
100	卢森堡	1255	343	4418	27	8	96	63
101	马达加斯加	5201	410	5661	3	<1	3	3
102	马拉维	266	…	7264	<1	…	6	11
103	马来西亚	17020	2160	43380	7	1	18	18
104	马尔代夫	302	14	886	9	<1	27	23
105	马里	1053	84	8338	1	<1	6	3
106	马耳他	1564	190	2411	39	5	60	76
107	马歇尔群岛	24	4	152	5	1	30	…
108	毛利塔尼亚	313	64	1893	1	<1	6	4
109	毛里求斯	1303	233	4604	11	2	37	30
110	墨西哥	195897	78281	88678	20	8	9	16
111	密克罗尼西亚	60	10	250	6	1	23	33
112	摩纳哥	…	…	…	…	…	…	…
113	蒙古	6732	337	8826	26	1	35	61
114	黑山	1233	263	3436	20	4	57	35
115	摩洛哥	15991	3091	24328	5	1	8	9
116	莫桑比克	514	159	6183	<1	<1	3	8
117	缅甸	17791	1396	49341	4	<1	10	6
118	纳米比亚	598	113	6145	3	1	31	33
119	瑙鲁	10	1	63	8	1	49	35
120	尼泊尔	5384	359	11825	2	<1	5	2
121	荷兰	60519	7994	2197	37	5	146	48
122	新西兰	8190	1620	33249	21	4	89	62
123	尼加拉瓜	2045	243	5862	4	<1	11	10
124	尼日尔	296	15	2818	<1	<1	2	3
125	尼日利亚	34923	2482	210306	3	<1	17	5
126	纽埃岛	4	2	22	20	10	110	52
127	挪威	17523	4126	75326	38	9	162	40
128	阿曼	4290	460	9500	17	2	37	20
129	巴基斯坦	126350	15790	47380	8	1	5	10
130	帕劳群岛	30	2	120	16	1	60	50
131	巴拿马	4431	2231	8158	15	8	28	22
132	巴布亚新几内亚	275	90	2841	1	<1	5	…
133	巴拉圭	6355	3182	10261	11	6	18	13
134	秘鲁	29799	2809	17108	12	1	7	12
135	菲律宾	90370	43220	480910	12	6	61	13
136	波兰	76046	11881	199622	20	3	52	52
137	葡萄牙	36138	6149	48155	34	6	46	35
138	卡塔尔	2150	690	4880	26	9	60	25
139	韩国	75045	16033	83333	16	3	19	86
140	摩尔多瓦	11153	1521	26029	27	4	62	52
141	罗马尼亚	41455	4360	90698	19	2	42	65
142	俄罗斯	614183	45628	1214292	43	3	85	97
143	卢旺达	432	21	3647	1	<1	4	16
144	圣基茨和尼维斯	46	17	198	11	4	47	57

附录2-5 续表3

序列	国家	人数 2000~2007			每万人口 2000~2007			每万人口医院床位 2000~2008
		医师	口腔医师	护士和助产士	医师	口腔医师	护士和助产士	
145	圣卢西亚岛	749	9	331	52	<1	23	29
146	圣文森特和格林纳丁	89	5	447	8	<1	38	35
147	萨摩亚群岛	50	10	310	3	<1	17	20
148	圣马力诺	…	…	…	…	…	…	…
149	圣多美和普林西比	81	11	308	5	<1	19	32
150	沙特阿拉伯	34261	4235	74114	14	2	30	22
151	塞内加尔	594	97	3287	1	<1	3	1
152	塞黑	19581	2479	42234	20	3	43	41
153	塞舌尔	121	94	634	15	12	79	57
154	塞拉利昂	162	5	2510	<1	<1	5	4
155	新加坡	6380	1190	18710	15	3	44	32
156	斯洛伐克	16868	2441	35757	31	5	66	68
157	斯洛文尼亚	4723	1198	15057	24	6	80	48
158	所罗门群岛	60	26	630	1	<1	14	15
159	索马里	310	15	1486	<1	<1	2	…
160	南非	34829	5995	184459	8	1	41	28
161	西班牙	135300	23300	322600	33	5	76	34
162	斯里兰卡	10479	1245	33431	6	1	17	29
163	苏丹	11083	944	33354	3	<1	9	7
164	苏里南	191	4	688	5	<1	16	33
165	斯威士兰	171	32	6828	2	<1	63	21
166	瑞典	29190	7270	97005	33	8	109	…
167	瑞士	28812	3847	79153	40	5	110	55
168	叙利亚	10342	2306	27288	5	1	14	15
169	塔吉克斯坦	13267	1003	33165	20	2	50	61
170	泰国	22435	10459	172477	4	2	28	22
171	马其顿	5187	1175	8833	26	6	43	46
172	东帝汶	79	45	1795	1	1	22	…
173	多哥	225	19	1937	<1	<1	4	9
174	汤加	30	10	350	3	1	34	29
175	特立尼达和多巴哥	1004	107	3653	8	1	29	27
176	突尼斯	13330	2452	28537	13	3	29	18
177	土耳其	116014	23798	217685	16	3	29	27
178	土库曼斯坦	12210	703	23026	25	1	47	43
179	图瓦卢	10	2	50	9	2	46	56
180	乌干达	2209	363	18969	1	<1	7	10
181	乌克兰	143728	19169	388444	31	4	85	87
182	阿联酋	4960	850	10340	17	3	35	19
183	英国	126126	25914	740731	23	10	128	39
184	坦桑尼亚	822	267	13292	<1	<1	4	11
185	美国	730801	463663	2669603	26	16	94	31
186	乌拉圭	12384	3936	2880	37	12	9	29
187	乌兹别克斯坦	70564	5194	290162	27	2	109	47
188	瓦努阿图	30	…	360	1	…	17	37
189	委内瑞拉	48000	13680	28000	19	6	11	9
190	越南	44960	…	61810	6	…	8	27
191	也门	6739	850	13746	3	<1	7	7
192	赞比亚	1264	491	22010	1	<1	20	20
193	津巴布韦	2086	310	9357	2	<1	7	30

附录2-6 卫生经费

序列	国家	卫生总费用占GDP%		卫生总费用构成(%)			
				政府卫生支出		个人卫生支出	
		2000	2006	2000	2006	2000	2006
1	阿富汗	3.3	9.2	1.0	32.4	99.0	67.6
2	阿尔巴尼亚	6.4	6.5	36.3	37.3	63.7	62.7
3	阿尔及利亚	3.5	4.2	73.3	81.1	26.7	18.9
4	安道尔	6.3	7.4	65.1	70.4	34.9	29.6
5	安哥拉	2.4	2.6	79.9	86.8	20.1	13.2
6	安提瓜和巴布达	4.8	4.3	69.0	67.3	31.0	32.7
7	阿根廷	8.9	10.1	55.4	45.5	44.6	54.5
8	亚美尼亚	6.4	4.7	17.7	41.2	82.3	58.8
9	澳大利亚	8.3	8.7	67.0	67.7	33.0	32.3
10	奥地利	10.0	10.2	75.9	75.9	24.1	24.1
11	阿塞拜疆	4.8	4.1	18.1	26.1	81.9	73.9
12	巴哈马群岛	6.5	7.4	47.2	48.7	52.8	51.3
13	巴林群岛	4.0	3.6	67.5	68.2	32.5	31.8
14	孟加拉国	3.1	3.2	26.5	31.8	73.5	68.2
15	巴巴多斯岛	6.2	6.6	65.5	63.4	34.5	36.6
16	巴拉若斯	6.4	6.4	76.6	74.9	23.4	25.1
17	比利时	9.1	9.9	71.8	72.5	28.2	27.5
18	伯利兹	5.0	4.7	48.0	54.7	52.0	45.3
19	贝宁湾	4.6	4.7	47.6	50.2	52.4	49.8
20	不丹	5.4	3.5	74.5	72.1	25.5	27.9
21	玻利维亚	6.1	6.4	60.1	62.8	39.9	37.2
22	波黑	7.0	9.5	51.8	55.2	48.2	44.8
23	博茨瓦纳	4.8	7.1	63.7	76.5	36.3	23.5
24	巴西	7.2	7.5	40.0	47.9	60.0	52.1
25	文莱	2.5	1.9	83.3	80.7	16.7	19.3
26	保加利亚	6.2	7.2	58.7	56.7	41.3	43.0
27	布基纳法索	4.9	6.3	42.0	56.9	58.0	43.1
28	布隆迪	3.1	8.7	17.8	8.6	82.2	91.4
29	柬埔寨	5.8	5.9	22.5	26.0	77.5	74.0
30	喀麦隆	5.1	4.6	26.1	21.2	73.9	78.8
31	加拿大	8.8	10.0	70.4	70.4	29.6	29.6
32	佛得角	4.6	4.9	73.5	78.3	26.5	21.7
33	中非	4.0	4.0	42.2	38.3	57.8	61.7
34	乍得	6.3	4.9	42.5	53.9	57.5	46.1
35	智利	6.2	5.3	48.7	52.7	51.3	47.3
36	中国	4.6	4.6	38.3	40.7	61.7	59.3
37	哥伦比亚	7.7	7.3	80.9	85.4	19.1	14.6
38	科摩罗	2.8	3.2	54.1	55.1	45.9	44.9
39	刚果	2.1	2.1	57.7	71.7	42.3	28.3
40	库克岛	6.1	4.3	90.8	91.5	9.2	8.5
41	哥斯达黎加	6.5	7.7	77.2	68.4	22.8	31.6
42	科特迪瓦	5.3	3.8	24.8	23.6	75.2	76.4
43	克罗地亚	9.1	8.2	86.1	86.1	13.9	13.9
44	古巴	6.2	7.7	90.9	91.6	9.1	8.4
45	塞浦路斯	5.7	6.2	41.6	44.8	58.4	55.2
46	捷克	6.5	6.9	90.3	88.0	9.7	12.0
47	朝鲜	3.6	3.5	85.9	85.6	14.1	14.4
48	刚果共和国	3.6	6.8	1.7	18.7	98.3	81.3

附录2-6 续表1

政府卫生支出占政府总支出%		社会医保支出占政府卫生支出%		人均卫生费用(美元)		人均政府卫生支出(美元)	
2000	2006	2000	2006	2000	2006	2000	2006
1.1	6.2	0.0	0.0	6	27	<1	9
7.1	8.7	20.2	30.2	75	187	27	70
9.0	11.9	35.5	26.7	63	148	46	120
19.1	22.7	88.1	87.7	1283	2822	835	1987
3.2	5.0	0.0	0.0	16	71	13	62
12.1	10.4	0.0	0.0	412	517	285	348
14.7	14.2	59.4	58.5	689	551	382	251
4.6	9.7	0.0	0.0	40	98	7	41
16.0	17.0	0.0	0.0	1730	3302	1160	2237
14.7	15.7	60.2	59.1	2380	3974	1806	3014
4.2	3.9	0.0	0.0	31	102	6	27
14.3	14.3	1.8	2.8	1069	1419	505	691
10.2	9.5	0.4	0.4	488	788	329	537
5.3	7.0	0.0	0.0	11	12	3	4
11.8	11.9	0.0	0.0	557	774	365	490
10.7	10.2	5.8	2.7	66	243	51	182
13.4	14.8	79.0	81.6	2061	3726	1479	2701
6.7	9.0	0.0	8.8	153	505	74	112
11.3	10.8	…	…	15	26	7	13
7.2	7.6	0.0	0.0	43	49	32	36
9.8	11.6	62.0	75.8	61	79	37	49
6.4	12.3	95.9	93.4	93	296	48	163
8.3	17.8	…	5.2	155	379	99	290
5.5	7.2	0.0	0.0	267	427	107	204
5.0	5.3	…	…	444	571	370	460
8.6	11.2	13.0	65.2	98	297	58	169
8.9	15.8	0.8	0.2	11	27	4	15
2.1	2.4	…	…	3	10	1	1
8.7	10.8	0.0	0.0	17	30	4	8
9.5	6.7	0.0	0.1	28	45	7	10
15.1	17.8	2.0	2.0	2076	3917	1461	2759
9.6	11.1	36.1	28.6	55	112	41	88
10.0	10.9	…	…	9	14	4	5
13.1	13.8	…	…	10	29	4	16
11.3	14.1	67.2	67.2	302	473	147	249
1.1	9.9	57.2	57.3	44	94	17	38
16.4	17.0	60.2	72.3	154	217	124	185
9.5	8.4	0.0	0.0	8	16	4	9
4.8	5.4	0.0	0.0	21	44	12	31
13.0	11.5	0.0	0.0	263	566	239	517
21.7	21.5	89.6	94.0	264	402	204	275
7.2	4.2	…	…	33	35	8	8
14.5	16.4	97.6	91.0	378	790	326	680
11.9	11.2	0.0	0.0	183	362	167	332
6.4	6.4	0.0	0.2	764	1459	318	653
14.1	13.8	89.5	89.5	361	953	326	839
6.0	6.0	0.0	0.0	16	<1	14	<1
0.5	5.8	0.0	0.0	10	10	<1	2

附录2-6　续表2

序列	国家	卫生总费用占GDP%		卫生总费用构成(%)			
				政府卫生支出		个人卫生支出	
		2000	2006	2000	2006	2000	2006
49	丹麦	8.3	10.8	82.4	85.9	17.6	14.1
50	吉布提	5.8	6.8	67.8	74.1	32.2	25.9
51	多米尼加	6.4	5.9	71.2	63.0	28.8	37.0
52	多米尼加共和国	5.3	5.6	34.4	37.0	65.6	63.0
53	厄瓜多尔	4.2	5.3	31.2	43.6	68.8	56.4
54	埃及	5.6	6.3	40.1	41.4	59.9	58.6
55	萨尔瓦多	8.0	6.6	45.4	61.8	54.6	38.2
56	赤道几内亚	1.6	2.1	59.8	80.4	40.2	19.6
57	厄立特里亚	4.9	3.6	63.7	45.9	36.3	54.1
58	爱沙尼亚	5.3	5.2	77.5	73.3	22.5	26.7
59	埃塞俄比亚	4.7	3.9	53.6	59.3	46.4	40.7
60	斐济	4.7	3.7	69.0	69.8	31.0	30.2
61	芬兰	6.6	8.2	75.1	76.0	24.9	24.0
62	法国	9.6	11.0	78.3	79.7	21.7	20.3
63	加蓬	4.3	4.5	71.7	73.0	28.3	27.0
64	冈比亚	4.4	5.0	44.6	56.8	55.4	43.2
65	乔治亚	7.4	8.4	16.7	21.5	83.3	78.5
66	德国	10.3	10.6	79.7	76.9	20.3	23.1
67	加纳	7.4	5.1	41.0	34.2	59.0	65.8
68	希腊	9.3	9.5	44.2	62.0	55.8	38.0
69	格林纳达	5.5	6.9	56.3	63.5	43.7	36.5
70	危地马拉	5.5	5.3	39.8	37.7	60.2	62.3
71	几内亚	5.3	5.8	12.4	14.1	87.6	85.9
72	几内亚比绍	4.7	5.8	21.4	26.3	78.6	73.7
73	圭亚那	5.5	5.9	84.5	85.8	15.5	14.2
74	海地	6.1	8.4	40.3	67.6	59.7	32.4
75	洪都拉斯	6.4	6.4	55.9	47.8	44.1	52.2
76	匈牙利	6.9	8.3	70.7	70.9	29.3	29.1
77	冰岛	9.3	9.1	82.0	82.0	18.0	18.0
78	印度	4.3	3.6	22.2	25.0	77.8	75.0
79	印尼	1.7	2.5	38.5	50.5	61.5	49.5
80	伊朗	5.9	6.8	37.0	50.7	63.0	49.3
81	伊拉克	1.1	3.5	34.2	78.1	65.8	21.9
82	爱尔兰	6.3	7.5	73.5	78.3	26.5	21.7
83	以色列	8.0	8.0	69.5	56.0	30.6	44.0
84	意大利	8.1	9.0	72.5	77.2	27.5	22.8
85	牙买加	6.2	4.7	52.6	53.1	47.4	46.9
86	日本	7.6	8.1	81.3	81.3	18.7	18.7
87	约旦	9.4	9.7	46.6	43.3	53.4	56.7
88	哈萨克斯坦	4.1	3.6	51.2	64.3	48.8	35.7
89	肯尼亚	4.5	4.6	48.2	47.8	51.8	52.2
90	基里巴斯	11.6	13.1	91.8	86.9	8.2	13.1
91	科威特	3.1	2.2	78.1	78.2	21.9	21.8
92	吉尔吉斯	4.7	6.4	44.3	43.0	55.7	57.0
93	老挝	3.2	4.0	32.6	18.6	67.4	81.4
94	拉脱维亚	6.0	6.6	54.7	59.2	45.3	40.8
95	黎巴嫩	11.0	8.8	30.0	44.3	70.0	55.7
96	莱索托	6.2	6.8	51.0	58.9	49.0	41.1

附录2-6　续表3

政府卫生支出占政府总支出%		社会医保支出占政府卫生支出%		人均卫生费用(美元)		人均政府卫生支出(美元)	
2000	2006	2000	2006	2000	2006	2000	2006
12.6	18.0	0.0	0.0	2478	5447	2043	4677
12.0	13.4	11.3	10.1	44	63	30	47
9.5	7.8	0.0	0.0	254	275	181	173
13.1	10.4	22.4	27.1	143	206	49	76
6.4	7.3	28.0	41.4	54	166	17	73
7.5	7.3	23.8	26.4	77	92	31	38
14.5	15.7	43.9	47.7	170	181	77	112
7.7	6.9	0.0	0.0	45	440	27	353
4.6	4.2	0.0	0.0	8	8	5	4
11.3	11.1	88.2	83.9	219	632	170	464
8.9	10.0	0.5	0.0	5	7	3	4
10.3	8.4	0.0	0.0	98	139	68	97
10.2	12.7	20.4	19.6	1549	3232	1164	2455
14.6	16.7	89.5	93.6	2150	3937	1684	3139
13.9	14.0	1.6	1.8	180	351	129	256
8.8	11.2	0.0	0.0	13	15	6	9
6.4	5.6	44.0	51.5	48	147	8	32
18.2	17.9	87.3	87.9	2382	3718	1897	2858
10.9	4.4	…	…	18	33	7	11
10.1	11.6	31.9	50.8	1245	2280	550	1414
9.3	9.0	0.0	0.0	223	333	126	212
16.2	14.7	52.3	45.4	95	143	38	54
4.0	4.7	1.8	1.5	20	20	2	3
2.3	4.0	5.3	3.0	7	12	2	3
10.0	9.0	0.0	0.0	53	72	45	62
23.3	29.8	0.0	0.0	26	42	10	29
15.1	15.0	14.3	15.8	62	99	35	47
10.5	11.3	83.9	84.8	326	929	231	659
18.1	18.0	38.0	33.5	2858	4994	2343	4093
3.4	3.4	5.7	4.9	19	29	4	7
3.8	6.2	7.4	17.3	12	39	5	20
9.6	11.5	42.3	41.0	65	215	24	109
1.3	3.4	…	…	14	62	5	49
14.7	17.2	1.2	0.9	1598	3871	1175	3030
11.5	9.9	48.5	72.3	1589	1675	1103	938
12.7	14.2	0.1	0.1	1547	2813	1122	2172
6.6	4.2	0.0	0.0	189	180	99	95
15.7	17.9	80.9	78.7	2827	2759	2298	2242
10.3	8.7	0.8	0.5	166	238	77	103
9.2	10.4	0.0	0.0	51	190	26	122
8.6	9.7	10.9	8.8	18	29	9	14
9.8	7.8	0.0	0.0	67	121	61	105
8.8	4.9	0.0	0.0	523	803	408	628
8.3	8.7	10.0	20.9	13	35	6	15
5.2	3.7	4.6	11.5	11	24	3	4
8.8	10.8	86.7	88.1	198	582	108	345
7.8	11.3	52.1	53.1	485	494	145	219
6.3	8.2	0.0	0.0	28	51	14	30

附录2-6　续表4

序列	国家	卫生总费用占GDP%		卫生总费用构成(%)			
				政府卫生支出		个人卫生支出	
		2000	2006	2000	2006	2000	2006
97	利比里亚	3.2	4.8	36.5	25.8	63.5	74.2
98	利比亚	3.6	2.4	60.7	66.3	39.3	33.7
99	立陶宛	6.5	6.2	69.7	70.0	30.3	30.0
100	卢森堡	5.8	7.3	89.3	90.9	10.7	9.1
101	马达加斯加	2.6	3.2	52.6	62.8	47.4	37.2
102	马拉维	6.1	12.9	43.8	69.0	56.2	31.0
103	马来西亚	3.3	4.3	52.4	44.6	47.6	55.4
104	马尔代夫	6.8	8.1	75.8	79.7	24.2	20.3
105	马里	6.3	5.8	32.9	49.6	67.1	50.4
106	马耳他	6.8	8.4	72.5	77.0	27.5	23.0
107	马歇尔群岛	22.0	14.4	98.0	97.4	2.0	2.6
108	毛利塔尼亚	2.8	2.2	71.2	69.5	28.8	30.5
109	毛里求斯	3.8	3.9	52.4	51.1	47.6	48.9
110	墨西哥	5.6	6.6	46.6	44.2	53.4	55.8
111	密克罗尼西亚	9.0	13.3	87.6	96.0	12.4	4.0
112	摩纳哥	3.0	4.5	75.3	74.1	24.7	25.9
113	蒙古	5.6	5.7	80.1	73.7	19.9	26.3
114	黑山	8.9	8.3	74.8	71.9	25.2	28.1
115	摩洛哥	4.8	5.3	31.2	26.2	68.8	73.8
116	莫桑比克	5.4	5.0	70.1	70.8	29.9	29.2
117	缅甸	2.1	2.2	13.4	13.1	86.6	86.9
118	纳米比亚	7.0	5.4	68.9	66.7	31.1	33.3
119	瑙鲁	11.0	13.8	75.1	67.3	24.9	32.7
120	尼泊尔	5.4	5.1	24.9	30.5	75.1	69.5
121	荷兰	8.0	9.4	63.1	80.0	36.9	20.0
122	新西兰	8.1	9.3	79.1	77.8	20.9	22.2
123	尼加拉瓜	7.1	9.6	52.5	48.2	47.5	51.8
124	尼日尔	3.7	5.9	50.6	54.7	49.4	45.3
125	尼日利亚	4.3	3.8	33.5	29.7	66.5	70.3
126	纽埃岛	8.0	13.6	98.2	98.6	1.8	1.4
127	挪威	8.4	8.7	82.5	83.6	17.5	16.4
128	阿曼	3.0	2.3	83.6	82.3	16.4	17.7
129	巴基斯坦	2.5	2.0	20.0	16.4	80.0	83.6
130	帕劳群岛	9.7	10.5	89.3	80.8	10.7	19.2
131	巴拿马	7.8	7.3	68.1	68.8	31.9	31.2
132	巴布亚新几内亚	3.6	3.2	81.7	82.0	18.3	18.0
133	巴拉圭	9.2	7.6	40.2	38.3	59.8	61.7
134	秘鲁	4.7	4.4	53.0	58.3	47.0	41.7
135	菲律宾	3.5	3.8	47.6	32.9	52.4	67.1
136	波兰	5.5	6.2	70.0	70.0	30.0	30.0
137	葡萄牙	8.8	10.2	72.5	70.5	27.5	29.5
138	卡塔尔	2.3	4.3	68.8	78.2	31.2	21.8
139	韩国	4.5	6.4	50.0	55.7	50.0	44.3
140	摩尔多瓦	6.1	9.4	48.5	46.9	51.5	53.1
141	罗马尼亚	4.6	4.5	74.1	76.9	25.9	23.1
142	俄罗斯	5.4	5.3	59.9	63.2	40.1	36.8
143	卢旺达	4.0	10.9	39.2	42.5	60.8	57.5
144	圣基茨和尼维斯	5.4	5.8	60.3	61.3	39.7	38.7

附录2-6 续表5

政府卫生支出占政府总支出%		社会医保支出占政府卫生支出%		人均卫生费用（美元）		人均政府卫生支出（美元）	
2000	2006	2000	2006	2000	2006	2000	2006
5.7	9.8	0.0	0.0	6	7	2	2
6.9	5.4	…	…	219	219	133	145
14.6	12.9	88.3	84.5	212	547	148	383
13.9	17.1	82.6	77.3	2720	6506	2428	5912
7.9	9.3	…	…	6	9	3	6
7.3	17.1	0.0	0.0	9	21	4	14
6.2	7.0	0.6	0.8	128	259	67	115
13.7	9.2	20.5	0.0	154	245	117	195
9.5	12.2	…	…	17	31	5	15
12.0	14.7	0.0	0.0	680	1308	493	1008
21.1	14.7	35.0	12.3	418	358	410	349
6.5	5.3	0.0	0.0	12	19	8	13
6.8	9.4	…	…	147	230	77	118
11.4	11.8	67.6	60.2	327	527	152	233
10.5	18.9	21.4	22.2	183	284	160	273
17.4	15.6	98.5	98.4	3775	6353	2843	4706
10.7	12.7	24.5	50.0	22	70	17	52
25.7	13.5	98.8	97.0	125	348	93	250
4.3	4.8	0.0	0.0	55	113	17	30
13.9	12.5	0.0	0.0	11	16	8	11
1.2	1.5	3.1	1.8	3	5	<1	1
12.3	10.5	1.8	2.3	127	174	88	116
11.2	38.1	0.0	0.0	363	758	273	510
7.7	9.2	0.0	0.0	12	17	3	5
11.4	16.4	93.9	95.1	1925	3872	1214	3097
16.2	18.4	0.0	0.0	1109	2421	877	1884
13.1	17.0	27.0	23.9	55	92	29	44
10.9	17.8	…	…	6	16	3	9
4.2	3.5	0.0	0.0	17	33	6	10
6.3	10.8	0.0	0.0	325	1043	319	1028
16.4	17.9	17.1	14.9	3156	6267	2603	5241
7.3	5.4	0.0	0.0	250	332	209	273
1.8	1.3	0.0	0.0	12	16	2	3
12.3	11.3	0.0	0.0	604	811	539	655
21.3	11.5	50.0	47.7	306	380	208	262
9.9	7.3	0.0	0.0	26	29	21	24
17.5	13.2	53.0	35.3	122	117	49	45
12.4	13.8	42.9	39.7	98	149	52	87
7.0	6.1	14.7	25.8	34	52	16	17
9.4	9.9	82.6	83.9	247	555	173	389
14.9	15.5	1.3	1.2	970	1864	704	1315
5.0	9.7	0.0	0.0	659	2759	454	2157
9.4	11.7	78.4	77.3	486	1168	243	651
8.7	11.0	0.0	75.0	19	90	9	42
9.9	7.9	89.4	85.0	80	256	60	197
9.6	10.8	40.3	42.3	95	367	57	232
8.2	18.8	6.4	4.1	9	33	4	14
9.5	9.5	0.0	0.0	387	570	233	350

附录2-6 续表6

序列	国家	卫生总费用占GDP%		卫生总费用构成(%)			
				政府卫生支出		个人卫生支出	
		2000	2006	2000	2006	2000	2006
145	圣卢西亚岛	5.5	6.3	59.0	57.8	41.0	42.2
146	圣文森特和格林纳丁斯	5.7	5.6	63.9	62.4	36.1	37.6
147	萨摩亚群岛	5.5	5.0	70.9	83.0	29.1	17.0
148	圣马力诺	7.5	7.2	85.8	85.4	14.2	14.6
149	圣多美和普林西比	6.3	6.3	80.5	85.0	19.5	15.0
150	沙特阿拉伯	4.0	3.3	76.4	77.0	23.6	23.0
151	塞内加尔	4.6	5.8	36.9	56.9	63.1	43.1
152	塞黑	7.1	8.2	67.4	69.7	32.6	30.3
153	塞舌尔	5.3	6.3	75.3	75.1	24.7	24.9
154	塞拉利昂	4.1	4.0	51.5	36.4	48.5	63.6
155	新加坡	3.4	3.3	36.8	33.1	63.2	66.9
156	斯洛伐克	5.5	7.1	89.4	70.6	10.6	29.4
157	斯洛文尼亚	8.4	8.4	74.0	72.2	26.0	27.8
158	所罗门群岛	5.2	5.1	93.7	91.5	6.3	8.5
159	索马里	2.6	…	44.8	…	55.2	…
160	南非	8.1	8.0	42.4	37.7	57.6	62.3
161	西班牙	7.2	8.4	71.6	71.2	28.4	28.8
162	斯里兰卡	3.7	4.2	47.9	47.5	52.1	52.5
163	苏丹	3.1	3.8	25.6	36.8	74.4	63.2
164	苏里南	8.0	6.2	48.8	42.6	51.2	57.4
165	斯威士兰	6.1	6.3	58.6	65.8	41.4	34.2
166	瑞典	8.2	9.2	84.9	81.7	15.1	18.3
167	瑞士	10.3	10.8	55.6	59.1	44.4	40.9
168	叙利亚	4.9	3.9	40.4	47.8	59.6	52.2
169	塔吉克斯坦	4.6	5.0	20.4	22.5	79.6	77.5
170	泰国	3.4	3.5	56.1	64.5	43.9	35.5
171	马其顿	7.6	8.0	70.9	70.6	29.1	29.4
172	东帝汶	8.8	17.7	70.9	86.0	29.1	14.0
173	多哥	4.6	6.0	26.9	21.2	73.1	78.8
174	汤加	5.8	4.9	72.9	74.6	27.1	25.4
175	特立尼达和多巴哥	3.9	4.4	42.8	56.5	57.2	43.5
176	突尼斯	5.6	5.1	48.5	44.2	51.5	55.8
177	土耳其	4.9	4.8	62.9	72.5	37.1	27.5
178	土库曼斯坦	4.8	3.8	74.2	66.5	25.8	33.5
179	图瓦卢	13.4	11.4	92.4	92.7	7.6	7.3
180	乌干达	6.6	7.0	26.8	25.4	73.2	74.6
181	乌克兰	6.0	6.9	48.0	55.4	52.0	44.6
182	阿联酋	3.1	2.5	78.6	70.4	21.4	29.6
183	英国	7.2	8.2	80.9	87.3	19.1	12.7
184	坦桑尼亚	4.1	6.4	43.9	57.8	56.1	42.2
185	美国	13.2	15.3	43.7	45.8	56.3	54.2
186	乌拉圭	10.5	8.2	33.4	43.5	66.6	56.5
187	乌兹别克斯坦	5.8	4.7	44.9	50.2	55.1	49.8
188	瓦努阿图	4.4	4.1	67.9	65.0	32.1	35.0
189	委内瑞拉	6.0	4.9	53.1	49.5	46.9	50.5
190	越南	5.4	6.6	30.1	32.3	69.9	67.7
191	也门	4.5	4.5	41.9	46.0	58.1	54.0
192	赞比亚	5.7	6.2	51.3	60.7	48.7	39.3
193	津巴布韦	8.3	9.3	43.1	48.7	56.9	51.3

附录2-6　续表7

政府卫生支出占政府总支出%		社会医保支出占政府卫生支出%		人均卫生费用(美元)		人均政府卫生支出(美元)	
2000	2006	2000	2006	2000	2006	2000	2006
11.9	10.9	4.9	3.4	254	350	150	202
10.8	9.3	0.0	0.0	164	230	105	144
10.8	10.5	0.3	0.7	74	117	52	97
20.4	13.8	100.0	84.4	2154	3527	1849	3011
7.6	10.3	0.0	0.0	21	49	17	42
9.2	8.7	…	…	362	492	276	379
8.8	12.0	17.9	4.0	20	44	7	25
13.7	12.9	92.4	93.0	51	336	35	234
7.1	8.8	5.0	3.8	401	565	302	424
7.6	7.8	0.0	0.0	6	12	3	4
6.0	6.7	4.8	17.7	790	1017	291	337
9.5	13.5	94.4	89.5	208	735	186	520
13.1	13.5	93.9	92.9	829	1607	613	1161
11.4	14.1	0.0	0.0	41	44	39	40
4.2	…	0.0	…	8	…	4	…
7.9	9.1	3.3	4.3	237	425	100	160
13.2	15.5	9.6	7.3	1036	2328	742	1658
6.8	8.3	0.3	0.1	33	62	16	30
7.2	5.8	9.3	12.0	12	37	3	14
9.7	8.0	40.7	42.8	162	250	79	106
11.6	11.2	0.0	0.0	80	155	47	102
12.4	13.8	0.0	0.0	2280	3973	1936	3245
17.1	18.5	72.6	72.6	3572	5660	1986	3347
6.5	6.0	0.0	0.0	58	66	23	31
4.9	5.0	0.0	0.0	6	21	1	5
10.0	11.3	9.4	12.4	69	113	39	73
15.8	16.5	97.5	93.3	136	249	96	176
12.7	16.6	0.0	0.0	34	52	24	45
6.9	5.8	14.4	17.3	11	21	3	4
15.2	10.6	0.0	0.0	87	114	63	85
5.7	7.6	0.0	0.0	243	600	104	339
6.8	6.7	26.7	25.2	114	156	55	69
9.8	10.6	55.5	53.8	194	352	122	255
14.9	14.9	6.1	6.1	53	146	39	97
5.9	16.1	0.0	0.0	162	280	149	259
7.3	8.9	0.0	0.0	15	24	4	6
8.4	8.8	0.0	0.5	39	160	19	89
7.6	8.7	0.0	0.0	679	1018	534	717
14.8	16.3	0.0	0.0	1782	3332	1441	2908
11.2	13.7	0.0	0.9	11	23	5	13
19.5	19.3	34.1	28.7	4570	6719	1997	3076
10.3	9.2	50.0	47.8	635	476	212	207
6.3	8.0	…	0.0	32	30	14	15
9.8	10.9	0.0	0.0	52	67	35	44
10.9	9.3	19.5	20.0	290	332	154	164
6.4	6.4	19.7	38.8	21	46	6	15
6.2	5.6	…	…	24	40	10	18
9.4	16.4	0.0	0.0	18	58	9	35
7.3	8.9	0.0	0.0	48	38	21	18

附录2-7 人口与社会经济

序列	国家	总人口（千人）2007	0～14岁人口% 2007	60岁以上人口% 2007	人口年增长率(%)		城镇人口%		
					1987～1997	1997～2007	1990	2000	2007
1	阿富汗	27145	47	4	4.9	3.3	18	21	24
2	阿尔巴尼亚	3190	25	13	0.0	0.3	36	42	46
3	阿尔及利亚	33858	28	7	2.2	1.5	52	60	65
4	安道尔	75	15	22	2.9	1.2	95	93	89
5	安哥拉	17024	46	4	2.8	2.7	37	50	56
6	安提瓜和巴布达	85	28	11	1.0	1.7	35	36	31
7	阿根廷	39531	26	14	1.3	1.0	87	89	92
8	亚美尼亚	3002	19	14	-1.0	-0.5	67	65	64
9	澳大利亚	20743	19	19	1.4	1.1	85	87	89
10	奥地利	8361	15	22	0.6	0.3	66	66	67
11	阿塞拜疆	8467	23	9	1.5	0.6	54	51	52
12	巴哈马群岛	331	27	10	1.8	1.3	84	89	83
13	巴林群岛	753	25	5	3.1	2.1	88	95	88
14	孟加拉国	158665	34	6	2.2	1.9	20	23	27
15	巴巴多斯岛	294	18	13	0.7	0.4	45	50	39
16	巴拉若斯	9689	15	18	0.1	-0.5	66	70	73
17	比利时	10457	17	23	0.3	0.3	96	97	97
18	伯利兹	288	37	6	2.8	2.4	47	48	51
19	贝宁湾	9033	44	4	3.4	3.1	34	38	41
20	不丹	658	31	7	0.1	2.4	7	10	33
21	玻利维亚	9525	37	7	2.3	2.0	56	62	65
22	波黑	3935	17	20	-2.1	1.3	39	43	47
23	博茨瓦纳	1882	35	5	2.7	1.4	42	53	59
24	巴西	191791	27	9	1.6	1.4	75	81	85
25	文莱	390	29	5	2.7	2.3	66	71	74
26	保加利亚	7639	13	23	-0.9	-0.7	66	69	71
27	布基纳法索	14784	46	4	2.9	3.1	14	17	19
28	布隆迪	8508	44	4	2.0	2.9	6	9	10
29	柬埔寨	14444	36	5	3.2	1.9	13	17	21
30	喀麦隆	18549	41	5	2.8	2.3	41	50	56
31	加拿大	32876	17	19	1.2	1.0	77	79	80
32	佛得角	530	38	5	2.3	2.3	44	53	59
33	中非	4343	42	6	2.6	1.8	37	38	38
34	乍得	10781	46	5	3.2	3.5	21	23	26
35	智利	16635	24	12	1.7	1.1	83	86	88
36	中国	1336317	21	11	1.2	0.7	28	36	43
37	哥伦比亚	46156	29	8	1.9	1.5	69	71	74
38	科摩罗	839	42	4	2.8	2.7	28	34	28
39	刚果	3768	42	5	2.9	2.4	54	58	61
40	库克岛	13	33	8	-0.2	-2.7	57	59	73
41	哥斯达黎加	4468	27	9	2.5	2.0	51	59	63
42	科特迪瓦	19262	41	5	3.3	1.9	40	43	48
43	克罗地亚	4555	15	23	0.3	-0.1	54	56	57
44	古巴	11268	18	16	0.7	0.2	73	76	76
45	塞浦路斯	855	19	17	1.3	1.3	67	69	70
46	捷克	10186	14	21	0.0	-0.1	75	74	73
47	朝鲜	23790	23	14	1.4	0.7	58	60	62
48	刚果	62636	47	4	3.2	2.8	28	30	33

附录2-7 续表1

生命登记覆盖人口% 2000～2007		总和生育率			成人识字率(%) 2000～2007	人均国民收入（美元，购买力平价）			日均<1美元(购买力平价)人口% 2005
出生	死亡	1990	2000	2007		1990	2000	2007	
6	<25	8.0	7.8	7.1	28.0	…	…	…	…
>90	50～74	2.9	2.4	2.1	99.0	2540	3920	6580	<1.0
99	75～89	4.7	2.6	2.4	75.4	4350	5130	7640	…
>90	25～49	1.1	1.3	1.3	…	…	…	…	…
29	<25	7.2	6.8	6.5	67.4	1870	1910	4400	42.5
…	50～74	2.3	2.3	2.1	…	8100	11730	17620	…
>90	90～100	3.0	2.5	2.3	97.6	5170	8890	12990	…
>90	50～74	2.5	1.5	1.4	99.5	2050	2090	5900	4.7
>90	90～100	1.9	1.8	1.8	…	16270	24910	33340	…
>90	90～100	1.5	1.4	1.4	…	19360	28570	38140	…
94	50～74	3.0	1.9	1.8	99.4	…	2090	6260	<1.0
…	90～100	2.6	2.2	2.0	…	…	…	…	…
>90	75～89	3.7	2.6	2.3	88.8	12930	23930	34310	…
10	<25	4.4	3.3	2.9	53.5	510	830	1340	50.5
>90	90～100	1.7	1.5	1.5	…	…	…	16140	…
>90	90～100	1.9	1.2	1.2	99.7	4650	5130	10740	0.0
>90	…	1.6	1.6	1.6	…	18720	28150	34790	…
94	90～100	4.5	3.6	3.0	…	2970	4640	6200	…
60	<25	6.8	6.1	5.5	40.5	730	1040	1310	50.0
…	<25	5.9	3.5	2.2	55.6	1230	2540	4980	26.8
74	<25	4.9	4.1	3.5	90.3	2110	3080	4140	19.6
100	…	1.7	1.4	1.2	96.7	…	4930	7700	<1.0
58	<25	4.7	3.4	2.9	82.9	4780	8180	12420	23.1
89	75～89	2.8	2.4	2.3	90.5	5100	6840	9370	7.8
>90	90～100	3.2	2.6	2.3	94.9	35780	42170	49900	…
>90	90～100	1.7	1.2	1.3	98.3	5080	5990	11180	0.0
64	<25	7.3	6.6	6.0	28.7	520	790	1120	55.0
60	<25	6.8	6.8	6.8	59.3	350	310	330	81.3
66	<25	5.8	4.0	3.2	76.3	…	860	1690	40.2
70	<25	5.9	5.0	4.4	67.9	1440	1530	2120	27.5
>90	90～100	1.7	1.5	1.5	…	18830	27630	35310	…
>90	…	5.5	3.9	3.4	83.8	1230	2030	2940	18.4
49	<25	5.7	5.1	4.6	48.6	570	640	740	64.4
9	<25	6.7	6.6	6.2	25.7	700	770	1280	58.7
>90	90～100	2.6	2.1	1.9	96.5	4500	8930	12590	<1.0
…	<25	2.2	1.7	1.7	93.3	800	2340	5370	…
>90	75～89	3.0	2.6	2.2	93.6	3430	4620	6640	13.9
83	<25	6.1	5.2	4.4	75.1	880	970	1150	46.1
81	<25	5.4	4.8	4.5	86.8	2080	1890	2750	54.1
>90	>75	3.4	3.1	2.6	…	…	…	…	…
>90	90～100	3.2	2.4	2.1	95.9	4350	6630	10700	…
55	<25	6.6	5.3	4.5	48.7	1150	1460	1590	20.4
>90	90～100	1.7	1.4	1.3	98.7	8160	8940	15050	0.0
>90	90～100	1.8	1.6	1.5	99.8	…	…	…	…
>90	90～100	2.4	1.7	1.6	97.7	13380	18950	26370	…
>90	90～100	1.8	1.1	1.2	…	…	14640	22020	0.0
99	<25	2.4	2.0	1.9	…	…	…	…	…
34	<25	6.7	6.7	6.7	67.2	400	210	290	59.2

附录2-7　续表2

序列	国家	总人口(千人)2007	0～14岁人口%2007	60岁以上人口%2007	人口年增长率(%)		城镇人口%		
					1987～1997	1997～2007	1990	2000	2007
49	丹麦	5442	19	22	0.3	0.3	85	85	86
50	吉布提	833	37	5	3.6	2.3	76	83	87
51	多米尼加	67	28	11	-0.2	-0.2	68	69	74
52	多米尼加共和国	9760	33	8	1.9	1.6	55	62	68
53	厄瓜多尔	13341	32	9	2.1	1.2	55	60	65
54	埃及	75498	33	7	2.0	1.8	43	42	43
55	萨尔瓦多	6857	33	8	1.8	1.6	49	58	60
56	赤道几内亚	507	42	6	2.1	2.4	35	39	39
57	厄立特里亚	4851	43	4	1.2	3.7	16	18	20
58	爱沙尼亚	1335	15	22	-1.0	-0.5	71	69	69
59	埃塞俄比亚	83099	44	5	3.2	2.6	13	15	17
60	斐济	839	32	7	0.9	0.7	42	48	52
61	芬兰	5277	17	23	0.4	0.3	61	61	63
62	法国	61647	18	22	0.5	0.5	74	76	77
63	加蓬	1331	35	7	2.8	1.8	69	80	85
64	冈比亚	1709	41	6	3.7	3.2	38	49	56
65	乔治亚	4395	18	18	-1.0	-1.1	55	53	53
66	德国	82599	14	25	0.5	0.1	73	75	74
67	加纳	23478	38	6	2.7	2.2	36	44	49
68	希腊	11147	14	24	0.8	0.3	59	59	61
69	格林纳达	106	33	9	0.0	0.6	32	31	31
70	危地马拉	13354	43	6	2.3	2.4	41	45	48
71	几内亚	9370	43	5	3.4	1.9	28	31	34
72	几内亚比绍	1695	48	5	3.0	3.0	28	30	30
73	圭亚那	738	31	9	-0.1	0.0	30	29	28
74	海地	9598	37	6	2.0	1.7	29	36	46
75	洪都拉斯	7106	39	6	2.6	2.0	40	44	47
76	匈牙利	10030	15	21	-0.2	-0.3	66	65	67
77	冰岛	301	22	16	1.0	1.0	91	92	92
78	印度	1169016	32	8	2.1	1.6	26	28	29
79	印尼	231627	28	9	1.6	1.3	31	42	50
80	伊朗	71208	27	6	2.1	1.1	56	64	68
81	伊拉克	28993	41	5	3.0	2.3	70	68	67
82	爱尔兰	4301	21	16	0.4	1.6	57	59	61
83	以色列	6928	28	14	2.9	2.0	90	91	92
84	意大利	58877	14	26	0.1	0.2	67	67	68
85	牙买加	2714	31	10	0.8	0.7	49	52	53
86	日本	127967	14	28	0.3	0.1	63	65	66
87	约旦	5924	36	5	4.5	2.7	72	80	78
88	哈萨克斯坦	15422	24	10	-0.4	0.0	56	56	58
89	肯尼亚	37538	43	4	3.1	2.6	18	20	21
90	基里巴斯	95	31	7	1.8	1.8	35	36	44
91	科威特	2851	23	3	-0.5	4.4	98	98	98
92	吉尔吉斯	5317	30	7	1.2	1.2	38	35	36
93	老挝	5859	38	5	2.8	1.7	15	19	30
94	拉脱维亚	2277	14	23	-0.8	-0.7	69	68	68
95	黎巴嫩	4099	28	10	2.3	1.2	83	86	87
96	莱索托	2008	40	7	1.6	1.2	17	18	25

附录2-7 续表3

生命登记覆盖人口% 2000～2007		总和生育率			成人识字率(%) 2000～2007	人均国民收入(美元，购买力平价)			日均<1美元(购买力平价)人口% 2005
出生	死亡	1990	2000	2007		1990	2000	2007	
>90	90～100	1.7	1.8	1.8	…	18030	28180	36300	…
89	<25	6.2	4.8	4.0	…	…	1610	2260	18.6
>90	>75	3.0	2.3	2.1	…	3460	4530	7410	…
78	50～74	3.3	3.0	2.8	89.1	2300	4160	6340	…
85	75～89	3.7	3.0	2.6	92.6	3520	4440	7040	9.8
>90	75～89	4.4	3.3	2.9	72.0	2340	3740	5400	2.0
>90	75～89	3.7	3.0	2.7	85.5	2720	4330	5640	…
32	<25	5.9	5.8	5.4	87.0	1460	6420	21230	…
…	<25	6.2	5.8	5.1	…	…	480	520	…
>90	90～100	1.9	1.3	1.5	99.8	…	9420	19810	0.0
7	<25	6.8	6.1	5.3	35.9	400	460	780	39.0
>90	90～100	3.4	3.1	2.8	…	…	3540	4370	…
>90	90～100	1.7	1.7	1.8	…	17230	25400	34550	…
>90	90～100	1.8	1.8	1.9	…	17810	26390	33600	…
89	<25	4.8	3.6	3.1	86.2	9810	10390	13080	4.8
55	<25	6.0	5.4	4.8	…	720	880	1140	31.3
>90	90～100	2.1	1.5	1.4	…	3910	2160	4770	13.4
>90	90～100	1.4	1.3	1.4	…	18640	25670	33530	…
51	<25	5.8	4.6	3.9	65.0	610	870	1330	30.0
>90	90～100	1.4	1.3	1.3	97.1	15020	21170	32330	…
>90	…	3.7	2.6	2.3	…	3480	5490	6910	…
>90	75～89	5.6	4.8	4.2	73.2	2370	3480	4520	…
43	<25	6.7	6.0	5.5	29.5	630	870	1120	69.8
39	<25	7.1	7.1	7.1	64.6	440	460	470	42.5
93	75～89	2.6	2.5	2.3	…	780	2050	2880	…
81	<25	5.4	4.3	3.6	62.1	1170	1060	1150	…
94	…	5.1	4.0	3.3	83.1	1760	2510	3620	…
>90	90～100	1.8	1.3	1.3	98.9	…	11610	17210	0.0
>90	90～100	2.2	2.0	2.0	…	20650	27960	33960	…
41	<25	4.0	3.3	2.8	66.0	860	1510	2740	…
55	<25	3.1	2.5	2.2	91.4	1440	2260	3580	…
>90	50～74	5.0	2.2	2.0	84.7	4520	6800	10800	1.5
95	<25	5.9	5.1	4.3	74.1	…	…	…	…
>90	90～100	2.1	1.9	2.0	…	11960	24560	37090	…
>90	90～100	3.0	2.9	2.8	…	12440	18890	25930	…
>90	90～100	1.3	1.2	1.4	98.9	17360	25370	29850	…
>90	…	2.9	2.7	2.5	86.0	3370	4900	6210	…
>90	90～100	1.6	1.3	1.3	…	18870	25910	34600	…
>90	25～49	5.5	3.9	3.1	93.1	2280	3270	5160	<1.0
99	75～89	2.8	1.9	2.3	99.6	5130	4500	9700	1.2
48	<25	5.9	5.0	5.0	73.6	980	1120	1540	19.7
…	50～74	4.8	4.4	4.1	…	1310	2250	2240	…
>90	90～100	3.5	2.4	2.2	93.9	…	37220	49970	…
94	90～100	3.9	2.7	2.5	99.3	1810	1250	1950	21.8
59	<25	6.2	4.1	3.2	73.2	730	1240	1940	35.7
>90	90～100	1.9	1.2	1.3	99.8	7390	7650	16890	0.0
>90	<25	3.1	2.5	2.2	…	4620	7530	10050	…
26	<25	4.9	4.1	3.4	82.2	1190	1330	1890	38.7

附录2-7　续表4

序列	国家	总人口(千人)2007	0～14岁人口%2007	60岁以上人口%2007	人口年增长率(%)		城镇人口%		
					1987～1997	1997～2007	1990	2000	2007
97	利比里亚	3750	47	4	1.2	4.1	45	54	60
98	利比亚	6160	30	6	2.1	2.0	79	83	77
99	立陶宛	3390	16	21	-0.1	-0.5	68	67	67
100	卢森堡	467	18	19	1.2	1.0	81	84	83
101	马达加斯加	19683	43	5	2.9	2.8	24	26	29
102	马拉维	13925	47	5	2.6	2.7	12	15	18
103	马来西亚	26572	30	7	2.7	2.0	50	62	70
104	马尔代夫	306	32	6	2.8	1.7	26	28	37
105	马里	12337	48	5	2.6	2.9	23	28	32
106	马耳他	407	17	20	0.9	0.6	90	93	94
107	马歇尔群岛	59	31	7	2.0	1.4	65	65	71
108	毛利塔尼亚	3124	40	5	2.7	2.8	40	40	41
109	毛里求斯	1262	24	10	1.1	0.9	44	43	42
110	墨西哥	106535	30	9	1.8	1.1	72	75	77
111	密克罗尼西亚	111	38	5	1.8	0.3	26	22	22
112	摩纳哥	33	18	22	0.9	0.3	100	100	100
113	蒙古	2629	27	6	1.8	0.8	57	57	57
114	黑山	598	19	19	1.2	-0.8	48	59	61
115	摩洛哥	31224	29	8	1.7	1.2	48	55	56
116	莫桑比克	21397	44	5	2.3	2.4	21	31	36
117	缅甸	48798	26	8	1.5	1.0	25	28	32
118	纳米比亚	2074	37	5	3.5	1.7	28	32	36
119	瑙鲁	10	31	7	1.6	0.1	100	100	100
120	尼泊尔	28196	38	6	2.5	2.1	9	13	17
121	荷兰	16419	18	20	0.7	0.5	69	77	81
122	新西兰	4179	21	17	1.3	1.1	85	86	86
123	尼加拉瓜	5603	37	6	2.2	1.4	53	57	56
124	尼日尔	14226	48	5	3.4	3.5	15	16	16
125	尼日利亚	148093	44	5	2.9	2.5	35	44	48
126	纽埃岛	2	33	8	-1.7	-3.1	31	31	38
127	挪威	4698	19	20	0.5	0.6	72	76	77
128	阿曼	2595	32	4	3.2	1.3	65	72	72
129	巴基斯坦	163902	36	6	2.7	2.0	31	33	36
130	帕劳群岛	20	31	7	2.4	1.2	70	71	79
131	巴拿马	3343	30	9	2.0	1.8	54	66	73
132	巴布亚新几内亚	6331	40	4	2.6	2.4	13	13	12
133	巴拉圭	6127	35	7	2.5	2.0	49	55	60
134	秘鲁	27903	31	8	1.9	1.3	69	72	71
135	菲律宾	87960	35	6	2.3	2.1	49	59	64
136	波兰	38082	15	18	0.2	-0.1	61	62	61
137	葡萄牙	10623	16	22	0.1	0.5	48	54	59
138	卡塔尔	841	21	3	3.0	4.2	92	95	96
139	韩国	48224	18	15	0.9	0.5	74	80	81
140	摩尔多瓦	3794	19	15	0.0	-1.3	47	46	42
141	罗马尼亚	21438	15	20	-0.2	-0.5	54	55	54
142	俄罗斯	142499	15	17	0.2	-0.4	73	73	73
143	卢旺达	9725	43	4	-0.6	4.2	5	14	18
144	圣基茨和尼维斯	50	28	11	0.7	1.3	35	34	32

附录2-7 续表5

生命登记覆盖人口% 2000～2007		总和生育率			成人识字率（%） 2000～2007	人均国民收入（美元，购买力平价）			日均<1美元（购买力平价）人口% 2005
出生	死亡	1990	2000	2007		1990	2000	2007	
…	<25	6.9	6.8	6.8	55.5	…	270	290	86.1
>90	<25	4.8	3.2	2.8	86.8	…	…	14710	…
>90	90～100	2.0	1.3	1.3	99.7	9070	8220	17180	<1.0
>90	90～100	1.6	1.7	1.7	…	28910	46510	63590	…
75	<25	6.2	5.6	4.8	70.7	680	750	920	67.8
…	<25	7.0	6.2	5.6	71.8	440	610	750	73.9
>90	…	3.7	3.0	2.6	91.9	4660	8440	13570	<1.0
>90	50～74	6.2	3.2	2.6	97.0	…	2650	5040	…
53	<25	7.4	7.0	6.5	23.3	540	750	1040	51.4
>90	90～100	2.0	1.6	1.4	91.6	10540	17590	20990	…
…	…	5.4	4.4	3.8	…	…	…	…	…
56	<25	5.8	5.1	4.4	55.8	1210	1430	2010	13.4
>90	90～100	2.2	2.0	1.9	87.4	4120	7510	11390	…
…	90～100	3.4	2.5	2.2	92.4	5990	8950	12580	1.7
…	…	5.0	4.4	3.8	…	…	2800	3270	…
>90	>75	1.8	1.8	1.8	…	…	…	…	…
>90	75～89	4.1	2.1	1.9	97.3	1500	1790	3160	22.4
98	…	2.0	1.8	1.8	…	…	5720	10290	…
>90	…	4.0	2.7	2.4	55.6	1920	2560	3990	3.0
…	<25	6.2	5.7	5.2	44.4	290	420	690	68.2
65	<25	3.4	2.4	2.1	89.9	250	520	…	…
67	<25	5.8	3.9	3.2	88.0	2530	3510	5120	43.8
>90	…	4.5	3.7	3.0	…	…	…	…	…
35	<25	5.2	4.0	3.3	56.5	520	810	1040	54.7
>90	90～100	1.6	1.7	1.7	…	17540	30000	39310	…
>90	90～100	2.1	1.9	2.0	…	13480	19420	26340	…
81	50～74	4.8	3.3	2.8	80.5	1320	1780	2520	…
32	<25	7.9	7.6	7.2	30.4	480	500	630	65.9
33	<25	6.8	6.1	5.4	72.0	950	1130	1770	62.4
>90	>75	…	…	…	…	…	…	…	…
>90	90～100	1.9	1.8	1.8	…	17290	35600	53320	…
…	50～74	6.6	4.4	3.0	84.4	9920	14460	19740	…
…	<25	6.3	4.4	3.5	54.9	1270	1690	2570	22.6
>90	…	2.5	2.5	2.5	…	…	…	…	…
>90	90～100	3.0	2.7	2.6	93.4	4190	6850	10610	…
…	…	4.8	4.5	3.8	57.8	1190	1630	1870	…
…	75～89	4.5	3.7	3.1	93.7	2920	3310	4380	9.3
93	50～74	3.9	2.9	2.5	90.5	3130	4830	7240	8.2
>90	75～89	4.3	3.6	3.3	93.4	1750	2490	3730	22.6
>90	90～100	2.0	1.3	1.2	99.3	5160	10410	15330	<1.0
>90	90～100	1.5	1.5	1.5	94.9	10660	16650	20890	…
>90	75～89	4.4	3.1	2.7	90.2	…	…	…	…
>90	90～100	1.6	1.4	1.2	…	8200	16370	24750	…
>90	75～89	2.4	1.6	1.4	99.2	2790	1310	2930	8.1
>90	90～100	1.9	1.3	1.3	97.6	5710	6030	10980	<1.0
>90	90～100	1.9	1.2	1.3	99.5	9120	7440	14400	<1.0
82	<25	7.6	6.0	5.9	64.9	500	560	860	74.4
…	>75	2.8	2.4	2.3	…	5930	9690	13320	…

附录2-7　续表6

序列	国家	总人口（千人）2007	0～14岁人口% 2007	60岁以上人口% 2007	人口年增长率(%)		城镇人口%		
					1987～1997	1997～2007	1990	2000	2007
145	圣卢西亚岛	165	27	10	1.3	1.0	29	28	28
146	圣文森特和格林纳丁斯	120	28	9	0.7	0.5	41	44	47
147	萨摩亚群岛	187	40	7	0.8	0.8	21	22	23
148	圣马力诺	31	14	26	1.1	1.7	90	90	94
149	圣多美和普林西比	158	41	6	2.0	1.7	44	53	60
150	沙特阿拉伯	24735	34	4	2.9	2.5	77	80	81
151	塞内加尔	12379	42	6	2.8	2.6	39	41	42
152	塞黑	9858	18	19	0.9	-0.4	50	51	52
153	塞舌尔	87	24	10	1.2	1.1	49	50	54
154	塞拉利昂	5866	43	5	1.0	3.3	30	37	37
155	新加坡	4436	18	14	2.7	1.8	100	100	100
156	斯洛伐克	5390	16	17	0.4	0.0	56	56	56
157	斯洛文尼亚	2002	14	21	0.4	0.1	50	51	49
158	所罗门群岛	496	40	5	2.8	2.6	14	16	18
159	索马里	8699	44	4	-0.2	3.0	30	33	36
160	南非	48577	32	7	2.3	1.2	52	57	60
161	西班牙	44279	15	22	0.2	1.1	75	76	77
162	斯里兰卡	19299	23	10	1.1	0.5	17	16	15
163	苏丹	38560	40	6	2.5	2.2	27	36	43
164	苏里南	458	29	9	0.8	0.8	68	72	75
165	斯威士兰	1141	39	5	2.5	1.3	23	23	25
166	瑞典	9119	17	24	0.5	0.3	83	84	84
167	瑞士	7484	16	22	0.8	0.4	68	73	73
168	叙利亚	19929	36	5	2.8	2.6	49	50	54
169	塔吉克斯坦	6736	38	5	2.0	1.3	32	26	26
170	泰国	63884	21	12	1.2	0.8	29	31	33
171	马其顿	2038	19	16	0.7	0.3	58	65	66
172	东帝汶	1155	45	5	1.9	3.3	21	25	27
173	多哥	6585	43	5	3.0	3.1	30	37	41
174	汤加	100	37	9	0.5	0.3	23	23	24
175	特立尼达和多巴哥	1333	21	10	0.7	0.4	9	11	13
176	突尼斯	10327	25	9	1.8	1.1	60	63	66
177	土耳其	74877	27	8	1.8	1.4	59	65	68
178	土库曼斯坦	4965	30	6	2.5	1.4	45	45	48
179	图瓦卢	11	33	8	1.0	0.6	41	44	49
180	乌干达	30884	49	4	3.5	3.1	11	12	13
181	乌克兰	46205	14	21	-0.2	-0.8	67	67	68
182	阿联酋	4380	20	2	5.5	4.7	79	77	78
183	英国	60769	18	22	0.3	0.4	89	89	90
184	坦桑尼亚	40454	44	5	3.1	2.5	19	22	25
185	美国	305826	20	17	1.1	1.0	75	79	81
186	乌拉圭	3340	23	18	0.7	0.2	89	91	92
187	乌兹别克斯坦	27372	32	6	2.2	1.4	40	37	37
188	瓦努阿图	226	39	5	2.6	2.3	19	22	24
189	委内瑞拉	27657	31	8	2.3	1.8	84	91	93
190	越南	87375	28	8	2.0	1.4	20	24	27
191	也门	22389	45	4	4.2	3.0	21	25	30
192	赞比亚	11922	46	5	2.7	2.0	39	35	35
193	津巴布韦	13349	38	5	2.5	0.9	29	34	37

附录2-7 续表7

生命登记覆盖人口% 2000～2007		总和生育率			成人识字率(%) 2000～2007	人均国民收入(美元，购买力平价)			日均<1美元(购买力平价)人口% 2005
出生	死亡	1990	2000	2007		1990	2000	2007	
>90	90～100	3.3	2.3	2.2	…	4830	6930	9430	2.8
>90	90～100	3.0	2.3	2.2	…	2990	4720	7170	…
>90	…	4.8	4.6	4.0	98.7	2820	2730	3930	…
>90	>75	1.2	1.3	1.3	…	…	…	…	…
69	…	5.4	4.6	3.9	87.9	…	…	1630	…
…	25～49	5.8	4.2	3.4	85.0	14710	17530	22910	…
55	<25	6.6	5.5	4.7	42.6	950	1220	1640	33.5
99	…	2.1	1.7	1.8	…	…	5880	10220	…
>90	>75	2.3	1.9	1.7	91.8	8230	13320	15450	…
48	<25	6.5	6.5	6.5	38.1	440	330	660	49.9
>90	75～89	1.8	1.5	1.3	94.4	17870	33200	48520	…
>90	90～100	2.0	1.3	1.2	…	…	10830	19340	0.0
>90	90～100	1.5	1.2	1.3	99.7	…	17190	26640	0.0
…	…	5.9	4.6	3.9	…	1170	1380	1680	…
3	<25	6.8	6.6	6.1	…	…	…	…	…
78	75～89	3.6	2.9	2.7	88.0	5430	6460	9560	20.6
>90	90～100	1.3	1.2	1.4	97.4	13250	21120	30820	…
>90	50～74	2.5	2.1	1.9	91.5	1460	2580	4210	10.3
33	<25	6.0	5.1	4.3	60.9	670	1040	1880	…
97	75～89	2.7	2.7	2.4	90.4	3770	4650	7640	…
30	<25	5.7	4.2	3.5	79.6	3640	4250	4930	62.4
>90	90～100	2.0	1.6	1.8	…	18870	27090	36590	…
>90	90～100	1.5	1.4	1.4	…	25390	33810	43870	…
95	90～100	5.5	3.7	3.1	83.1	2070	3150	4370	…
88	50～74	5.2	4.0	3.4	99.6	2220	820	1710	21.5
99	75～89	2.1	1.9	1.8	94.1	2960	5000	7880	<1.0
>90	90～100	1.9	1.6	1.4	97.0	5750	6080	8510	<1.0
53	<25	5.3	7.1	6.6	…	…	820	3080	…
78	<25	6.4	5.6	4.9	53.2	610	680	800	38.7
>90	…	4.6	3.8	3.8	99.2	1860	2810	3650	…
96	75～89	2.4	1.6	1.6	98.7	6580	10370	22490	…
…	25～49	3.6	2.1	1.9	77.7	2810	4600	7130	1.0
84	50～74	3.0	2.4	2.1	88.7	5970	8600	12350	2.7
96	…	4.3	2.8	2.5	99.5	…	…	4350	…
…	>75	3.2	3.1	3.0	…	…	…	…	…
21	<25	7.1	6.9	6.5	73.6	390	660	920	51.5
>90	90～100	1.9	1.2	1.2	99.7	5970	3170	6810	<1.0
…	75～89	4.4	2.7	2.3	90.4	38760	38110	44340	…
>90	90～100	1.8	1.7	1.8	…	15810	25440	33800	…
8	<25	6.1	5.7	5.2	72.3	590	760	1200	82.4
>90	90～100	2.0	2.0	2.1	…	22940	35190	45850	…
>90	90～100	2.5	2.2	2.1	98.0	4880	7750	11040	…
100	50～74	4.2	2.8	2.5	96.9	…	1420	2430	…
…	…	4.9	4.4	3.8	78.1	2530	2940	3410	…
>90	90～100	3.4	2.8	2.6	93.0	6820	8380	11920	10.0
88	<25	3.7	2.4	2.2	…	610	1400	2550	22.8
22	<25	8.1	6.3	5.5	58.9	1280	1710	2200	17.5
10	<25	6.5	5.8	5.2	…	820	870	1220	64.3
74	25～49	5.2	3.8	3.2	91.2	…	…	…	…